Trail Guide Arbeitsbuch

Eine praxisorientierte Lernhilfe für die Anatomie

2., komplett überarbeitete Auflage

Andrew Biel

Bernard C. Kolster (Hrsg.)
Illustrationen von Robin Dorn

Die Deutsche Nationalbibliothek verzeichnet diese Publikation in der Deutschen Nationalbibliografie; detaillierte bibliografische Daten sind im Internet über *http://dnb.d-nb.de* abrufbar.

Originaltitel:
Biel, Andrew R.
Trail Guide to the Body: Student Workbook
Sixth Edition
Copyright © by Books of Discovery
www.booksofdiscovery.com

German translation rights arranged with
Books of Discovery, Boulder, Colorado, USA

Anschrift des Verlags:
KVM – Der Medizinverlag
Dr. Kolster Verlags-GmbH
Ifenpfad 2–4
12107 Berlin

www.kvm-medizinverlag.de

1. Auflage 2016
2., komplett überarbeitete Auflage 2020

Übersetzung: Janine Topp, Hamburg
Redaktion: Janine Topp, Hamburg
Layout und Satz: Dr. Günter Körtner, Marburg
Illustrationen: Books of Discovery
Gesamtproduktion: KVM – Der Medizinverlag, Berlin
Druck: Druckerei Dimograf, Bielsko-Biała
Printed in Poland

ISBN: 978-3-86867-530-6

Wichtige Hinweise:

Wie jede Wissenschaft ist die Medizin ständigen Entwicklungen unterworfen. Forschung und klinische Erfahrung erweitern unsere Erkenntnisse. Soweit in diesem Werk Behandlungsempfehlungen gegeben werden, darf der Leser zwar darauf vertrauen, dass Autoren, Herausgeber und Verlag große Sorgfalt darauf verwandt haben, dass diese Angabe dem Wissensstand bei Fertigstellung des Werkes entspricht. Für Angaben über Anwendungsformen, -techniken und -häufigkeiten kann vom Verlag jedoch keine Gewähr übernommen werden. Jeder Benutzer ist angehalten, beim Verwenden von Präparaten durch sorgfältige Prüfung der Beipackzettel und gegebenenfalls nach Konsultation eines Spezialisten festzustellen, ob die dort gegebene Empfehlung für Dosierungen oder die Beachtung von Kontraindikationen gegenüber der Angabe in diesem Buch abweicht. Eine solche Prüfung ist besonders wichtig bei seltenen Indikationen, Lokalisationen oder selten verwendeten Präparaten oder solchen, die neu auf den Markt gebracht worden sind. Jede Behandlung erfolgt auf eigene Gefahr des Benutzers. Autoren und Verlag appellieren an jeden Benutzer, ihm etwa auffallende Ungenauigkeiten dem Verlag mitzuteilen.

Inhalt

Kopf, Hals und Gesicht 119

Becken und Oberschenkel 143

Bein und Fuß 179

Zur Benutzung dieses Buches

Willkommen im Arbeitsbuch zum ***Trail Guide Anatomie***. Dieses Buch hilft Ihnen dabei, die Techniken, mit denen Sie im ***Trail Guide Anatomie*** vertraut gemacht wurden, weiter zu festigen und zu vertiefen. Die Lösungen zu den Aufgaben finden Sie am Ende des Arbeitsbuchs. Jede Antwort ist mit der Seitenzahl gekennzeichnet, auf die sie sich im ***Trail Guide Anatomie*** bezieht.

Das **farbige Rechteck** am oberen Rand einer jeden Seite verweist auf die Seite im ***Trail Guide Anatomie***, auf der ergänzende Informationen zu finden sind.

Im **Auswahlfeld** weist die Ziffer hinter den auszuwählenden Begriffen darauf hin, an wie vielen Stellen der Begriff in der Abbildung eingesetzt werden kann.

Viele der Anatomiebilder sind ***schwarz-weiß***, damit Sie die Strukturen durch das **Ausmalen** mit verschiedenen Farben besser lernen und erfassen können.

Der **„Verkürzen oder Verlängern?"**-Abschnitt soll Ihnen helfen, sich vor Augen zu führen, in welcher Gelenkposition der Muskel in welchem Ausmaß gespannt ist. Wenn Sie sich unsicher sind, stehen Sie auf und führen Sie die dargestellte Bewegung selbst aus. (Diese kleine Bewegungsübung wird Ihnen helfen, die richtige Antwort zu finden.)

Der **„Palpieren!"**-Abschnitt ermöglicht Ihnen den Einstieg in Ihr eigenes Palpationstagebuch (siehe S. 9 im ***Trail Guide Anatomie***). Suchen Sie sich drei Personen – Mitbewohner, Klassenkameraden, Freunde – und palpieren Sie an ihnen verschiedene Knochenpunkte oder Muskeln. Vergessen Sie nicht, dass es hier keine richtigen oder falschen Antworten gibt. Was Sie fühlen, können Sie in beliebiger Form beschreiben.

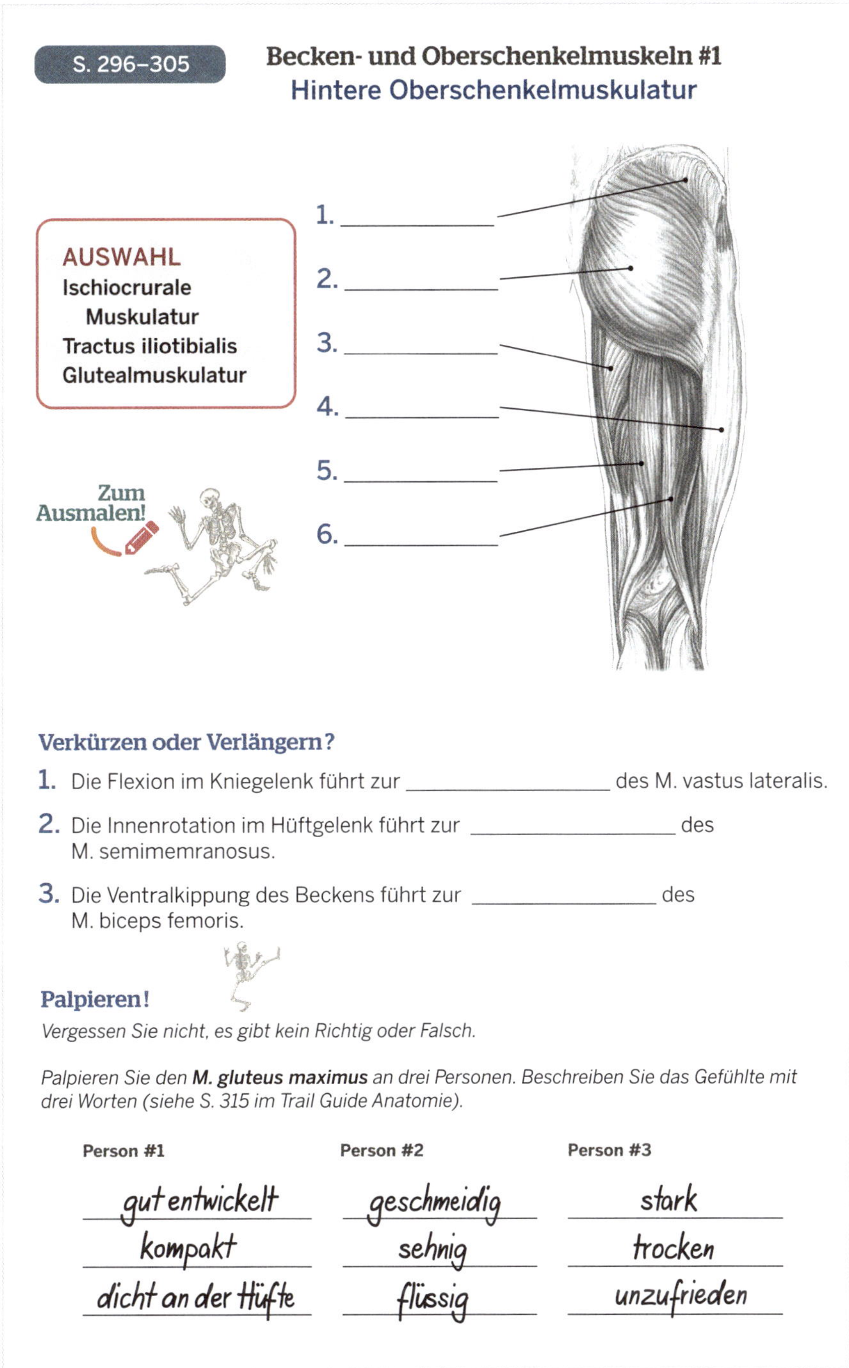

S. 296–305

Becken- und Oberschenkelmuskeln #1

Hintere Oberschenkelmuskulatur

AUSWAHL
Ischiocrurale Muskulatur
Tractus iliotibialis
Glutealmuskulatur

1. ____________
2. ____________
3. ____________
4. ____________
5. ____________
6. ____________

Zum Ausmalen!

Verkürzen oder Verlängern?

1. Die Flexion im Kniegelenk führt zur ____________ des M. vastus lateralis.
2. Die Innenrotation im Hüftgelenk führt zur ____________ des M. semimemranosus.
3. Die Ventralkippung des Beckens führt zur ____________ des M. biceps femoris.

Palpieren!

Vergessen Sie nicht, es gibt kein Richtig oder Falsch.

*Palpieren Sie den **M. gluteus maximus** an drei Personen. Beschreiben Sie das Gefühlte mit drei Worten (siehe S. 315 im Trail Guide Anatomie).*

Person #1	Person #2	Person #3
gut entwickelt	geschmeidig	stark
kompakt	sehnig	trocken
dicht an der Hüfte	flüssig	unzufrieden

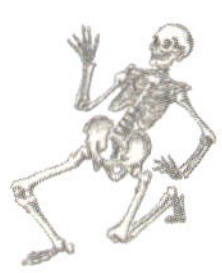

Bevor Sie beginnen: Die Antwortseiten könnten verlockend erscheinen, aber versuchen Sie diese erst nach der Bearbeitung der Aufgaben auf der jeweiligen Seite zu nutzen oder wenn Sie wirklich nicht weiter wissen. ***Gutes Gelingen!***

S. 2–17

Einleitung

Tipps für die Reise #1

Bitte beantworten Sie folgende Fragen.

1. Was sind die „Wegmarkierungen“, die Ihnen helfen, die Muskeln und Sehnen zu lokalisieren? ____________
____

2. Obwohl es unterschiedliche Körperstrukturen und Regionen gibt, kann ein „Körperschema“ auf alle angewendet werden. Wie? ____________
____

3. Was bedeutet „palpieren“? ____________
____

4. Palpation ist eine Kunst und handwerkliches Können. Sie umfasst Folgendes: ____________ ________ einer Struktur, ____________ ihrer Eigenschaft und ____________ ________ ihrer Qualität oder ihres Zustandes.

5. Durch das Übereinanderlegen von beiden Händen kann die untere Hand rezeptiv bleiben, während die obere Hand ____________ und ____________ steuert.

6. Nennen Sie drei Wege der Palpation, wie Sie clever arbeiten können. ____________
____________ ____________

7. Wenn Sie den Umriss oder die Kanten einer knöchernen Struktur erfassen möchten, streichen Sie am besten mit den Fingern ____________ statt ____________.

8. Wenn die Struktur, die Sie palpieren, sich bewegt, dann sollten Ihre Hände ____________.

9. Wenn die Bewegung durch Ihren Partner ausgeführt wird, wird sie ____________ genannt und wenn Ihr Partner sich entspannt, während Sie die Bewegung ausführen, dann wird sie ____________ genannt.

10. Im *Trail Guide Anatomie* werden Bewegungen gegen Widerstand genutzt, um ____________, ____________, und ____________ von verschiedenen Muskeln und Sehnen zu unterscheiden.

11. Wenn Sie Ihre Palpationsfähigkeiten verbessern, welche Qualitäten und Grundsätze werden Sie dann vertiefen wollen?
____________ ____________ ____________

12. Ein Muskel setzt sich zusammen aus Nerven, Blutgefäßen, ____________, und ____________.

13. Das Bindegewebe des Muskels vereinigt sich an beiden Enden des Muskels und bildet eine stabile ________ ____________.

Einleitung

Tipps für die Reise #2

S. 2–17

Bitte beantworten Sie folgende Fragen.

1. Der Muskel, der eine bestimmte Bewegung ausübt, wird ____________________, genannt, während der Muskel, der diese Bewegung bremst, ____________________ genannt wird.

2. Bitte nennen Sie die drei charakteristischen Merkmale, die das Muskelgewebe von anderen Geweben unterscheiden.

   ____________________ ____________________ ____________________

3. Um die Sehne von einem Band zu unterscheiden, müssen Sie ____________________ _____ und ____________________ palpieren.

4. Nennen Sie drei Formen von dichtem Bindegewebe, die Sie palpieren können. ____________________

   ____________________ ____________________

5. Die Faszie ist eine durchgehende fibröse Membran aus ____________________ die unter ____________________ und um Muskeln sowie Organe verläuft.

6. Ein scharfer, einschießender Schmerz, der lokal oder am entsprechenden Körperteil entlang spürbar ist, kann ausgelöst werden durch ____________________.

Zuordnen

Bitte ordnen Sie den Begriffen die passende Definition zu.

1. ______ Fett
2. ______ Aponeurose
3. ______ Arterie
4. ______ Knochen
5. ______ Bursa
6. ______ Faszie
7. ______ Band
8. ______ Lymphknoten
9. ______ Muskel
10. ______ Nerv
11. ______ Retinaculum
12. ______ Haut
13. ______ Sehne
14. ______ Vene

a. ein willkürlich kontraktiles Gewebe, das das Skelett bewegt
b. zwei Arten – oberflächlich und tief
c. ein Gefäß, das auf dem Handrücken deutlich erkennbar ist
d. ein Gefäß, in dem der Puls spürbar ist
e. ein kleiner, flüssigkeitsgefüllter Beutel, der die Reibung zwischen 2 Strukturen reduziert
f. eine breite, flache Sehne
g. eine Struktur, die Knochen an Gelenken miteinander verbindet
h. leicht von anderen Gewebearten zu unterscheiden, weil sie sich fest anfühlen
i. bohnenförmig, variierend hinsichtlich der Größe von erbsenförmig bis mandelförmig
j. ein röhrenförmiges Gefäß, das empfindlich auf Druck reagiert
k. eine quer verlaufende Verdickung der tiefen Faszie, die Sehnen in einer bestimmten Position hält
l. das größte Organ des menschlichen Körpers
m. Verbindung zwischen Knochen und Muskel
n. Gewebe mit einer gallertartigen Konsistenz

S. 10–11

Einleitung

Unterschiedliche Texturen erforschen #1

Bitte benennen Sie die folgenden Strukturen.

AUSWAHL
- Blutgefäße
- Dermis
- Epidermis
- Haarfollikel
- M. erector pilii
- Schweißdrüse

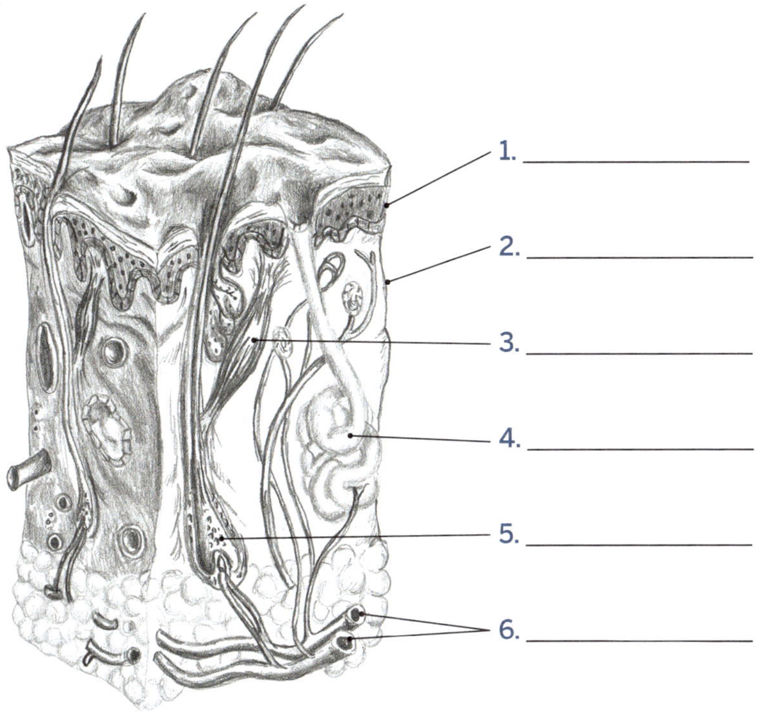

Querschnitt der Haut

Zum Ausmalen!

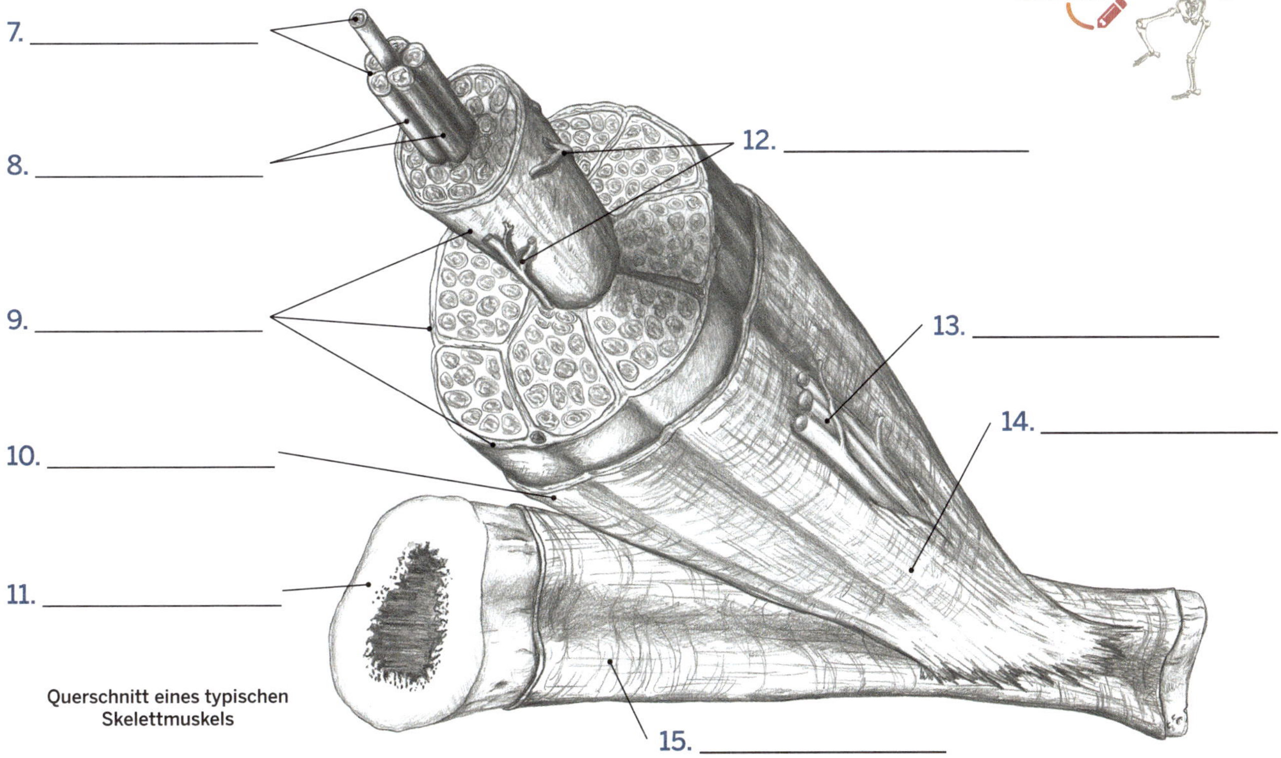

Querschnitt eines typischen Skelettmuskels

AUSWAHL

Blutgefäße	Knochen	Perimysium
Epimysium	Muskelfasern	Periost
Endomysium	Neurovaskuläres Bündel	Sehne

Einleitung

Unterschiedliche Muskel- und Gelenkarten

S. 12, 34

Bitte benennen Sie die Arten von Muskelbäuchen und Gelenken.

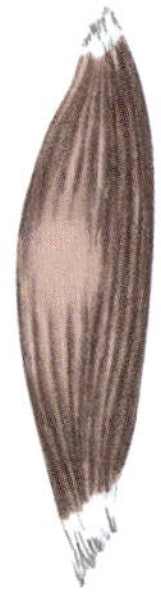

1. ________________

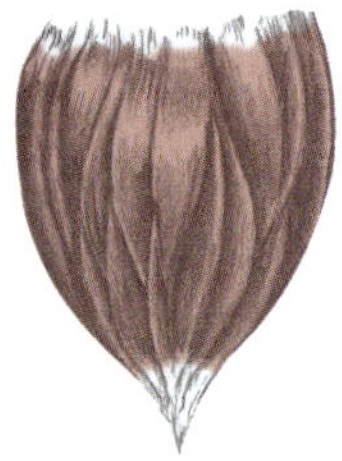

2. ________________

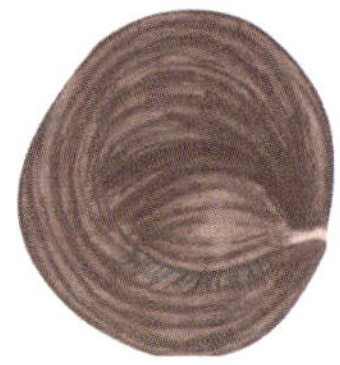

3. ________________

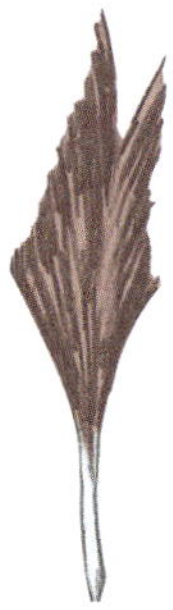

4. ________________

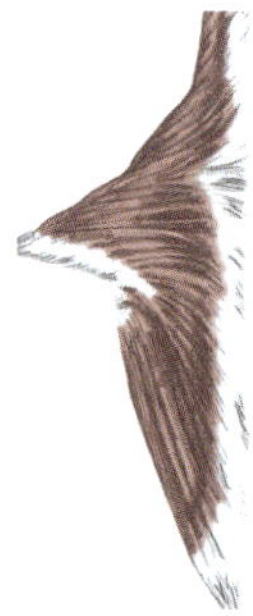

5. ________________

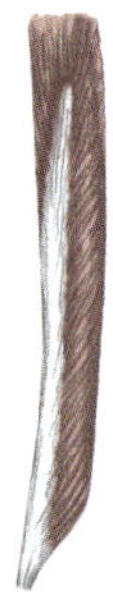

6. ________________

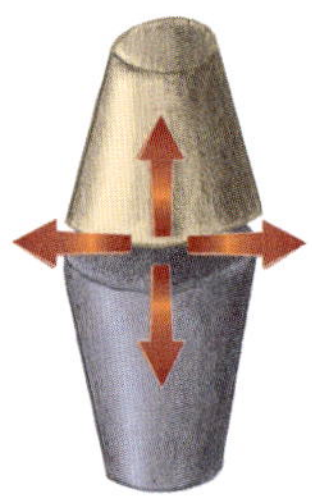

7. ________________

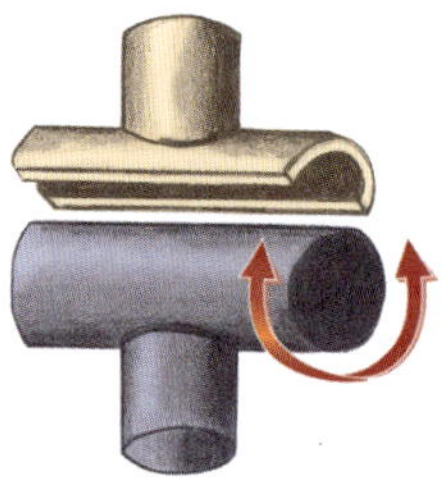

8. ________________

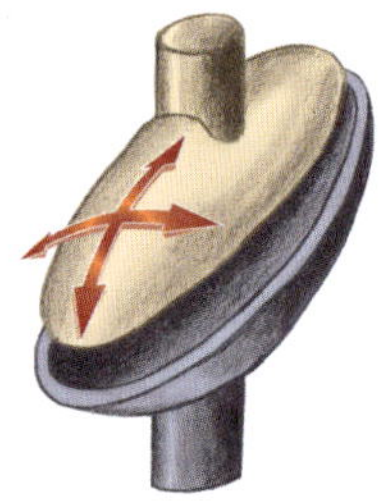

9. ________________

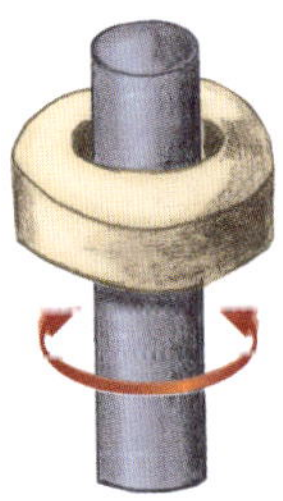

10. ________________

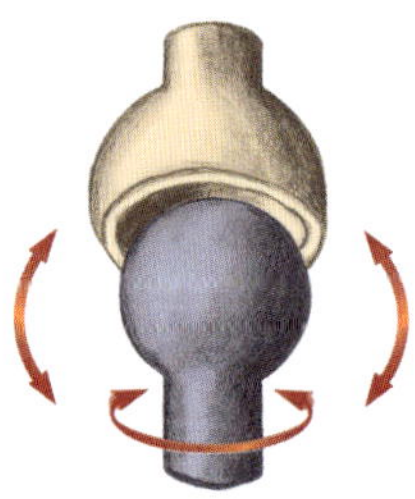

11. ________________

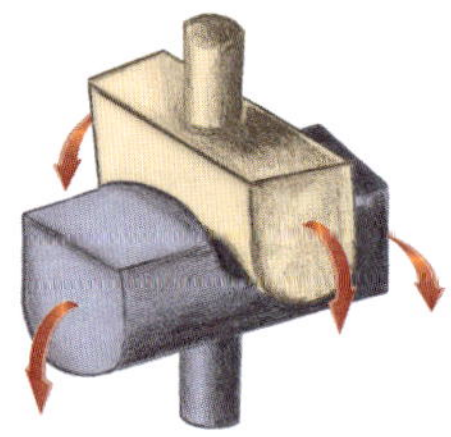

12. ________________

AUSWAHL

Ebenes Gelenk
Eigelenk
Einfach gefiederter Muskel
Drehgelenk
Dreieckiger Muskel
Kugelgelenk
Mehrfach gefiederter Muskel
Ringmuskel
Sattelgelenk
Scharniergelenk
Spindelförmiger Muskel
Zweifach gefiederter Muskel

S. 14

Einleitung

Unterschiedliche Texturen erforschen #2

Bitte benennen Sie die folgenden Strukturen.

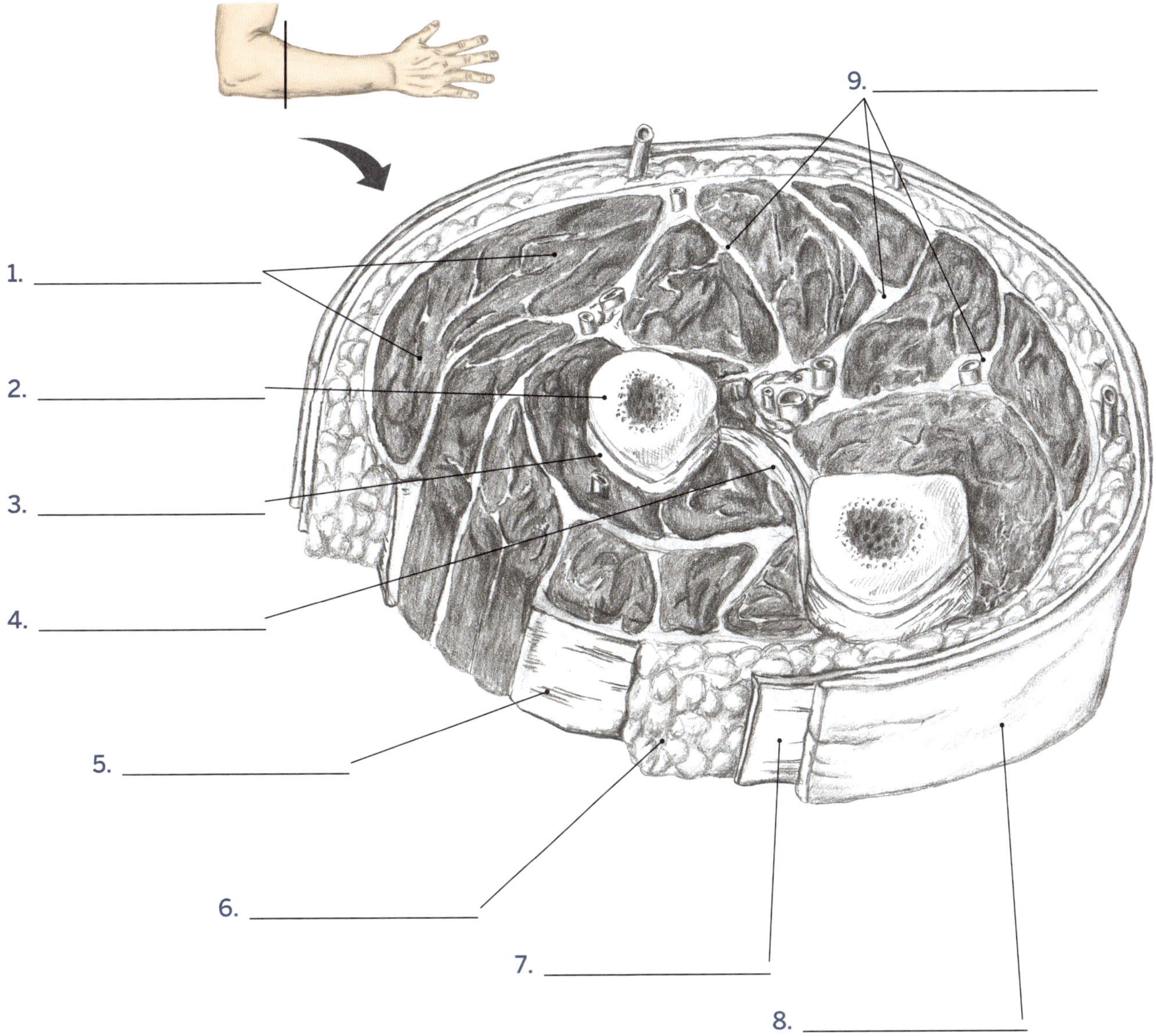

Querschnitt des Unterarms mit der Anordnung von Muskeln und Faszien

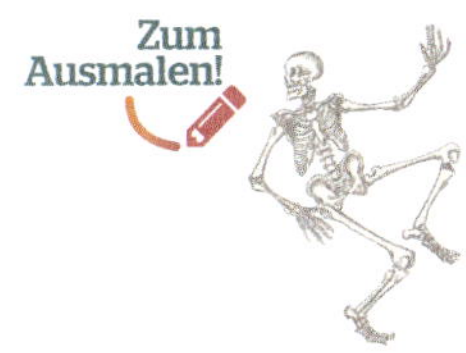

AUSWAHL

Faszie (2x)	Membrana interossea
Fettgewebe	Muskelgewebe
Haut	Oberflächliche Faszie
Knochen	Periost Tiefe

Navigation durch den menschlichen Körper

S. 20

Die Körperregionen

Bitte benennen Sie die folgenden Regionen.

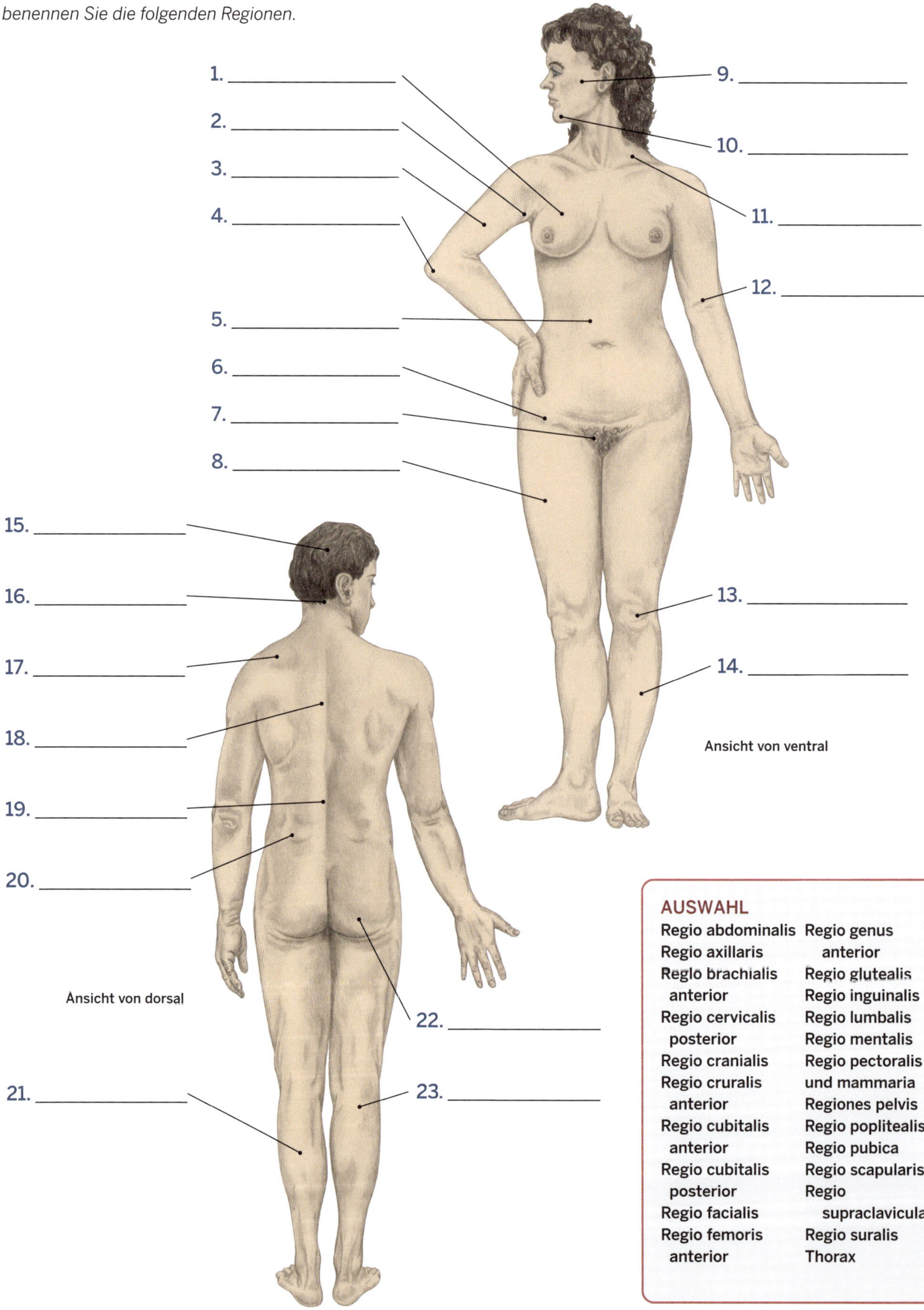

AUSWAHL

- Regio abdominalis
- Regio axillaris
- Regio brachialis anterior
- Regio cervicalis posterior
- Regio cranialis
- Regio cruralis anterior
- Regio cubitalis anterior
- Regio cubitalis posterior
- Regio facialis
- Regio femoris anterior
- Regio genus anterior
- Regio glutealis
- Regio inguinalis
- Regio lumbalis
- Regio mentalis
- Regio pectoralis und mammaria
- Regiones pelvis
- Regio poplitealis
- Regio pubica
- Regio scapularis
- Regio supraclavicularis
- Regio suralis
- Thorax

S. 21–25

Navigation durch den menschlichen Körper

Ebenen, Richtungen, Positionen und Bewegungen #1

Bitte benennen Sie folgende Ebenen, Richtungen und Positionen.

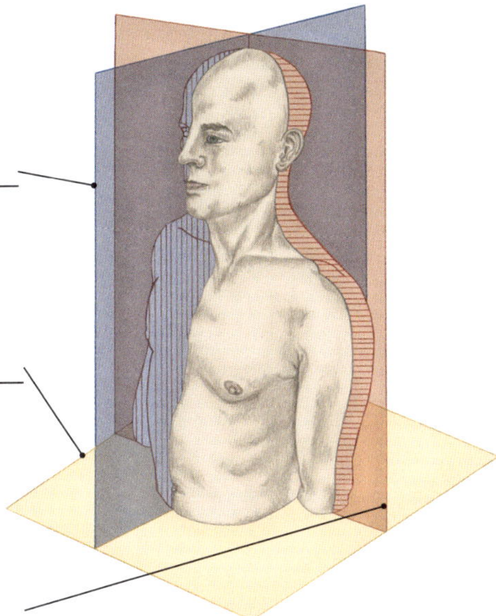

1. ____________

2. ____________

3. ____________

Der Kopf liegt

4. ____________

zum Oberkörper.

Der Oberkörper liegt

5. ____________

zum Kopf.

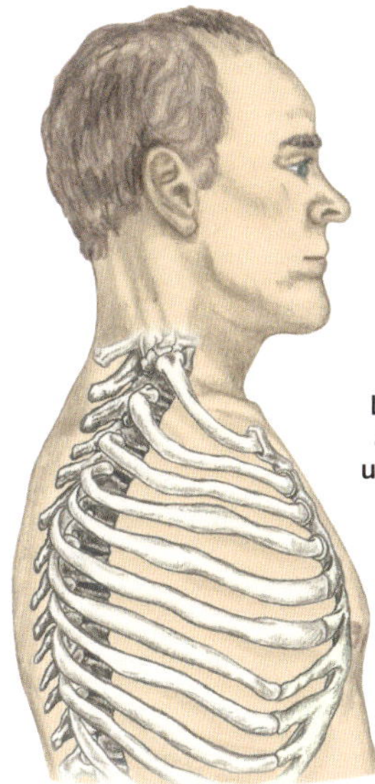

Lateraler Blick auf Brustkorb und Wirbelsäule

Der Ellenbogen ist

8. ____________

zum Handgelenk.

Das Handgelenk ist

9. ____________

zum Ellenbogen.

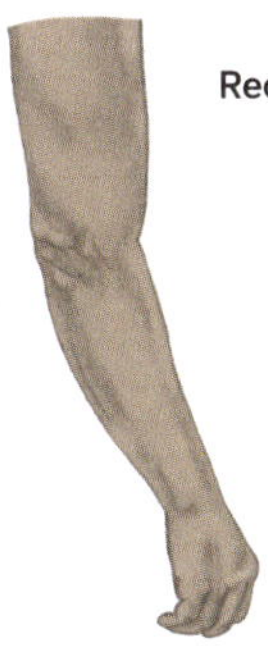

Rechter Arm und Unterarm

Die Wirbelsäule liegt 6. ____________ zum Sternum.

Das Sternum liegt 7. ____________ zur Wirbelsäule.

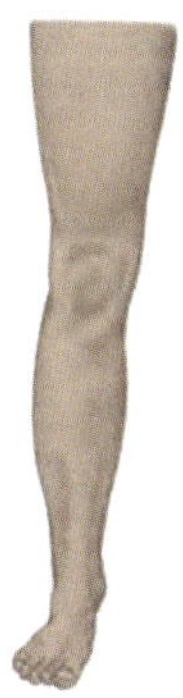

Rechtes Bein und rechter Fuß

Der große Zeh liegt

10. ____________

zum kleinen Zeh.

Der kleine Zeh liegt

11. ____________

zum großen Zeh.

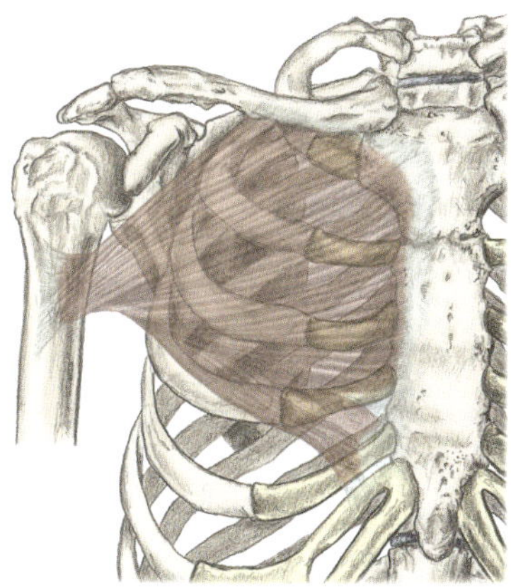

Der M. pectoralis major liegt

12. ____________

zu den Rippen. Die Rippen liegen

13. ____________

zum M. pectoralis major.

AUSWAHL

anterior	profund
distal	proximal
Frontalebene	Sagittalebene
inferior	superior
lateral	superfiziell
medial	Transversalebene
posterior	

Navigation durch den menschlichen Körper

S. 21–25

Ebenen, Richtungen, Positionen und Bewegungen #2

Bitte ordnen Sie den Begriffen die passende Definition zu.

Richtungen und Positionen

1. ______	anterior	a.	mehr zur Körperrückseite hin
2. ______	profund	b.	eine Struktur des Arms oder Beines, die weiter vom Rumpf entfernt ist
3. ______	distal	c.	mehr zur Körpervorderseite hin
4. ______	inferior	d.	näher zum Kopf gelegen
5. ______	lateral	e.	näher zu den Füßen gelegen
6. ______	medial	f.	näher an der Körperoberfläche gelegen
7. ______	posterior	g.	eine Struktur des Armes oder Beines, die rumpfnäher ist
8. ______	proximal	h.	näher zur Körpermittellinie gelegen
9. ______	superfiziell	i.	weiter von der Körpermittellinie entfernt
10. ______	superior	j.	in der Tiefe des Körpers gelegen

Bewegungen des Körpers

11. ______	Abduktion	k.	die Extremität von der Mittellinie weg bewegen
12. ______	Adduktion	l.	Rotation der Extremität in Richtung der Körpermittellinie
13. ______	Zirkumduktion	m.	Rotation der Extremität von der Körpermittellinie weg
14. ______	Dorsalextension	n.	Drehbewegung des Unterarmes, bei der Radius und Ulna parallel sind
15. ______	Extension	o.	Bewegung im Fußgelenk, das Gaspedal drücken
16. ______	Flexion	p.	eine Kombinationsbewegung aus Flexion, Extension, Adduktion und Abduktion
17. ______	Lateralflexion	q.	Seitwärtsbewegung des Kopfes oder der Halswirbelsäule
18. ______	Außenrotation	r.	Bewegung von Kopf oder Halswirbelsäule in der Transversalebene
19. ______	Innenrotation	s.	Beugung in einem Gelenk, Knochen werden näher zusammen gebracht
20. ______	Plantarflexion	t.	Bewegung im Fußgelenk, Fuß vom Gas nehmen
21. ______	Pronation	u.	ein Gelenk in Streckung bringen
22. ______	Rotation	v.	die Extremität zur Mittellinie bewegen
23. ______	Supination	w.	Drehbewegung des Unterarmes, bei der Radius und Ulna übereinanderliegen

Navigation durch den menschlichen Körper

S. 26–31

Bewegungen des Körpers #1

Bitte benennen Sie folgende Bewegungen und deren Lokalisation.

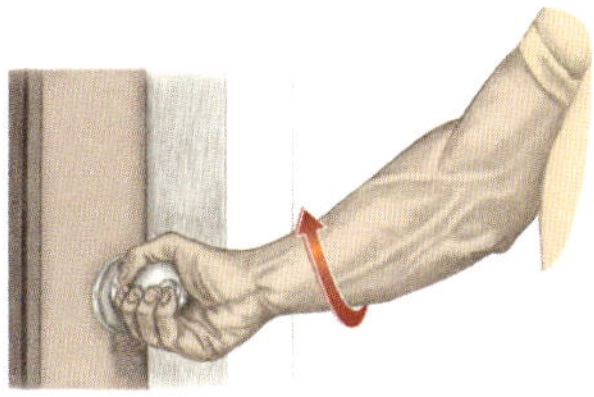

1. Supination des Unterarms

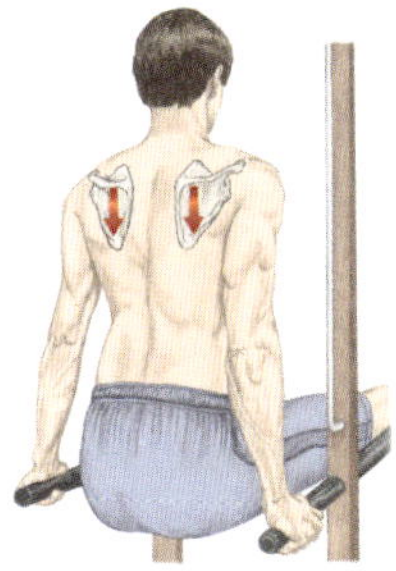

2. ______________________

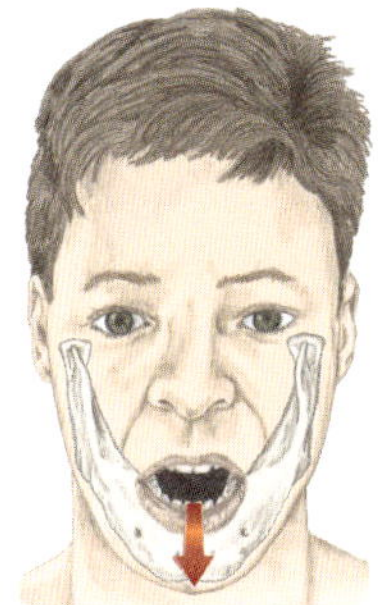

3. ______________________

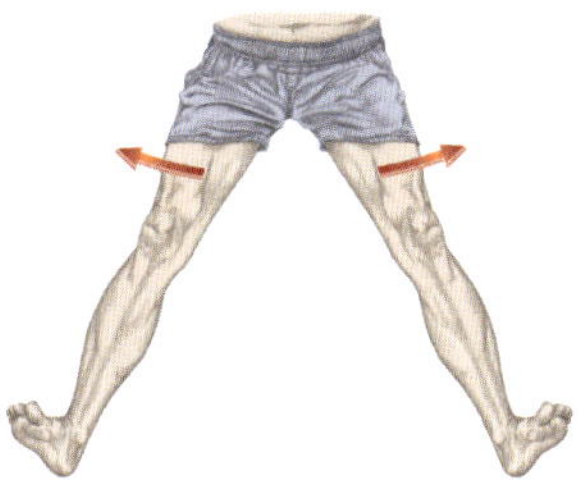

4. ______________________

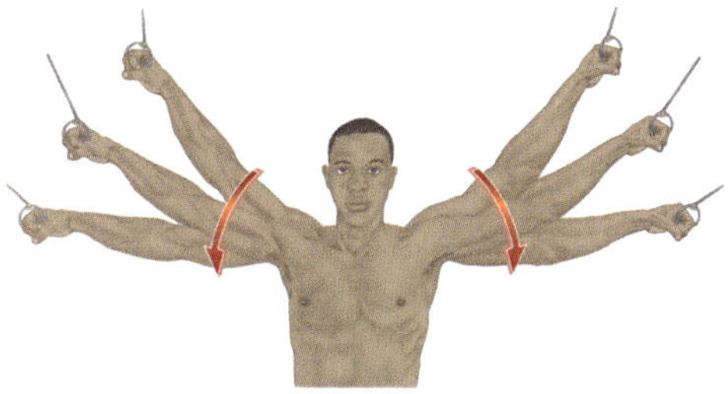

5. ______________________

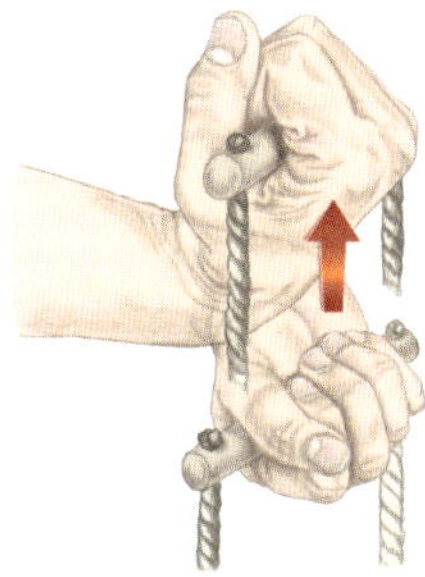

6. ______________________

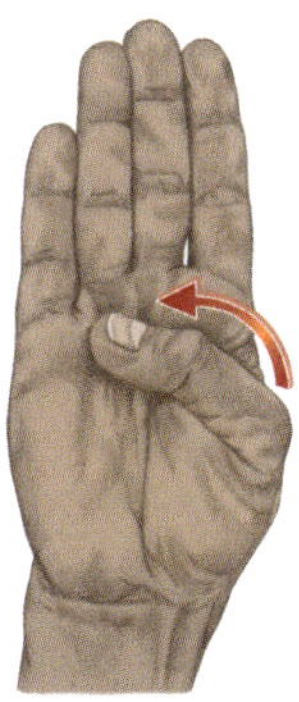

7. ______________________

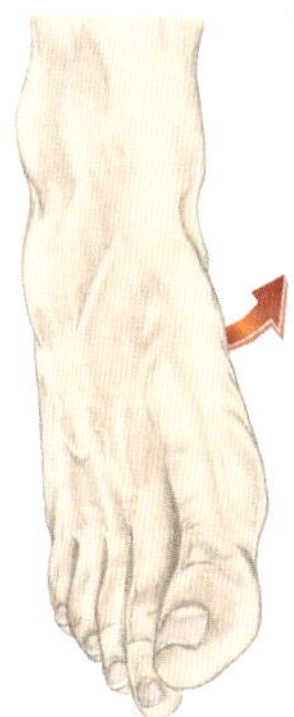

8. ______________________

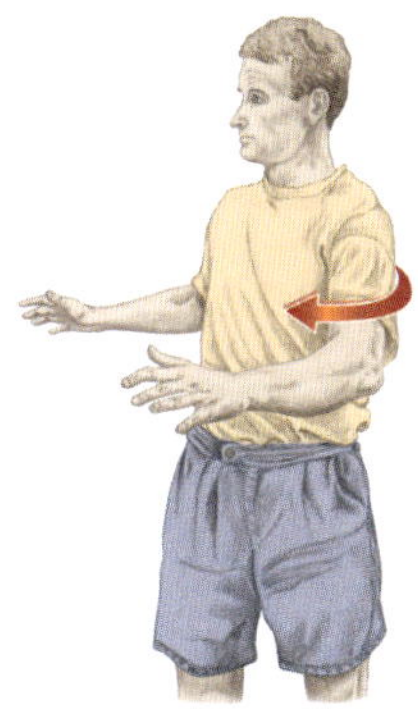

9. ______________________

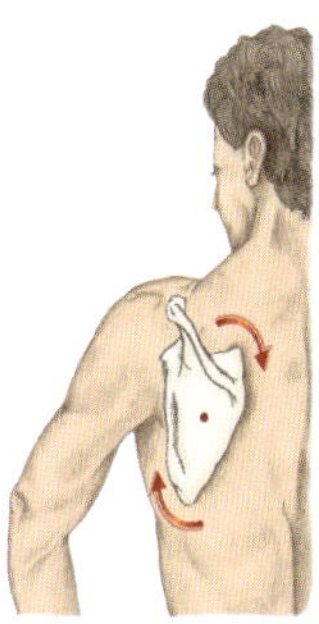

10. ______________________

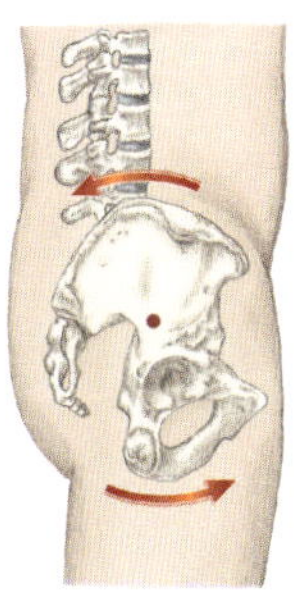

11. ______________________

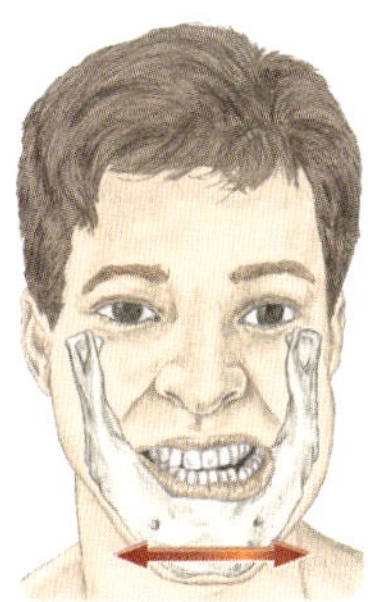

12. ______________________

Navigation durch den menschlichen Körper

Bewegungen des Körpers #2

S. 26–31

Bitte benennen Sie folgende Bewegungen und deren Lokalisation.

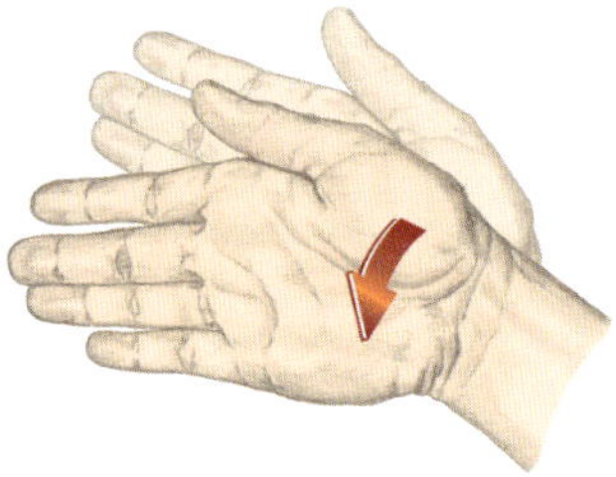

13. ____________________

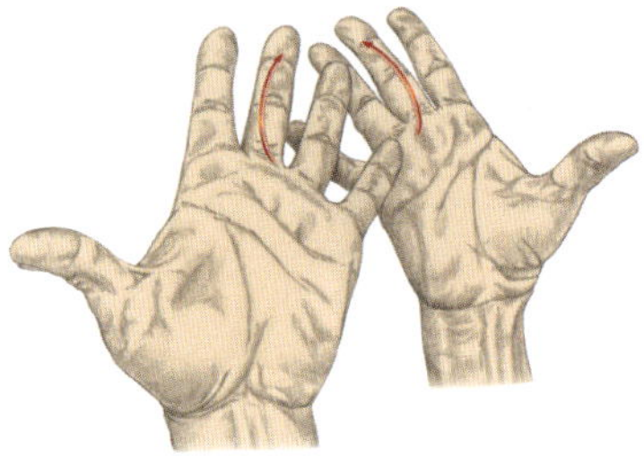

14. ____________________

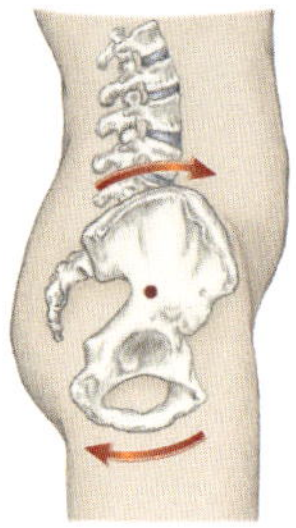

15. ____________________

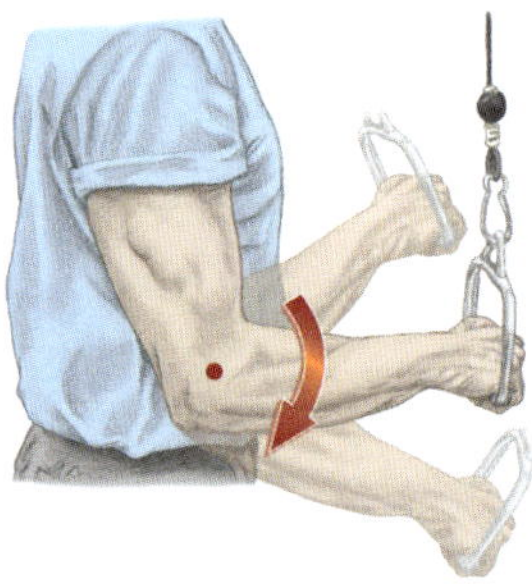

16. ____________________

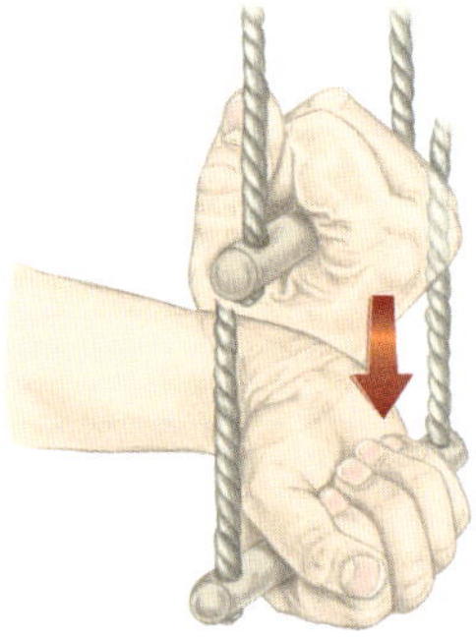

17. ____________________

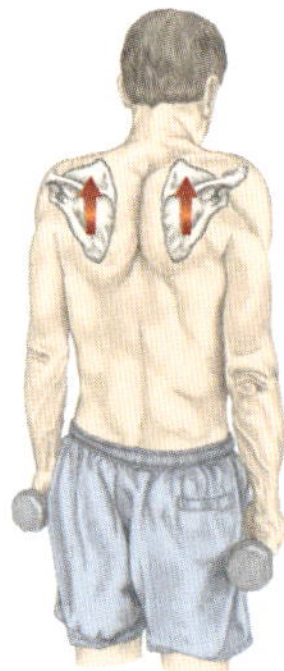

18. ____________________

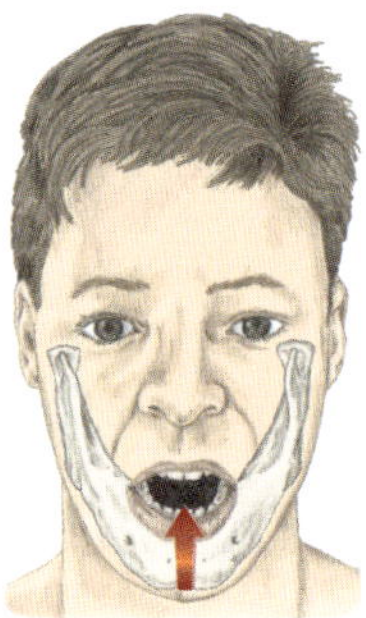

19. ____________________

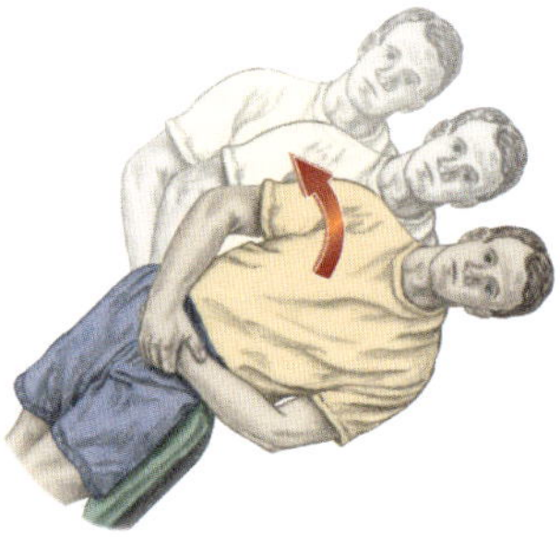

20. ____________________

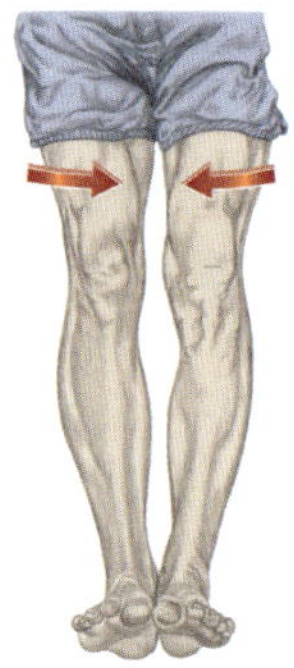

21. ____________________

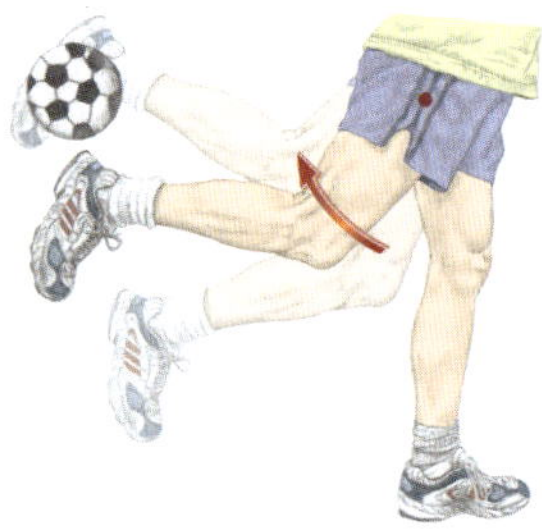

22. ____________________

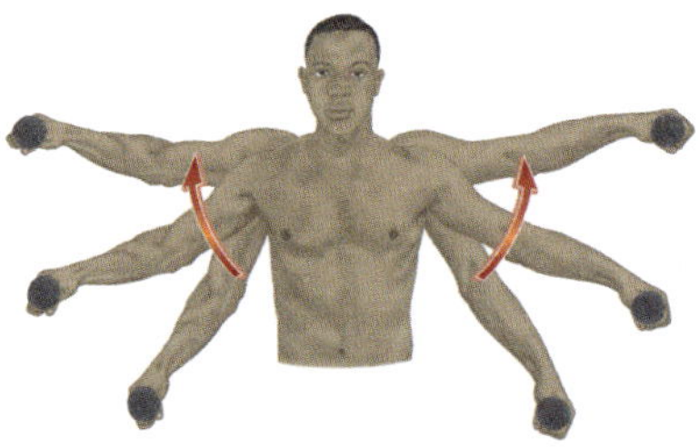

23. ____________________

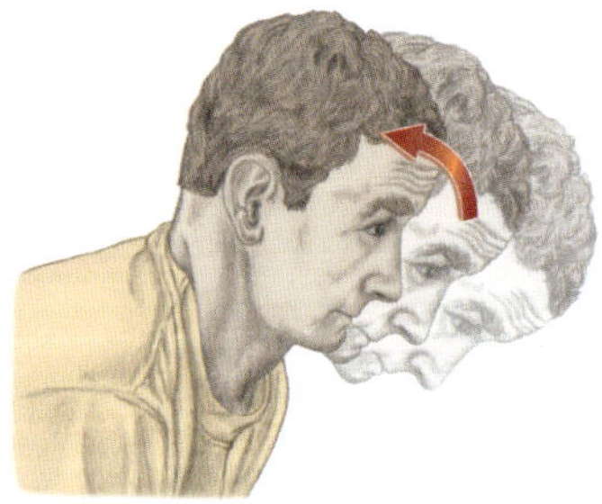

24. ____________________

Navigation durch den menschlichen Körper

S. 26–31

Bewegungen des Körpers #3

Bitte benennen Sie folgende Bewegungen und deren Lokalisation.

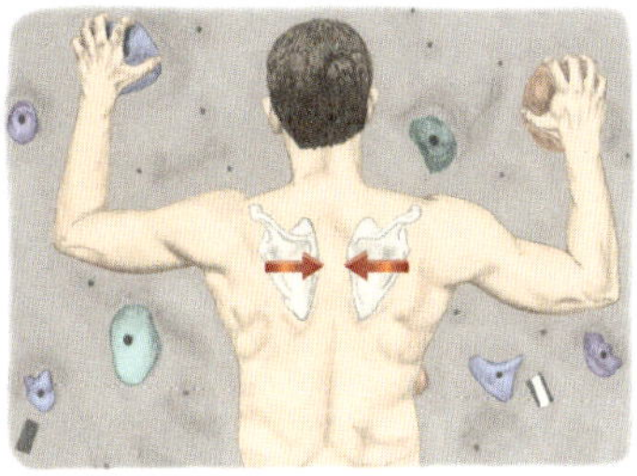

25. ______________________

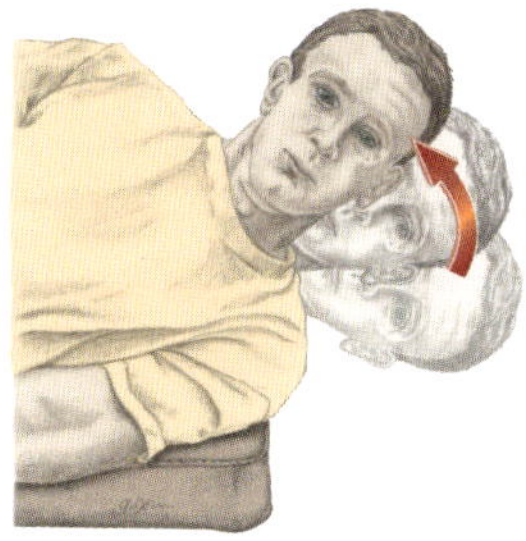

26. ______________________

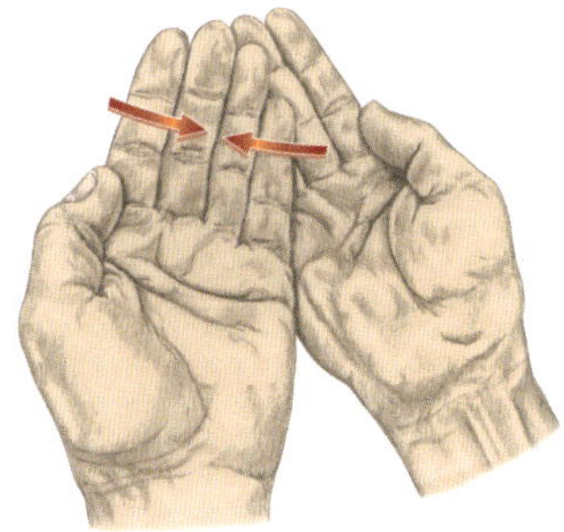

27. ______________________

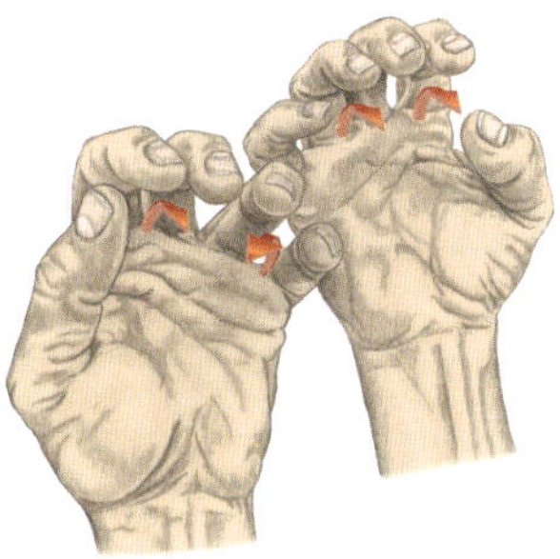

28. ______________________

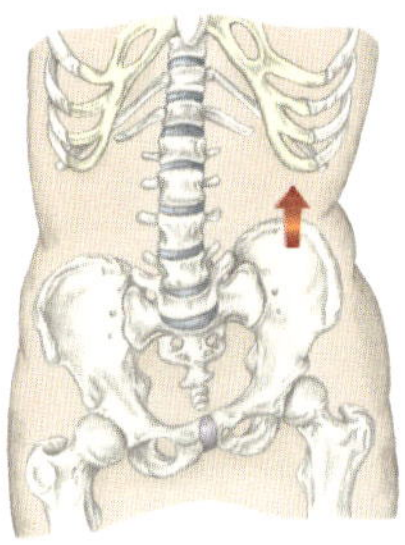

29. ______________________

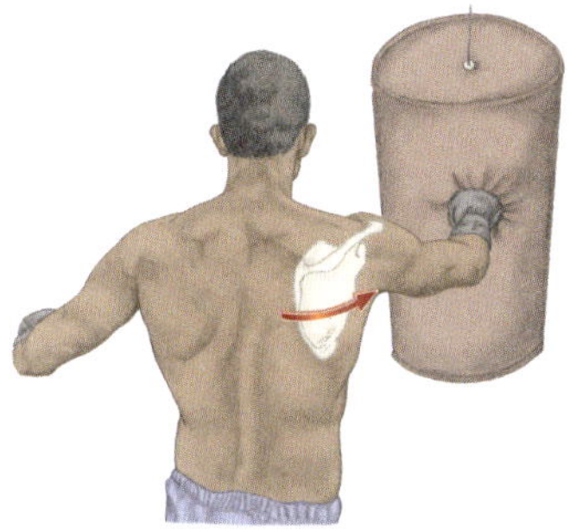

30. ______________________

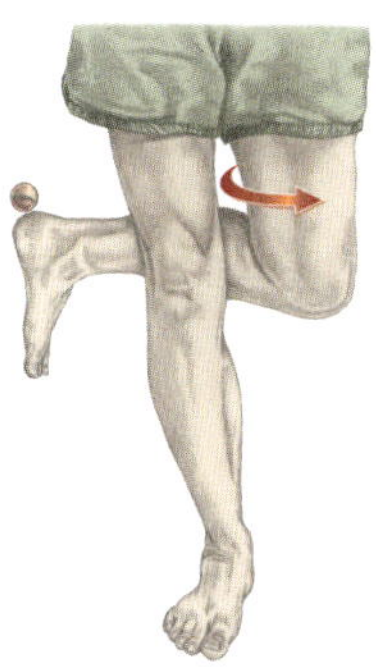

31. ______________________

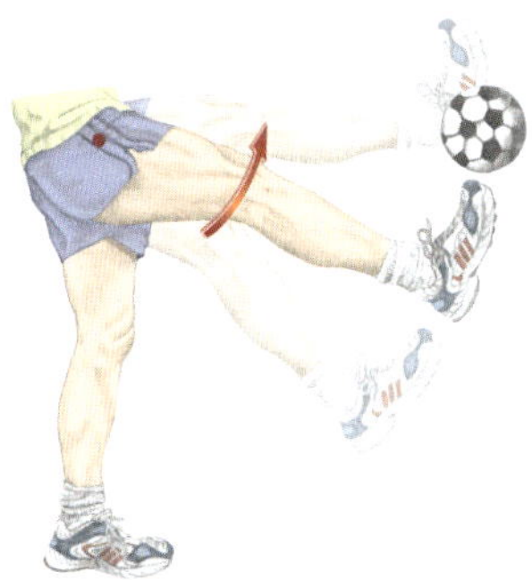

32. ______________________

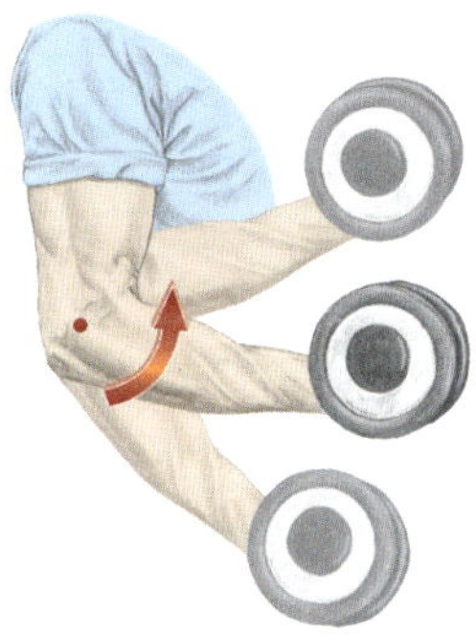

33. ______________________

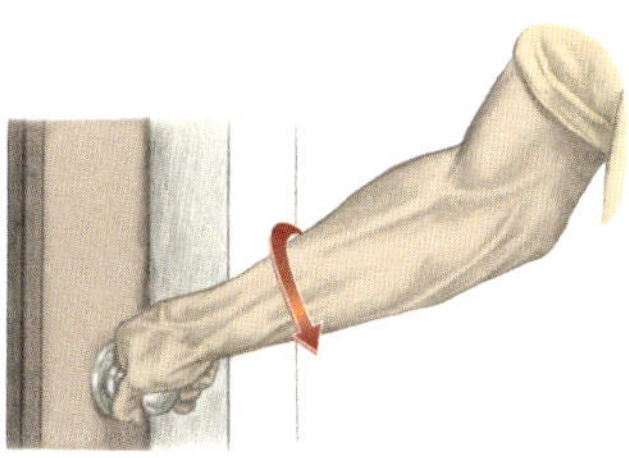

34. ______________________

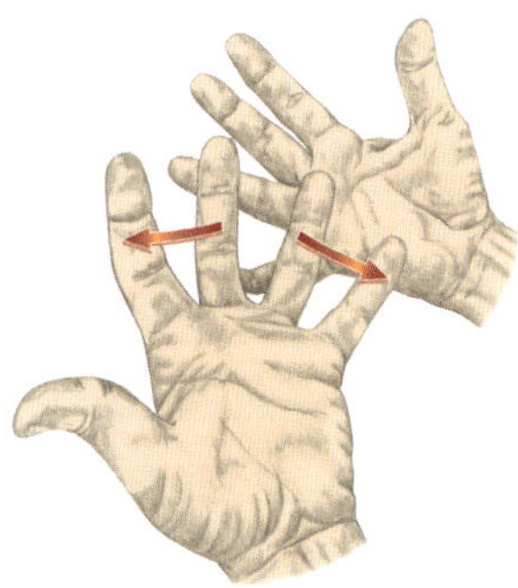

35. ______________________

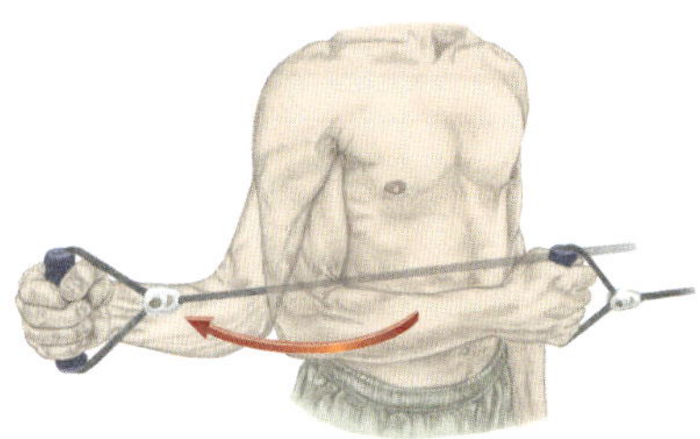

36. ______________________

Navigation durch den menschlichen Körper

Bewegungen des Körpers #4

S. 26–31

Bitte benennen Sie folgende Bewegungen und deren Lokalisation.

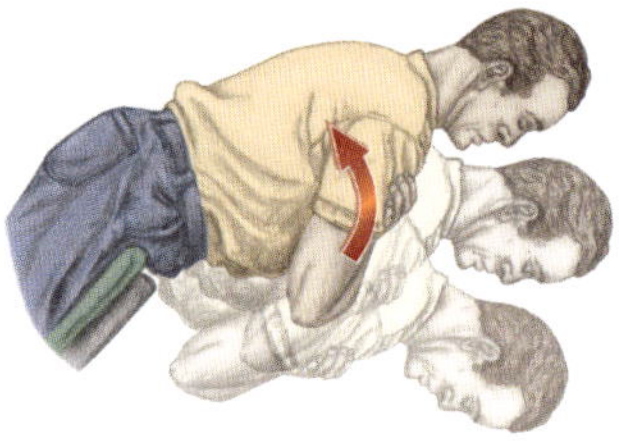

37. ______________________

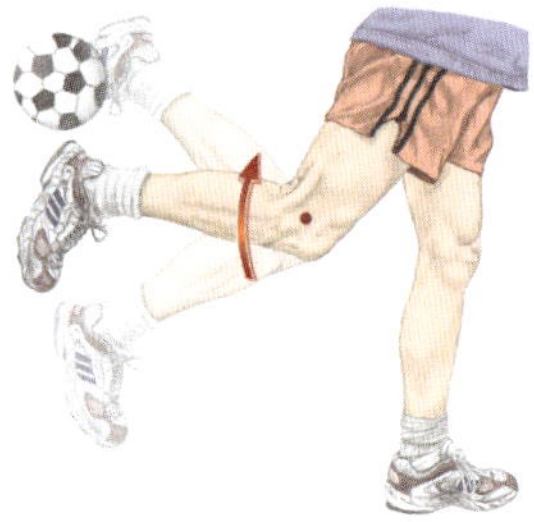

38. ______________________

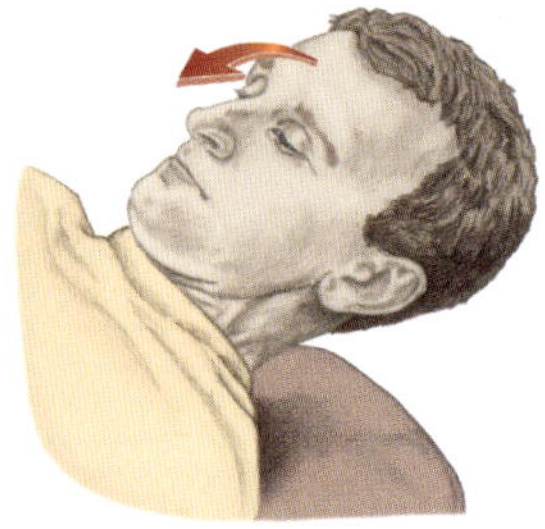

39. ______________________

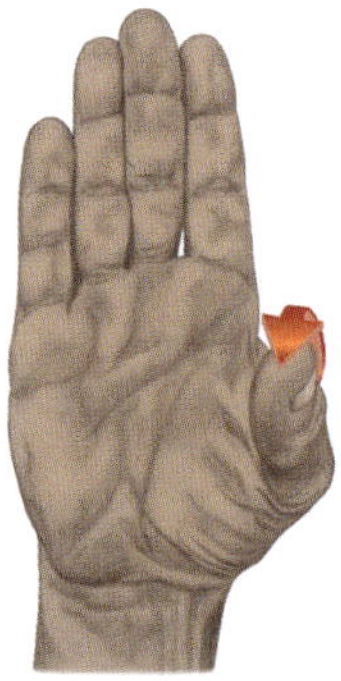

40. ______________________

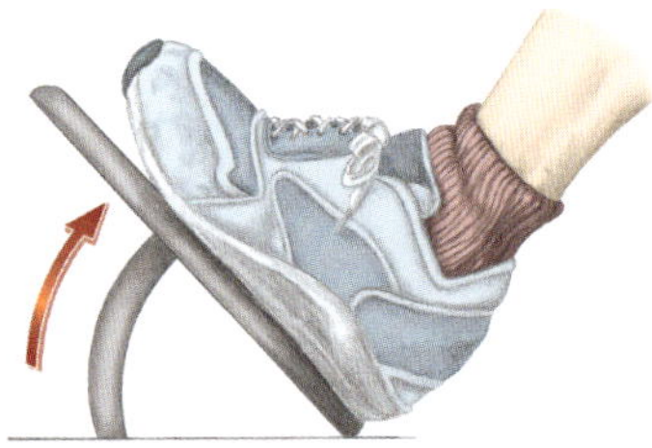

41. ______________________

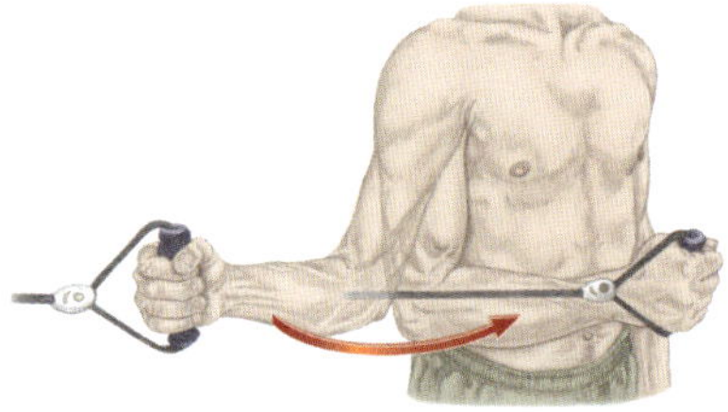

42. ______________________

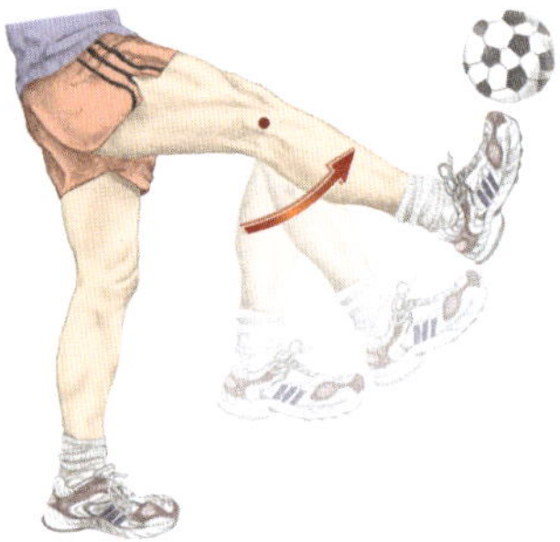

43. ______________________

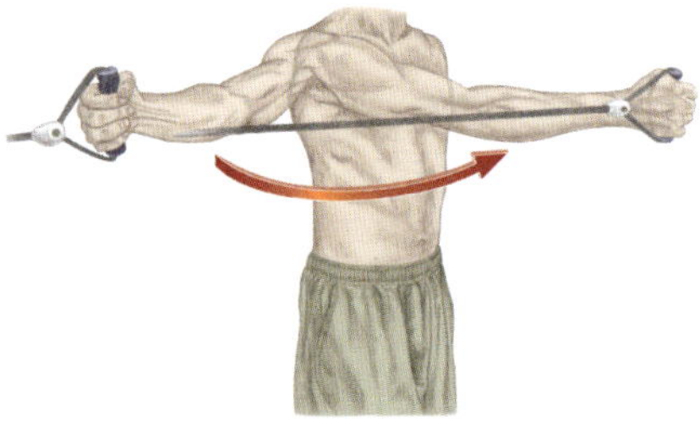

44. ______________________

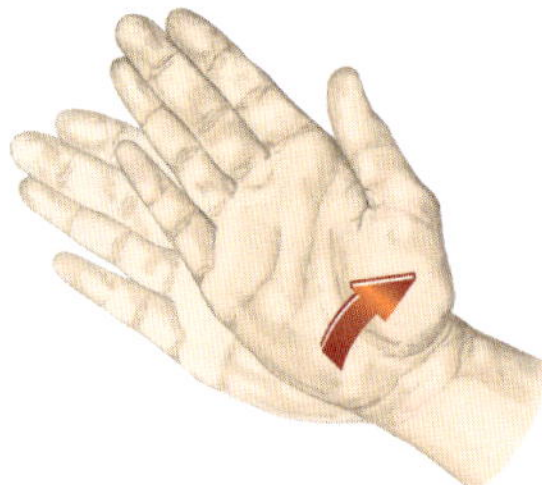

45. ______________________

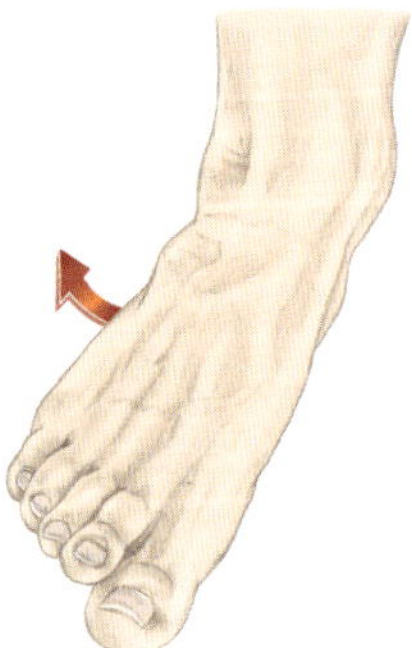

46. ______________________

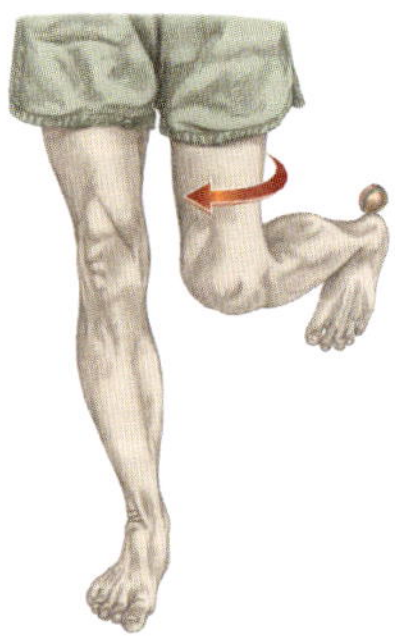

47. ______________________

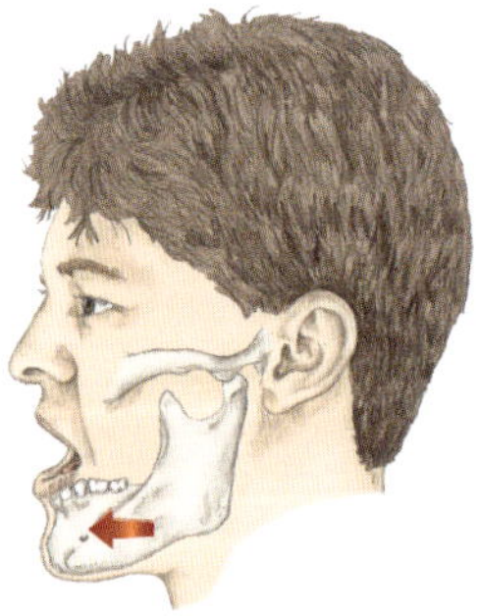

48. ______________________

Navigation durch den menschlichen Körper

S. 26–31

Bewegungen des Körpers #5

Bitte benennen Sie folgende Bewegungen und deren Lokalisation.

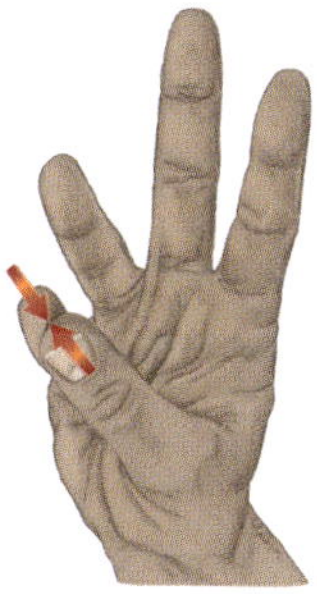

49. ______________________

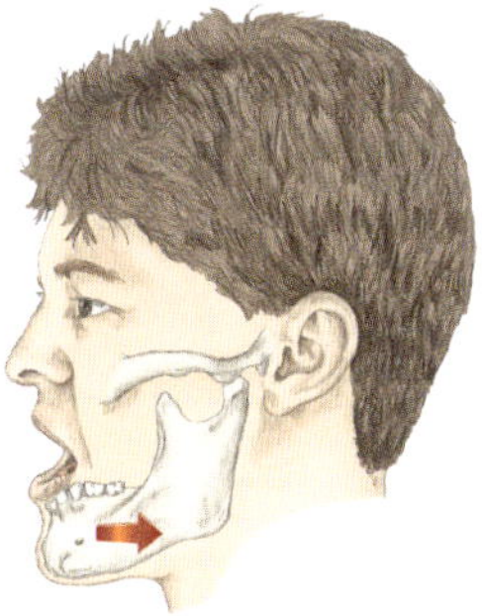

50. ______________________

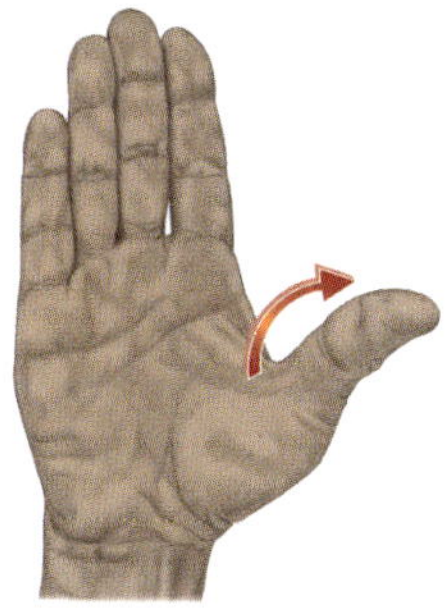

51. ______________________

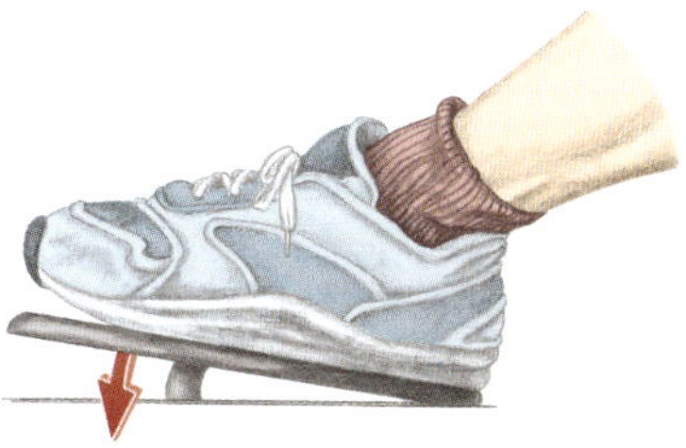

52. ______________________

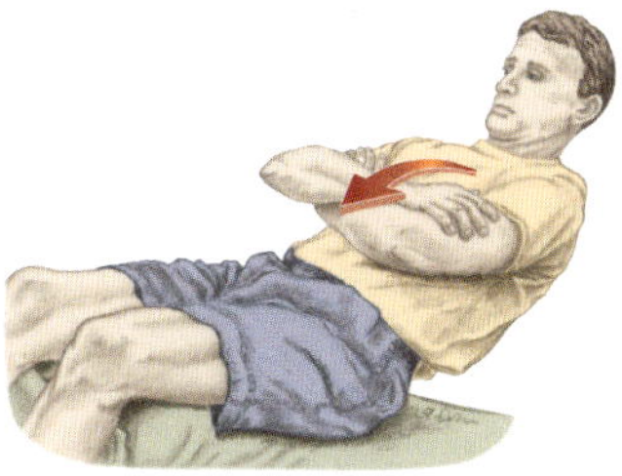

53. ______________________

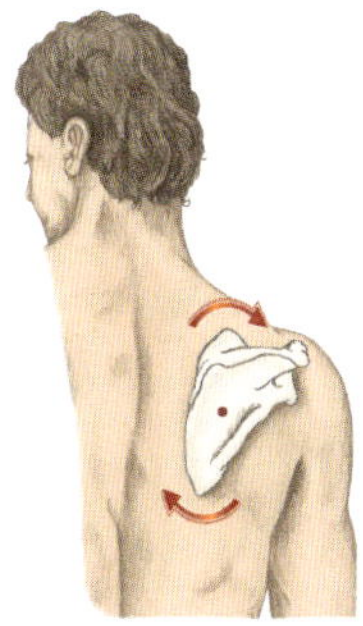

54. ______________________

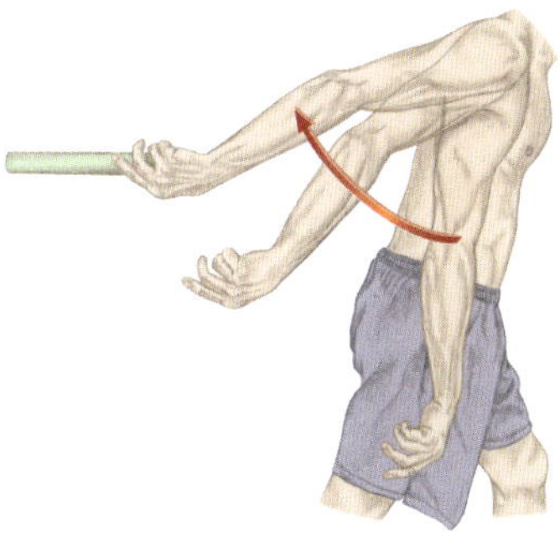

55. ______________________

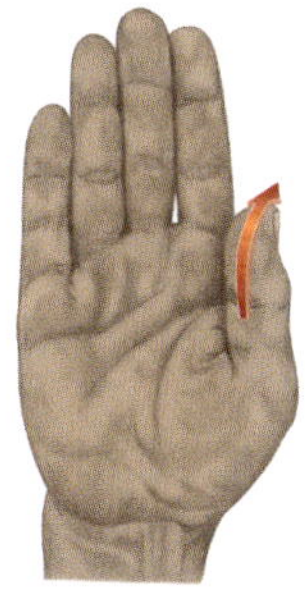

56. ______________________

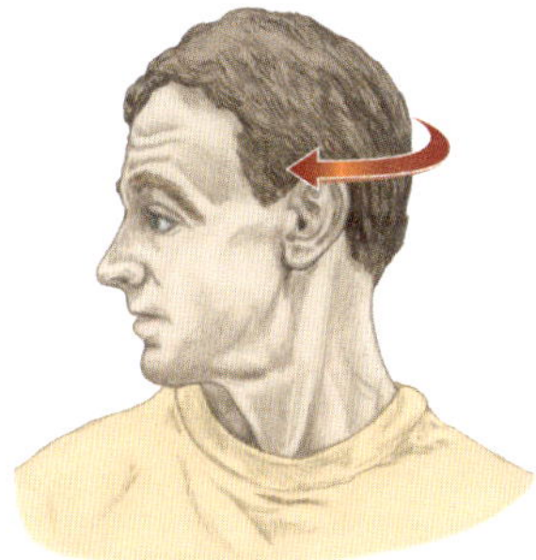

57. ______________________

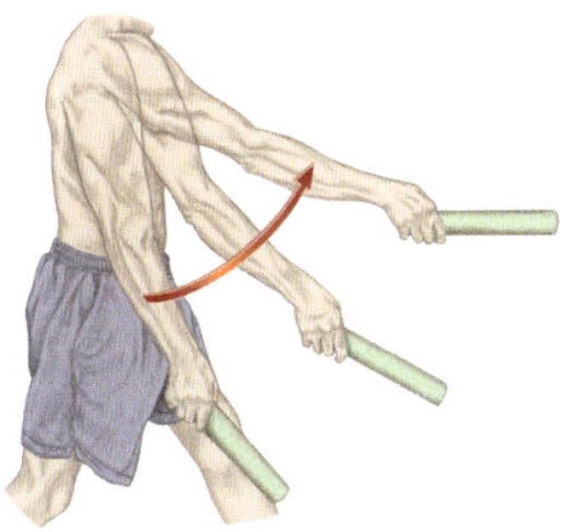

58. ______________________

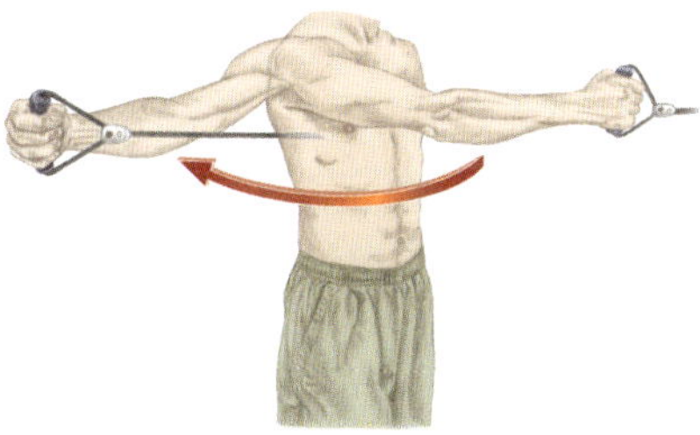

59. ______________________

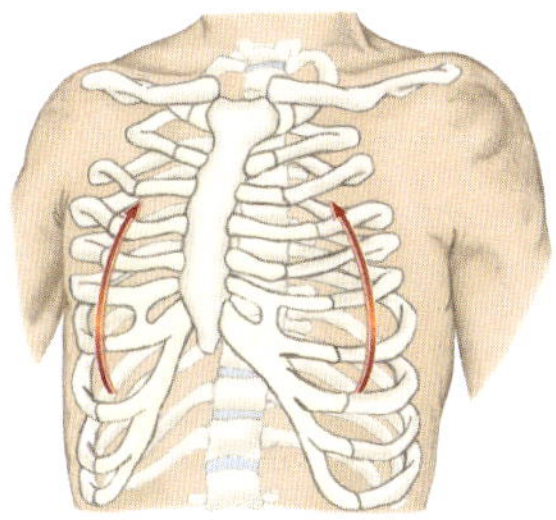

60. ______________________

Navigation durch den menschlichen Körper

Der Stützapparat #1

S. 32

Bitte benennen Sie folgende Strukturen.

1. Welcher Teil des Skeletts ist farblich hervorgehoben?
   ____

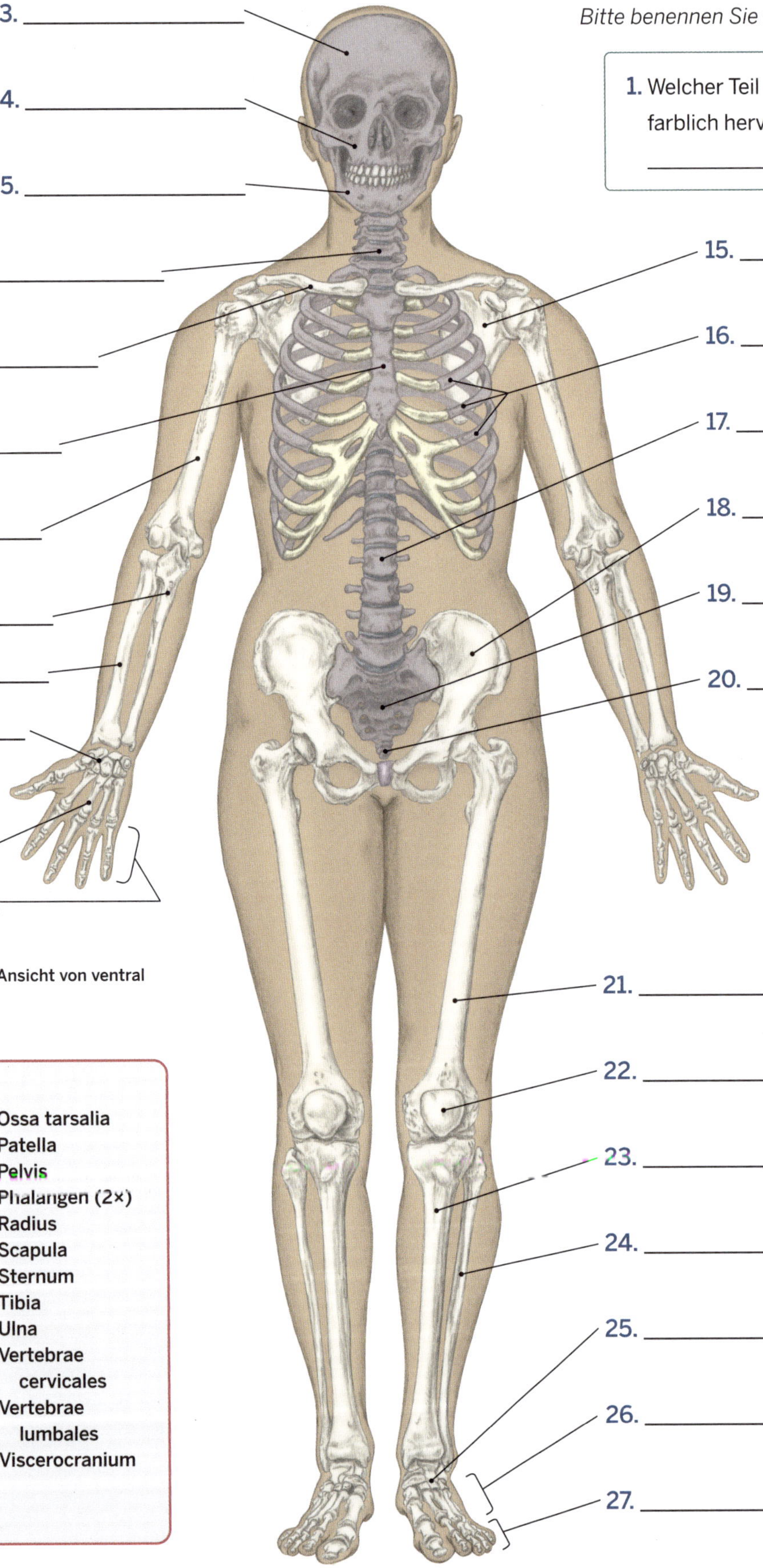

Ansicht von ventral

AUSWAHL

Achsenskelett	Ossa tarsalia
Clavicula	Patella
Cranium	Pelvis
Costae	Phalangen (2×)
Femur	Radius
Fibula	Scapula
Humerus	Sternum
Mandibula	Tibia
Neurocranium	Ulna
Os coccygis	Vertebrae cervicales
Os sacrum	Vertebrae lumbales
Ossa carpalia	Viscerocranium
Ossa metacarpalia	
Ossa metatarsalia	

S. 33

Navigation durch den menschlichen Körper

Der Stützapparat #2

1. Welcher Teil des Skeletts ist farblich hervorgehoben?

____

Bitte benennen Sie folgende Strukturen.

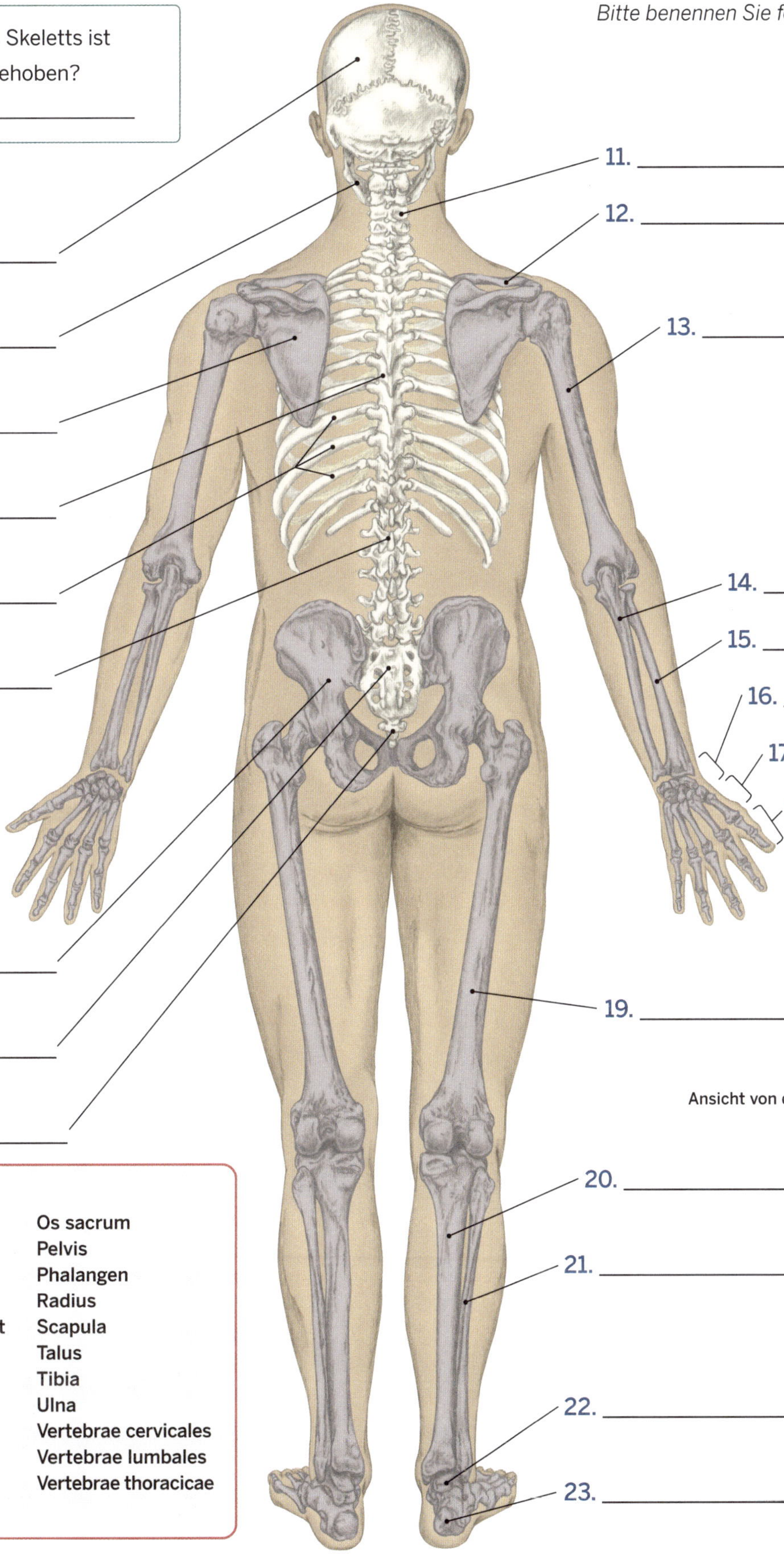

Ansicht von dorsal

AUSWAHL

Calcaneus	Os sacrum
Clavicula	Pelvis
Costae	Phalangen
Cranium	Radius
Extremitätenskelett	Scapula
Femur	Talus
Fibula	Tibia
Humerus	Ulna
Mandibula	Vertebrae cervicales
Os coccygis	Vertebrae lumbales
Ossa carpalia	Vertebrae thoracicae
Ossa metacarpalia	

Navigation durch den menschlichen Körper

Der Bewegungsapparat #1

S. 35

Bitte benennen Sie folgende Strukturen.

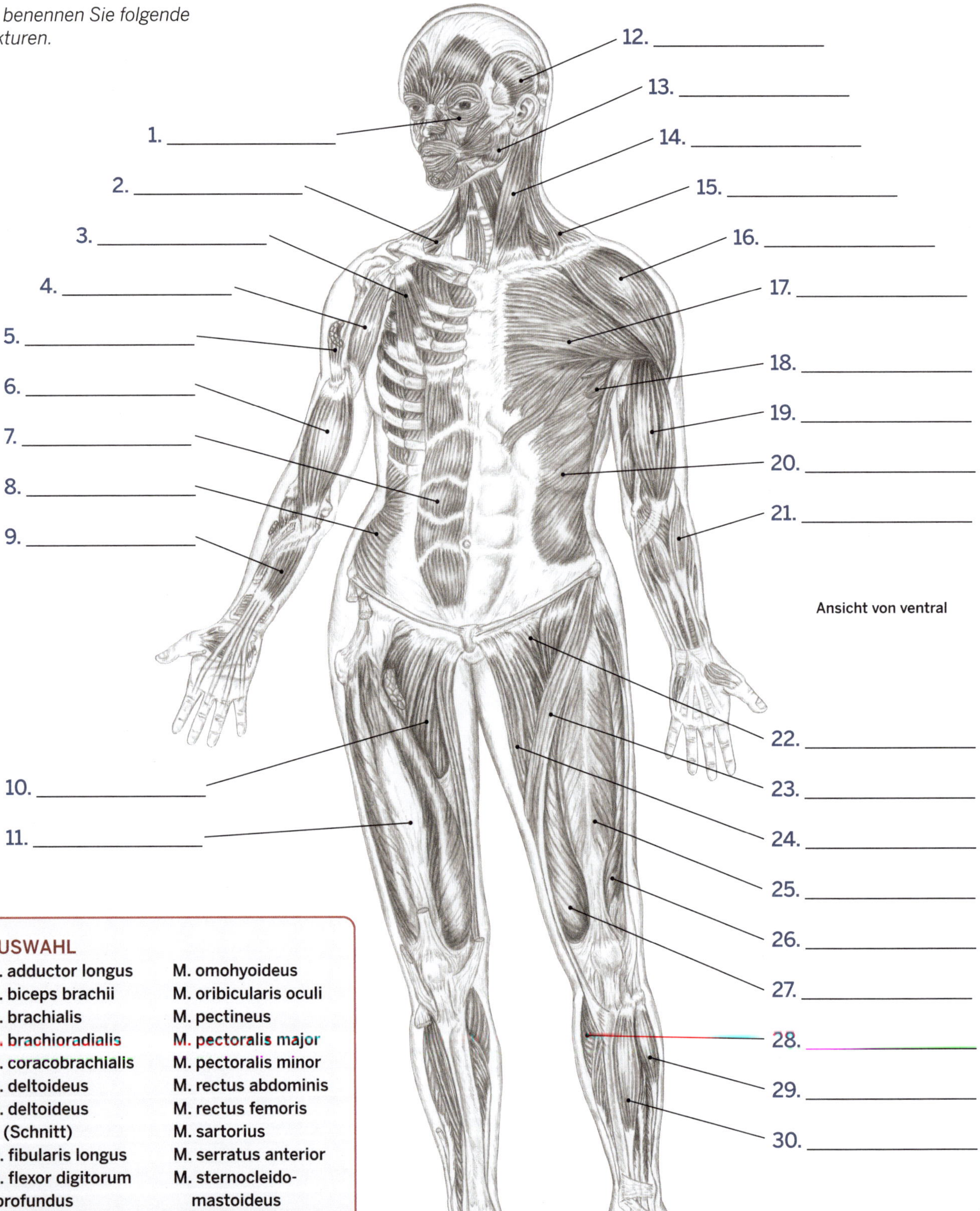

AUSWAHL

- M. adductor longus
- M. biceps brachii
- M. brachialis
- M. brachioradialis
- M. coracobrachialis
- M. deltoideus
- M. deltoideus (Schnitt)
- M. fibularis longus
- M. flexor digitorum profundus
- M. gastrocnemius
- M. gracilis
- M. obliquus externus abdominis
- M. obliquus internus abdominis
- M. masseter
- M. omohyoideus
- M. oribicularis oculi
- M. pectineus
- M. pectoralis major
- M. pectoralis minor
- M. rectus abdominis
- M. rectus femoris
- M. sartorius
- M. serratus anterior
- M. sternocleido-mastoideus
- M. temporalis
- M. tibialis anterior
- M. trapezius
- M. vastus intermedius
- M. vastus lateralis
- M. vastus medialis

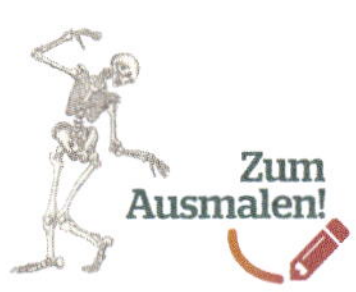

Navigation durch den menschlichen Körper

S. 36

Der Bewegungsapparat #2

Bitte benennen Sie folgende Strukturen.

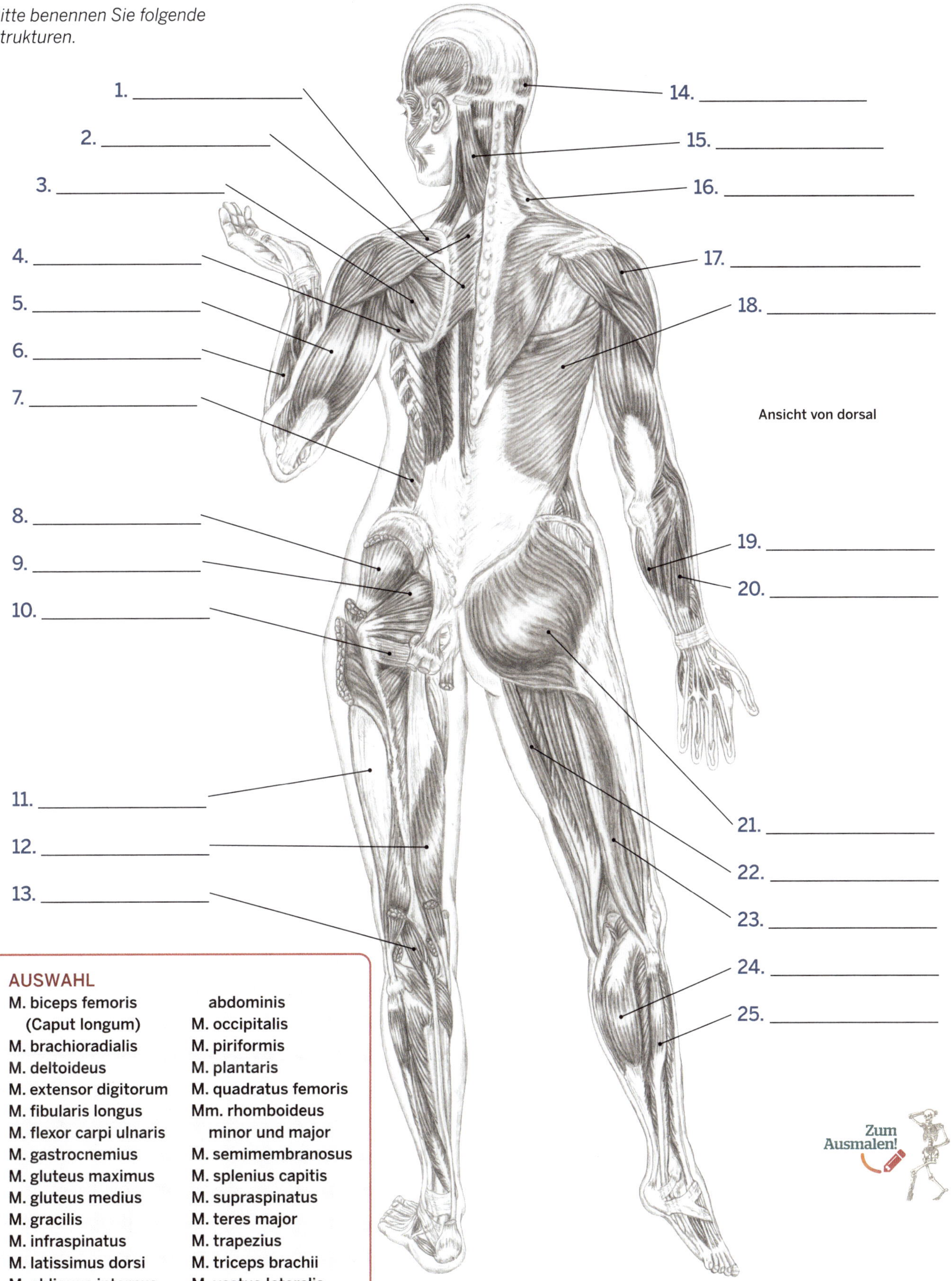

AUSWAHL

M. biceps femoris (Caput longum)
M. brachioradialis
M. deltoideus
M. extensor digitorum
M. fibularis longus
M. flexor carpi ulnaris
M. gastrocnemius
M. gluteus maximus
M. gluteus medius
M. gracilis
M. infraspinatus
M. latissimus dorsi
M. obliquus internus abdominis
M. occipitalis
M. piriformis
M. plantaris
M. quadratus femoris
Mm. rhomboideus minor und major
M. semimembranosus
M. splenius capitis
M. supraspinatus
M. teres major
M. trapezius
M. triceps brachii
M. vastus lateralis

Zum Ausmalen!

Navigation durch den menschlichen Körper

Der Bewegungsapparat #3

S. 37

Bitte benennen Sie folgende Strukturen.

1. ______________________
2. ______________________
3. ______________________
4. ______________________
5. ______________________

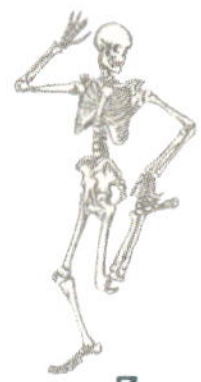

Zum Ausmalen!

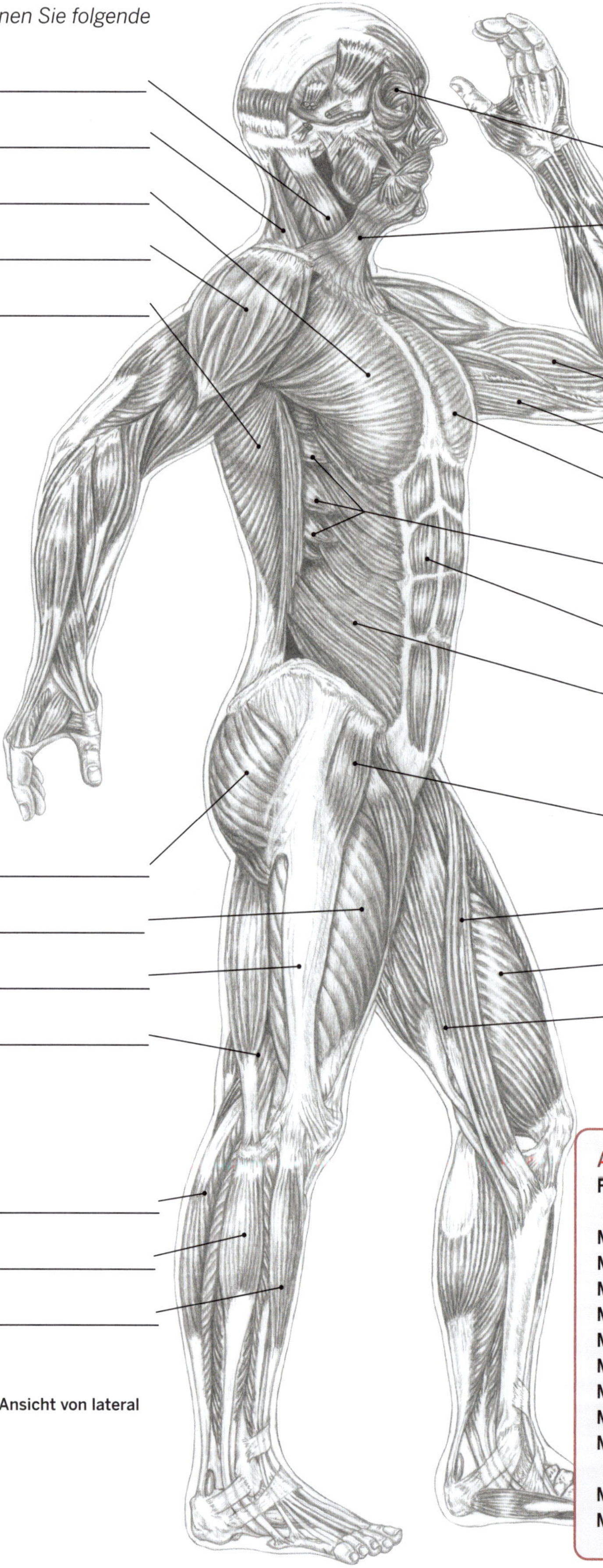

6. ______________________
7. ______________________
8. ______________________
9. ______________________
10. ______________________
11. ______________________
12. ______________________
13. ______________________
14. ______________________
15. ______________________
16. ______________________
17. ______________________
18. ______________________
19. ______________________
20. ______________________
21. ______________________
22. ______________________
23. ______________________
24. ______________________
25. ______________________

Ansicht von lateral

AUSWAHL

Flexoren des Unterarms	M. sartorius
M. biceps brachii	M. serratus anterior
M. biceps femoris	M. sternocleido-mastoideus
M. deltoideus	M. temporalis
M. fibularis longus	M. tensor fascie latae
M. gastrocnemius	M. tibialis anterior
M. gluteus maximus	M. trapezius
M. gracilis	M. triceps brachii
M. latissimus dorsi	M. vastus lateralis
M. obliquus externus abdominis	M. vastus medialis
M. pectoralis major (2x)	Platysma
M. rectus abdominis	Tractus iliotibialis

Navigation durch den menschlichen Körper

Das fasziale System #1

S. 38

Bitte benennen Sie folgende Strukturen.

AUSWAHL
Extensoren
Fascia antebrachii
Fascia brachii
Flexoren
Humerus
Membrana interossea antebrachii
M. biceps brachii
M. triceps brachii
Radius
Septum intermusculare brachii laterale
Septum intermusculare brachii mediale
Ulna

1. ____________
2. ____________
3. ____________
4. ____________
5. ____________
6. ____________

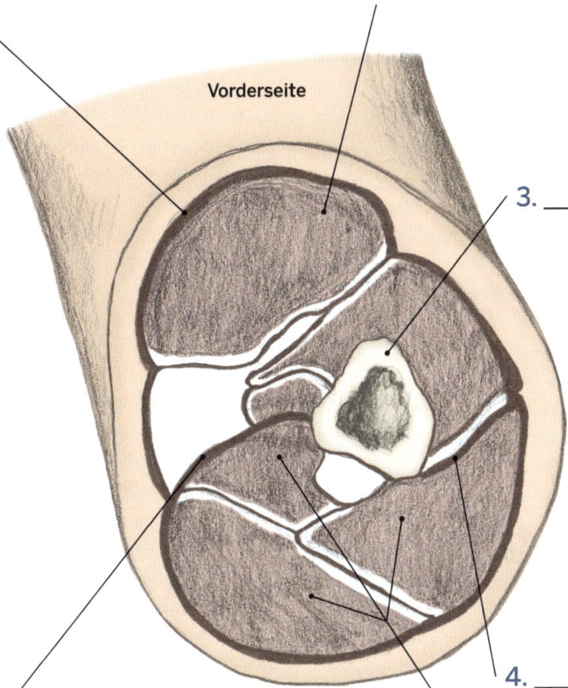

Querschnitt, Oberarm

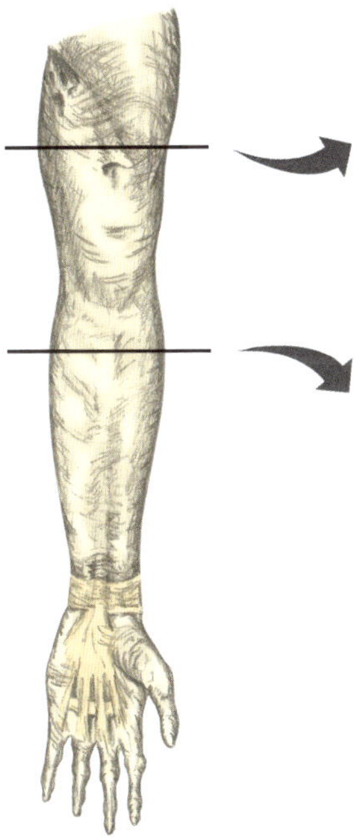

Linker Arm und Unterarm, Haut entfernt, Ansicht von ventral

7. ____________
8. ____________
9. ____________
10. ____________
11. ____________
12. ____________

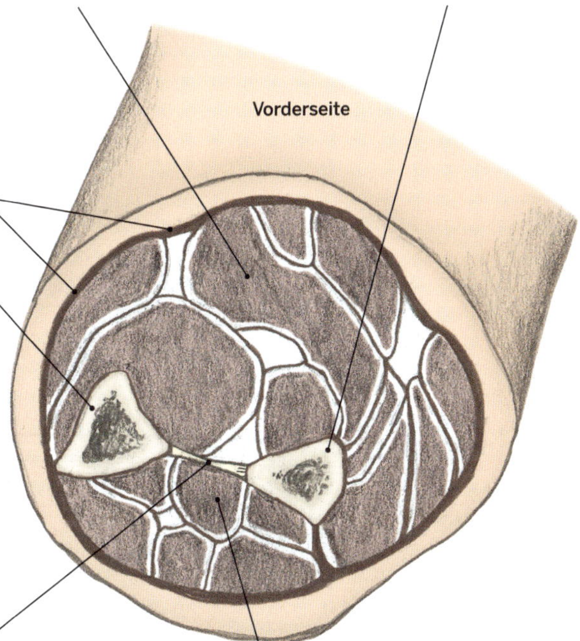

Querschnitt, Unterarm

Navigation durch den menschlichen Körper

Das fasziale System #2

S. 39

Bitte benennen Sie folgende Strukturen.

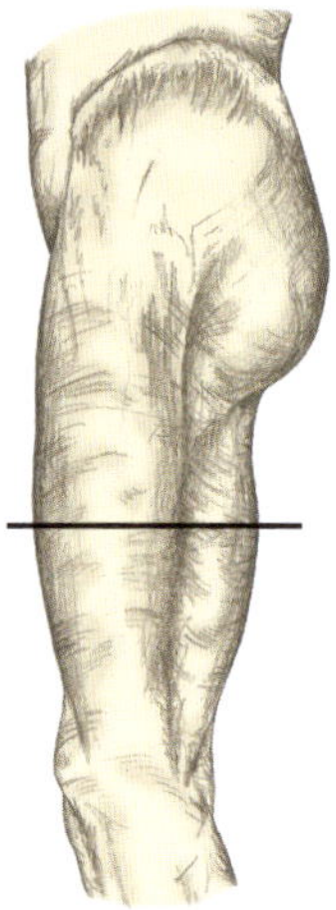

Linkes Becken und linker Oberschenkel, Haut entfernt, Ansicht von lateral

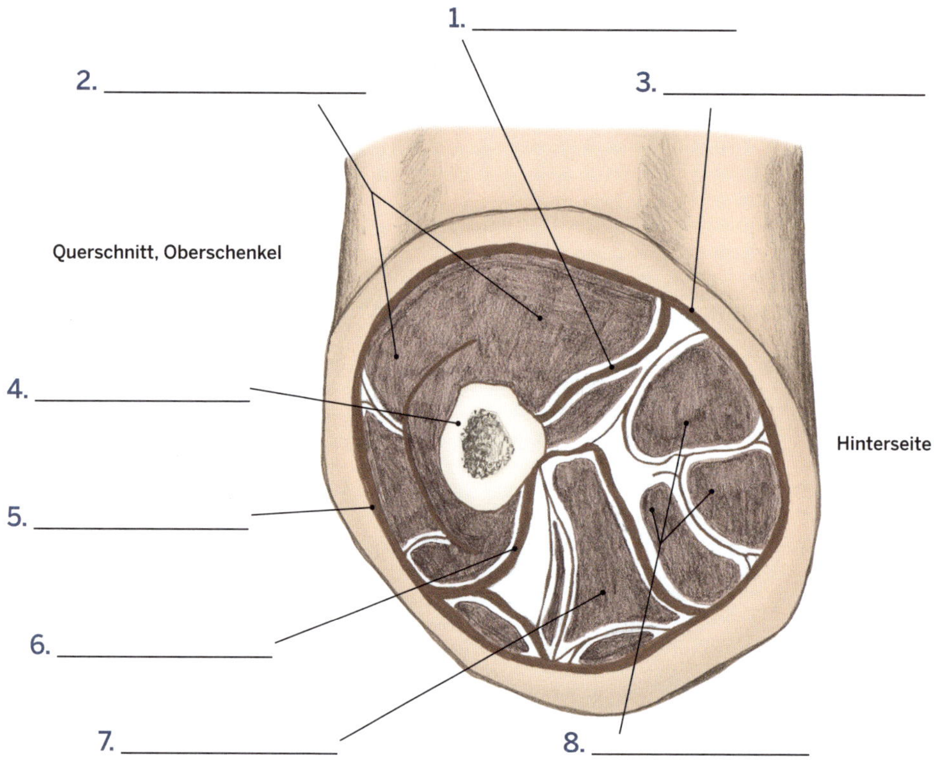

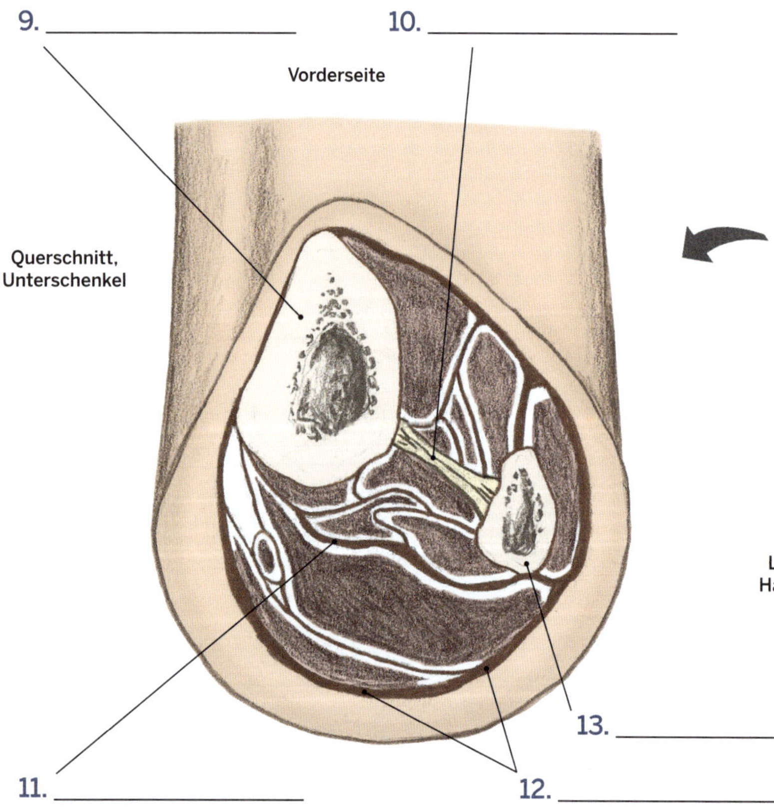

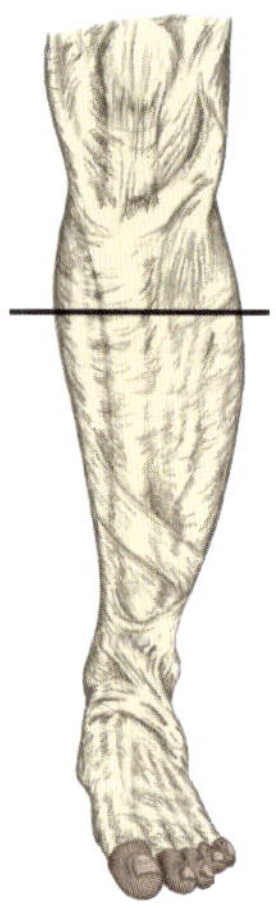

Linkes Bein mit Fuß, Haut entfernt, Ansicht von ventral

AUSWAHL
- Adduktoren
- Dorsale Oberschenkelmuskulatur
- Fascia cruris
- Fascia cruris profundus
- Fascia lata
- Femur
- Fibula
- M. quadriceps
- Membrana interossea cruris
- Septum intermusculare femoris laterale
- Septum intermusculare femoris mediale
- Tibia
- Tractus iliotibialis

Navigation durch den menschlichen Körper

S. 40

Das kardiovaskuläre System – Arterien

Bitte benennen Sie folgende Strukturen.

1. ______________________
2. ______________________
3. ______________________
4. ______________________
5. ______________________
6. ______________________

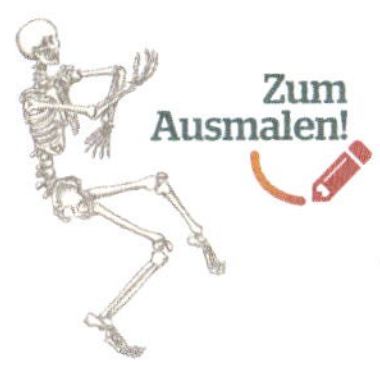

7. ______________________
8. ______________________
9. ______________________
10. ______________________
11. ______________________
12. ______________________

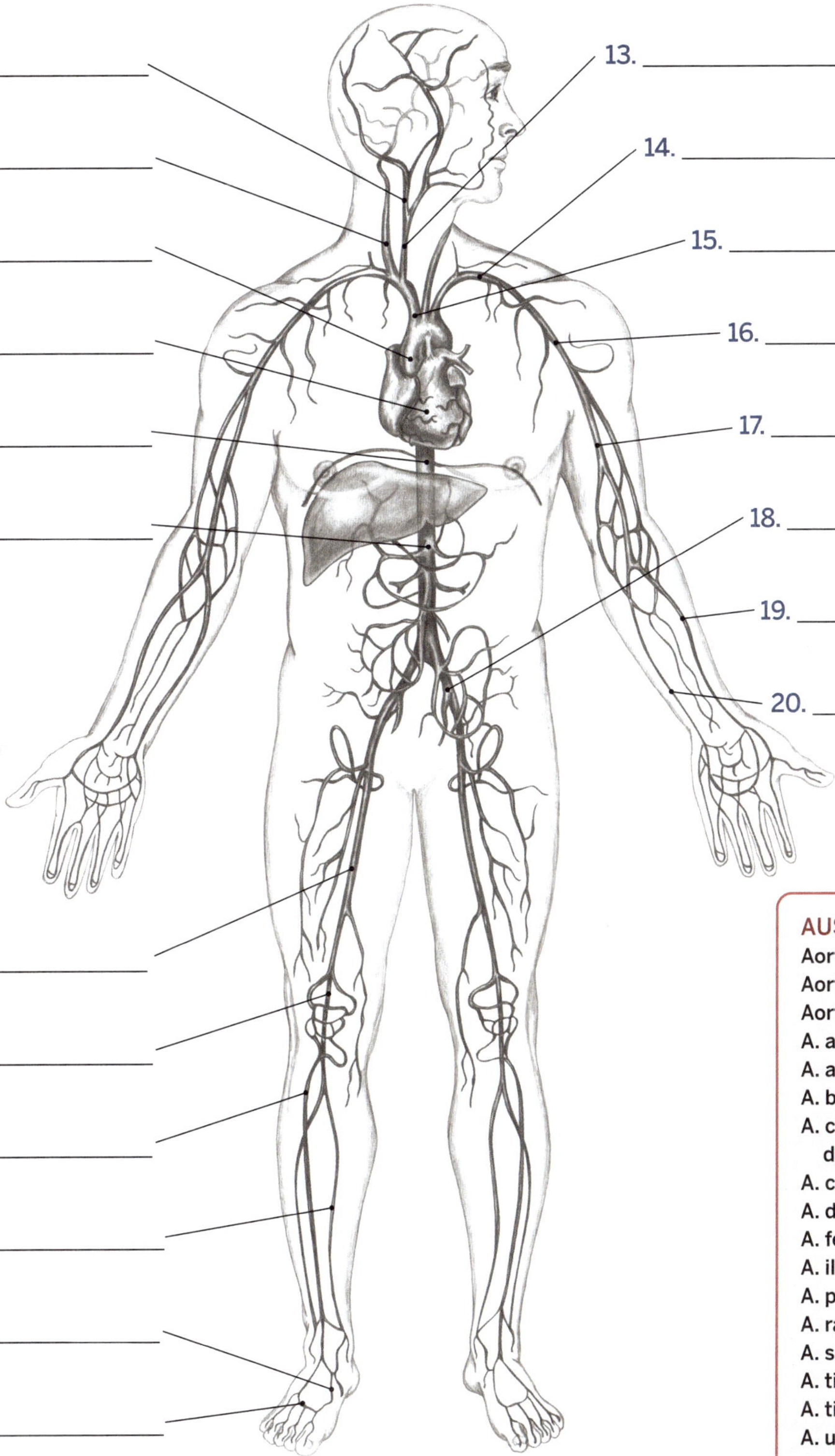

Hauptarterien des Körpers, Ansicht von ventral

13. ______________________
14. ______________________
15. ______________________
16. ______________________
17. ______________________
18. ______________________
19. ______________________
20. ______________________

AUSWAHL

Aorta abdominalis
Aorta ascendens
Aorta thoracica
A. arcuata pedis
A. axillaris
A. brachialis
A. carotis communis dextra
A. carotis interna dextra
A. dorsalis pedis
A. femoralis
A. iliaca communis
A. poplitea
A. radialis
A. subclavia
A. tibialis anterior
A. tibialis posterior
A. ulnaris
A. vertebralis dextra
Herz
Truncus brachiocephalicus

Navigation durch den menschlichen Körper

Das kardiovaskuläre System – Venen

S. 41

Bitte benennen Sie folgende Strukturen.

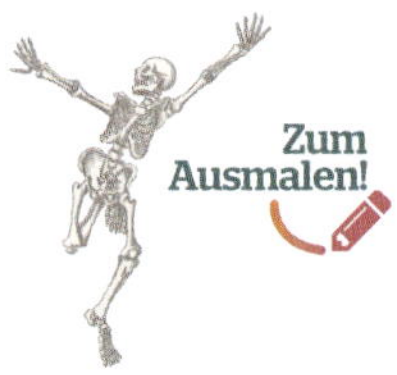

1. ____________________
2. ____________________
3. ____________________
4. ____________________
5. ____________________
6. ____________________
7. ____________________
8. ____________________
9. ____________________
10. ____________________
11. ____________________
12. ____________________
13. ____________________
14. ____________________
15. ____________________
16. ____________________
17. ____________________
18. ____________________
19. ____________________
20. ____________________

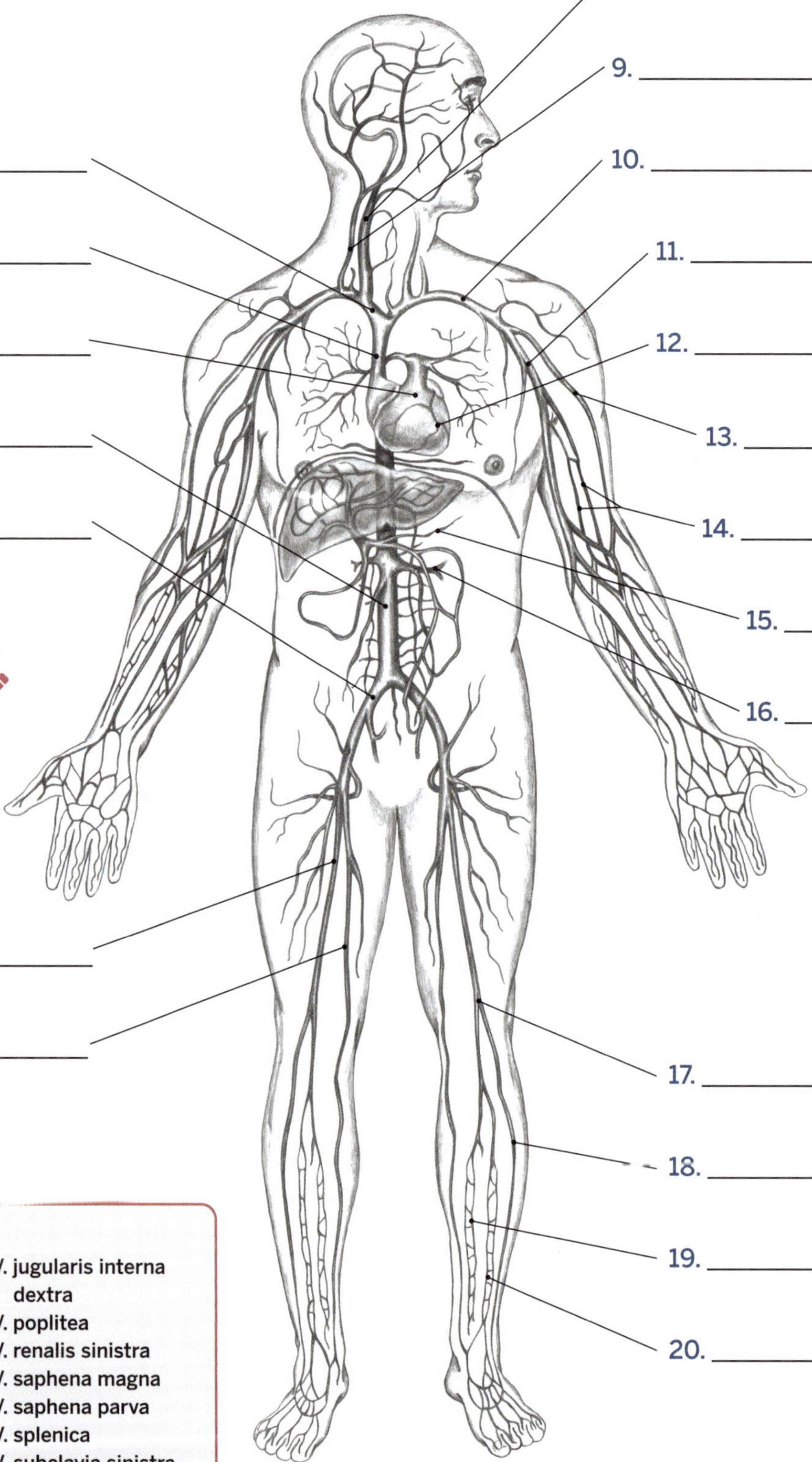

Hauptvenen des Körpers,
Ansicht von ventral

AUSWAHL

Sinus coronarius
V. axillaris
V. brachialis
V. brachiocephalica dextra
V. cardiaca magna
V. cava inferior
V. cephalica
V. femoralis
V. iliaca communis
V. jugularis externa dextra
V. jugularis interna dextra
V. poplitea
V. renalis sinistra
V. saphena magna
V. saphena parva
V. splenica
V. subclavia sinistra
V. tibialis anterior
V. tibialis posterior
V. cava superior

Navigation durch den menschlichen Körper

Das Nervensystem

S. 42

Bitte benennen Sie folgende Strukturen.

1. ______________ (#2–6)
2. ______________
3. ______________
4. ______________
5. ______________
6. ______________
7. ______________ (#8–13)
8. ______________
9. ______________
10. ______________
11. ______________
12. ______________
13. ______________
14. ______________ (#15–16)
15. ______________
16. ______________
17. ______________
18. ______________
19. ______________

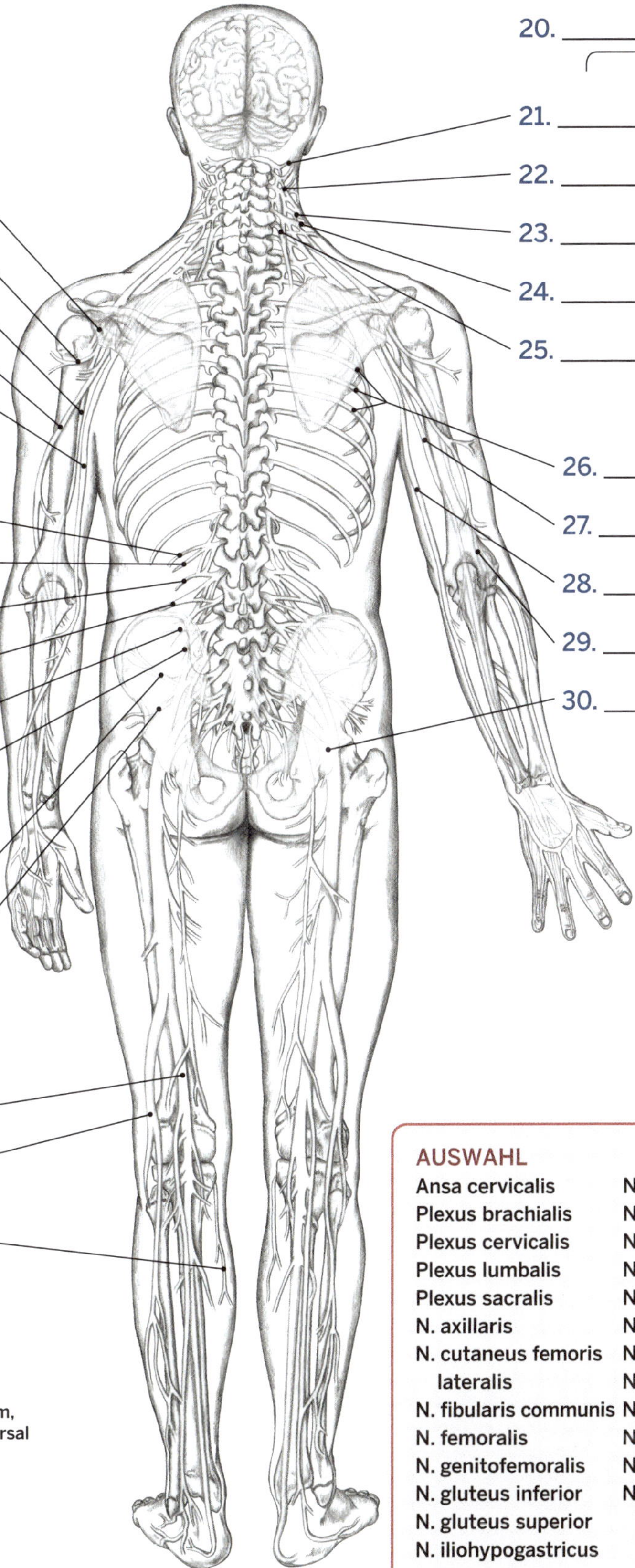

Nervensystem, Ansicht von dorsal

20. ______________ (#21–25)
21. ______________
22. ______________
23. ______________
24. ______________
25. ______________
26. ______________
27. ______________
28. ______________
29. ______________
30. ______________

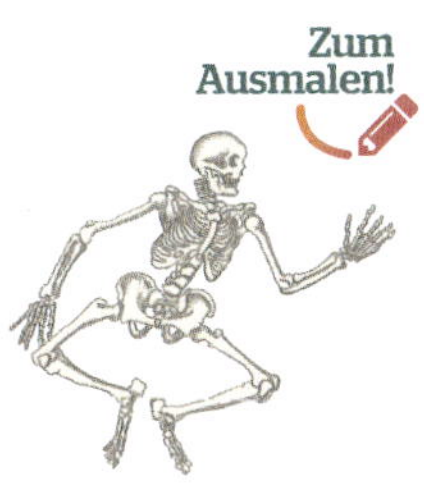

AUSWAHL

Ansa cervicalis	N. occipitalis minor
Plexus brachialis	N. musculocutaneus
Plexus cervicalis	N. medianus (2x)
Plexus lumbalis	N. obturatorius
Plexus sacralis	N. phrenicus
N. axillaris	N. radialis (2x)
N. cutaneus femoris lateralis	N. saphenus
N. fibularis communis	N. tibialis
N. femoralis	N. transversus colli
N. genitofemoralis	N. ulnaris (2x)
N. gluteus inferior	Nn. supraclaviculares
N. gluteus superior	Nn. thoracici (12 paarige Spinalnerven)
N. iliohypogastricus	
N. ilioinguinale	

Navigation durch den menschlichen Körper

Das lymphatische System

S. 43

Bitte benennen Sie folgende Strukturen.

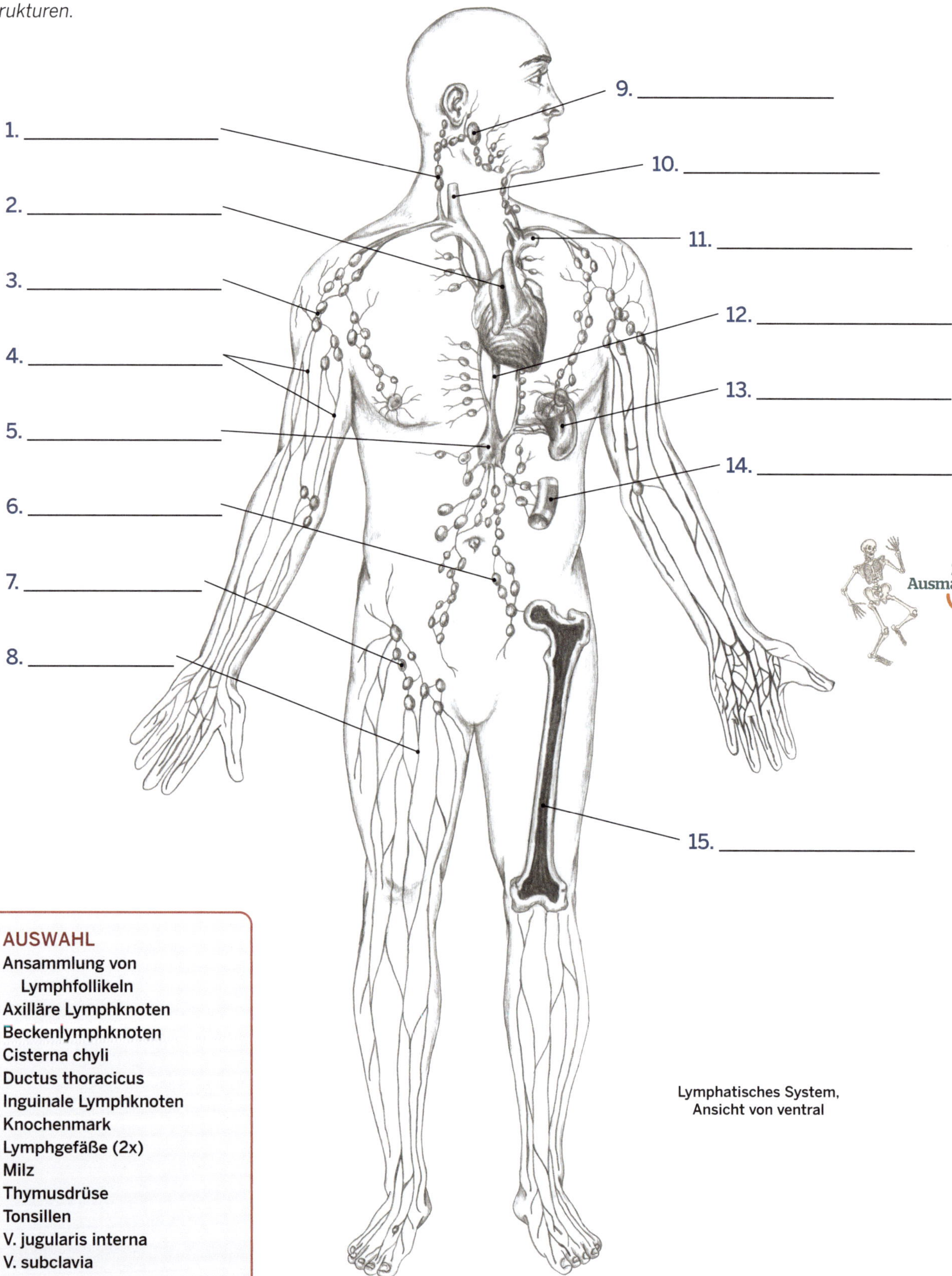

Lymphatisches System, Ansicht von ventral

Zum Ausmalen!

AUSWAHL

Ansammlung von Lymphfollikeln
Axilläre Lymphknoten
Beckenlymphknoten
Cisterna chyli
Ductus thoracicus
Inguinale Lymphknoten
Knochenmark
Lymphgefäße (2x)
Milz
Thymusdrüse
Tonsillen
V. jugularis interna
V. subclavia
Zervikale Lymphknoten

S. 46

Schulter und Oberarm
Topographische Übersicht

Bitte benennen Sie folgende Strukturen.

AUSWAHL
Acromion
Axilla
M. biceps brachii
Clavicula
M. deltoideus (2x)
Angulus inferior scapulae
M. latissimus dorsi (2x)
M. pectoralis major
M. serratus anterior
Spina scapula
Linea nuchae superior ossis occipitalis
M. trapezius (2x)
M. triceps brachii (2x)

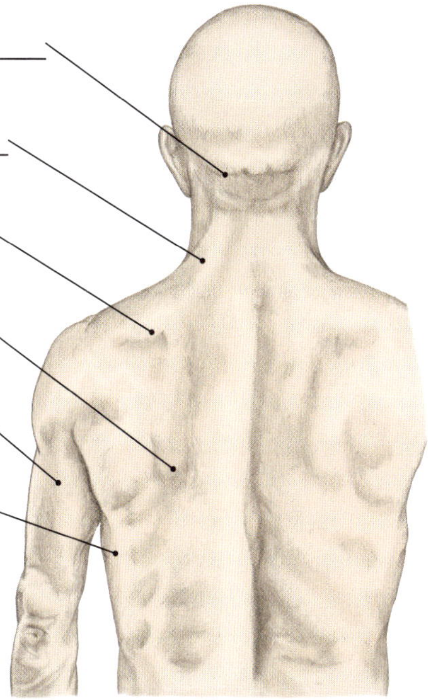

Ansicht von dorsal

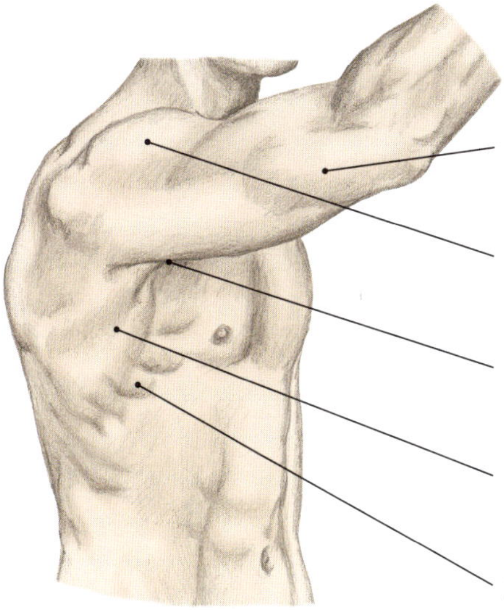

Ansicht von lateral

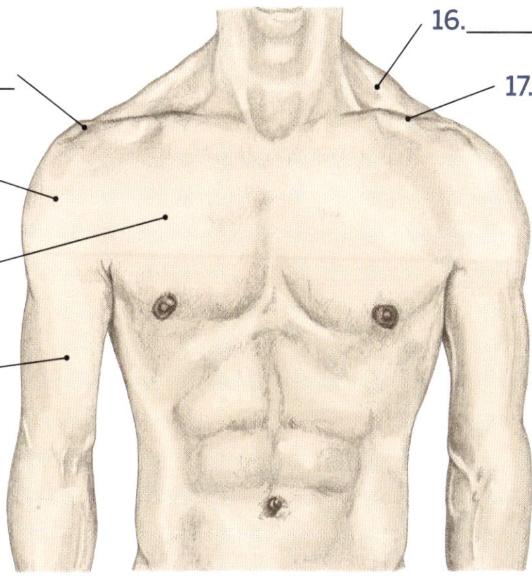

Ansicht von ventral

Schulter und Oberarm

Knöcherne Strukturen #1

S. 48–54

Bitte beantworten Sie folgende Fragen.

1. Aus welchen drei Knochen besteht die Schulter? ____________, ____________, und ____________.

2. Das Art. sternoclavicularis und das Art. acromioclavicularis zählen zu welcher Gelenkart? ____________

3. Das ____________ verbindet das Achsenskelett mit dem Extremitätenskelett.

4. Der Humerus und die Scapula bilden das ____________.

5. Welche Knochenkante bietet einen optimalen Anhaltspunkt, um weitere Strukturen der Schulter zu palpieren? ____________.

6. Wie können Sie den Arm Ihres Partners am besten positionieren, um den Angulus inferior der Scapula zu palpieren? ____________

7. Eine Scapula alata kann ein Zeichen dafür sein, dass ein Muskel geschwächt ist. Welcher Muskel ist gemeint? ____________

8. Der Angulus superior scapulae dient als Ansatzpunkt für den ____________ und befindet sich tief unter dem ____________.

9. Wenn Sie die Margo lateralis scapulae entlang fahren, treffen Sie auf zwei Muskeln. Welche Muskeln sind das?
____________ ____________

10. Das Palpieren des Tuberculum infraglenoidale kann einen Druckschmerz auslösen. Wie können Sie diesen Knochenpunkt palpieren, ohne Schmerz auszulösen? ____________

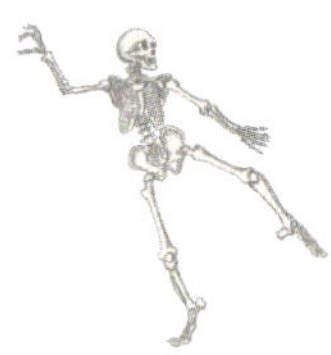

Palpieren!

Vergessen Sie nicht, es gibt kein Richtig oder Falsch.

*Palpieren Sie den **Processus coracoideus der Scapula** an drei Personen. Beschreiben Sie das Gefühlte mit drei Worten (siehe S. 59 im Trail Guide Anatomie).*

Person #1	Person #2	Person #3
____________	____________	____________
____________	____________	____________
____________	____________	____________

Schulter und Oberarm

Knöcherne Strukturen #2

Bitte beantworten Sie folgende Fragen.

1. Welche drei Muskeln finden sich in den drei Fossae oder Gruben der Scapula?

   ___________ ___________ ___________

2. Welche drei Knochenpunkte müssen Sie finden, um die Fossa infraspinatus zu lokalisieren und einzugrenzen?

   ___________ ___________ ___________

3. Auf welche Strukturen treffen Sie, wenn Sie in der Fossa supraclavicularis mit dem Daumen nach lateral gleiten?

   ___________ ___________

4. Um die Fossa subscapularis in Seitlage zu palpieren, lassen Sie Ihren Daumen langsam in die Tiefe gleiten. Was kann Ihre andere Hand tun, um das Palpieren der Fossa zu erleichtern? ___________

5. Wie würden Sie Ihren Partner positionieren, um den medialen Anteil der Fossa subscapularis zu palpieren?

   ____

6. Welche Muskeln setzen am Acromion an?

   ___________ ___________

7. Das ___________ Ende der Clavicula ist leicht erhöht, während das ___________ Ende im Vergleich dazu tiefer steht.

8. Welche Bewegungen muss Ihr Partner machen, um diese im acromioclaviculären Gelenkspalt zu spüren?

   ___________ ___________

9. Der Processus coracoideus ist meistens im ___________ Sulcus tastbar.

10. Das kreisförmige Palpieren um die Ränder des Processus coracoideus hilft Ihnen dabei, ___________ und ___________ besser zu erfassen.

11. Das Tuberculum majus ist Ansatzpunkt welcher drei Muskeln?

    ___________ ___________ ___________

12. Welche Sehne verläuft durch den Sulcus intertubercularis humeri? ___________

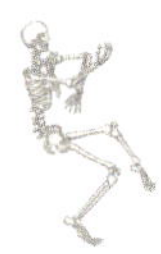

Zusatzfrage

Wie viele Muskeln haben ihren Ansatzpunkt an der Scapula? ___________ Versuchen Sie alle Muskeln aufzulisten.

Schulter und Oberarm

Knöcherne Strukturen an Schulter und Oberarm #1

S. 48–49

*Bitte benennen Sie folgende Strukturen. Knochen sind mit **blauen** Nummern gekennzeichnet, knöcherne Orientierungspunkte mit **roten** Nummern.*

1. ______________________
2. ______________________
3. ______________________
4. ______________________
5. ______________________
6. ______________________

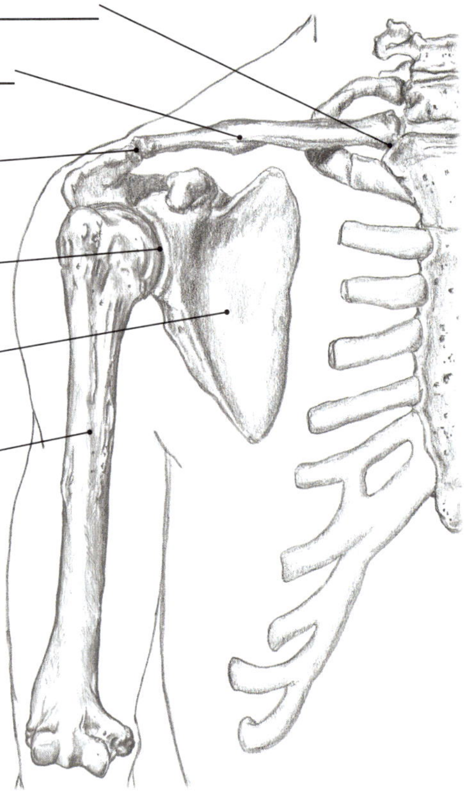

Rechte Schulter, Costae entfernt, Ansicht von ventral

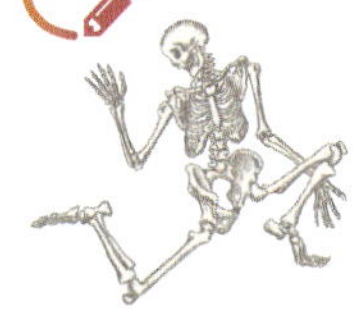

AUSWAHL
- Acromion
- Angulus inferior scapulae
- Angulus superior scapulae
- Art. acromioclavicularis
- Art. glenohumeralis
- Art. sternoclavicularis
- Cavitas glenoidale
- Clavicula
- Fossa subscapularis
- Humerus
- Incisura scapulae
- Processus coracoideus
- Margo lateralis scapulae
- Margo medialis scapulae
- Scapula
- Tuberculum infraglenoidale
- Tuberculum supraglenoidale

7. ______________________
8. ______________________
9. ______________________
10. ______________________

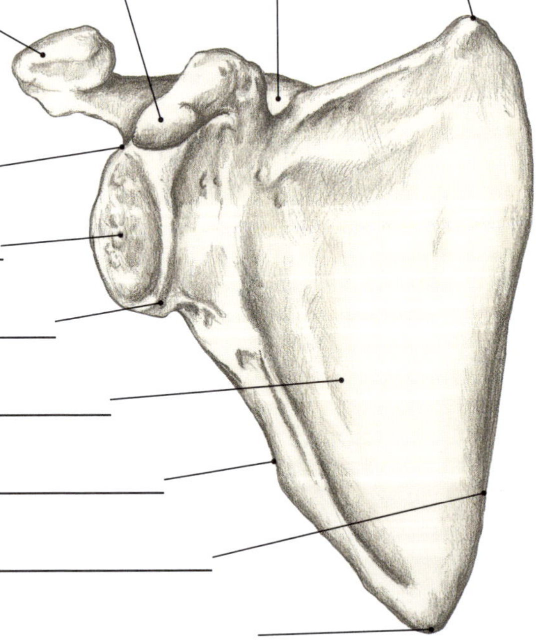

Rechte Schulter, Ansicht von ventral

11. ______________________
12. ______________________
13. ______________________
14. ______________________
15. ______________________
16. ______________________
17. ______________________

Schulter und Oberarm

Knöcherne Strukturen an Schulter und Oberarm #2

Bitte benennen Sie folgende Strukturen.

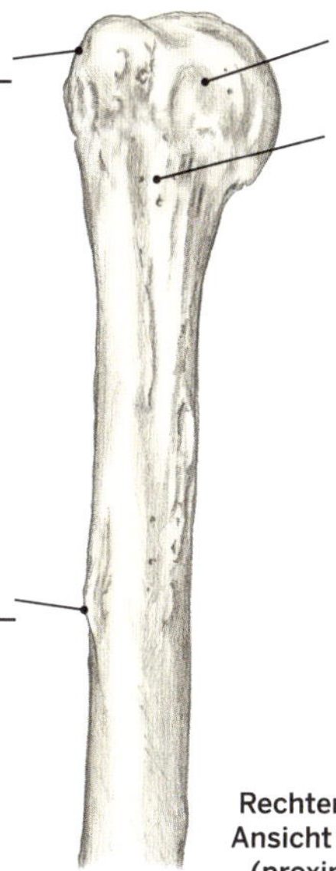

Rechter Humerus, Ansicht von ventral (proximaler Teil)

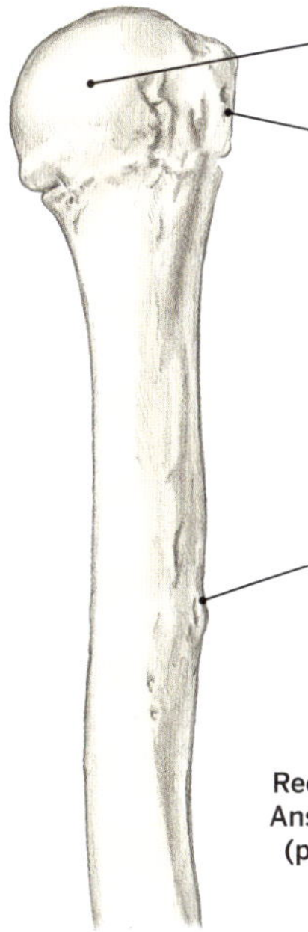

Rechter Humerus, Ansicht von dorsal (proximaler Teil)

AUSWAHL
- Acromion
- Angulus acromialis
- Angulus inferior scapulae
- Angulus superior scapulae
- Caput humeri
- Fossa infraspinatus
- Fossa supraspinatus
- Margo lateralis
- Margo medialis
- Spina scapulae
- Sulcus intertubercularis
- Tuberculum minus humeri
- Tuberositas deltoidea (2x)
- Tuberculum majus humeri (2x)

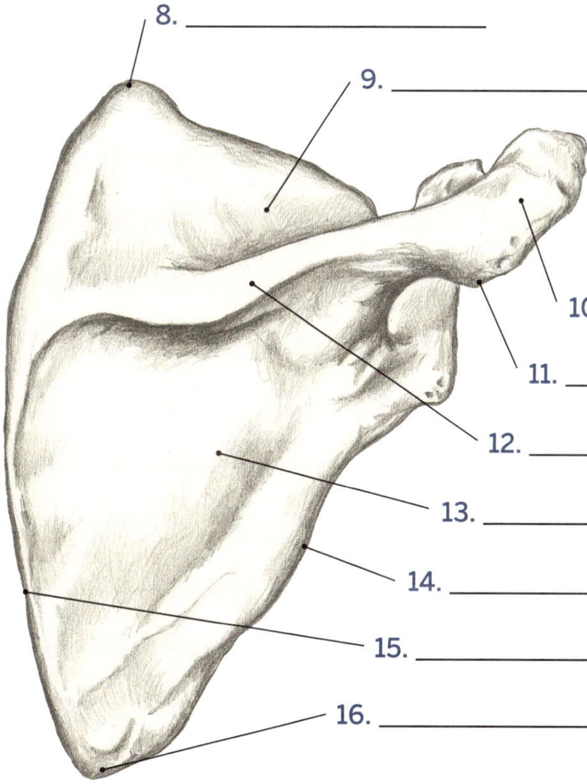

Rechte Scapula, Ansicht von dorsal

Schulter und Oberarm

Schulter- und Oberarmmuskeln #1

S. 61

Bitte benennen Sie folgende Strukturen.

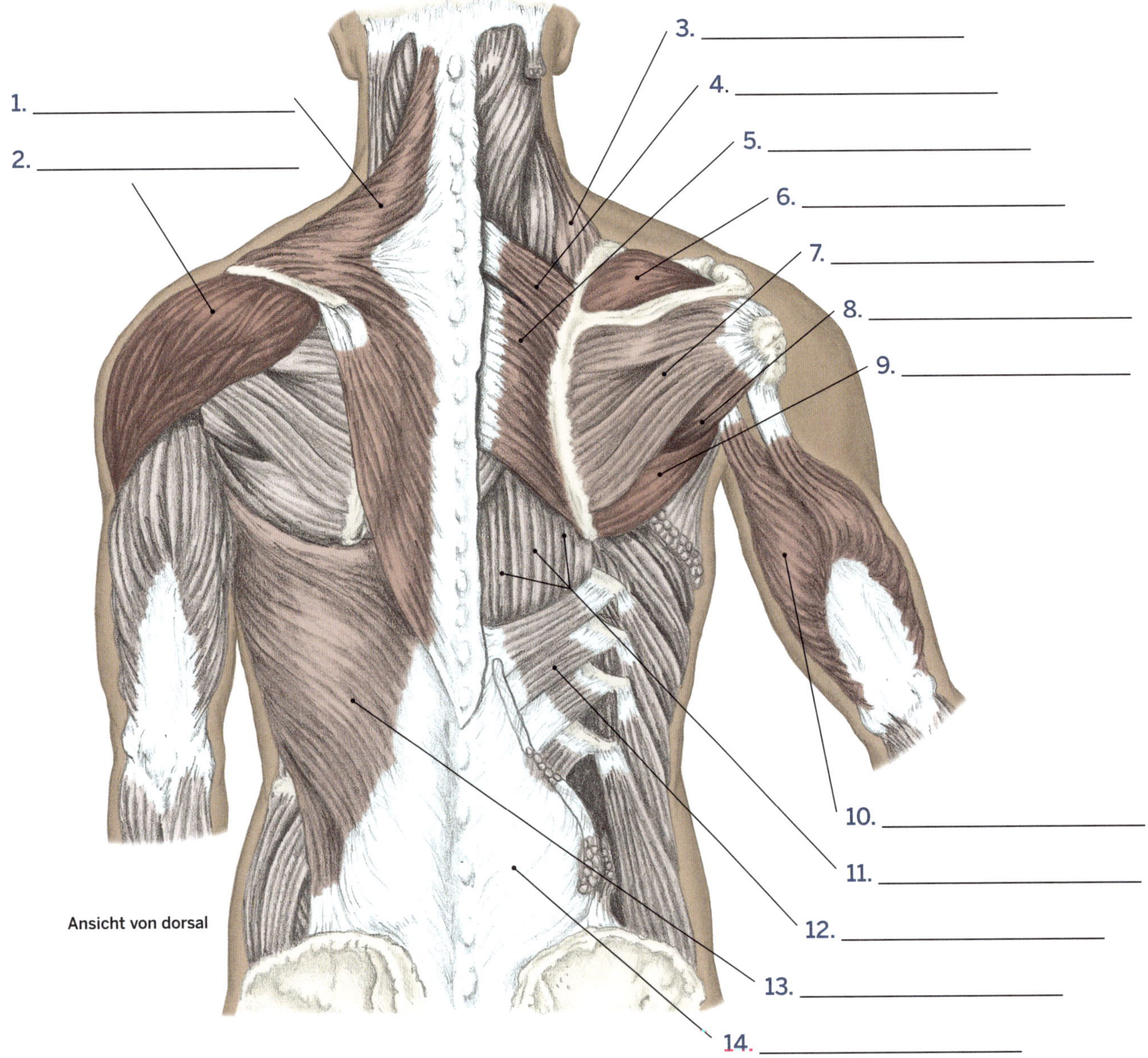

AUSWAHL

M. deltoideus
Muskelgruppen des M. erector spinae
M. infraspinatus
M. latissimus dorsi
M. levator scapulae
M. rhomboideus major
M. rhomboideus minor
M. serratus posterior inferior
M. supraspinatus
M. teres major
M. teres minor
Aponeurosis thoracolumbalis
M. trapezius
M. triceps brachii

S. 62

Schulter und Oberarm

Schulter- und Oberarmmuskeln #2

Bitte benennen Sie folgende Strukturen.

AUSWAHL

- M. biceps brachii (2x)
- M. brachialis
- M. coracobrachialis
- M. deltoideus (2x)
- M. infraspinatus
- M. latissimus dorsi
- M. levator scapulae (2x)
- M. obliquus externus abdominis
- M. pectoralis major
- M. pectoralis minor
- M. serratus anterior (2x)
- M. teres major
- M. teres minor
- M. trapezius (2x)
- M. triceps brachii

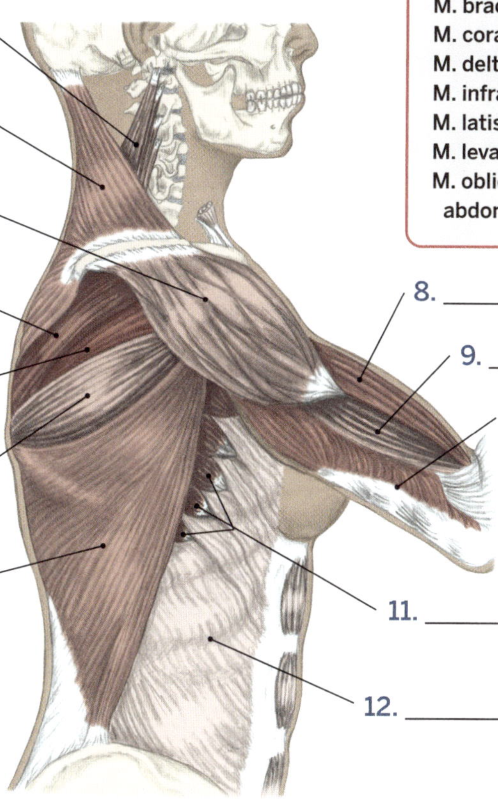

Ansicht von lateral

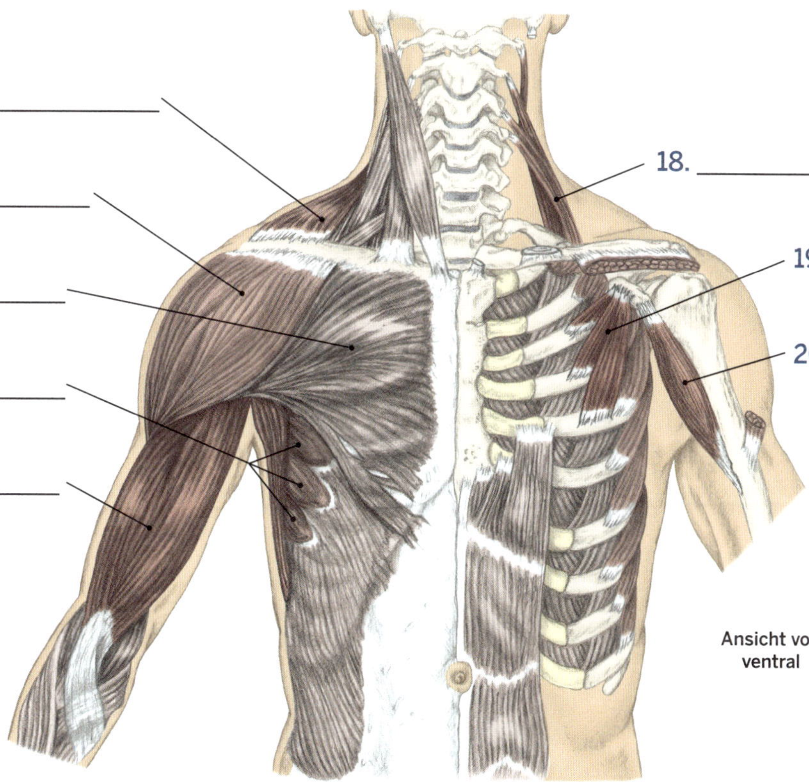

Ansicht von ventral

Schulter und Oberarm

Muskeln ausmalen #1

S. 61

Benutzen Sie unterschiedliche Farben zum Ausmalen und beschriften Sie Muskeln und andere Strukturen, die weiter unten aufgelistet sind.

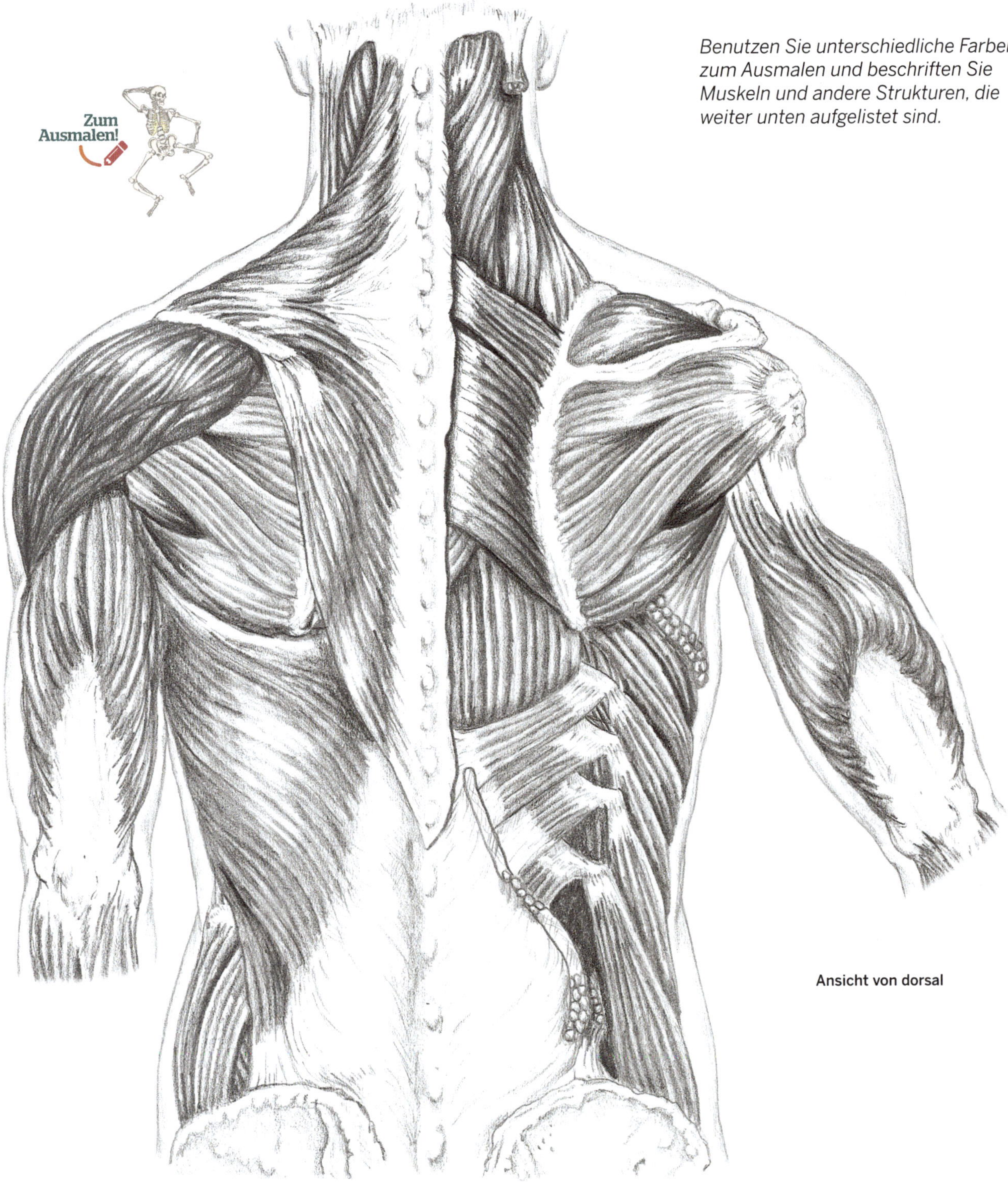

Ansicht von dorsal

M. deltoideus
Muskelgruppen des M. erector spinae
M. infraspinatus
M. latissimus dorsi
M. levator scapulae
M. rhomboideus major
M. rhomboideus minor
M. serratus posterior inferior
M. supraspinatus
M. teres major
M. teres minor
Aponeurosis thoracolumbalis
M. trapezius
M. triceps brachii

S. 62

Schulter und Oberarm

Muskeln ausmalen #2

Benutzen Sie unterschiedliche Farben zum Ausmalen und beschriften Sie Muskeln und andere Strukturen, die weiter unten aufgelistet sind.

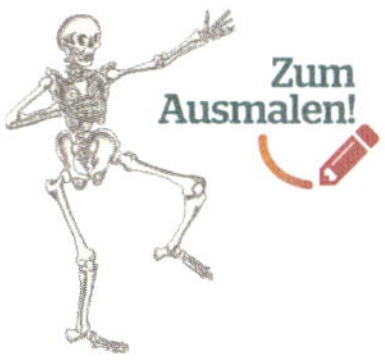

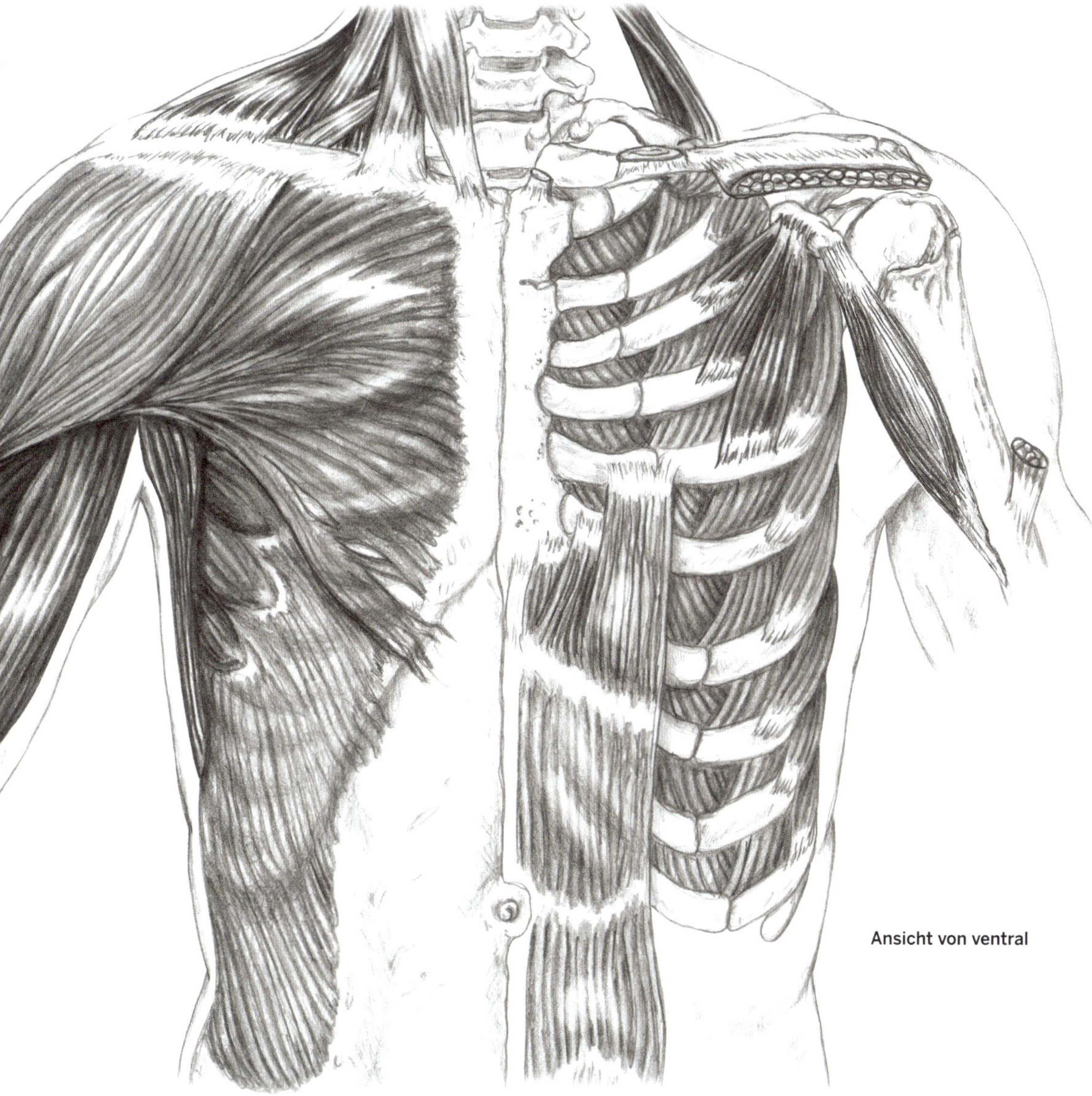

Ansicht von ventral

M. biceps brachii	M. pectoralis major	M. sternocleidomastoideus
M. coracobrachialis	M. pectoralis minor	M. trapezius
M. deltoideus	M. rectus abdominis	
M. latissimus dorsi	M. serratus anterior	

Schulter und Oberarm
Muskeln und Bewegungen #1

S. 63–66

Bitte benennen Sie folgende Bewegungen und nennen Sie zwei Synergisten und einen Antagonisten, die an der Bewegung beteiligt sind. Der Anfangsbuchstabe der Muskeln ist gegeben.

1. In welchem Gelenk findet die Bewegung statt?

____

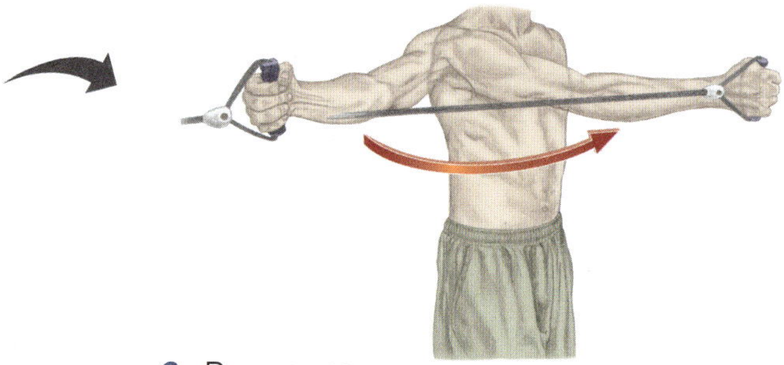

2. Bewegung

____

3. Synergisten

M. d ___________________________

M. p ___________________________

4. Antagonist

M. d ___________________________

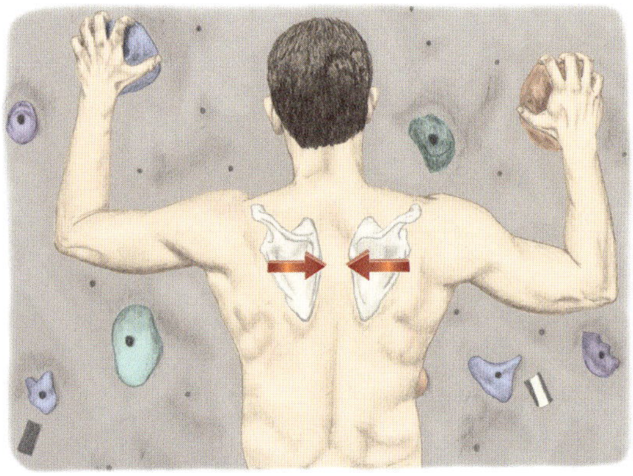

5. Bewegung

____

6. Synergisten

M. t ___________________________

M. r ___________________________

7. Antagonist

M. p ___________________________

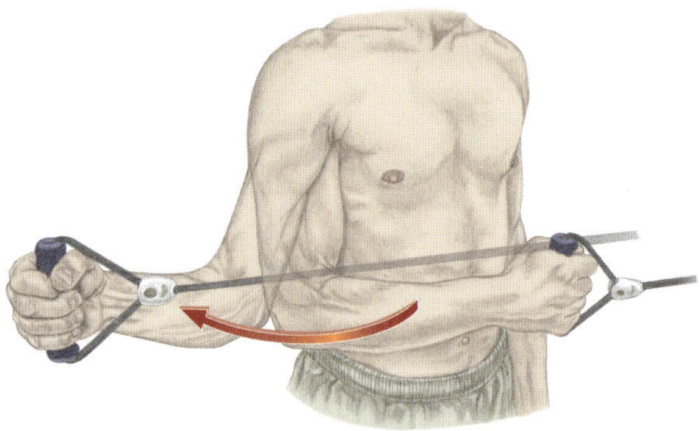

8. Bewegung

____

9. Synergisten

M. d ___________________________

M. t ___________________________

10. Antagonist

M. s ___________________________

S. 63–66

Schulter und Oberarm

Muskeln und Bewegungen #2

Bitte benennen Sie folgende Bewegungen und nennen Sie Synergist(en) und Antagonist(en), die an der Bewegung beteiligt sind. Der Anfangsbuchstabe der Muskeln ist gegeben.

1. In welchem Gelenk findet die Bewegung statt?

____

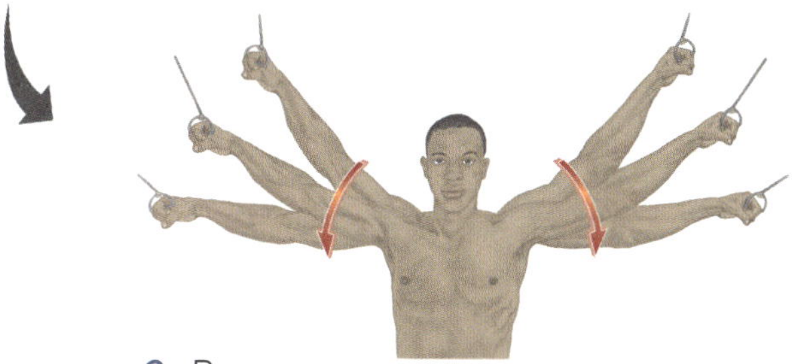

2. Bewegung

____

3. Synergisten

M. i _______________

M. t _______________

4. Antagonist

M. s _______________

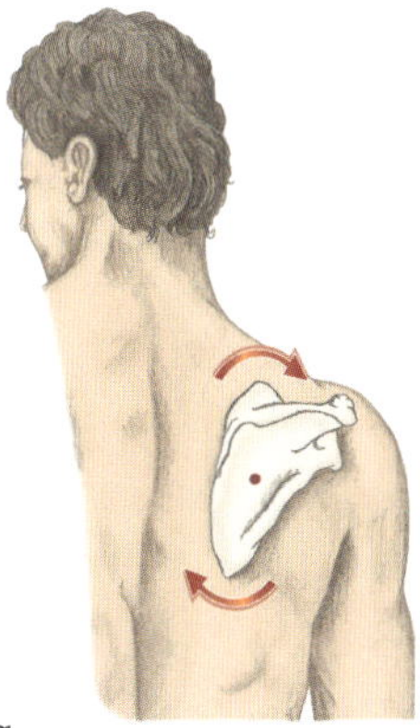

5. Bewegung

____

6. Synergisten

M. r _______________

M. l _______________

7. Antagonist

M. t _______________

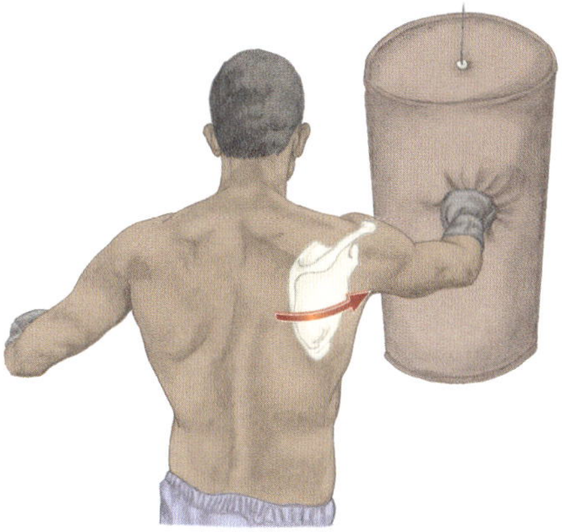

8. Bewegung

____

9. Synergisten

M. s _______________

M. p _______________

10. Antagonist

M. r _______________

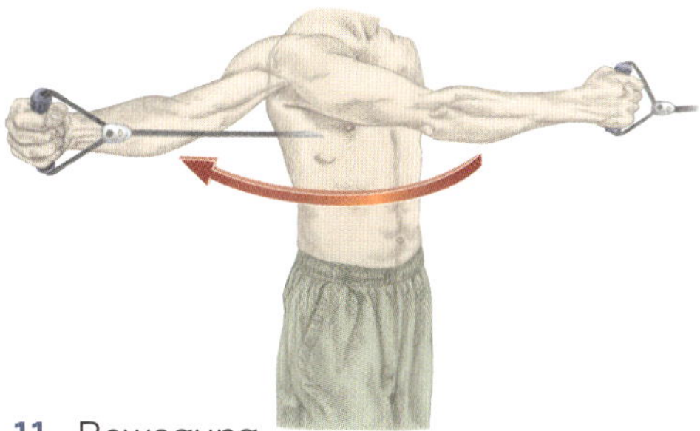

11. Bewegung

____

12. Synergist

M. d _______________

13. Antagonist

M. p _______________

M. d _______________

Schulter & Oberarm

Schulter und Oberarm

Muskeln und Bewegungen #3

S. 63–66

Bitte benennen Sie folgende Bewegungen und nennen Sie zwei Synergisten und einen Antagonisten, die an der Bewegung beteiligt sind. Der Anfangsbuchstabe der Muskeln ist gegeben.

1. In welchem Gelenk findet die Bewegung statt?

____

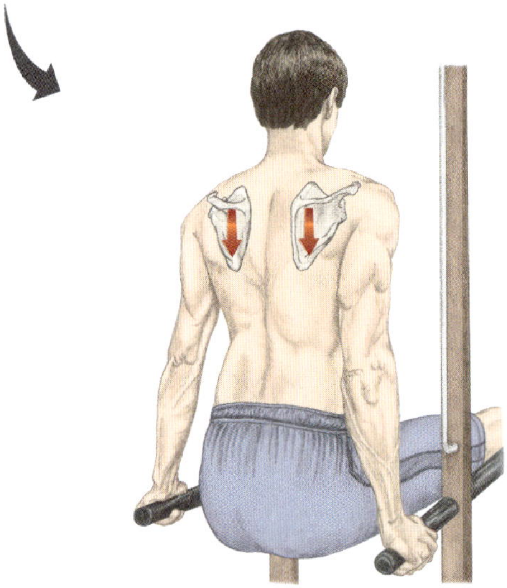

2. Bewegung

____

3. Synergisten

M. s _______________________________

M. p _______________________________

4. Antagonist

M. r _______________________________

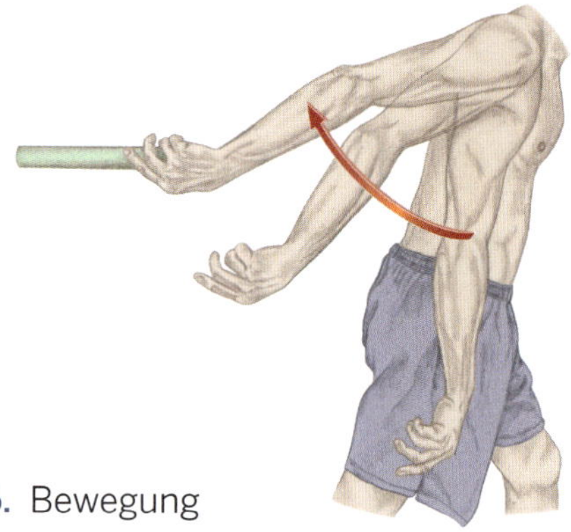

5. Bewegung

____

6. Synergisten

M. d _______________________________

M. l _______________________________

7. Antagonist

M. b _______________________________

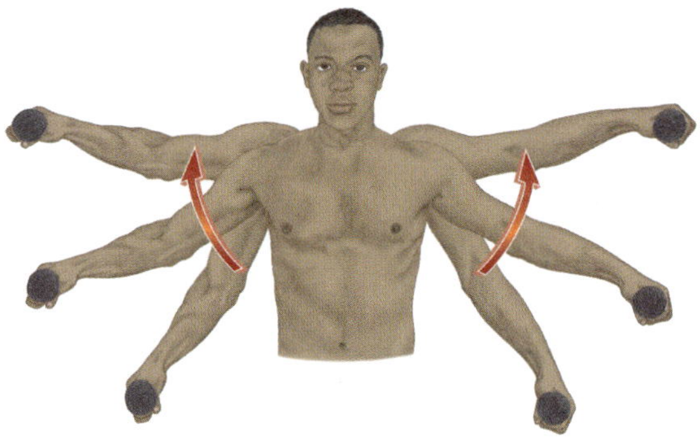

8. Bewegung

____

9. Synergisten

M. d _______________________________

M. s _______________________________

10. Antagonist

M. p _______________________________

S. 63–66

Schulter und Oberarm

Muskeln und Bewegungen #4

Bitte benennen Sie folgende Bewegungen und nennen Sie zwei Synergisten und einen Antagonisten, die an der Bewegung beteiligt sind. Der Anfangsbuchstabe der Muskeln ist gegeben.

1. In welchem Gelenk findet die Bewegung statt?

____

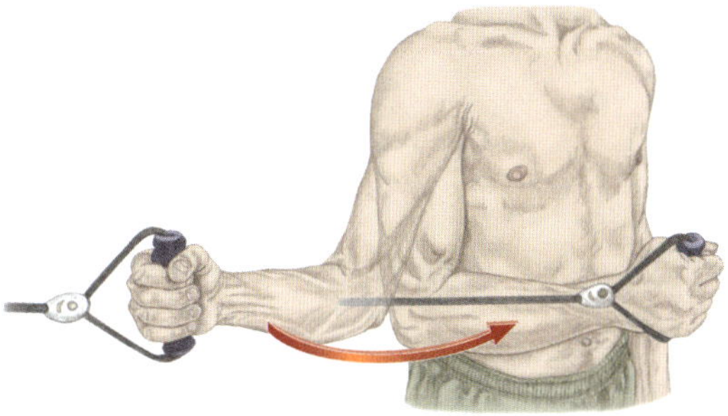

2. Bewegung

____

3. Synergisten

M. s ______________________

M. p ______________________

4. Antagonist

M. i ______________________

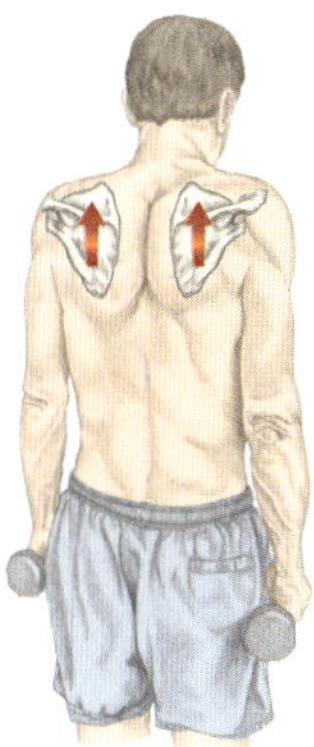

5. Bewegung

____

6. Synergisten

M. r ______________________

M. l ______________________

7. Antagonist

M. s ______________________

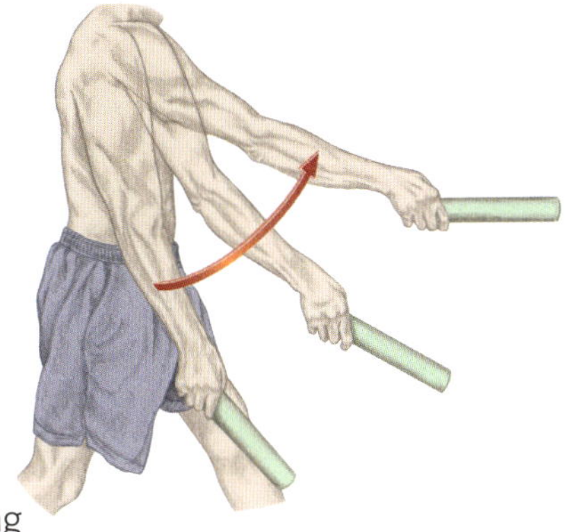

8. Bewegung

____

9. Synergisten

M. b ______________________

M. c ______________________

10. Antagonist

M. l ______________________

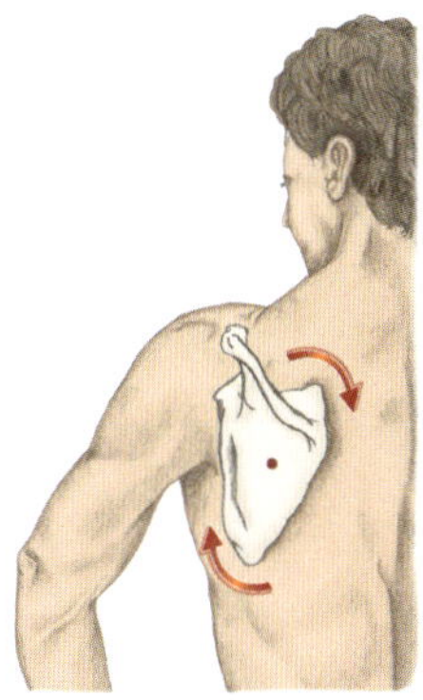

11. Bewegung

____

12. Synergisten

M. t ______________________

M. s ______________________

13. Antagonist

M. r ______________________

Schulter und Oberarm

Wie heißt der Muskel?

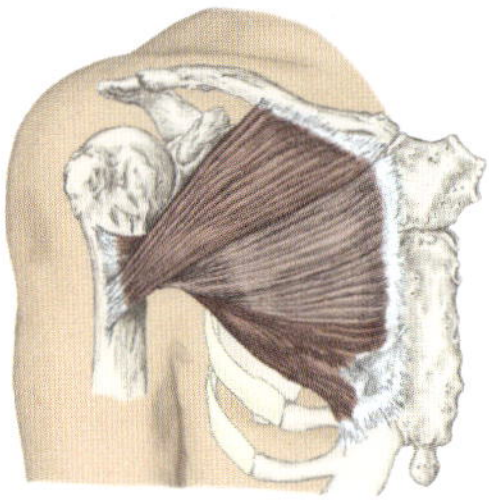

1. ____________________

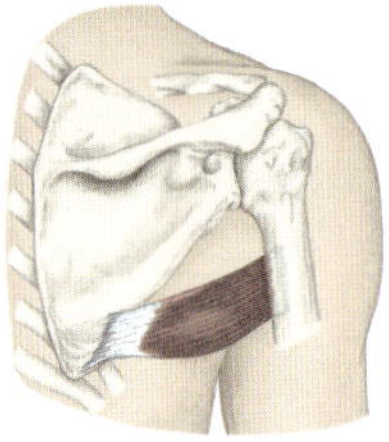

2. ____________________

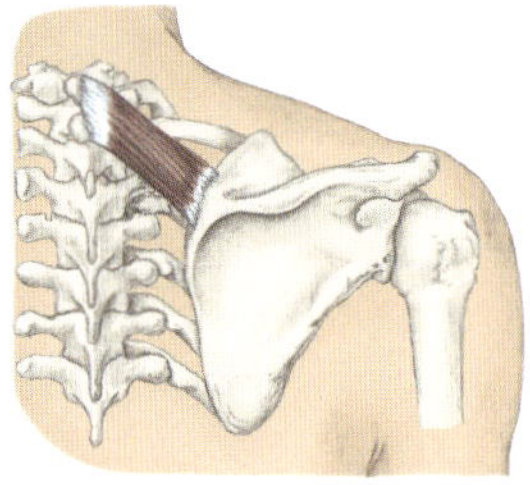

3. ____________________

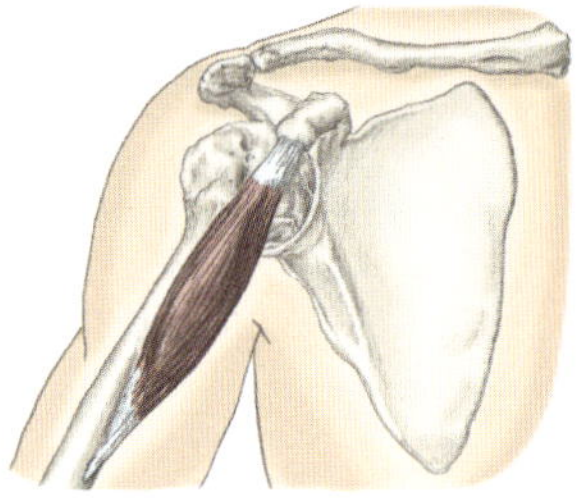

4. ____________________

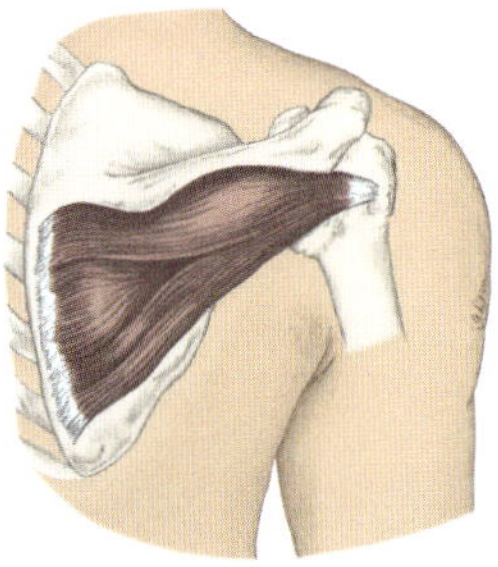

5. ____________________

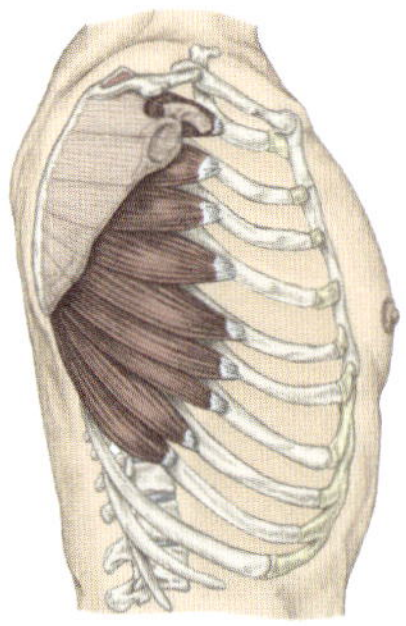

6. ____________________

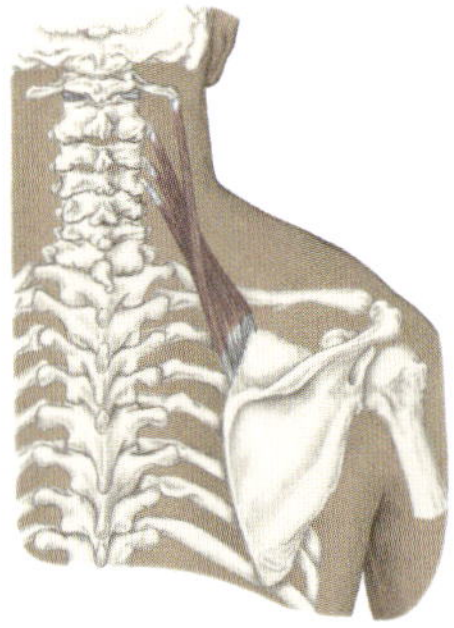

7. ____________________

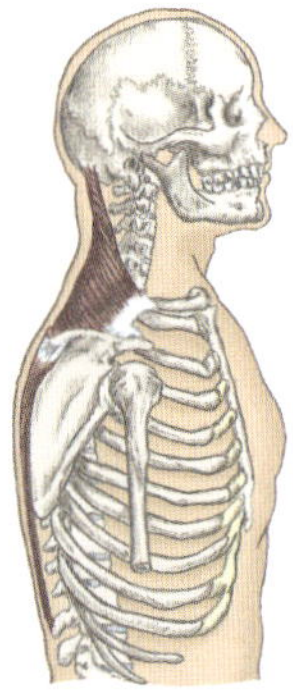

8. ____________________

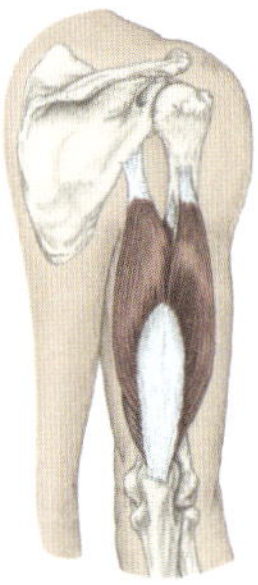

9. ____________________

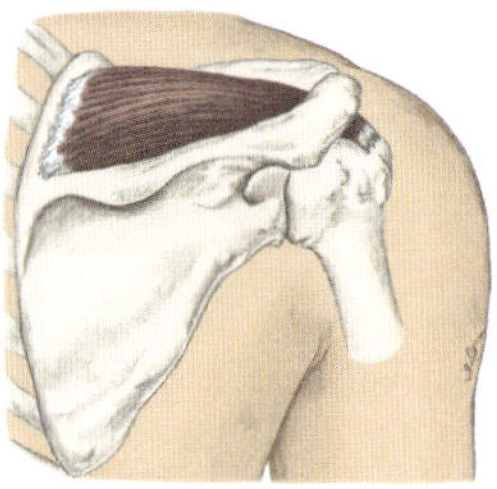

10. ____________________

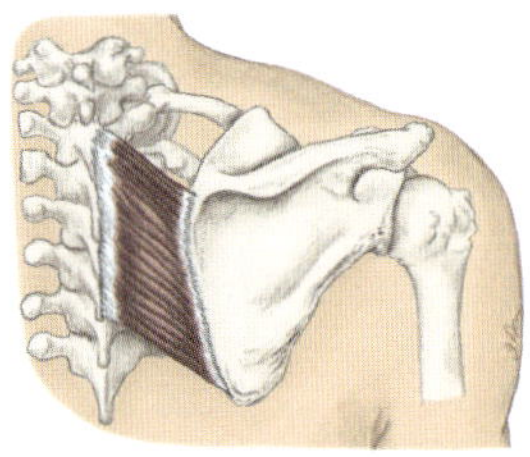

11. ____________________

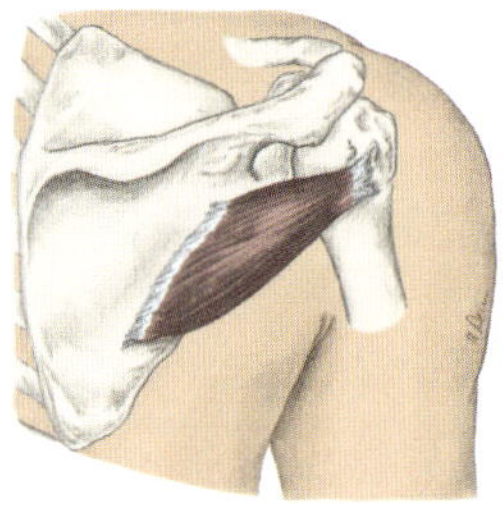

12. ____________________

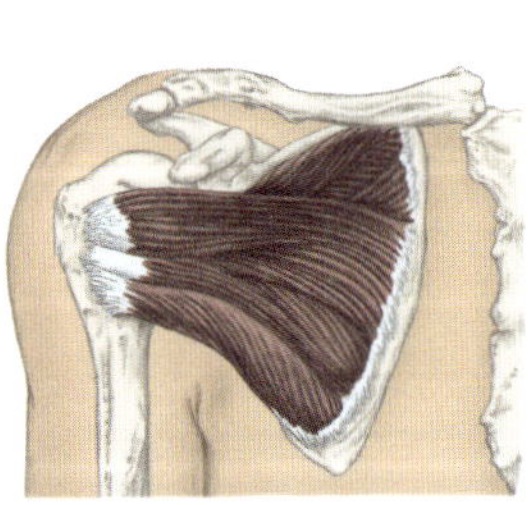

13. ____________________

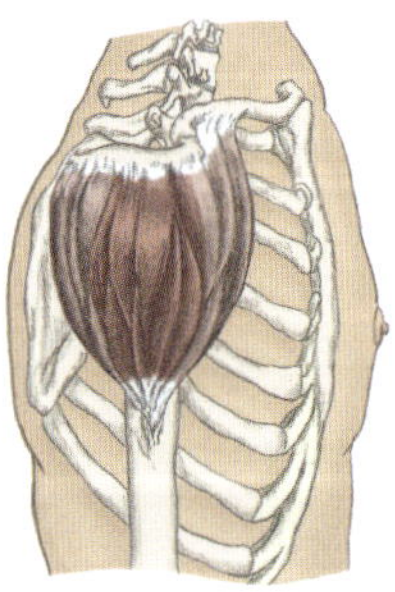

14. ____________________

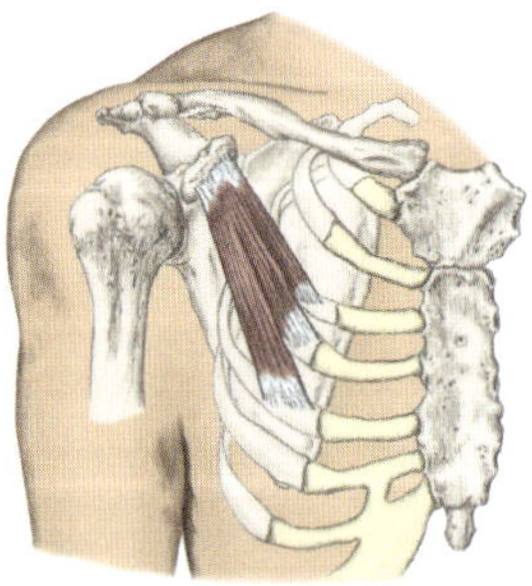

15. ____________________

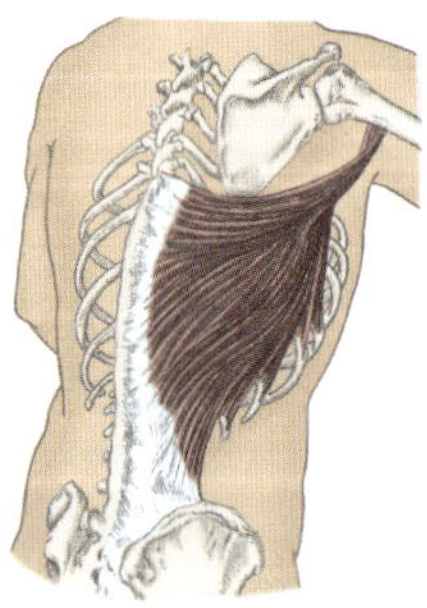

16. ____________________

Schulter und Oberarm, Muskelgruppe #1

S. 67–73 **M. deltoideus, M. trapezius, M. latissimus dorsi, M. teres major**

Bitte beantworten Sie folgende Fragen.

1. Der Ursprung vom M. deltoideus ist identisch mit dem Ansatz vom ______________________

2. Welche Bewegung muss Ihr Partner machen, damit alle Anteile des M. deltoideus kontrahieren?
____

3. Der Pars clavicularis und Pars spinalis des M. deltoideus verhalten sich als ______________________ zueinander.

4. Der Pars descendens des M. trapezius führt eine Elevation der Schulter aus, der Pars ascendens eine ______________________.

5. Welche Bewegung löst eine beidseitige Kontraktion des M. trapezius Pars descendens in der Halswirbelsäule aus? ______________________

6. Welche Bewegung muss Ihr Partner machen, damit der Pars transversus des M. trapezius kontrahiert?
____

7. Welcher Anteil des M. latissimus dorsi ist einfach zu palpieren? ______________________

8. Wie können Sie beim Versuch, den M. latissimus dorsi zu palpieren, sicher sein, dass Sie Muskelgewebe erfasst haben? ______________________

9. Beim Palpieren können Sie den M. latissimus dorsi vom M. teres major unterscheiden, weil letzterer mit der ______________________ der Scapula verbunden ist.

Verkürzen oder Verlängern?

10. Die passive Abduktion der Schulter führt zur ______________ des Pars transversus des M. trapezius.

11. Die passive Elevation der Scapula führt zur ______________ des M. trapezius, Pars descendens und zur ______________ des Pars ascendens.

12. Die passive Rotation des Kopfes nach links führt zur ______________ des linken M. trapezius, Pars descendens.

13. Die passive Anteversion der Schulter führt zur ______________ des M. deltoideus, Pars clavicularis.

14. Die passive Außenrotation der Schulter führt zur ______________ des M. deltoideus, Pars spinalis.

15. Die passive Anteversion der Schulter führt zur ______________ des M. latissimus dorsi.

16. Die passive Adduktion der Schulter führt zur ______________ des M. teres major.

17. Die passive Innenrotation der Schulter führt zur ______________ des M. latissimus dorsi und M. teres major.

Schulter und Oberarm, Muskelgruppe #1

M. deltoideus, M. trapezius, M. latissimus dorsi, M. teres major

S. 67–73

Zuordnen

Ordnen Sie den Muskeln den passenden Ursprung und Ansatz zu.

URSPRUNG

1. Protuberantia occipitalis externa, medialer Anteil der Linea nuchae superior, Ligamentum nuchae und Processus spinosi C7 bis Th12
2. Laterales Drittel der Clavicula, Acromion und Spina scapulae
3. Angulus inferior scapulae und unteres Drittel der Margo lateralis scapulae
4. Angulus inferior scapulae, Processus spinosi der letzten sechs Brustwirbel, die letzten drei bis vier Rippen, Aponeurosis thoracolumbalis und Crista iliaca

ANSATZ

5. Crista tuberculi minoris humeri
6. Tuberositas deltoidea
7. Laterales Drittel der Clavicula, Acromion, Spina scapulae
8. Sulcus intertubercularis humeri

MUSKEL	U	A
M. deltoideus	____	____
M. latissimus dorsi	____	____
M. teres major	____	____
M. trapezius	____	____

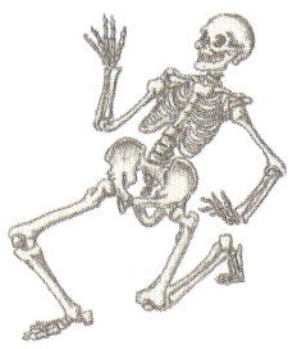

Palpieren!

Vergessen Sie nicht, es gibt kein Richtig oder Falsch.

Palpieren Sie den **Pars descendens des M. trapezius** an drei Personen. Beschreiben Sie das Gefühlte mit drei Worten (siehe S. 68–70 im *Trail Guide Anatomie*).

Person #1	Person #2	Person #3
____________	____________	____________
____________	____________	____________
____________	____________	____________

Schulter und Oberarm, Muskelgruppe #2

S. 74–81

Die Muskeln der Rotatorenmanchette

Bitte beantworten Sie folgende Fragen.

1. Die vier Muskeln der Rotatorenmanchette umfassen und stabilisieren das ______________________ .

2. Durch welchen Muskel müssen Sie hindurch palpieren, um zum Muskelbauch des M. supraspinatus zu gelangen? ______________________

3. Welcher Muskel der Rotatorenmanchette ist als einziger nicht an einer Rotationsbewegung beteiligt? ______________________.

4. Die ungewöhnliche Dichte des M. infraspinatus ist begründet durch seine ______________________.

5. Zwischen welchen zwei Strukturen verläuft der M. subscapularis? ______________________ ______________________

6. Welche Bewegung sollte Ihr Partner ausführen, um den M. supraspinatus gut palpieren zu können? ______________________

7. Welche drei knöchernen Orientierungspunkte schließen den M. infraspinatus in der Mitte ein? ______________ ______________ ______________

8. Unter welchem Muskel laufen die Fasern des M. infraspinatus nach lateral zusammen? ______________________

9. M. teres major und M. teres minor kann man anhand ihrer Größe und Funktion voneinander unterscheiden. Erklären Sie. ______________________ ______________________

10. An welchen zwei Muskeln müssen Sie entlang gleiten, um den M. subscapularis aus der Seitlage palpieren zu können?______________________ ______________________

11. Welche Bewegung muss Ihr Partner ausführen, damit der M. subscapularis kontrahiert? ______________________

12. Durch welchen Muskelbauch muss Ihr Daumen sinken, um die Sehne des M. supraspinatus zu palpieren? ______________________

13. Wie würden Sie die Schulter Ihres Partners positionieren, um die Sehnen des M. infraspinatus und M. teres minor aus supinierter Position zu palpieren? ______________________

14. Durch die Sehne welches Muskels kann die Sehne des M. subscapularis palpiert werden? ______________________

15. In welche zwei Richtungen müssen Sie gehen, um vom Processus coracoideus aus die Sehne des M. subscapularis palpieren zu können? ______________________ ______________________

Schulter und Oberarm, Muskelgruppe #2

Die Muskeln der Rotatorenmanchette

S. 74–81

Zuordnen

Ordnen Sie den Muskeln den passenden Ursprung und Ansatz zu.

URSPRUNG

1. Fossa infraspinata
2. Fossa subscapularis
3. Obere zwei Drittel der Margo lateralis scapulae
4. Fossa supraspinata

ANSATZ

5. Tuberculum majus humeri (3)
6. Tuberculum minus humeri

MUSKEL	U	A
M. infraspinatus	_____	_____
M. subscapularis	_____	_____
M. supraspinatus	_____	_____
M. teres minor	_____	_____

Verkürzen oder Verlängern?

7. Die passive Innenrotation der Schulter führt zur ____________________ des M. infraspinatus.

8. Die passive Abduktion der Schulter führt zur ____________________ des M. supraspinatus.

9. Die passive Abduktion der Schulter führt zur ____________________ des M. teres minor.

10. Die passive Außenrotation der Schulter führt zur ____________________ des M. subscapularis.

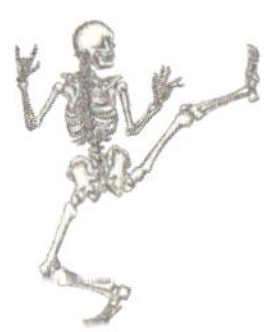

Palpieren!

Vergessen Sie nicht, es gibt kein Richtig oder Falsch.

Palpieren Sie den **M. infraspinatus** an drei Personen. Beschreiben Sie das Gefühlte mit drei Worten (siehe S. 77 im *Trail Guide Anatomie*).

Person #1	**Person #2**	**Person #3**
____________________	____________________	____________________
____________________	____________________	____________________
____________________	____________________	____________________

S. 82–94

Schulter und Oberarm, Muskelgruppe #3

Mm. rhomboidei, M. levator scapulae, M. serratus anterior, Mm. pectorales und M. subclavius

Bitte beantworten Sie folgende Fragen.

1. Die Mm. rhomboidei liegen unterhalb vom ______________________________ und oberhalb von ______ ________________________.

2. Nennen Sie zwei Bewegungen, bei denen Mm. rhomboidei und M. trapezius Synergisten sind sowie eine Bewegung, bei der sie Antagonisten sind.
   ____________________ ____________________ ____________________

3. Zwischen welchen zwei Muskeln an der lateralen Seite des Halses verläuft der M. levator scapulae?
   ______________________________ ______________________________

4. Welche Bewegung muss Ihr Partner ausführen, damit der M. levator scapulae kontrahiert ______________.

5. Warum ist es sinnvoll, den Kopf Ihres Partners um 45 ° von der zu palpierenden Seite wegzudrehen, um den M. levator scapulae zu palpieren? ____________________
   ____________________ ____________________

6. Die Kontraktion des M. serratus anterior löst eine Adduktion der Schulter aus. Damit ist der M. serratus anterior Antagonist zu ____________________.

7. Der größte Anteil des M. serratus anterior liegt unterhalb der Scapula und unterhalb welcher zwei Muskeln? ______________________________ ______________________________

8. Um die medialen Fasern des M. serratus anterior zu palpieren, müssen Sie mit Ihren Fingern unter die Margo medialis greifen und durch die Muskelbäuche welcher zwei Muskeln gleiten?
   ______________________________ ______________________________

9. Der M. pectoralis kann in drei Teile unterteilt werden:
   ____________________ ____________________ ____________________

10. Bei welcher alltäglichen Bewegungen nutzen Sie Ihren M. pectoralis major? ____________________

11. Das Wichtigste beim Palpieren im Brustbereich ist: ______________________________
    ____

12. Mit den Muskelfasern welches Muskels laufen die Fasern des M. pectoralis nach lateral zusammen?
    ____

13. Was passiert, wenn Sie den M. pectoralis major Ihres Partners aus Seitlage palpieren wollen, der Partner seine Schulter flektiert und sich die Schulter zusätzlich nach ventral verlagert?
    ______________________________ ______________________________

14. Welche Gefäße kann der M. pectoralis minor theoretisch bei Kontraktion komprimieren?
    ____________________ ____________________ ____________________

Schulter und Oberarm, Muskelgruppe #3

Mm. rhomboidei, M. levator scapulae, M. serratus anterior, Mm. pectorales und M. subclavius

S. 82–94

Zuordnen

Ordnen Sie den Muskeln den passenden Ursprung und Ansatz zu.

URSPRUNG

1. Erste Rippe und Knorpel
2. Mediale Hälfte der Clavicula, Sternum und Rippenknorpel der ersten bis sechsten Rippe
3. Processus spinosi C7 bis Th1
4. Processus spinosi Th2 bis Th5
5. Die oberen acht bis neun Rippen
6. Dritte, vierte und fünfte Rippe
7. Processus transversi der 1. bis 4. Halswirbel

MUSKEL	U	A
M. levator scapulae	____	____
M. pectoralis major	____	____
M. pectoralis minor	____	____
M. rhomboideus major	____	____
M. rhomboideus minor	____	____
M. serratus anterior	____	____
M. subclavius	____	____

ANSATZ

8. Ventraler Teil der Margo medialis scapulae
9. Medialer Teil des Processus coracoideus der Scapula
10. Crista tuberculi majoris humeri
11. Kaudale Fläche des mittleren Drittels der Clavicula
12. Oberer Teil der Margo medialis scapulae in Höhe der Spina scapulae
13. Margo medialis scapulae, zwischen Spina scapulae und Angulus inferior
14. Margo medialis scapulae, zwischen Angulus superior scapulae und dem kranialen Teil der Spina scapulae

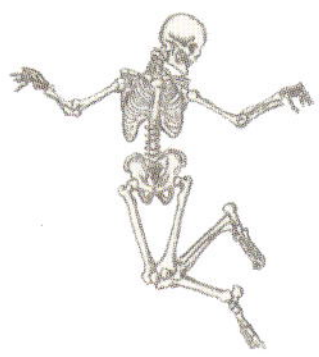

Palpieren!

Vergessen Sie nicht, es gibt kein Richtig oder Falsch.

Palpieren Sie den **M. pectoralis minor** an drei Personen. Beschreiben Sie das Gefühlte mit drei Worten (siehe S. 92–93 im *Trail Guide Anatomie*).

Person #1	Person #2	Person #3
________	________	________
________	________	________
________	________	________

Schulter und Oberarm, Muskelgruppe #4

S. 95–99

M. biceps brachii, M. triceps brachii und M. coracobrachialis

Bitte beantworten Sie folgende Fragen.

1. Welcher Teil des M. biceps brachii verläuft durch den Sulcus intertubercularis humeri? ____________________

2. Bei welchen alltäglichen Bewegungen nutzen Sie die Supinationsbewegung, die durch die Kontraktion des M. biceps brachii initiiert wird? ____________________

3. Proximal verläuft der M. biceps brachii unterhalb welches Muskels? ____________________

4. Die dünne Aponeurose, die sich von der distalen Sehne des M. biceps brachii abzweigt, wird ____________________ genannt.

5. Zwischen welchen zwei Muskeln verläuft das Caput longum des M. triceps brachii, bevor es am Tuberculum infraglenoidale der Scapula ansetzt? ____________________ ____________________

6. Welchen knöchernen Orientierungspunkt müssen Sie finden, um die distale Tricepssehne zu lokalisieren?

   ____

7. Welche Bewegung muss Ihr Partner ausführen, damit das Caput longum des M. triceps brachii kontrahiert? ____________________

8. In der anatomischen Grundposition liegt der M. coracobrachialis unterhalb welcher Muskeln?

   ____________________ ____________________

9. In welcher Position muss sich die Schulter befinden, damit der M. coracobrachialis oberflächlich palpierbar ist?

   ____

10. Von welchem Muskel aus gleiten Sie nach dorsal in die Axilla, um den Muskelbauch des M. coracobrachialis zu lokalisieren?

    ____

Verkürzen oder Verlängern??

11. Die passive Abduktion der Schulter führt zur ____________________ des M. coracobrachialis.

12. Die passive Retroversion der Schulter führt zur ____________________ des M. biceps brachii.

13. Die passive Anteversion der Schulter führt zur ____________________ des M. triceps brachii.

14. Die passive Pronation des Unterarms führt zur ____________________ des M. biceps brachii.

Schulter und Oberarm, Muskelgruppe #4

M. biceps brachii, M. triceps brachii und M. coracobrachialis

S. 95–99

Zuordnen

Ordnen Sie den Muskeln den passenden Ursprung und Ansatz zu.

URSPRUNG

1. Processus coracoideus der Scapula
2. Processus coracoideus der Scapula und Tuberculum supraglenoidale
3. Tuberculum infraglenoidale der Scapula, posteriore Fläche der proximalen Humerushälfte, posteriore Fläche der distalen Humerushälfte

ANSATZ

4. Mediale Hälfte des mittleren Humerusschafts
5. Olecranon der Ulna
6. Tuberositas radii und Aponeurosis musculi bicipitis

MUSKEL	U	A
M. biceps brachii	_____	_____
M. coracobrachialis	_____	_____
M. triceps brachii	_____	_____

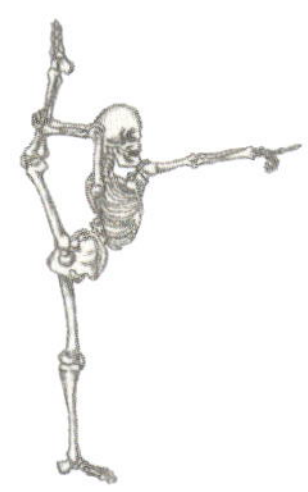

Palpieren!

Vergessen Sie nicht, es gibt kein Richtig oder Falsch.

Palpieren Sie den **M. triceps brachii** an drei Personen. Beschreiben Sie das Gefühlte mit drei Worten (siehe S. 97–98 im *Trail Guide Anatomie*).

Person #1	Person #2	Person #3
______________	______________	______________
______________	______________	______________
______________	______________	______________

Schulter und Oberarm

Andere Strukturen

Bitte benennen Sie folgende Strukturen..

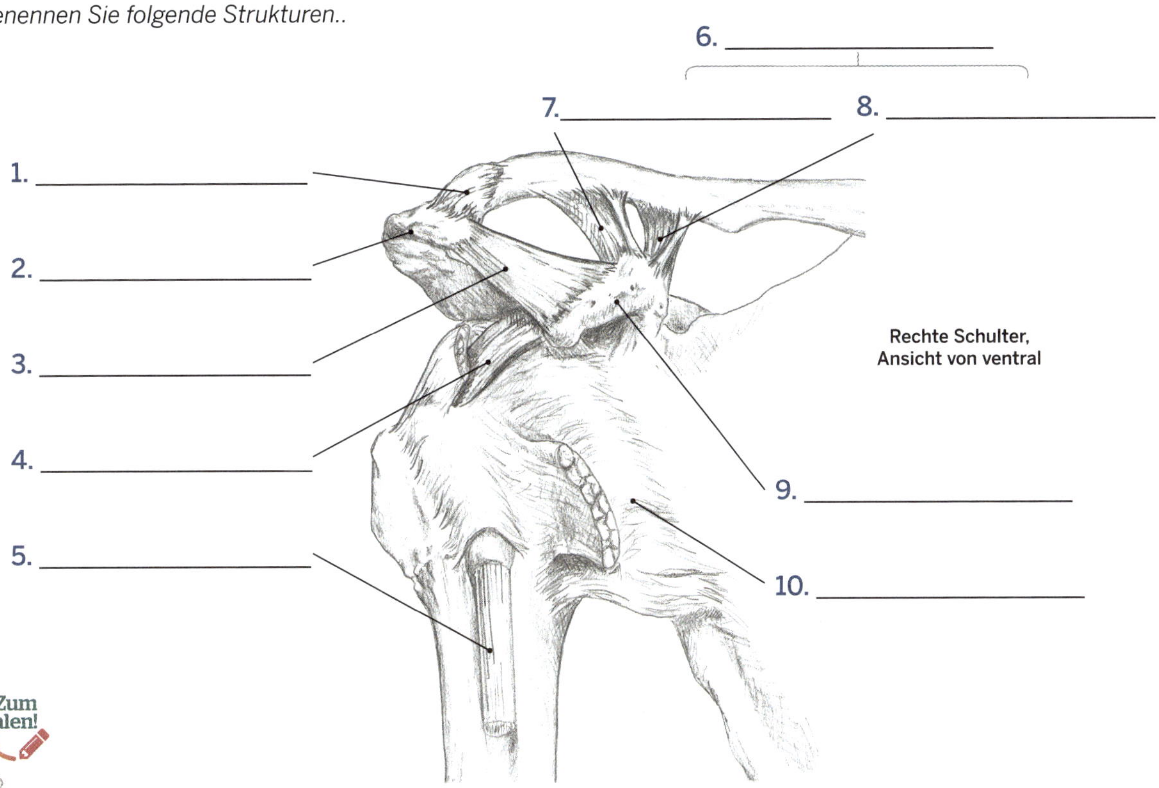

Zum Ausmalen!

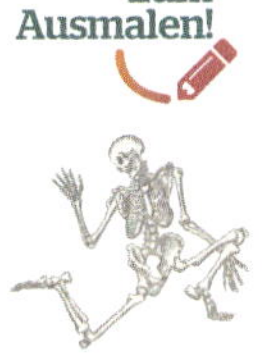

AUSWAHL

Acromion	Ligamentum coracoclaviculare
Gelenkkapsel des Art. glenohumeralis	Ligamentum coracohumerale
Ligamentum acromioclaviculare	Processus coracoideus
Ligamentum conoideum	Ligamentum trapezoideum
Ligamentum coracoacromiale	Sehne des M. biceps brachii (Schnitt)

Bitte beantworten Sie folgende Fragen.

11. Was sollten Sie tun, wenn Ihr Partner einen scharfen, stechenden Schmerz verspürt, während Sie die Axilla palpieren? ______

12. Zwischen welchen zwei knöchernen Orientierungspunkten kann das Ligamentum coracoclaviculare palpiert werden? ______ ______

13. Welches Band schützt die Sehnen der Rotatorenmanchette und die Bursa subacromialis vor einem direkten Trauma durch das Acromion? ______

14. Um das Ligamentum coracoacromiale näher an die Oberfläche zu bringen, bewegen Sie den Arm in ______.

15. In welcher Position der Schulter tritt die Bursa subacromialis hervor? ______

16. Die A. brachialis verläuft zwischen dem ______ und dem ______.

Schulter und Oberarm

Art. glenohumeralis #1

S. 102

Bitte benennen Sie folgende Strukturen.

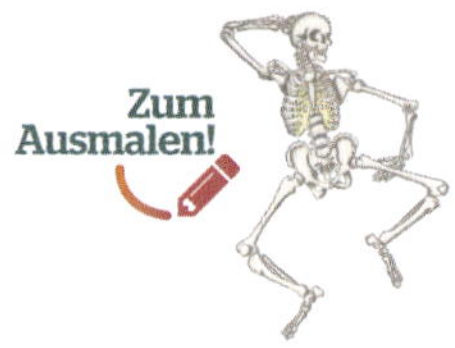

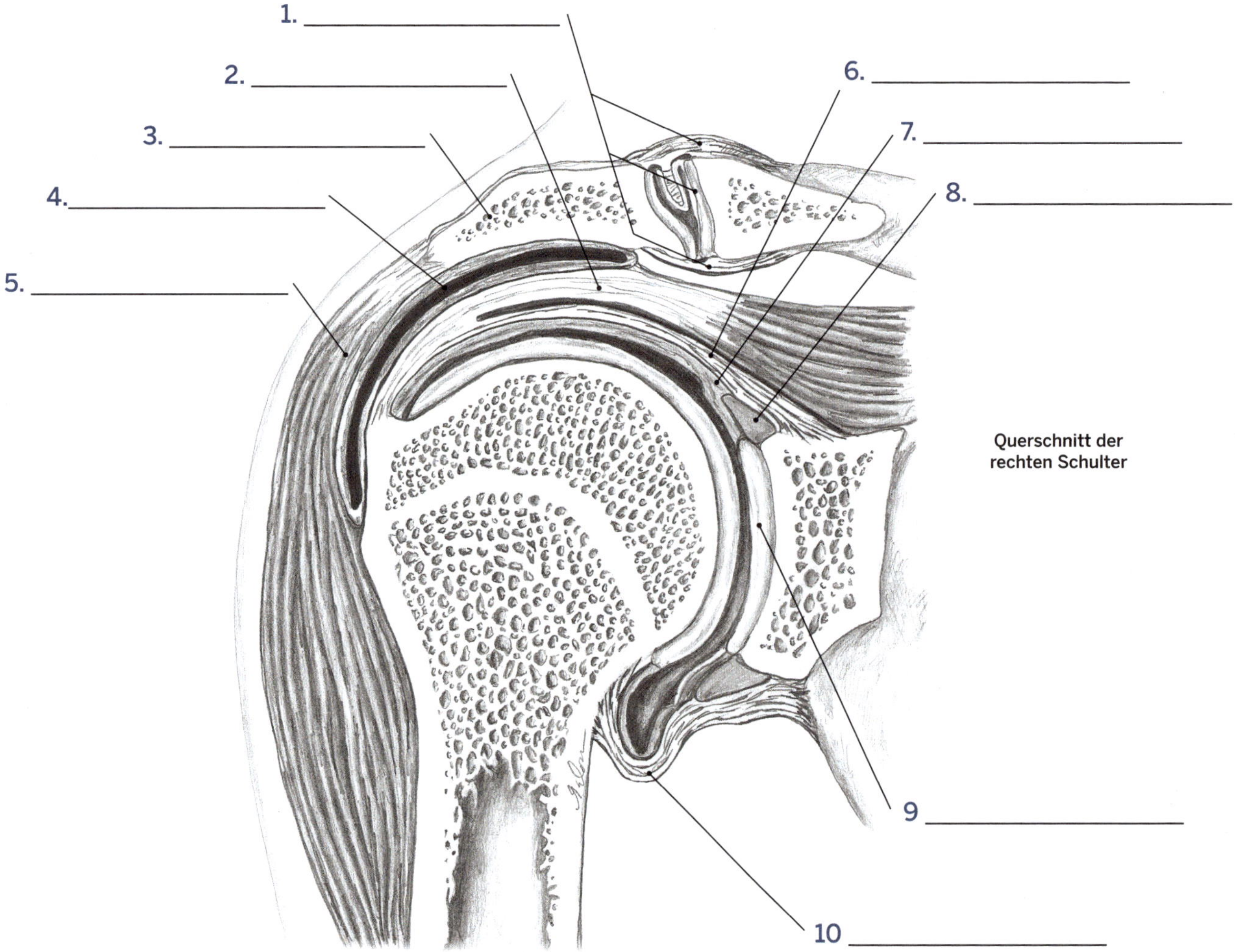

AUSWAHL
Art. acromioclavicularis und Lig. acromioclaviculare
Acromion
Bursa subacromialis
Capsula articularis
Cartilago der Cavitas glenoidalis
Kapselband
Labrum glenoidale
M. deltoideus
Membrana synovialis
Sehne des M. supraspinatus

S. 103

Schulter und Oberarm

Art. glenohumeralis #2

Bitte benennen Sie folgende Strukturen.

Rechte Schulter,
Ansicht von lateral

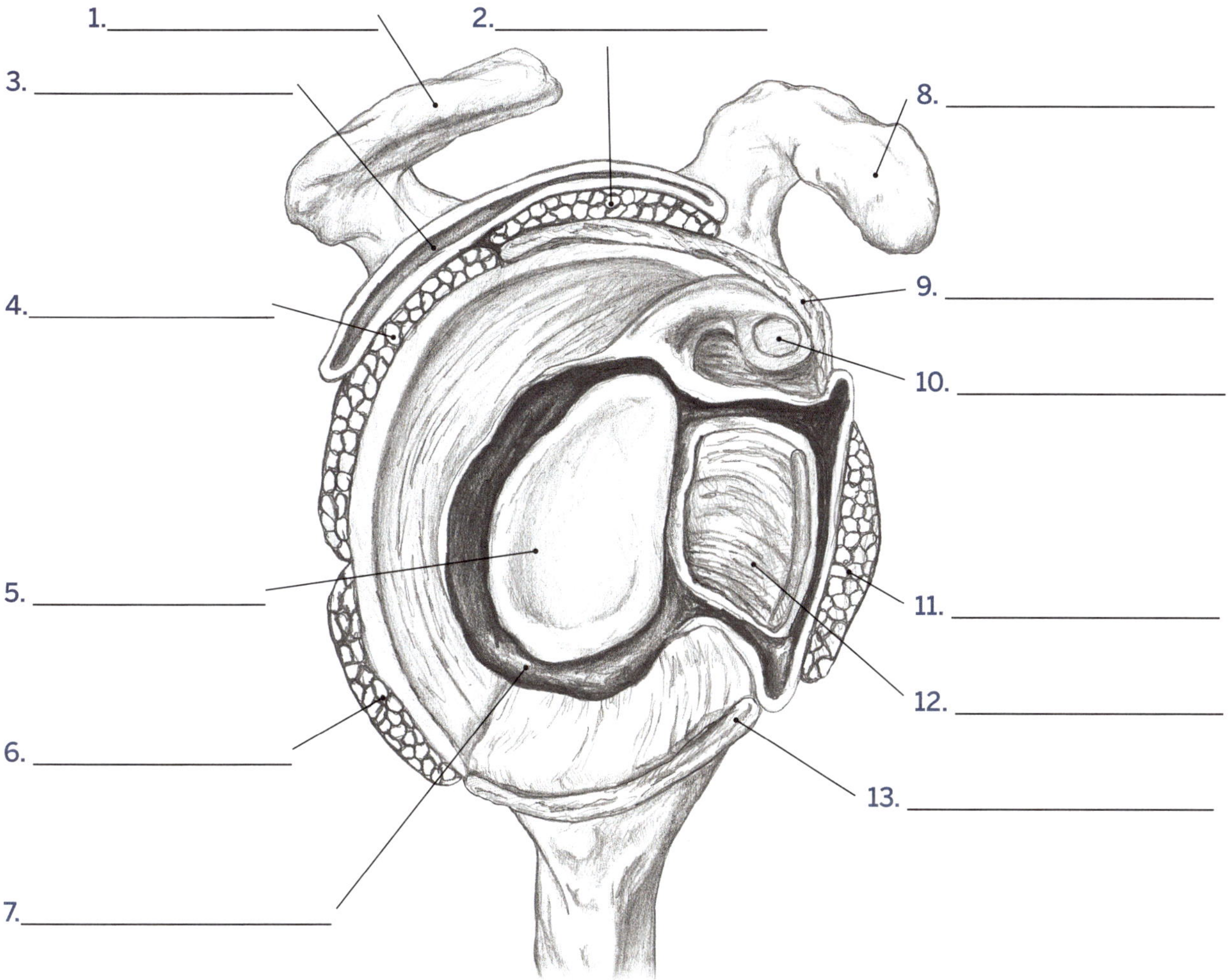

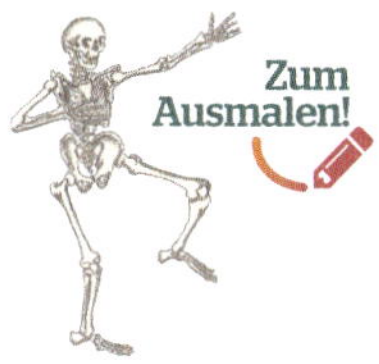

AUSWAHL
Acromion
Bursa subacromialis
Cavitas glenoidalis
Lig. glenohumerale inferius
Lig. glenohumerale mediale
Lig. glenohumerale superius
Membrana synovialis
Processus coracoideus
Sehne des M. biceps brachii
Sehne des M. infraspinatus
Sehne des M. teres minor
Sehne des M. subscapularis
Sehne des M. supraspinatus

Schulter und Oberarm

Art. sternoclavicularis

S. 101

Bitte benennen Sie folgende Strukturen.

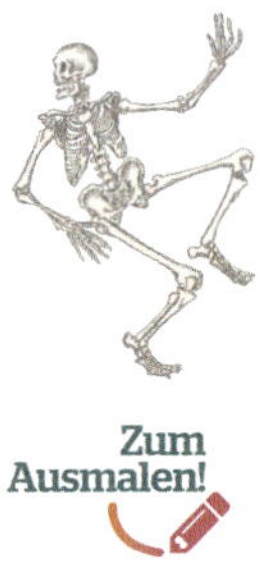

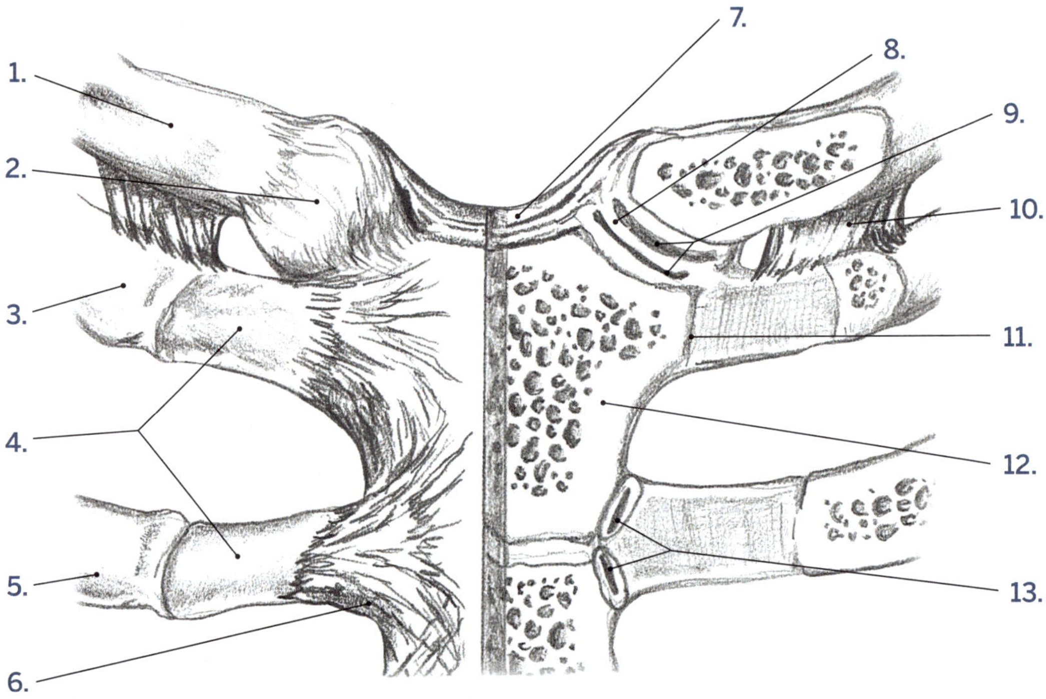

Kranialer Anteil des Sternums, rechte Seite im Frontalschnitt, Ansicht von ventral

1. ______________________________

2. ______________________________

3. ______________________________

4. ______________________________

5. ______________________________

6. ______________________________

7. ______________________________

8. ______________________________

9. ______________________________

10. ______________________________

11. ______________________________

12. ______________________________

13. ______________________________

AUSWAHL

Artt. sternocostales
Cartilago costalis
Clavicula
Discus articularis
Erste Rippe
Gelenkspalt
Lig. capitis costae radiatum
Lig. costoclaviculare
Lig. interclaviculare
Lig. sternoclaviculare anterius
Manubrium sterni
Synchondrosis sternocostalis
Zweite Rippe

Notizen

Unterarm und Hand
Topographische Übersicht

S. 108

Bitte benennen Sie die folgenden Strukturen.

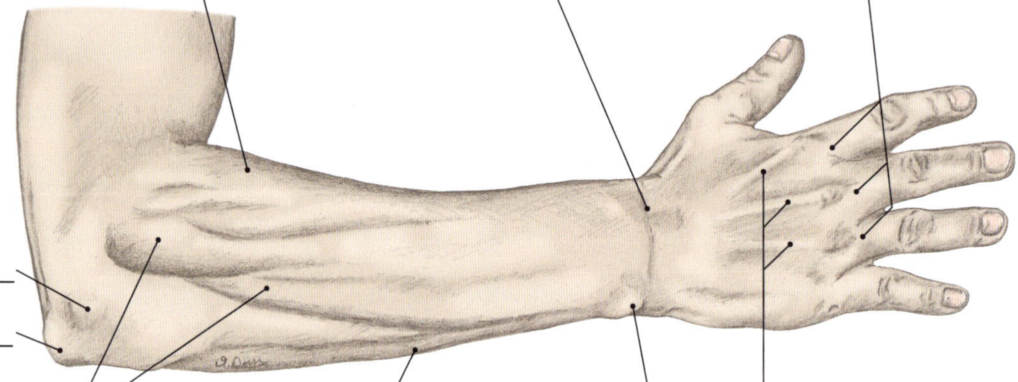

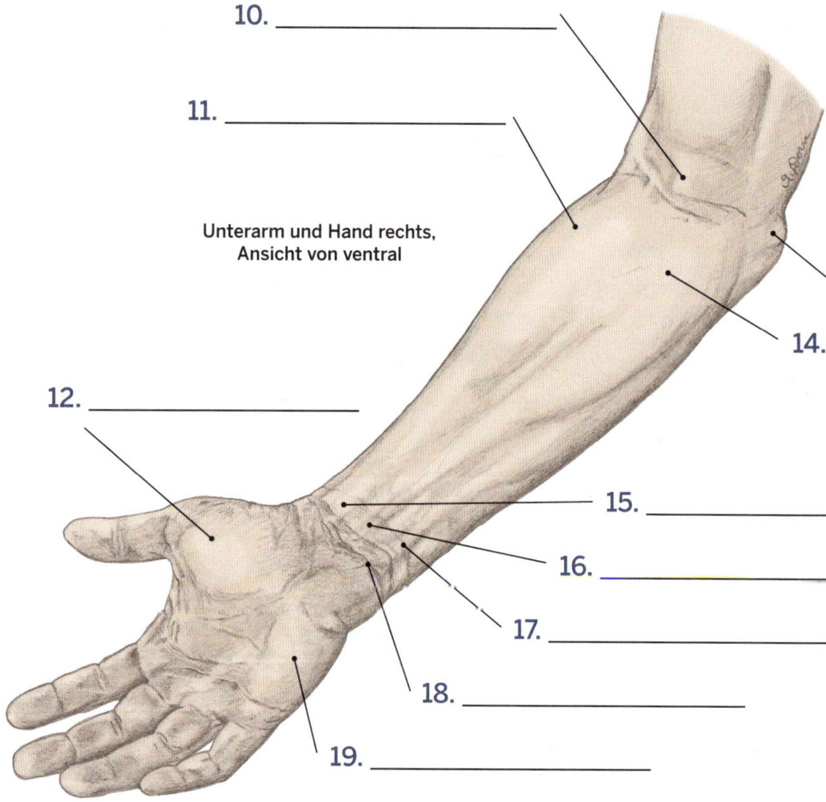

AUSWAHL

- Artt. metacarpophalangeales
- Caput ulnae
- Corpus ulnae
- Epicondylus lateralis humeri
- Epicondylus medialis humeri
- Finger- und Handflexoren
- Finger- und Handgelenksextensoren
- Handgelenksfurche
- Hypothenar
- M. brachioradialis (2x)
- Olecranon der Ulna
- Sehne des M. biceps brachii
- Sehnen des M. extensor digitorum
- Sehne des M. flexor carpi radialis
- Sehne des M. flexor carpi ulnaris
- Stauchungsfurche
- Sehne des M. palmaris longus
- Thenar

S. 110–118

Unterarm und Hand

Knöcherne Strukturen

Bitte beantworten Sie folgende Fragen.

1. Welcher Knochen hat eine palpierbare Kante, die vom Ellenbogen bis zum Handgelenk reicht? __________

2. Wie bezeichnet man die zwei Bewegungen, bei denen sich der Radius um die Ulna dreht?
__________ __________

3. Der Ellenbogen setzt sich aus zwei Gelenken zusammen: __________ und __________.

4. Distal von welchem topographischen Orientierungspunkt liegen die acht Handwurzelknochen? __________

5. Das Olecranon dient als Ansatzpunkt welchen Muskels? __________

6. Welcher knöcherne Orientierungspunkt dient als Ansatzstelle für die Sehnen der Finger- und Handgelenksflexoren? __________

7. Welche knöcherne Struktur kann an der posterioren, medialen Seite des Handgelenks lokalisiert werden?
____

8. Welches Ligament stabilisiert das Radiusköpfchen? __________

9. Wie heißt der knöcherne Orientierungspunkt, der als Ansatzstelle für den M. brachioradialis dient?
____

10. Das Tuberculum Listeri befindet sich auf der entgegengesetzten Seite des __________

11. Die Processus styloidei von Radius und Ulna dienen als wichtige Orientierungspunkte für die Lokalisation der __________

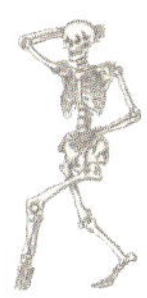

Palpieren!

Vergessen Sie nicht, es gibt kein Richtig oder Falsch.

Palpieren Sie das **Olecranon,** den **Epicondylus medialis humeri** und den **Epicondylus lateralis humeri** an drei Personen. Beschreiben Sie das Gefühlte mit drei Worten (siehe S. 114–115 im *Trail Guide Anatomie*).

Person #1	**Person #2**	**Person #3**
__________	__________	__________
__________	__________	__________
__________	__________	__________

Unterarm und Hand

Humerus

S. 50

Bitte benennen Sie die folgenden Strukturen.

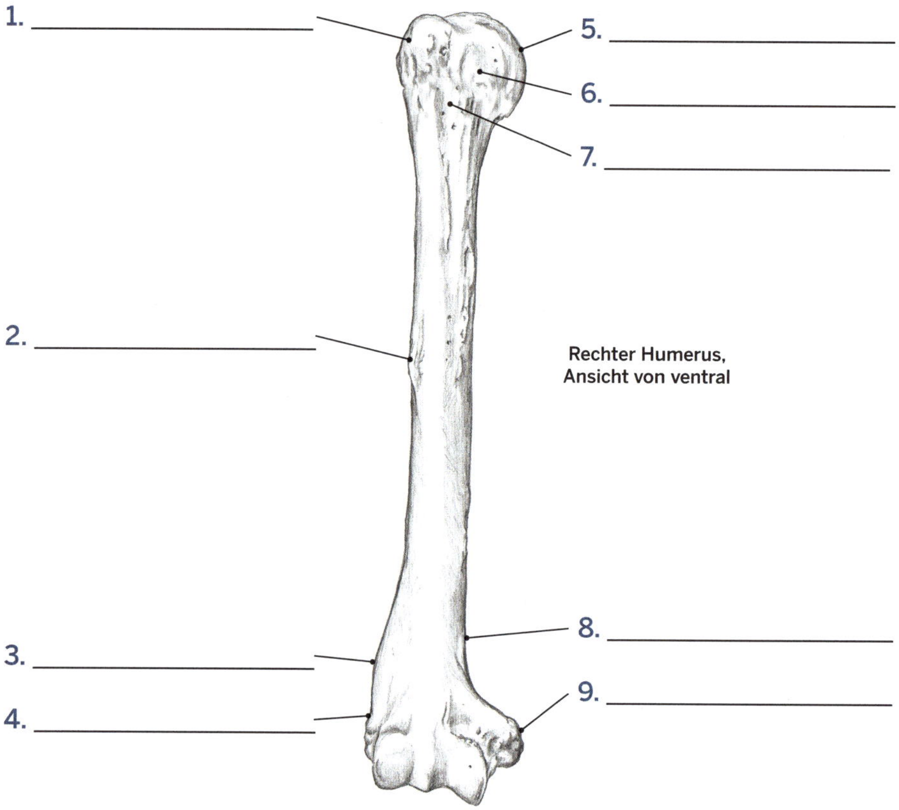

Rechter Humerus, Ansicht von ventral

Zum Ausmalen!

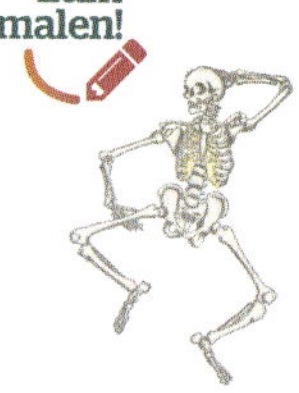

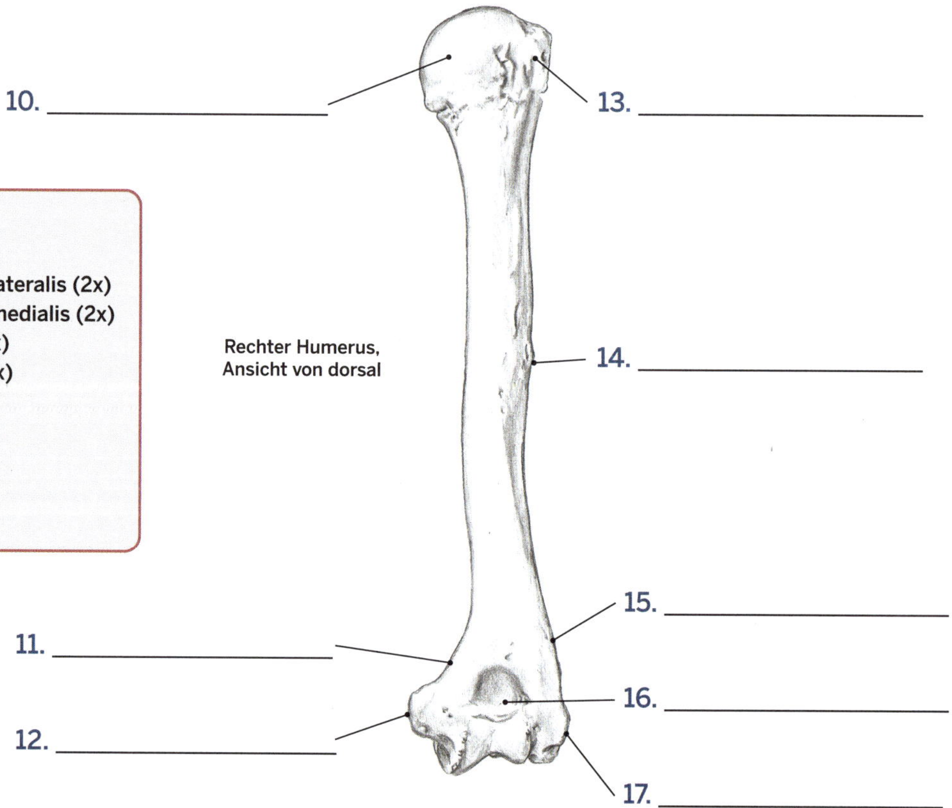

Rechter Humerus, Ansicht von dorsal

AUSWAHL

- Caput humeri (2x)
- Crista supracondylaris humeri lateralis (2x)
- Crista supracondylaris humeri medialis (2x)
- Epicondylus lateralis humeri (2x)
- Epicondylus medialis humeri (2x)
- Fossa olecrani
- Sulcus intertubercularis humeri
- Tuberositas deltoidea (2x)
- Tuberculum majus humeri (2x)
- Tuberculum minus humeri

S. 110–112

Unterarm und Hand

Ulna und Radius

Bitte benennen Sie die ***Knochen.*** *(Antworten 1–5)*

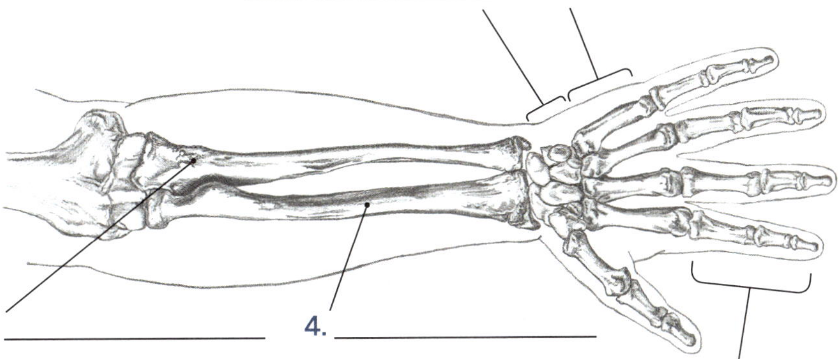

Unterarm und Hand rechts,
Ansicht von ventral (palmar)

AUSWAHL
- Caput radii (2x)
- Corpus radii
- Corpus ulnae
- Incisura trochlearis
- Olecranon
- Ossa carpalia
- Ossa metacarpalia
- Phalangen
- Processus styloideus radii (2x)
- Processus styloideus ulnae
- Processus coracoideus ulnae
- Radius
- Tuberculum Listeri
- Tuberositas radii
- Ulna

Bitte benennen Sie die ***knöchernen Orientierungspunkte.*** *(Antworten 6–17)*

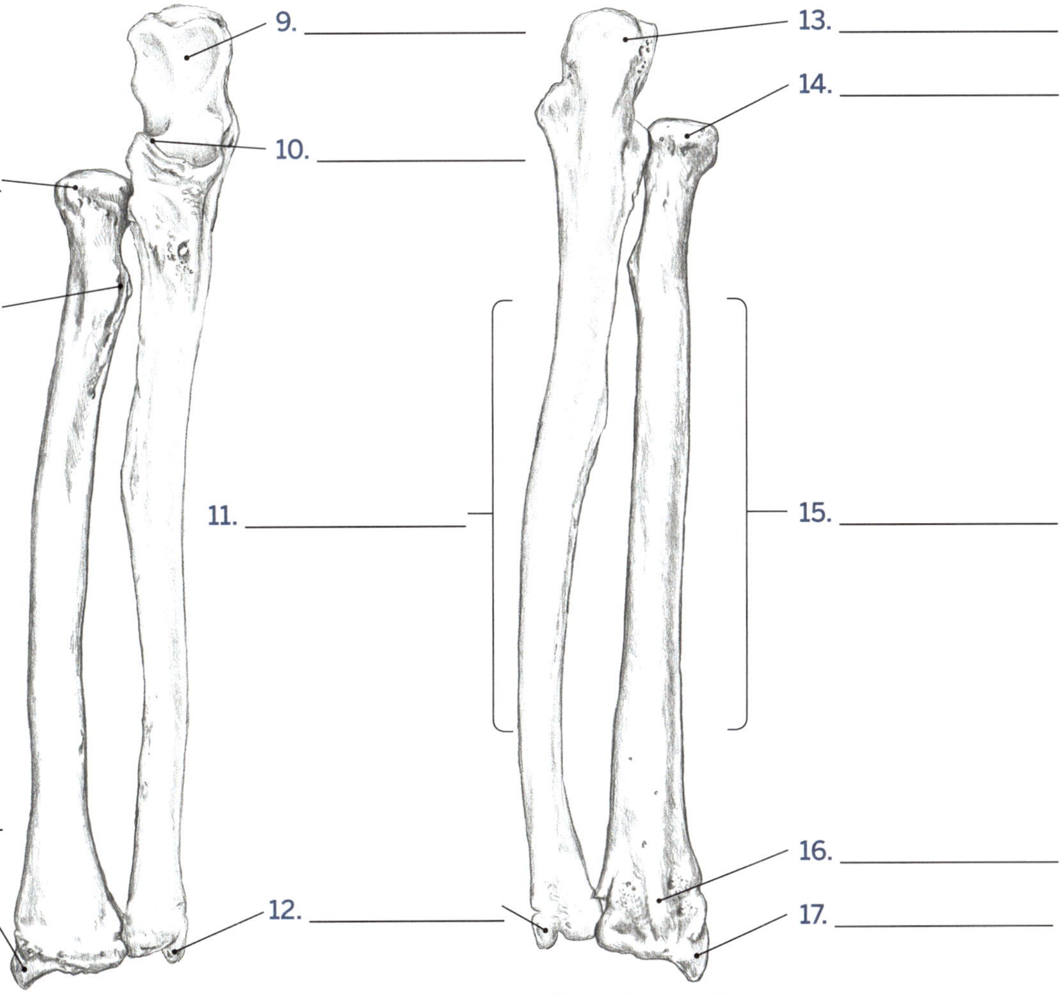

Radius und Ulna rechts, Ansicht von ventral

Radius und Ulna rechts, Ansicht von dorsal

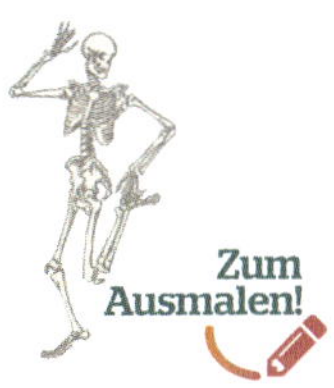

Unterarm und Hand

Ossa carpalia

S. 119–125

Bitte benennen Sie die folgenden Strukturen.

1. ____________________
2. ____________________
3. ____________________
4. ____________________
5. ____________________
6. ____________________

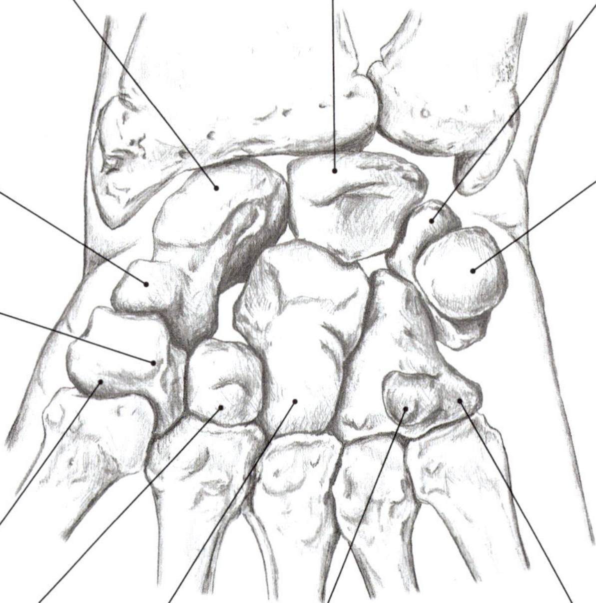

Rechtes Handgelenk, Ansicht von palmar

7. ____________________
8. ____________________
9. ____________________
10. ____________________
11. ____________________

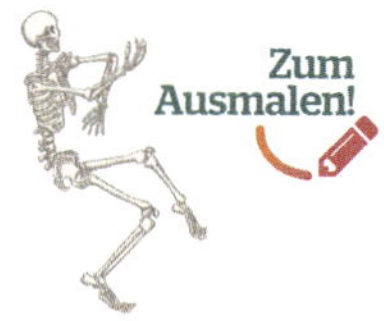

12. ____________________
13. ____________________

Rechtes Handgelenk, Ansicht von dorsal

14. ____________________

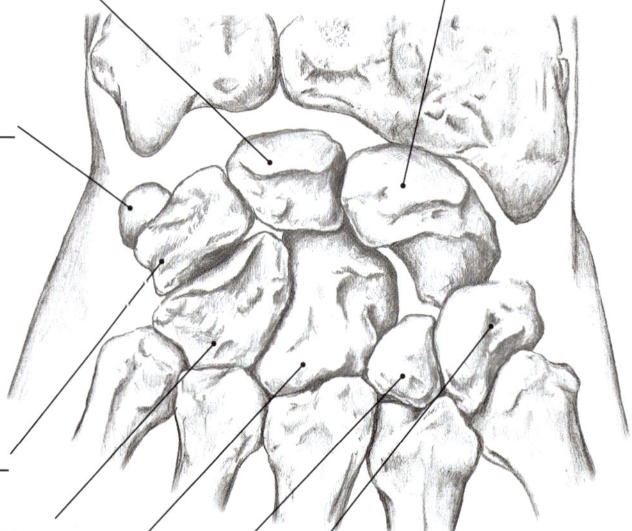

15. ____________________
16. ____________________
17. ____________________
18. ____________________
19. ____________________

AUSWAHL

Hamulus ossis hamati
Os capitatum (2x)
Os hamatum (2x)
Os lunatum (2x)
Os pisiforme (2x)
Os scaphoideum (2x)
Os trapezium (2x)
Os trapezoideum (2x)
Os triquetrum (2x)
Tuberculum ossis scaphoidei
Tuberculum ossis trapezii

S. 119–126

Unterarm und Hand

Knöcherne Strukturen des Handgelenks und der Hand #1

Bitte beantworten Sie folgende Fragen.

1. Von welchen vier Seiten aus können die Handwurzelknochen palpiert werden? ____________

   ____________ ____________ ____________

2. Die Handwurzelknochen befinden sich distal von welchem topographischen Orientierungspunkt auf der palmaren Seite? ____________

3. Welcher Handwurzelknochen kann auf der palmaren/ulnaren Seite der Hand, distal der Handgelenksfurche palpiert werden? ____________

4. Welcher Muskel setzt am Os pisiforme an? ____________

5. Welcher Handwurzelknochen kann am besten palpiert werden, wenn Ihr Partner das Handgelenk in Radialabduktion und Ulnarabduktion bewegt und Ihre Finger distal vom Processus styloideus liegen? ____

6. Welcher Handwurzelknochen hat als Erkennungsmerkmal einen hakenförmigen Vorsprung? ____________

7. Welches Bindegewebsband bildet das Dach des Karpaltunnels? ____________

8. Welche zwei Strukturen verlaufen durch die Guyon-Loge? ____________ ____________

9. Welche vier Handwurzelknochen dienen als Ansatzstelle des Retinaculum flexorum? ____________

   ____________ ____________ ____________

10. Welcher Handwurzelknochen bildet den Boden der sehnigen anatomischen Tabatière? ____________

11. Welcher Knochen bildet mit dem ersten Os metacarpale ein Gelenk und ist für die einzigartige Beweglichkeit des Daumens verantwortlich? ____________

12. Welcher Handwurzelknochen befindet sich distal vom Processus styloideus radii und kann bei Ulnarabduktion des Handgelenks palpiert werden? ____________

13. Welche zwei Handwurzelknochen befinden sich zwischen dem Tuberculum Listeri und der Basis des Os metacarpale III und können am besten von der dorsalen Seite der Hand palpiert werden?

    ____________ ____________

14. Wie bezeichnet man die großen „Knöchel“ der Hand anatomisch? ____________

Zusatzfrage

Nennen Sie alle acht Handwurzelknochen. Entwickeln Sie Ihre eigene Eselsbrücke, um sich die Reihenfolge zu merken.

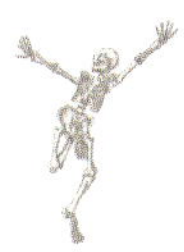

____

____

____

Unterarm und Hand

Knöcherne Strukturen des Handgelenks und der Hand #2

S. 110

Bitte benennen Sie die folgenden Strukturen.

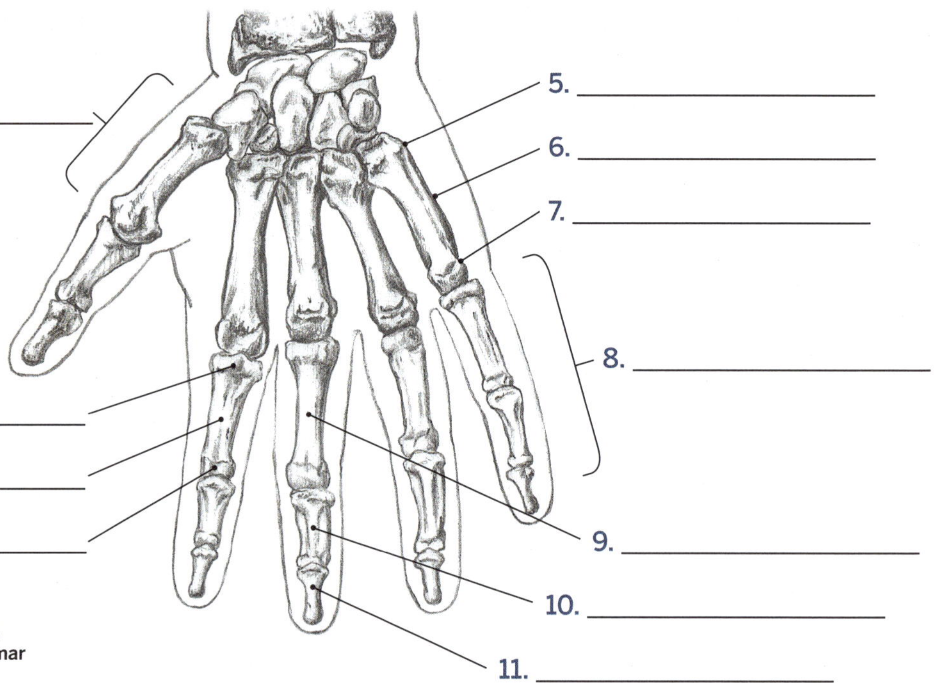

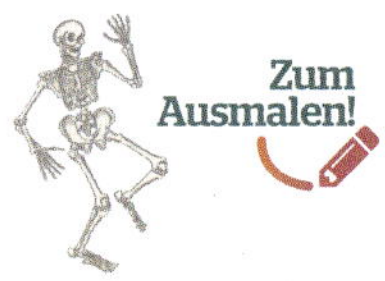

Rechte Hand,
Ansicht von palmar

AUSWAHL
- Basis (2x)
- Köpfchen (2x)
- Ossa metacarpalia
- Phalanx distalis
- Phalanx media
- Phalangen
- Phalanx proximalis
- Schaft (2x)

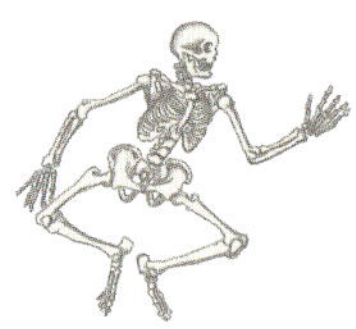

Palpieren!

Vergessen Sie nicht, es gibt kein Richtig oder Falsch.

Palpieren Sie die **Handwurzelknochen** an drei Personen. Beschreiben Sie das Gefühlte mit drei Worten (siehe S. 119–120 im *Trail Guide Anatomie*).

Person #1	**Person #2**	**Person #3**

S. 127

Unterarm und Hand

Unterarm- und Handmuskeln #1

Bitte benennen Sie die folgenden Strukturen.

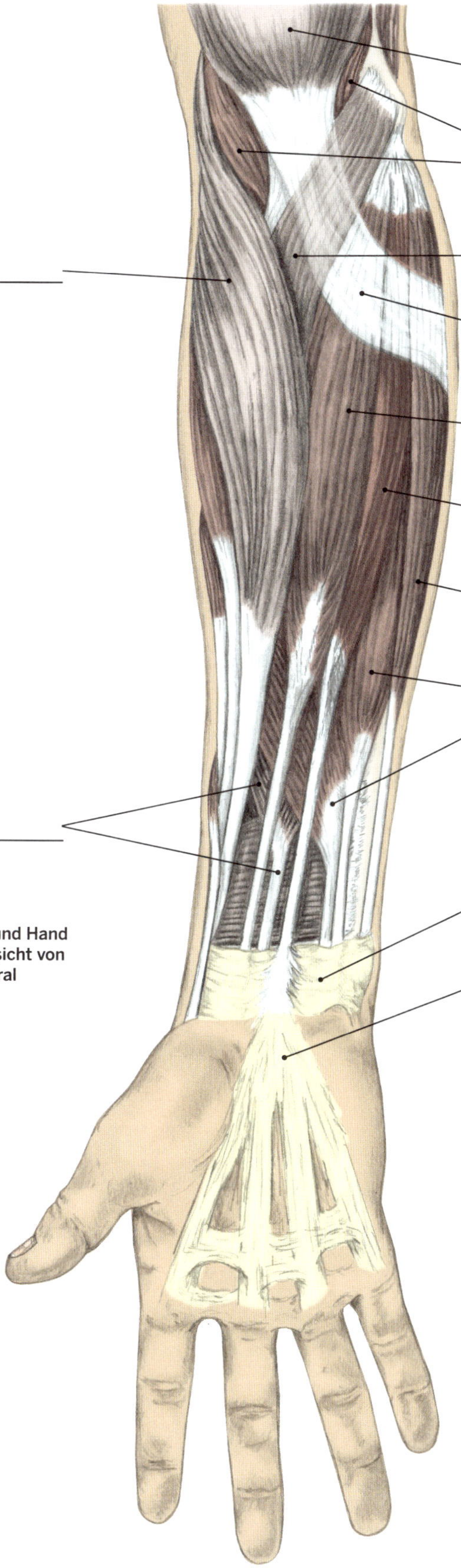

Unterarm und Hand rechts, Ansicht von ventral

AUSWAHL

- Aponeurosis musculi bicipitis
- Aponeurosis palmaris
- Fascia antebrachii
- M. biceps brachii
- M. brachialis
- M. brachioradialis
- M. flexor carpi radialis
- M. flexor carpi ulnaris
- M. flexor digitorum superficialis
- M. flexor pollicis longus
- M. palmaris longus
- M. pronator teres

Unterarm und Hand

Unterarm- und Handmuskeln #2

S. 129

Bitte benennen Sie die folgenden Strukturen.

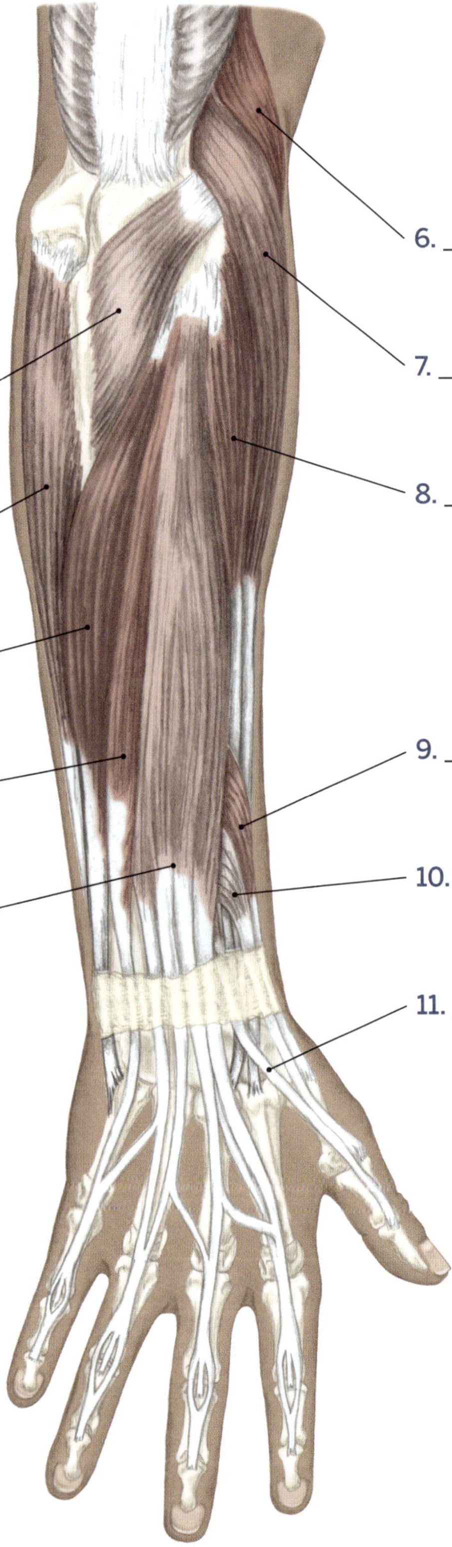

Unterarm und Hand rechts, Ansicht von dorsal

AUSWAHL

- M. abductor pollicis longus
- M. anconeus
- M. brachioradialis
- M. extensor carpi radialis brevis
- M. extensor carpi radialis longus
- M. extensor carpi ulnaris
- M. extensor digiti minimi
- M. extensor digitorum
- M. extensor pollicis brevis
- M. extensor pollicis longus
- M. flexor carpi ulnaris

S. 128–129

Unterarm und Hand

Unterarm- und Handmuskeln #3

Bitte benennen Sie die folgenden Strukturen.

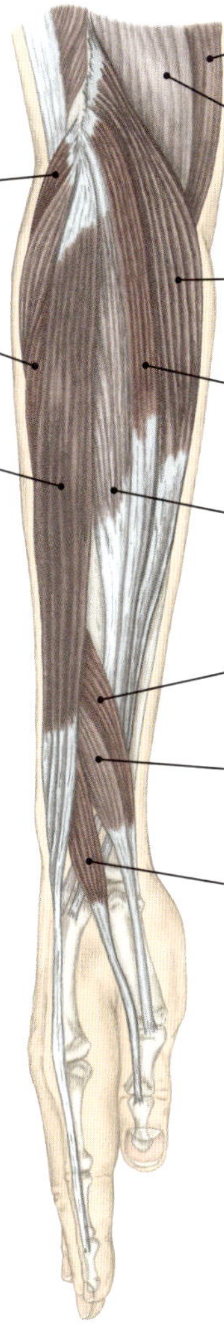

1. ______________________
2. ______________________
3. ______________________
4. ______________________
5. ______________________
6. ______________________
7. ______________________
8. ______________________
9. ______________________
10. ______________________
11. ______________________

Unterarm und Hand rechts,
Ansicht von lateral

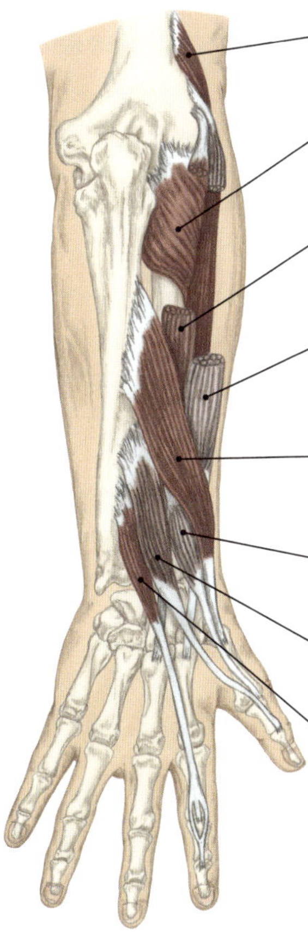

12. ______________________
13. ______________________
14. ______________________
15. ______________________
16. ______________________
17. ______________________
18. ______________________
19. ______________________

Unterarm und Hand rechts,
Ansicht von dorsal,
tiefe Muskelschicht

AUSWAHL

- M. abductor pollicis longus (2x)
- M. biceps brachii
- M. brachialis
- M. brachioradialis (2x)
- M. extensor carpi radialis brevis
- M. extensor carpi radialis brevis (Schnitt)
- M. extensor carpi radialis longus
- M. extensor carpi radialis longus (Schnitt)
- M. extensor carpi ulnaris
- M. extensor digiti minimi
- M. extensor digitorum
- M. extensor indicis
- M. extensor pollicis brevis (2x)
- M. extensor pollicis longus (2x)
- M. supinator

Unterarm & Hand

Unterarm und Hand

Muskeln ausmalen #1

S. 127

Benutzen Sie unterschiedliche Farben zum Ausmalen und beschriften Sie die Muskeln und andere Strukturen, die weiter unten aufgelistet sind.

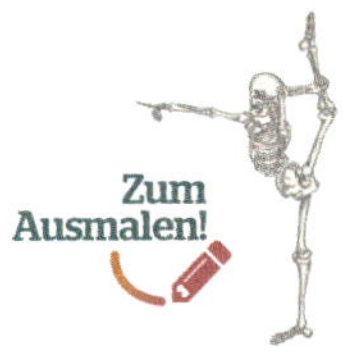

AUSWAHL

Aponeurosis musculi bicipitis
Aponeurosis palmaris
Fascia antebrachii
M. biceps brachii
M. brachialis
M. brachioradialis
M. flexor carpi radialis
M. flexor carpi ulnaris
M. flexor digitorum superficialis
M. flexor pollicis longus
M. palmaris longus
M. pronator teres

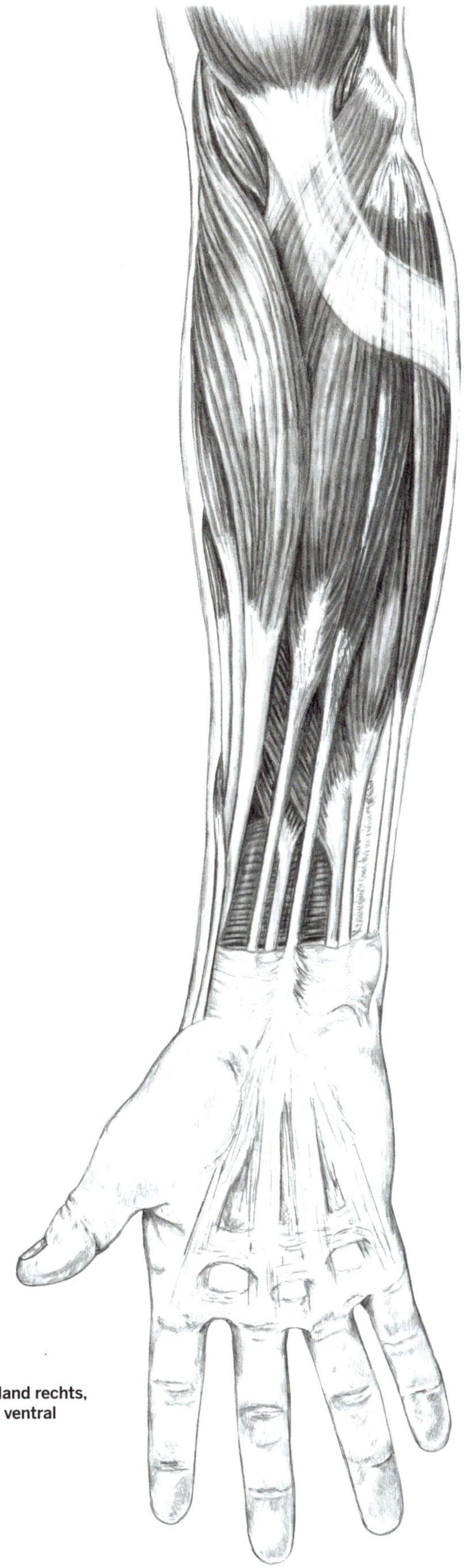

Unterarm und Hand rechts, Ansicht von ventral

S. 129

Unterarm und Hand

Muskeln ausmalen #2

Benutzen Sie unterschiedliche Farben zum Ausmalen und beschriften Sie die Muskeln, die weiter unten aufgelistet sind.

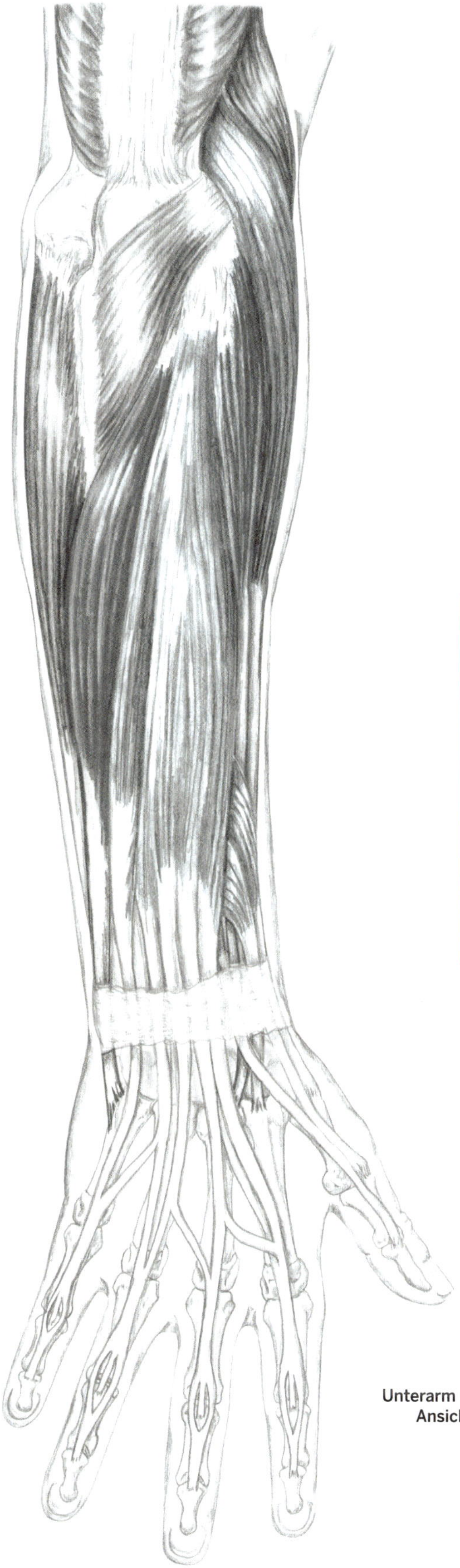

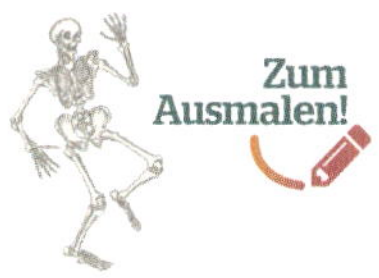

AUSWAHL

- M. abductor pollicis longus
- M. anconeus
- M. brachioradialis
- M. extensor carpi radialis brevis
- M. extensor carpi radialis longus
- M. extensor carpi ulnaris
- M. extensor digiti minimi
- M. extensor digitorum
- M. extensor indicis
- M. extensor pollicis brevis
- M. extensor pollicis longus
- M. flexor carpi ulnaris

Unterarm und Hand rechts, Ansicht von dorsal

Unterarm und Hand
Muskeln ausmalen #3

S. 128–129

Benutzen Sie unterschiedliche Farben zum Ausmalen und beschriften Sie die Muskeln und andere Strukturen, die weiter unten aufgelistet sind.

AUSWAHL
M. abductor pollicis longus
M. biceps brachii
M. brachialis
M. brachioradialis
M. extensor carpi radialis brevis
M. extensor carpi radialis longus
M. extensor carpi ulnaris
M. extensor digiti minimi
M. extensor digitorum
M. extensor indicis
M. extensor pollicis brevis
M. extensor pollicis longus
M. supinator

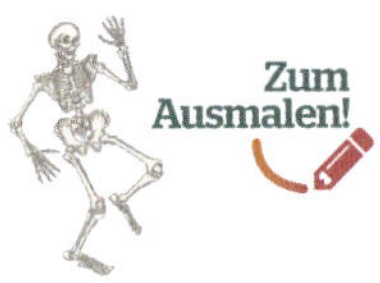

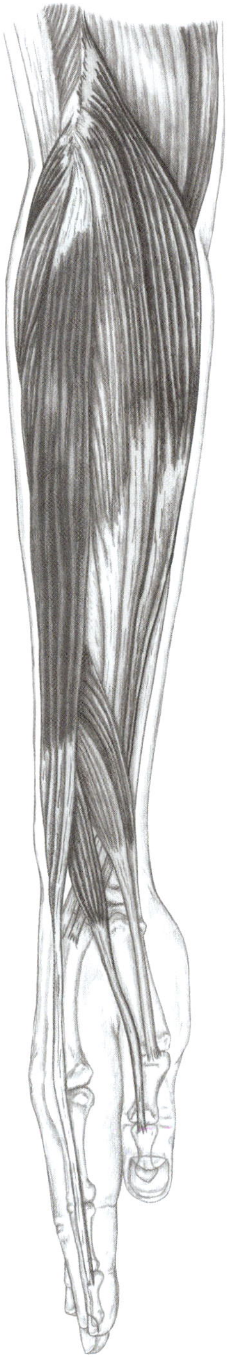

Rechter Unterarm, Ansicht von lateral

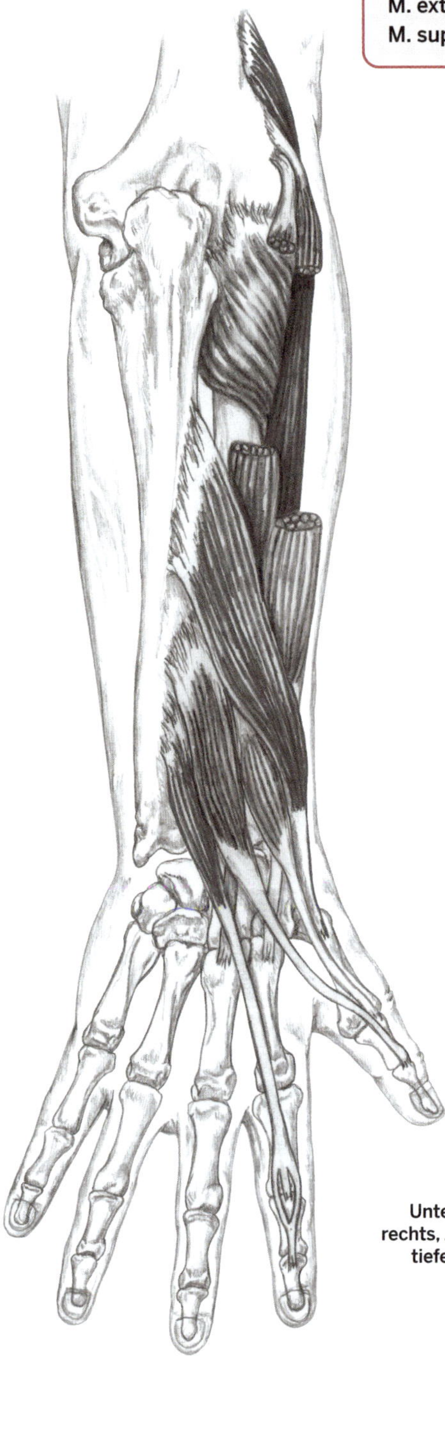

Unterarm und Hand rechts, Ansicht von dorsal, tiefe Muskelschicht

S. 130–131

Unterarm und Hand

Muskeln und Bewegungen #1

Bitte benennen Sie folgende Bewegungen, Synergist(en) und einen Antagonisten. Der Anfangs-buchstabe der Muskeln ist gegeben.

1. In welchem Gelenk findet die Bewegung statt?

____

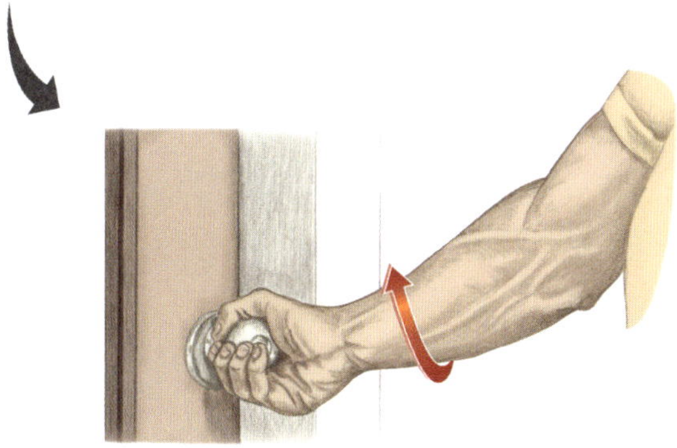

2. Bewegung

____

3. Synergisten

M. b ______________________

M. s ______________________

4. Antagonist

M. p ______________________

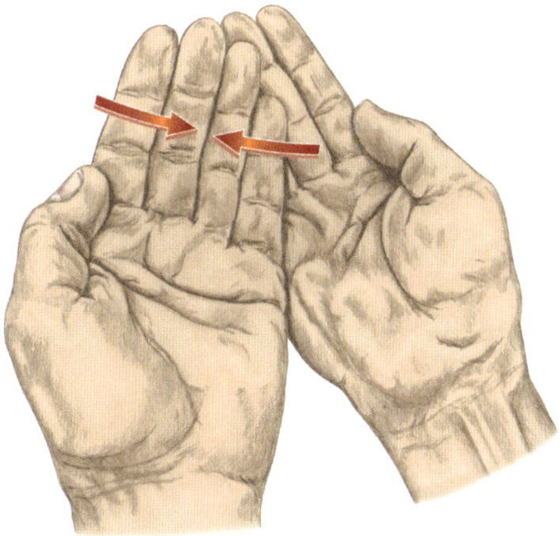

5. Bewegung

____

6. Ausführende Muskelgruppe

____

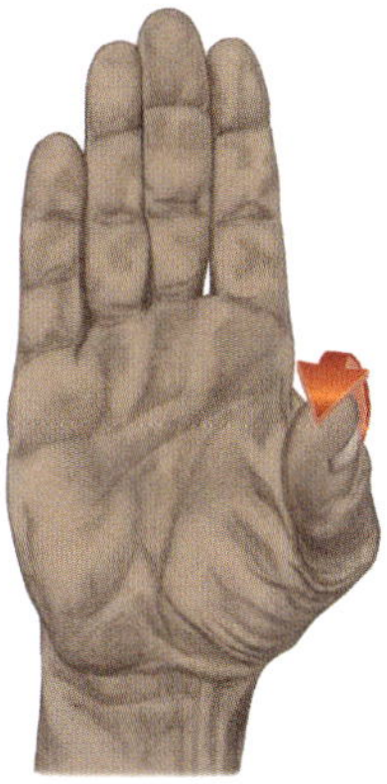

7. Bewegung

____

8. Synergisten

M. a ______________________

M. a ______________________

9. Antagonist

M. a ______________________

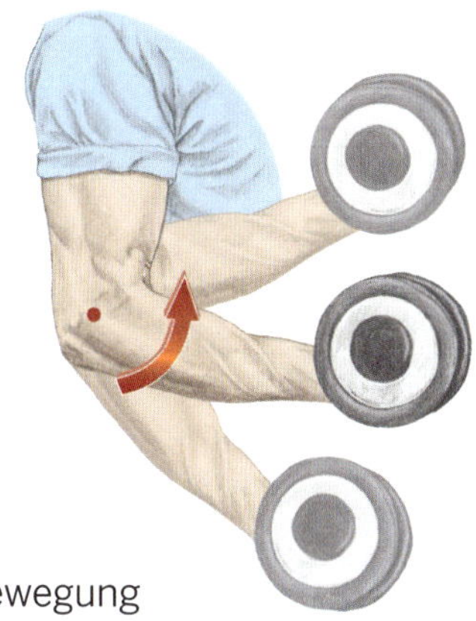

10. Bewegung

____

11. Synergisten

M. f ______________________

M. p ______________________

12. Antagonist

M. t ______________________

Unterarm und Hand

Muskeln und Bewegungen #2

S. 130–131

Bitte benennen Sie folgende Bewegungen, Synergist(en) und einen Antagonisten. Der Anfangsbuchstabe der Muskeln ist gegeben.

1. In welchem Gelenk findet die Bewegung statt?

____

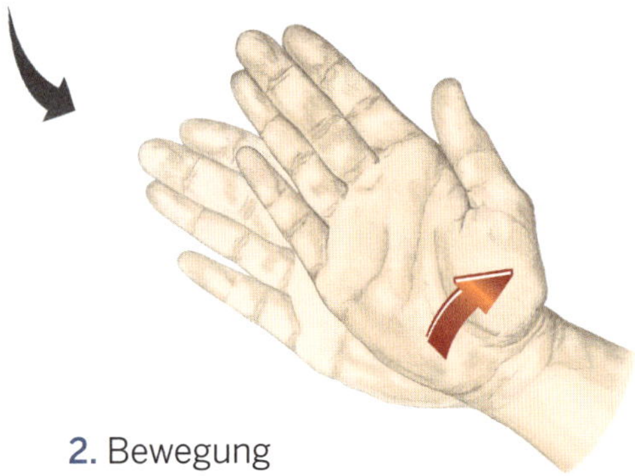

2. Bewegung

____

3. Synergisten

M. e ______________________________

M. f ______________________________

4. Antagonist

M. e ______________________________

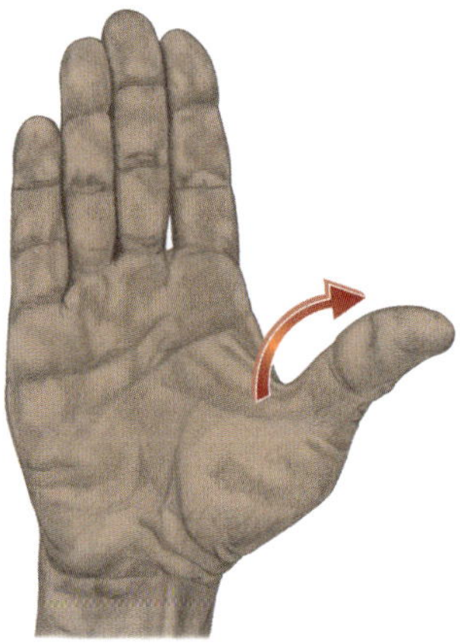

5. Bewegung

____

6. Synergisten

M. e ______________________________

M. a ______________________________

7. Antagonist

M. f ______________________________

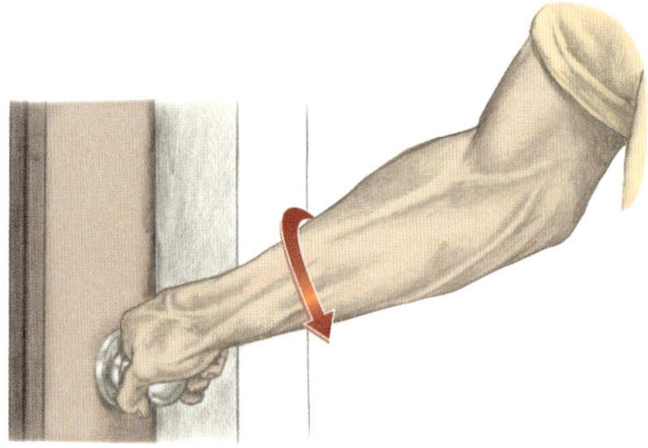

8. Bewegung

____

9. Synergisten

M. p ______________________________

M. b ______________________________

10. Antagonist

M. b ______________________________

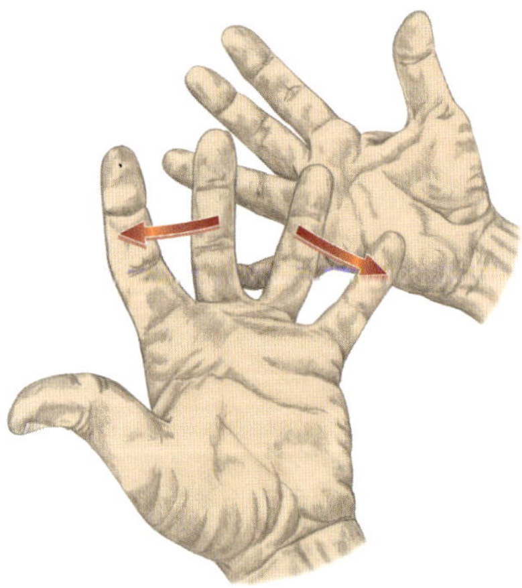

11. Bewegung

____

12. Ausführende Muskelgruppe

____

S. 130–131

Unterarm und Hand

Muskeln und Bewegungen #3

Bitte benennen Sie folgende Bewegungen, Synergist(en) und einen Antagonisten. Der Anfangsbuchstabe der Muskeln ist gegeben.

1. In welchem Gelenk findet die Bewegung statt?

____

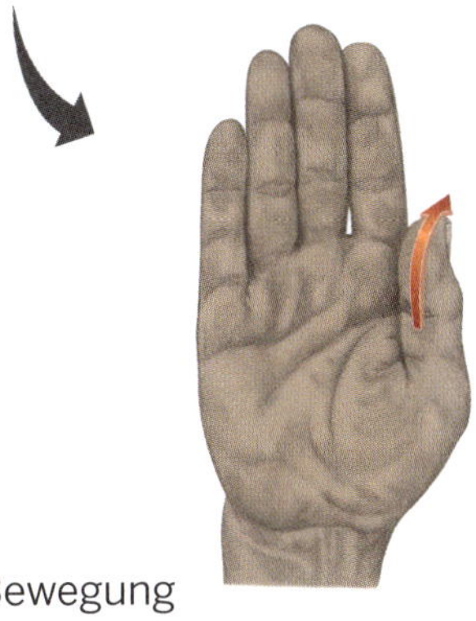

2. Bewegung

____

3. Synergisten

M. a __________________________

M. i __________________________

4. Antagonist

M. a __________________________

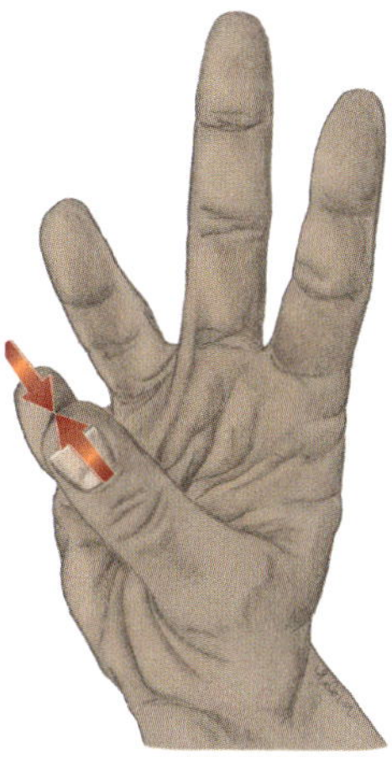

5. Bewegung des Daumens

____

6. Synergisten

M. o __________________________

M. f __________________________

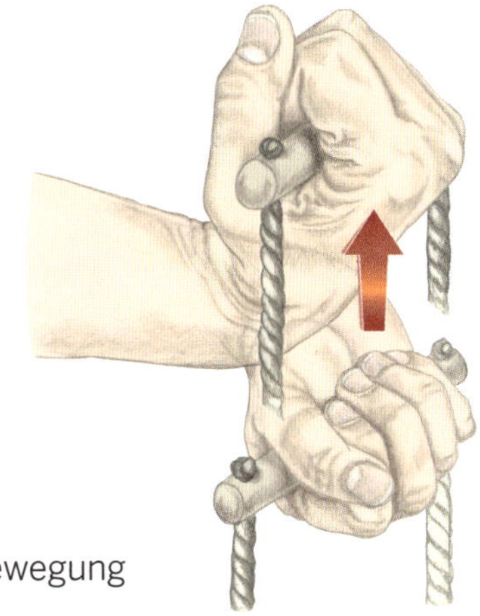

7. Bewegung

____

8. Synergisten

M. f __________________________

M. f __________________________

9. Antagonist

M. e __________________________

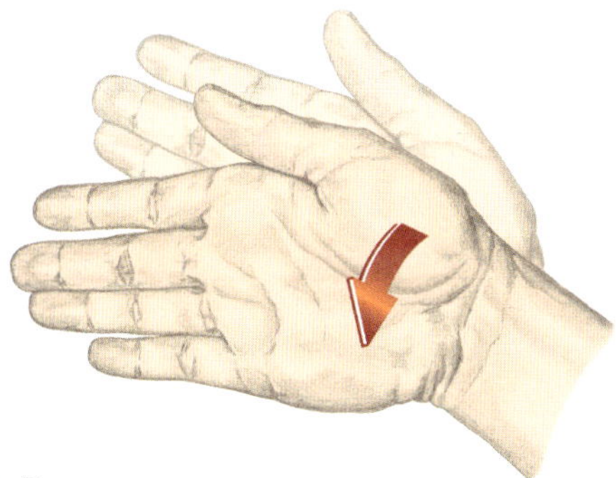

10. Bewegung

____

11. Synergisten

M. e __________________________

M. f __________________________

12. Antagonist

M. f __________________________

Unterarm und Hand

Muskeln und Bewegungen #4

S. 130–131

Bitte benennen Sie folgende Bewegungen, Synergist(en) und einen Antagonisten. Der Anfangsbuchstabe der Muskeln ist gegeben.

1. In welchem Gelenk findet die Bewegung statt?

____

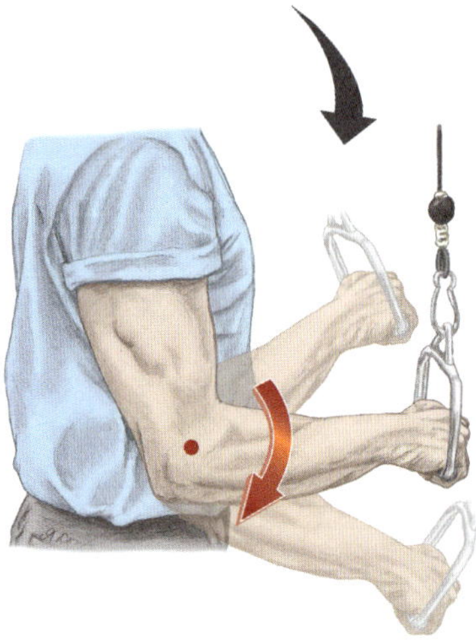

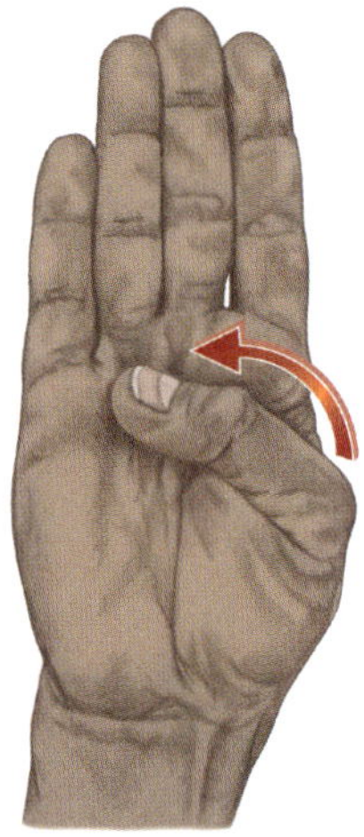

2. Bewegung

____

3. Synergisten

M. t ______________________

M. a ______________________

4. Antagonist

M. b ______________________

5. Bewegung

____

6. Synergisten

M. f ______________________

M. a ______________________

7. Antagonist

M. a ______________________

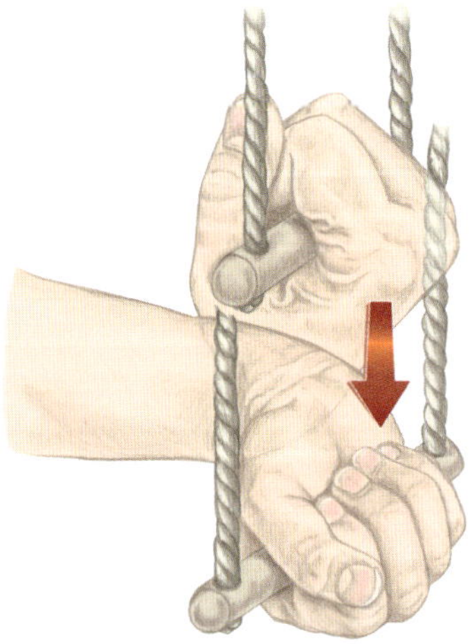

8. Bewegung

____

9. Synergisten

M. e ______________________

M. e ______________________

10. Antagonist

M. p ______________________

Unterarm und Hand

Wie heißt der Muskel? #1

Bitte benennen Sie folgende Muskeln.

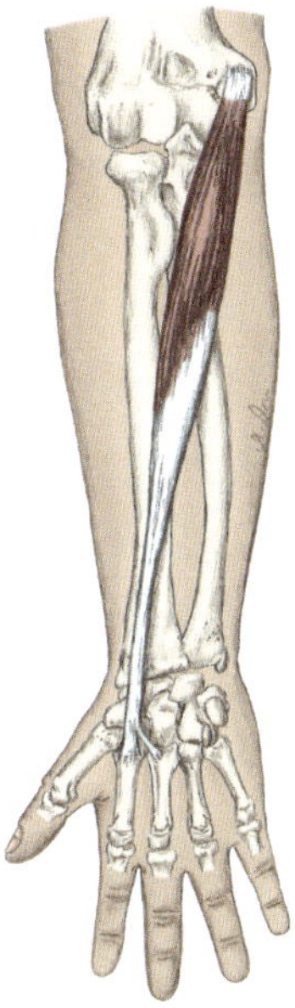

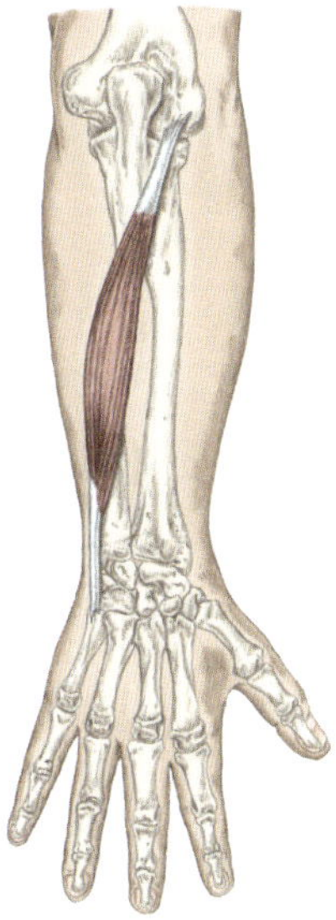

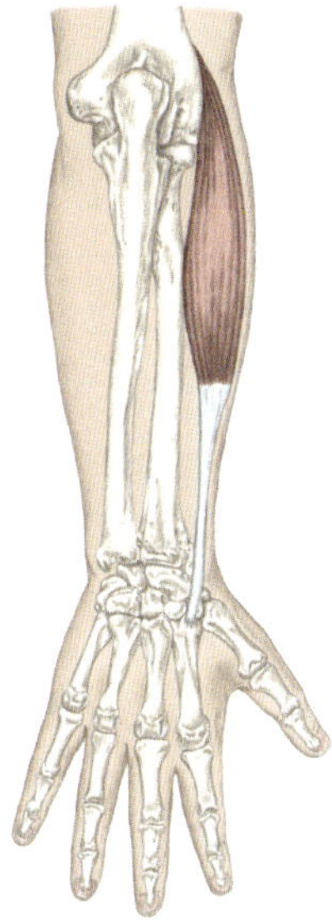

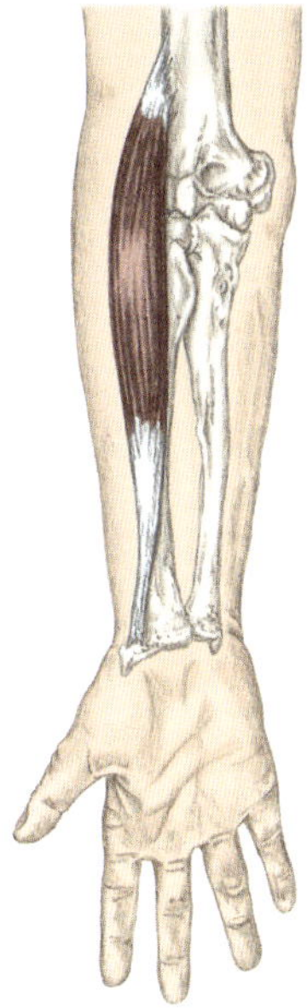

1. ______________________________

2. ______________________________

3. ______________________________

4. ______________________________

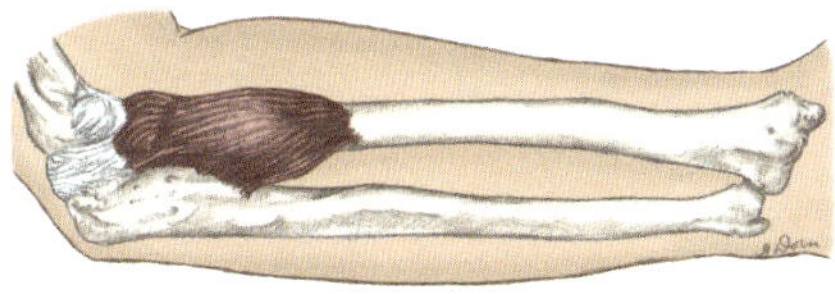

5. ______________________________

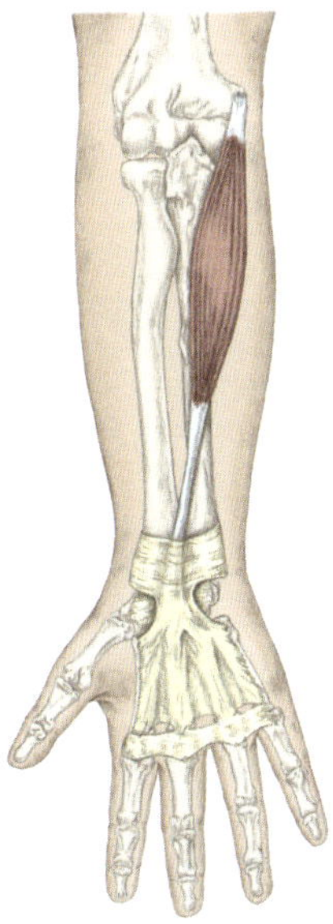

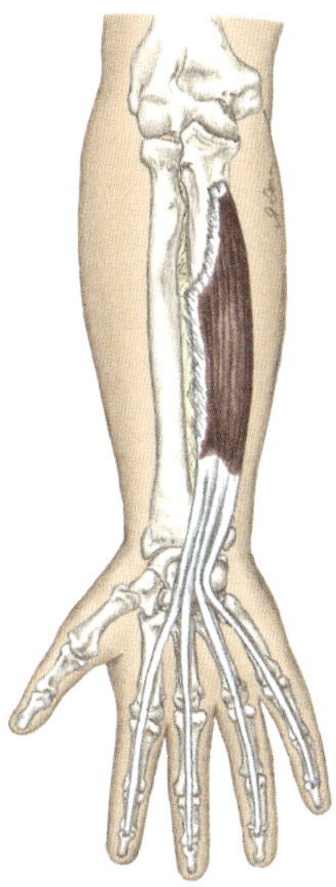

6. ______________________________

7. ______________________________

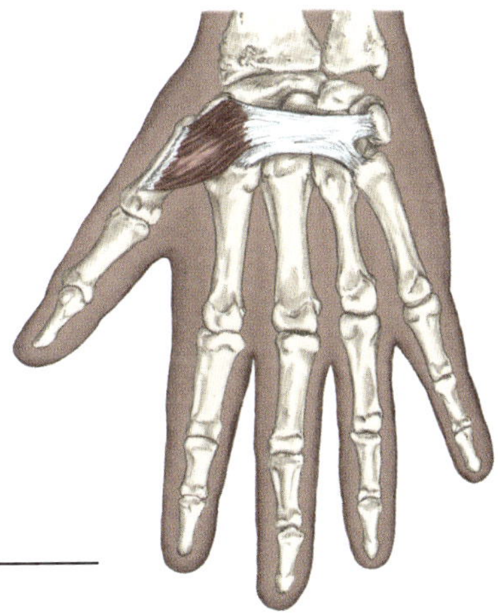

8. ______________________________

Unterarm und Hand

Wie heißt der Muskel? #2

Bitte benennen Sie folgende Muskeln.

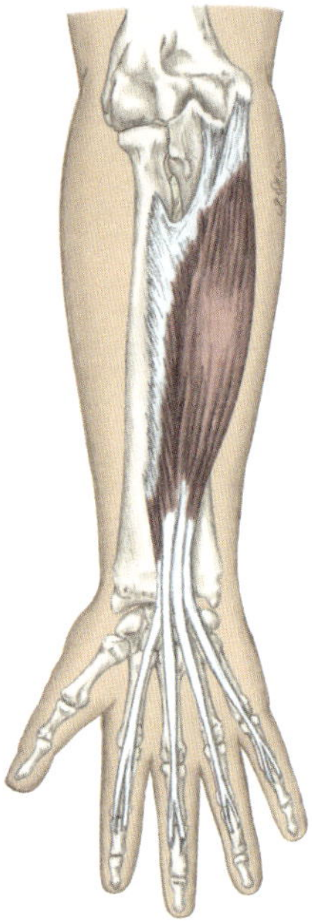

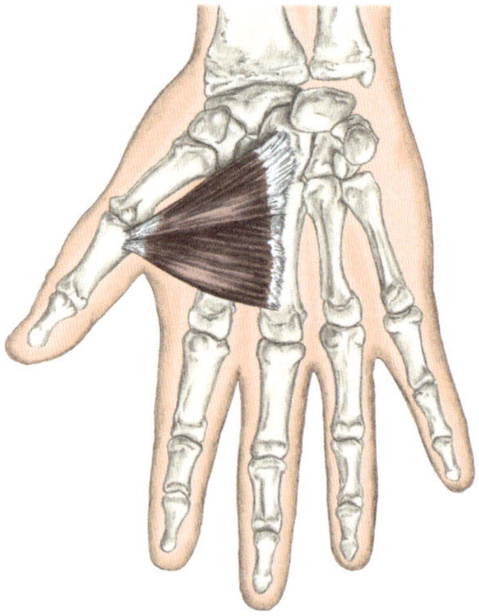

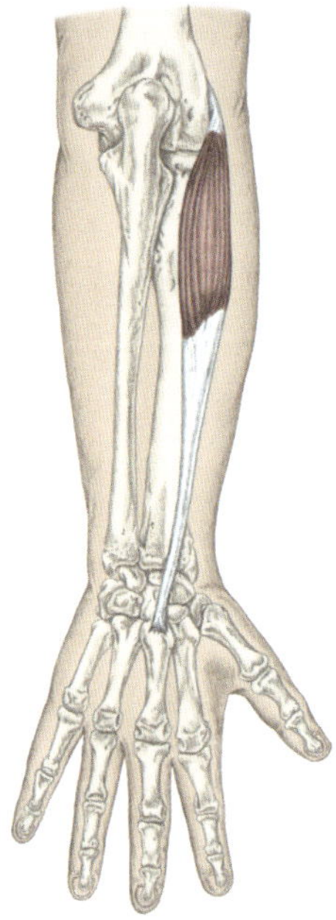

1. ____________________

2. ____________________

3. ____________________

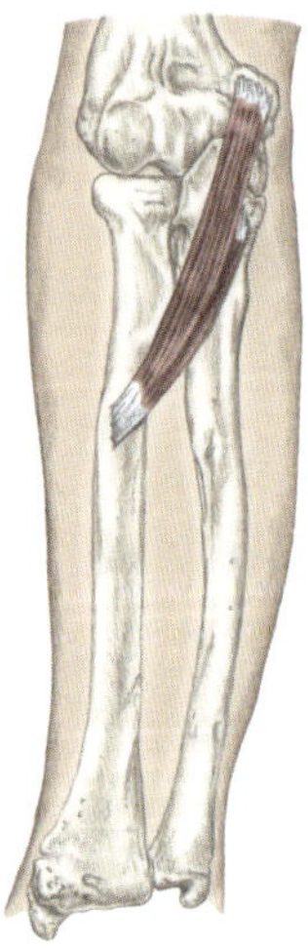

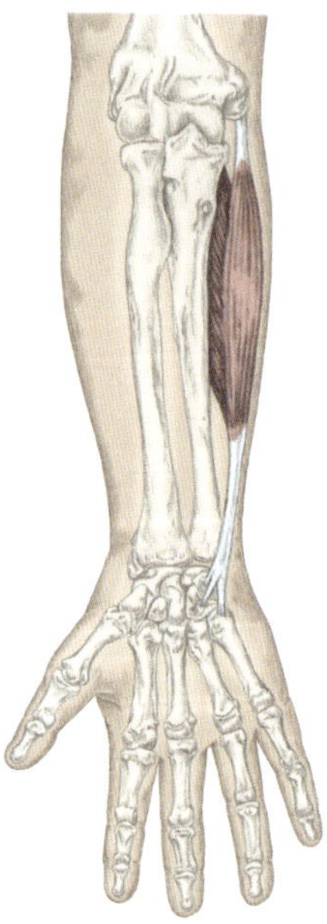

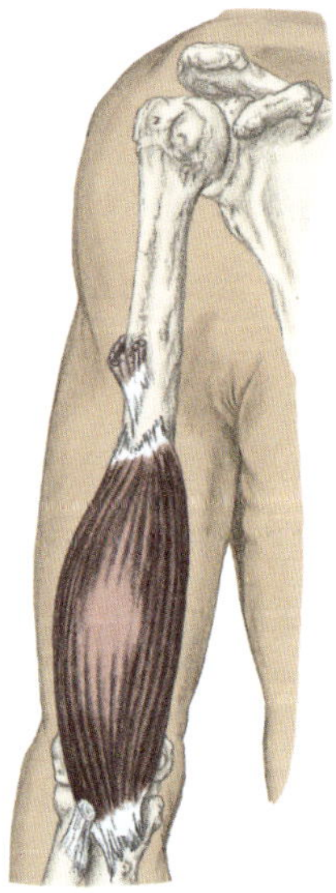

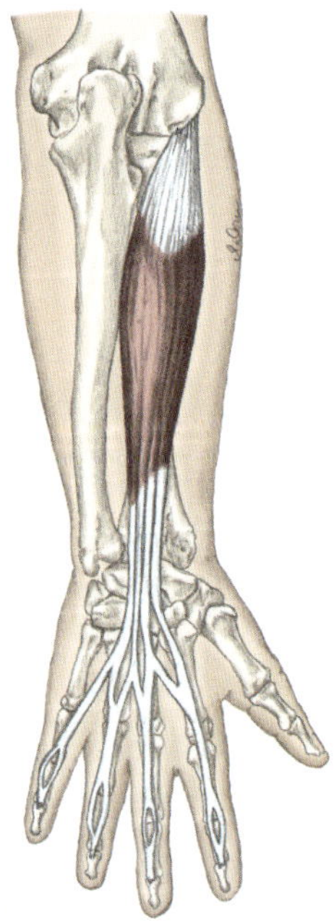

4. ____________________

5. ____________________

6. ____________________

7. ____________________

Unterarm und Hand, Muskelgruppe #1

S. 132–133, 146–148

M. brachialis, M. brachioradialis, Pronatoren und M. supinator

Bitte beantworten Sie folgende Fragen.

1. Welcher starke Ellenbogenflexor liegt unter dem M. biceps brachii? ____________________

2. Der M. brachioradialis bildet eine nützliche Unterteilungslinie zwischen welchen zwei Muskelgruppen?

   ____________________ ____________________

3. Welcher Muskel verläuft den ganzen Unterarm entlang, reicht aber nicht bis über das Handgelenk?

   ____

4. Der M. pronator quadratus befindet sich in der Tiefe unter den Sehnen der ____________________ und nur sein ____________________ Teil kann palpiert werden.

5. Der M. ____________________ ist Antagonist zum M. biceps brachii und M. supinator.

6. Die distale Sehne des M. ____________________ dient als guter Orientierungspunkt, um den M. pronator teres zu palpieren.

7. Durch welche Muskelfasern müssen Sie palpieren, um den M. supinator zu lokalisieren? ____________________

Verkürzen oder Verlängern?

8. Die passive Pronation des Unterarms führt zur ____________________ des M. supinator.

9. Die passive Flexion im Ellenbogen führt zur ____________________ des M. brachioradialis.

10. Die passive Extension des Ellenbogens führt zur ____________________ des M. brachialis.

11. Die passive Pronation des Unterarms führt zur ____________________ des M. pronator teres.

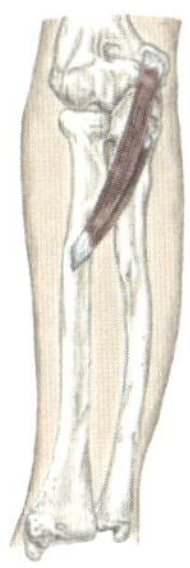

12. ____________________

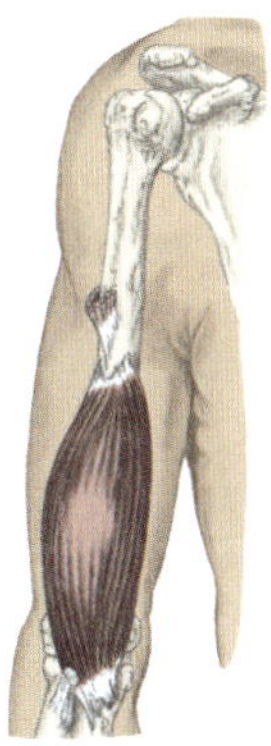

13. ____________________

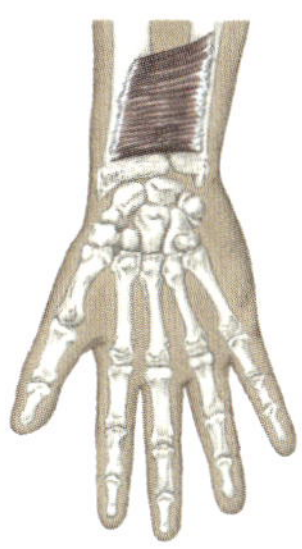

14. ____________________

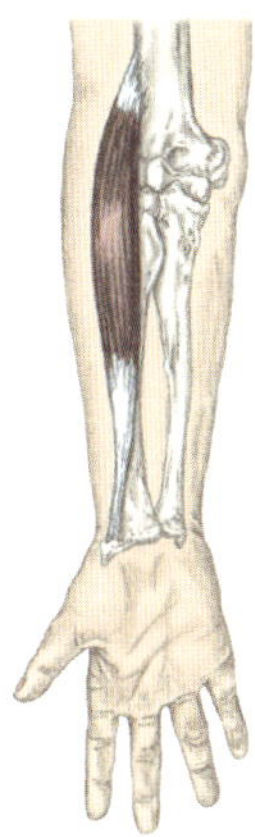

15. ____________________

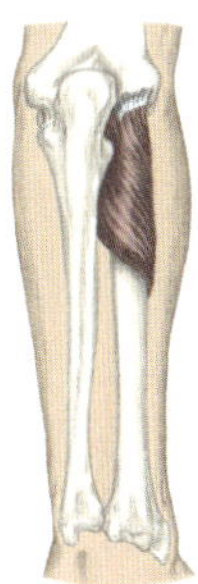

16. ____________________

Unterarm und Hand, Muskelgruppe #1

M. brachialis, M. brachioradialis, Pronatoren und M. supinator S. 132–133, 146–148

Zuordnen

Ordnen Sie den Muskeln den passenden Ursprung und Ansatz zu.

URSPRUNG

1. Distale Hälfte des ventralen Humerus
2. Proximale zwei Drittel der Crista supracondylaris humeri lateralis
3. Medioventrale Fläche der distalen Ulna
4. Gemeinsame Flexorensehne vom Epicondylus medialis humeri und Processus coracoideus ulnea
5. Epicondylus lateralis humeri, Lig. collaterale carpi radiale, Lig. anulare radii und Crista musculi supinatoris

MUSKEL	U	A
M. brachialis	____	____
M. brachioradialis	____	____
M. pronator quadratus	____	____
M. pronator teres	____	____
M. supinator	____	____

ANSATZ

6. Mitte des lateralen Radius
7. Ventrolaterale Fläche des proximalen Drittels des Corpus radii
8. Lateroventrale Fläche des distalen Radius
9. Processus styloideus radii
10. Tuberositas ulnae und Processus coronoideus ulnae

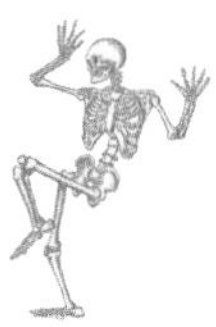

Palpieren!

Vergessen Sie nicht, es gibt kein Richtig oder Falsch.

Palpieren Sie den **M. pronator teres** an drei Personen. Beschreiben Sie das Gefühlte mit drei Worten (siehe S. 146 im *Trail Guide Anatomie*).

Person #1	**Person #2**	**Person #3**
________	________	________
________	________	________
________	________	________

Unterarm und Hand, Muskelgruppe #2

S. 134–145

Extensoren und Flexoren

Bitte beantworten Sie folgende Fragen.

1. In der anatomischen Grundposition liegt die Gruppe der ____________ auf der dorsolateralen Seite des Unterarms und die Gruppe der ____________ auf der anteromedialen Seite.

2. Der M. brachioradialis und der ____________ sind gute Unterteilungslinien zwischen den Flexoren und Extensoren des Unterarms.

3. Was verrät uns der Name dieses Muskels – M. flexor carpi radialis? ____________

4. Welcher Extensor des Unterarms kann entlang des Corpus ulnae palpiert werden? ____________

5. Welche Finger bewegt der M. extensor digitorum? ____________

6. Die Gruppe der ____________ wird sich beim Palpieren des Unterarms kleiner und kräftiger anfühlen als die Gruppe der ____________ .

7. Welche drei Unterarmmuskeln werden manchmal auch als Radialmuskeln bezeichnet? ____________

   ____________ ____________

8. Welche Bewegung muss Ihr Partner machen, damit Sie den M. brachioradialis vom M. extensor carpi radialis unterscheiden können? ____________

9. Welche drei Muskeln bilden die oberflächliche Schicht der Unterarmflexoren?

   ____________ ____________

10. Der M. flexor digitorum superficialis und der M. flexor digitorum profundus haben jeweils ____________ Sehnen, die durch welche anatomische Struktur verlaufen? ____________

11. Durch die Palmarflexion der Hand kann die Sehne welches Muskels lokalisiert werden? ____________

12. Welcher Muskel verläuft zwischen dem Os pisiforme und dem Epicondylus medialis humeri? ____________

13. Obwohl der M. flexor digitorum superficialis und der M. flexor digitorum profundus unterhalb der anderen Unterarmflexoren verlaufen, können sie medial von welchem knöchernen Orientierungspunkt palpiert werden? ____________

Palpieren!

Vergessen Sie nicht, es gibt kein Richtig oder Falsch.

Palpieren Sie den **M. extensor digitorum** an drei Personen. Beschreiben Sie das Gefühlte mit drei Worten (siehe S. 138 im *Trail Guide Anatomie*).

Person #1	Person #2	Person #3
____________	____________	____________
____________	____________	____________
____________	____________	____________

Unterarm & Hand

Unterarm und Hand, Muskelgruppe #2

Extensoren und Flexoren

S. 134–145

Zuordnen

Ordnen Sie den Muskeln den passenden Ursprung und Ansatz zu.

URSPRUNG

1. Ventrale und mediale Fläche der proximalen drei Viertel der Ulna
2. Gemeinsame Extensorensehne vom Epicondylus lateralis humeri (3)
3. Gemeinsame Flexorensehne vom Epicondylus medialis humeri (2)
4. Gemeinsame Flexorensehne vom Epicondylus medialis humeri, Lig. collaterale ulnae, Processus coronoideus ulnae, Membrana interossea antebrachii und proximaler Corpus radii
5. Distales Drittel der Crista supracondylaris humeri lateralis
6. Gemeinsame Flexorensehne vom Epicondylus medialis humeri und posteriore Fläche der proximalen zwei Drittel der Ulna

ANSATZ

7. Basis des Os metacarpale V
8. Basis der Ossa metacarpalia II und III
9. Basis des Os metacarpale II
10. Basis des Os metacarpale III
11. Basen der distalen Phalangen und der palmaren Fläche des zweiten bis fünften Fingers
12. Seiten der medialen Phalangen des zweiten bis fünften Fingers
13. Retinaculum flexorum und Aponeurosis palmaris
14. Basen der medialen und distalen Phalangen des zweiten bis fünften Fingers
15. Os pisiforme, Hamulus ossis hamatui und Basis des Os metacarpale V

MUSKEL	U	A
M. extensor carpi radialis brevis	____	____
M. extensor carpi radialis longus	____	____
M. extensor carpi ulnaris	____	____
M. extensor digitorum	____	____
M. flexor carpi radialis	____	____
M. flexor carpi ulnaris	____	____
M. flexor digitorum profundus	____	____
M. flexor digitorum superficialis	____	____
M. palmaris longus	____	____

Verkürzen oder Verlängern?

16. Die passive Radialabduktion im Handgelenk führt zur ____________ des M. extensor carpi radialis longus.
17. Die passive Flexion der Finger 2–5 führt zur ____________ des M. extensor digitorum.
18. Die passive Flexion des Handgelenks führt zur ____________ des M. palmaris longus.
19. Die passive Ulnarabduktion des Handgelenks führt zur ____________ des M. flexor carpi radialis.
20. Die passive Extension der Finger 2–5 führt zur ____________ des M. flexor digitorum profundus.

Unterarm und Hand

Daumen- und Handmuskeln #1

Bitte benennen Sie die folgenden Strukturen.

Hand und Handgelenk rechts, oberflächliche Schicht, Ansicht von palmar

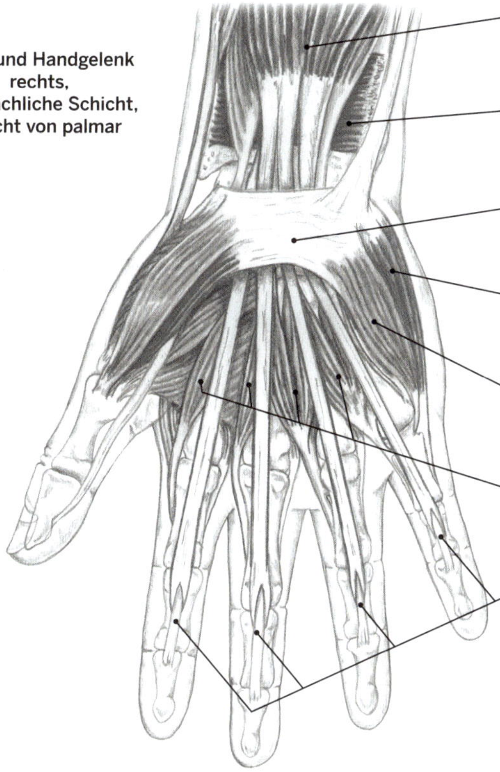

1. ______________________
2. ______________________
3. ______________________
4. ______________________
5. ______________________
6. ______________________
7. ______________________

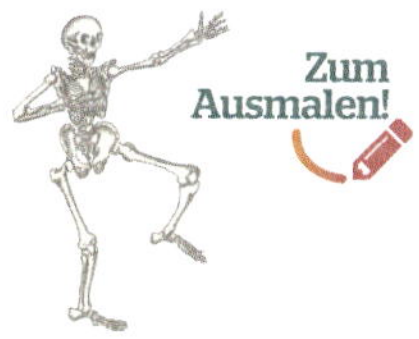

8. ______________________
9. ______________________
10. ______________________
11. ______________________
12. ______________________

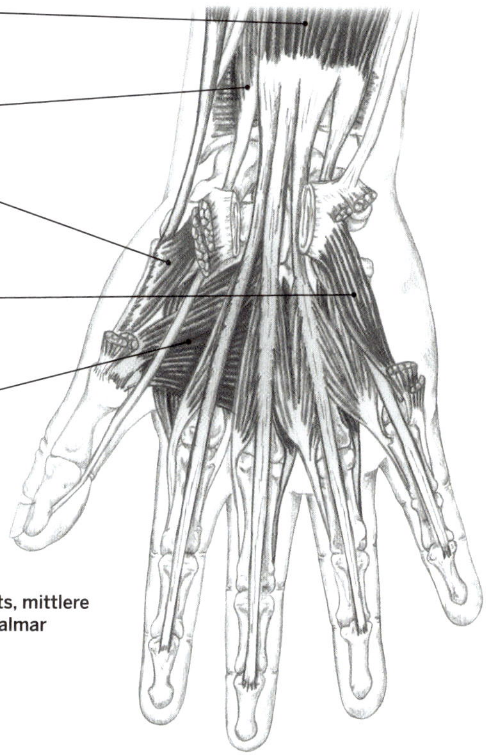

Hand und Handgelenk rechts, mittlere Schicht, Ansicht von palmar

AUSWAHL

- M. abductor digiti minimi
- M. adductor pollicis
- M. flexor digiti minimi brevis
- M. flexor digitorum profundus (2x)
- M. flexor digitorum superficialis
- M. flexor pollicis longus
- M. opponens digiti minimi
- M. opponens pollicis
- M. pronator quadratus
- Mm. lumbricales manus
- Retinaculum flexorum

Unterarm und Hand

Daumen- und Handmuskeln #2

S. 150

Bitte benennen Sie die folgenden Strukturen.

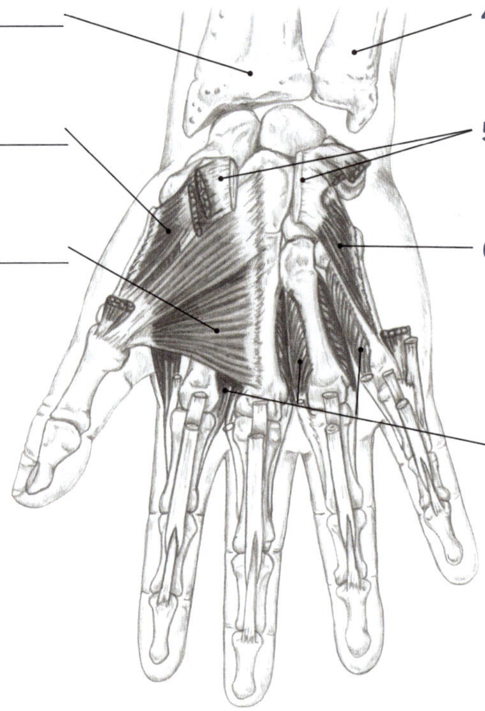

1. ____________________
2. ____________________
3. ____________________
4. ____________________
5. ____________________
6. ____________________
7. ____________________

Hand und Handgelenk rechts, tiefe Schicht, Ansicht von palmar

AUSWAHL

M. abductor digiti minimi
M. abductor pollicis longus
M. adductor pollicis (2x)
M. extensor carpi ulnaris
M. extensor digiti minimi
M. extensor digitorum
M. extensor pollicis brevis
M. extensor pollicis longus
M. interosseus dorsalis I
M. opponens digiti minimi
M. opponens pollicis
Mm. interossei dorsales II bis IV
Mm. interossei palmares
Radius
Retinaculum flexorum (Schnitt)
Ulna

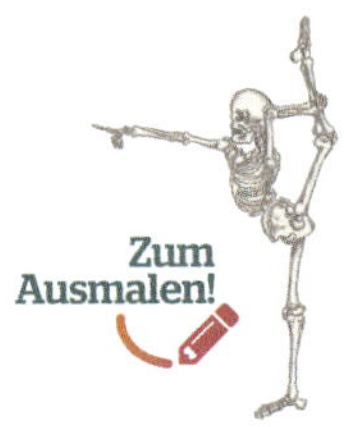

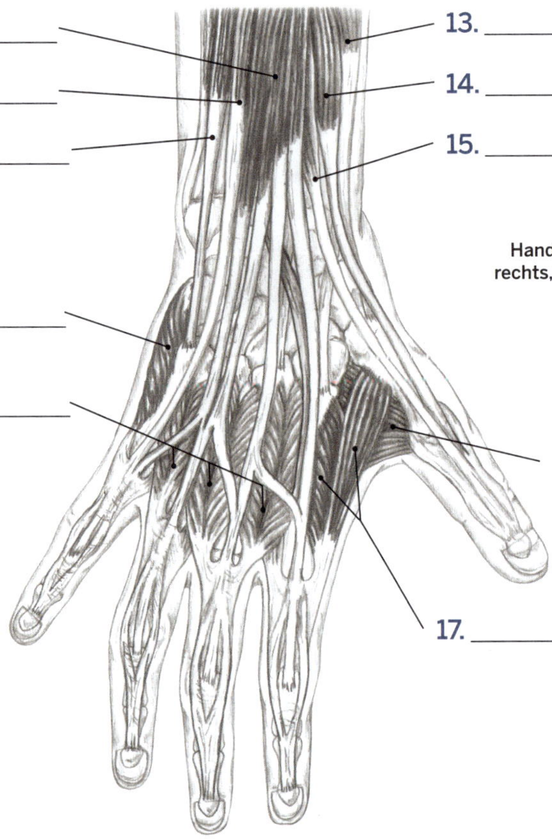

8. ____________________
9. ____________________
10. ____________________
11. ____________________
12. ____________________
13. ____________________
14. ____________________
15. ____________________
16. ____________________
17. ____________________

Hand und Handgelenk rechts, Ansicht von dorsal

Unterarm und Hand, Muskelgruppe #3

S. 151–159

Daumen- und Handmuskeln

Bitte beantworten Sie folgende Fragen.

1. Der ______________________________ befindet sich beim Daumengrundglied. Demgegenüber auf der ulnaren Seite der Handfläche liegt der ______________________________ .

2. Wie viele Muskeln bewegen den Daumen? ______________________________
   Wie viele davon befinden sich am Thenar? ______________________________

3. Welcher Muskel führt die Oppositionsbewegung des Daumens aus? ______________________________

4. Die distalen Sehnen welcher drei Muskeln bilden die anatomische Tabatière?
   ____________________ ____________________ ____________________

5. Die Mm. interossei palmares sind schwer zu palpieren, da sie unterhalb der ____________________ (Muskel) und zwischen den ______________________________ (Knochen) lokalisiert sind.

6. Die Mm. lumbricales entspringen seitlich an den Sehnen des ______________________________

7. Welcher Muskel verläuft zwischen dem Os pisiforme und der Basis des proximalen Phalanx des fünften Fingers? ______________________________

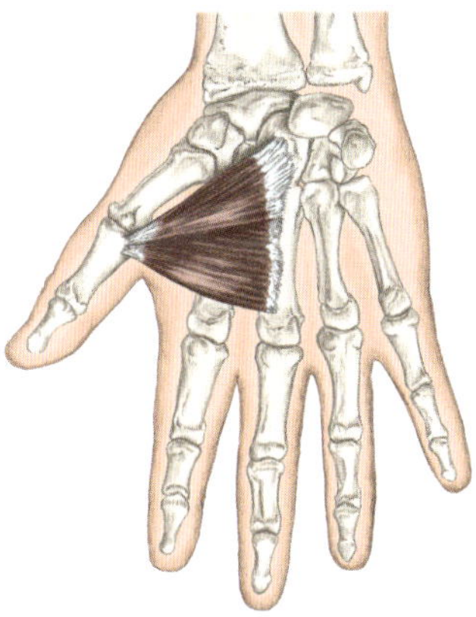

8. ______________________________

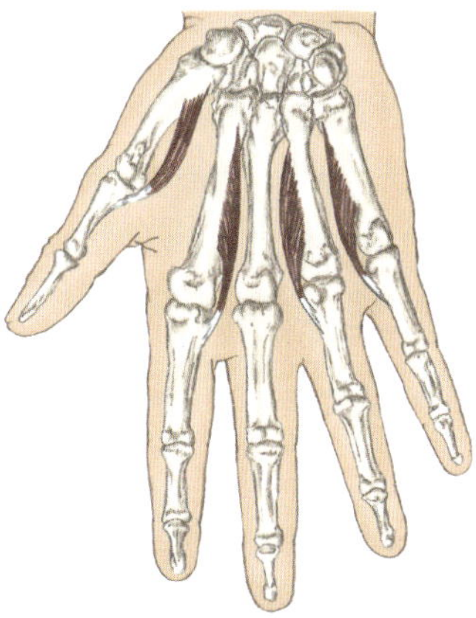

9. ______________________________

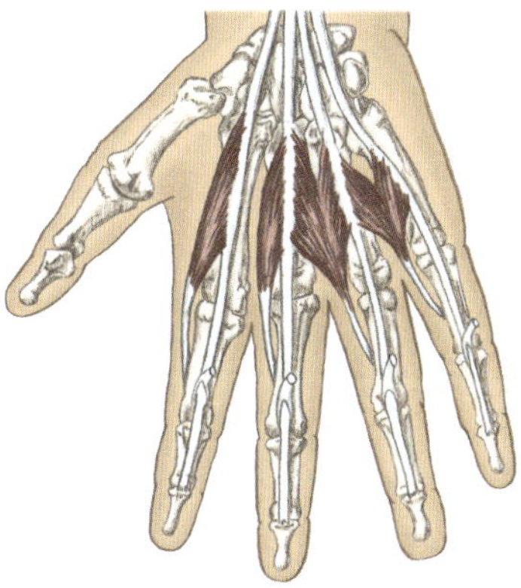

10. ______________________________

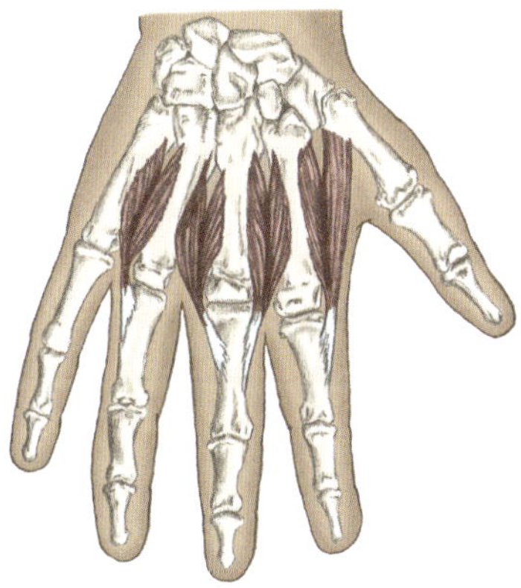

11. ______________________________

Unterarm & Hand

Unterarm und Hand, Muskelgruppe #3

Daumen- und Handmuskeln

S. 151–159

Zuordnen

Ordnen Sie den Muskeln den passenden Ursprung und Ansatz zu.

URSPRUNG

1. Anteriore Oberfläche des Radius und Membrana interossea antebrachii
2. Os capitatum, Ossa metacarpalia II und III
3. Retinaculum flexorum und Tuberculum ossis trapezii
4. Posteriore Oberfläche von Radius und Ulna sowie Membrana interossea antebrachii
5. Dorsale Oberfläche der Ulna und Membrana interossea antebrachii

MUSKEL	U	A
M. abductor pollicis longus	______	______
M. adductor pollicis	______	______
M. extensor pollicis longus	______	______
M. flexor pollicis longus	______	______
M. opponens pollicis	______	______

ANSATZ

6. Basis des Os metacarpale I
7. Basis der proximalen Phalanx des Daumens
8. Basis der distalen Phalanx des Daumens (2)
9. Gesamte Länge des Os metacarpale I, radiale Fläche

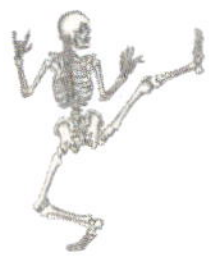

Palpieren!

Vergessen Sie nicht, es gibt kein Richtig oder Falsch.
Palpieren Sie den **Thenar** an drei Personen. Beschreiben Sie das Gefühlte mit drei Worten (siehe S. 156 im *Trail Guide Anatomie*).

Person #1	Person #2	Person #3
____________________	____________________	____________________
____________________	____________________	____________________
____________________	____________________	____________________

Unterarm und Hand

S. 160–166

Andere Strukturen

Bitte beantworten Sie folgende Fragen.

1. Welche zwei Strukturen stabilisieren das Ellenbogengelenk und verlaufen vom jeweiligen Epicondylus humeri zu den Unterarmknochen? ______________________ ______________________

2. Welches Band stabilisiert bei der Pronation und Supination den proximalen Radius gegen die Ulna?
____

3. Zwischen welchen zwei knöchernen Orientierungspunkten verläuft der N. ulnaris und ist an dieser Stelle leicht papierbar? ______________________ ______________________

4. Welche Struktur polstert den Raum zwischen Olecranon und der Haut über dem Ellenbogen?
____

5. Durch den Karpaltunnel verlaufen viele ______________ und der N. ______________ .

6. Die transversalen Fasern des ______________ und die Ossa carpalia formen den Karpaltunnel.

7. Wie wird die Fortsetzung der Fascia antebrachii genannt, die dann oberflächlich über die Handfläche verläuft? ______________________________

8. An welcher Arterie des Handgelenks wird häufig der Puls gemessen? ______________________

Bitte benennen Sie die folgenden Strukturen.

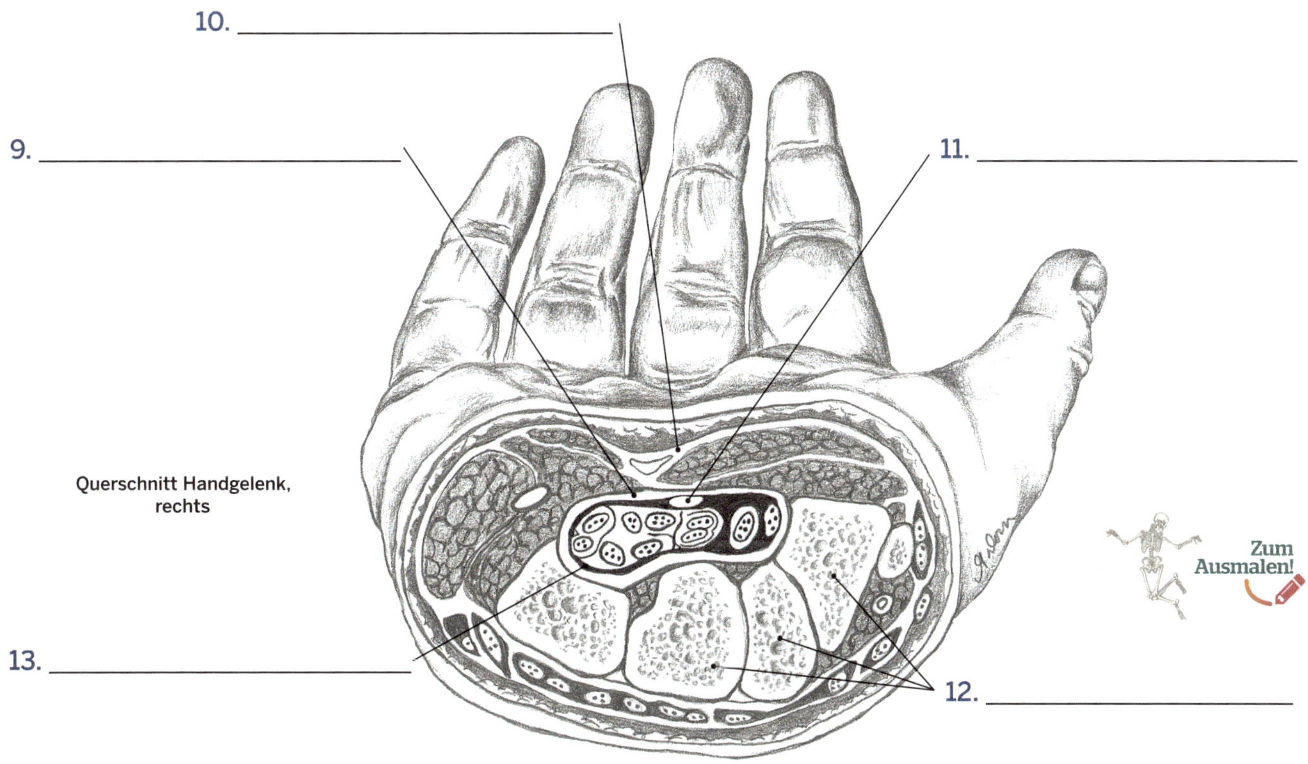

Unterarm und Hand

Art. humeroulnaris und Art. radioulnaris proximalis

S. 160

Bitte benennen Sie die folgenden Strukturen.

1. ______________________
2. ______________________
3. ______________________
4. ______________________

Rechter Ellenbogen, Ansicht von lateral

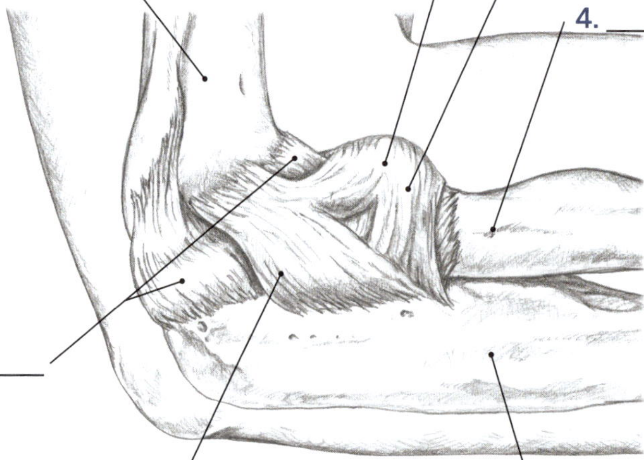

7. ______________________
6. ______________________
5. ______________________

AUSWAHL
- Capsula articularis (2x)
- Caput radii
- Epicondylus medialis humeri
- Humerus (2x)
- Lig. anulare radii (2x)
- Lig. collaterale mediale
- Lig. collaterale ulnare
- Olecranon
- Radius (2x)
- Ulna (2x)

Zum Ausmalen!

9. ______________________
10. ______________________
11. ______________________
8. ______________________

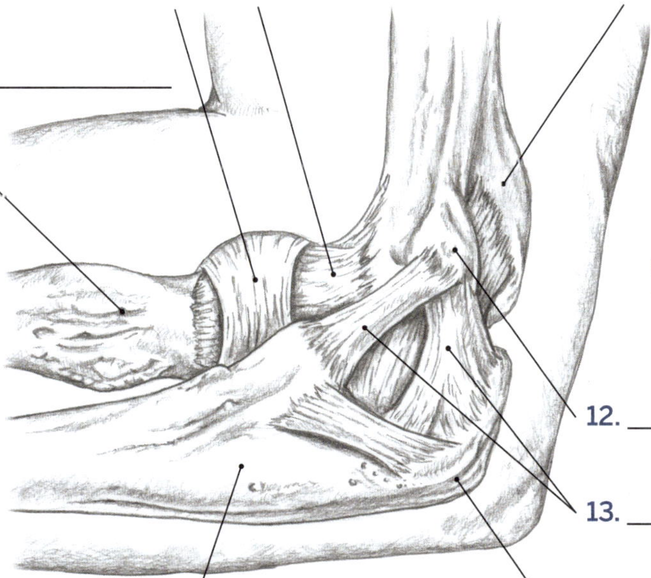

Rechter Ellenbogen, Ansicht von medial

12. ______________________
13. ______________________
15. ______________________
14. ______________________

S. 165

Unterarm und Hand

Art. radiocarpalis

Bitte benennen Sie die folgenden Strukturen.

1. ______________________:
2. ______________________
3. ______________________
4. ______________________
5. ______________________

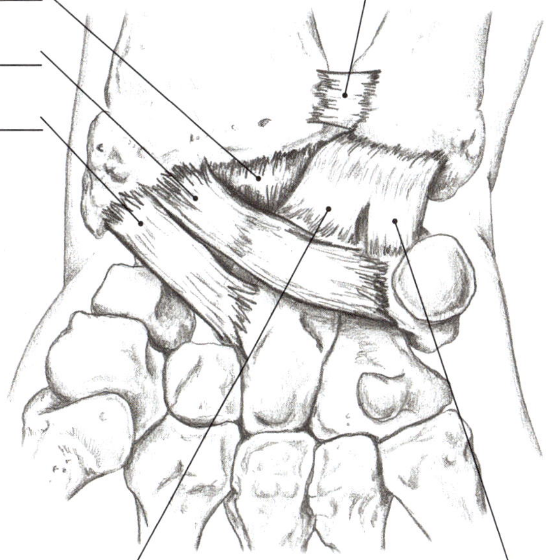

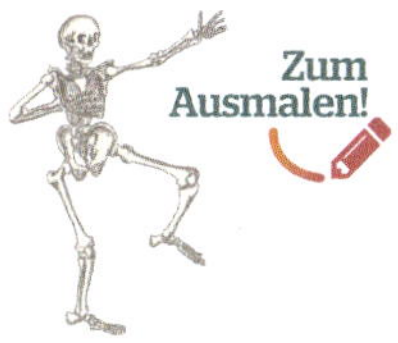

Rechtes Handgelenk, Ansicht von palmar

6. ______________________: 7. ______________________ 8. ______________________

AUSWAHL
- Lig. collaterale carpi radiale
- Lig. collaterale ulnare
- Lig. radiocapitatum
- Lig. radiocarpale carpi radiale
- Lig. radiocarpale palmare
- Lig. radioulnare dorsale
- Lig. radioulnare palmare
- Lig. radioscapholunatum
- Lig. radiotriquetrum
- Lig. ulnocarpale palmare
- Lig. ulnolunatum
- Lig. ulnotriquetrum

9. ______________________ 10. ______________________

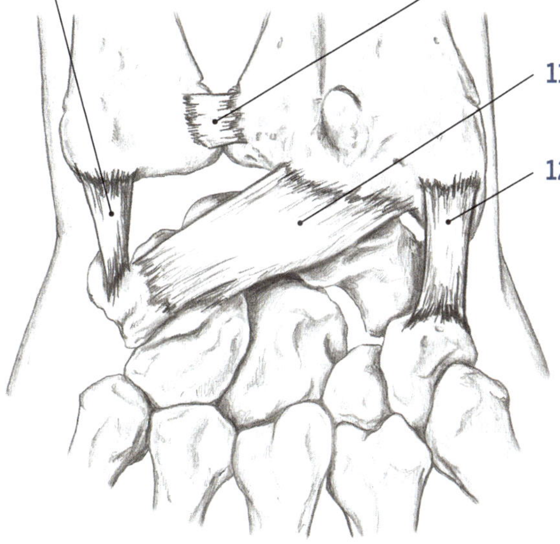

11. ______________________
12. ______________________

Rechtes Handgelenk, Ansicht von dorsal

Unterarm und Hand

Artt. intercarpales, Artt. carpometacarpales und Artt. intermetacarpales

S. 165–166

Bitte benennen Sie die folgenden Strukturen.

1. ______________________

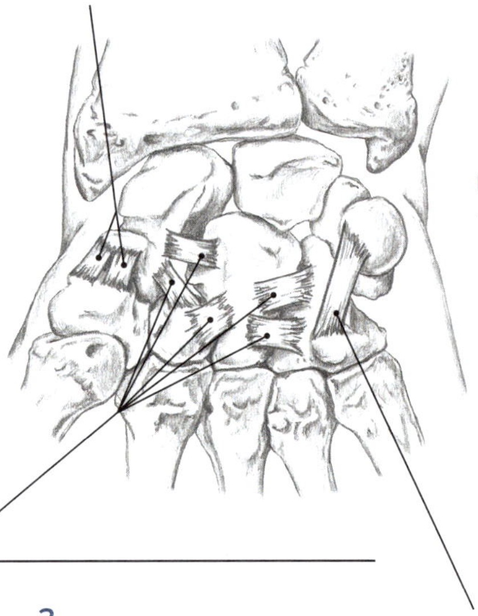

Rechtes Handgelenk, Ansicht von palmar

2. ______________________

3. ______________________

4. ______________________

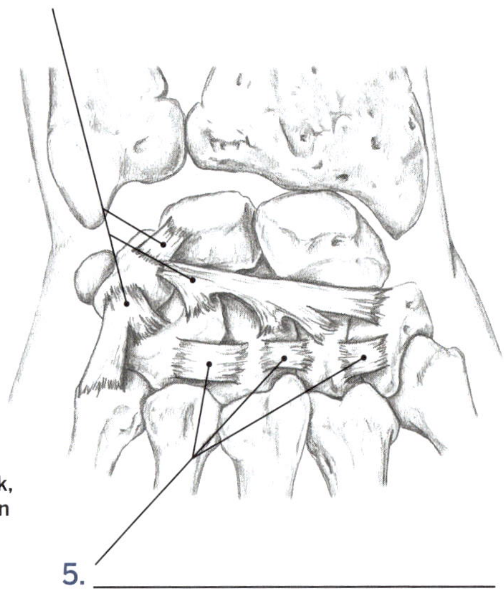

Rechtes Handgelenk, Ansicht von dorsal

5. ______________________

Zum Ausmalen!

AUSWAHL

Lig. carpi radiatum	Ligg. carpometacarpalia palmaria
Lig. carpometacarpale dorsale	Ligg. intercarpalia interossea
Lig. pisohamatum	Ligg. intercarpalia dorsalia
Lig. pisometacarpale	Ligg. intercarpalia palmaria
Lig. metacarpale dorsale	Ligg. metacarpalia palmaria

6. ______________________

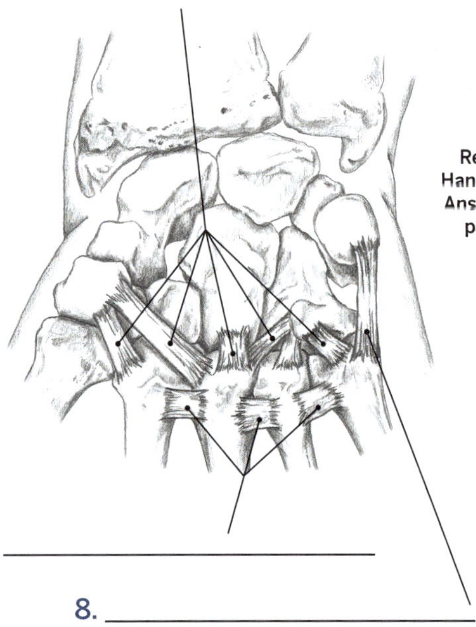

Rechtes Handgelenk, Ansicht von palmar

7. ______________________

8. ______________________

9. ______________________

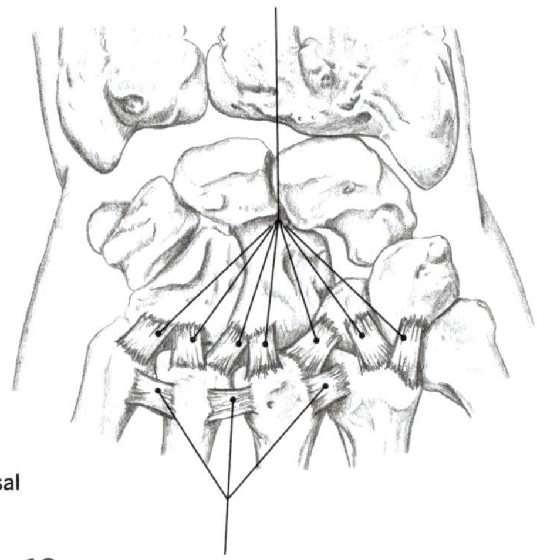

Rechtes Handgelenk, Ansicht von dorsal

10. ______________________

Notizen

Wirbelsäule und Thorax
Topographische Übersicht

S. 168

Bitte benennen Sie die folgenden Strukturen.

AUSWAHL
- 12. Rippe
- Costae
- Crista iliaca (2x)
- Fossa jugularis sterni
- Lendenwirbel
- M. obliquus externus abdominis
- M. rectus abdominis
- Margo medialis scapulae
- Muskelgruppen des M. erector spinae
- Os sacrum
- Processus spinosus C7
- Processus spinosi der Brust- und Spina iliaca posterior superior
- Rand des Brustkorbs
- Sternum
- Umbilicus

Ansicht von ventral

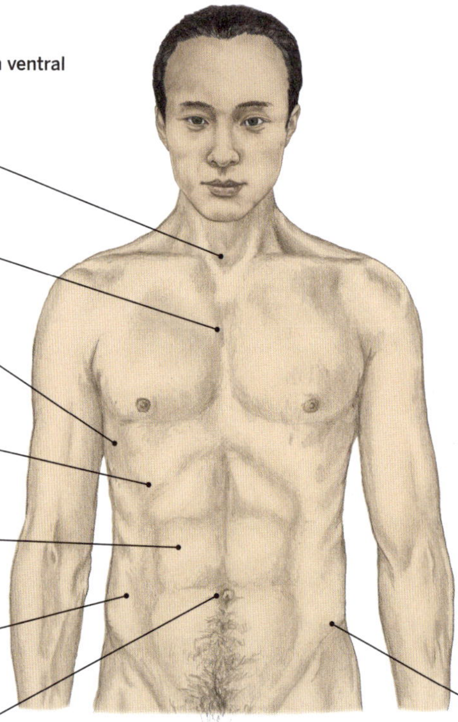

Ansicht von dorsal

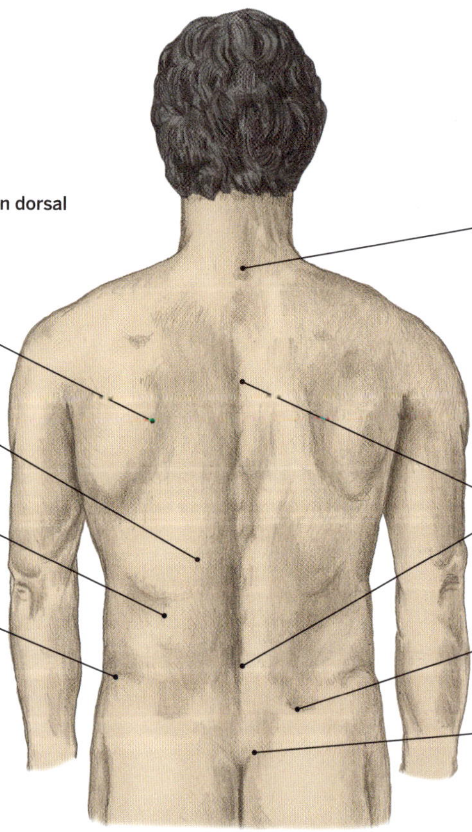

Wirbelsäule und Thorax

Knöcherne Strukturen #1

S. 170–181

Bitte beantworten Sie folgende Fragen.

1. Welcher Abschnitt der Wirbelsäule ist im Vergleich zu den anderen am beweglichsten? ________________

2. Welche zwei Strukturen zählen zum Thorax?

   ______________________________ ______________________________

3. Die sichtbare Höckerreihe, die den Rücken entlang läuft nennt man ______________________________

4. Bitte ordnen Sie die knöchernen Orientierungspunkte dem passenden Processus spinosus zu.

_______ Th12	**a.** Spitze der Crista iliaca
_______ Th2	**b.** Halsansatz
_______ L4	**c.** Angulus superior scapulae
_______ C7	**d.** 12. Rippe
_______ T7	**e.** Angulus inferior scapulae

5. Ihr Partner sitzt mit leicht gebeugtem Rumpf und Hals. Welche zwei Bewegungen in der Wirbelsäule muss Ihr Partner machen, damit Sie die Bewegung der Processus spinosi palpieren können?

   ______________________________ ______________________________

6. Angulus inferior scapulae und Angulus superior scapulae befinden sich nicht immer auf der Höhe der entsprechenden Referenzpunkte Th7 und Th2. Nennen Sie zwei mögliche Ursachen dafür.

   ______________________________ ______________________________

7. Die Dornfortsätze welcher zwei Halswirbel stehen weiter hervor und sind ausgeprägter als die übrigen Processus spinosi?

   ______________________________ ______________________________

8. Wie nennt man das Band, welches oberhalb der Processus spinosi der Halswirbelsäule liegt? ____________

9. Unter welchem Muskel liegen die meisten Processus transversi der Halswirbelsäule? ____________

10. Ihr Partner befindet sich in Rückenlage und der Kopf ist um 45 ° von Ihnen weg rotiert. In dieser Position bilden die Querfortsätze eine Reihe zwischen welchen zwei knöchernen Orientierungspunkten?

    ______________________________ ______________________________

11. Zwischen welchen zwei knöchernen Orientierungspunkten befindet sich die laminäre Mulde?

    ______________________________ ______________________________

Wirbelsäule und Thorax
Knöcherne Strukturen #2

S. 182–187

Bitte beantworten Sie folgende Fragen.

1. Die Processus transversi befinden sich unterhalb des M. ______________________ und oberhalb der ______________________.

2. Wie weit müssen Sie in etwa nach lateral gleiten, um den dicken Strang des M. erector spinae zu umgehen und die Processus transversi der Lendenwirbelsäule zu palpieren? ______________________

3. Welche Rippe setzt in Höhe des Angulus sterni am Sternum an? ______________________

4. Über welche Struktur sind Sternum und Rippen miteinander verbunden? ______________________

5. Welche Muskeln befinden sich zwischen den Rippen? ______________________

6. Obwohl der gesamte Brustkorb von Muskelgewebe umgeben ist, ist ein Bereich der Rippen leicht zugänglich. Welcher ist hier gemeint? ______________________

7. Von ventral gesehen liegt die erste Rippe direkt unterhalb von welchem Knochen? ______________________

8. Durch welche Muskeln müssen Ihre Finger hindurch gleiten, um von kranial hinter der Clavicula die erste Rippe palpieren zu können? ______________________

9. Was muss Ihr Partner tun, damit Sie die Bewegung der ersten Rippe palpieren können? ______________________
____

10. In welche drei Richtungen können sich die Rippen gut bewegen? ______________________
______________________ ______________________

11. In welchem Winkel verlaufen die 11. und 12. Rippe? ______________________

12. Wenn Sie die 12. Rippe von lateral nach medial palpieren kann es passieren, dass Sie den Kontakt zur 12. Rippe auf dem Weg verlieren. Unter welchem Muskel verschwindet die 12. Rippe? ______________________
____

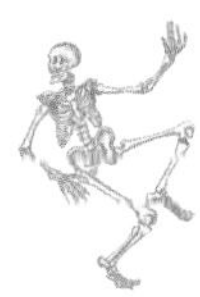

Palpieren!

Vergessen Sie nicht, es gibt kein Richtig oder Falsch.

Palpieren Sie die **Processus spinosi der Halswirbelsäule** an drei Personen. Beschreiben Sie das Gefühlte mit drei Worten (siehe S. 176 im *Trail Guide Anatomie*).

Person #1	Person #2	Person #3
______________	______________	______________
______________	______________	______________
______________	______________	______________

Wirbelsäule und Thorax

Knöcherne Strukturen an Wirbelsäule und Thorax

Bitte benennen Sie die folgenden Strukturen.

AUSWAHL

Cartilago costalis	sieben
Corpus sterni	Spina cervicalis
fünf	Spina lumbalis
Kyphose	Spina thoracica
Lordose (2x)	Vertebrae cervicales (2x)
Manubrium sterni	Vertebrae lumbales (2x)
Os coccygis	Vertebrae thoracicae
Os sacrum	Zwölf
Rippen	

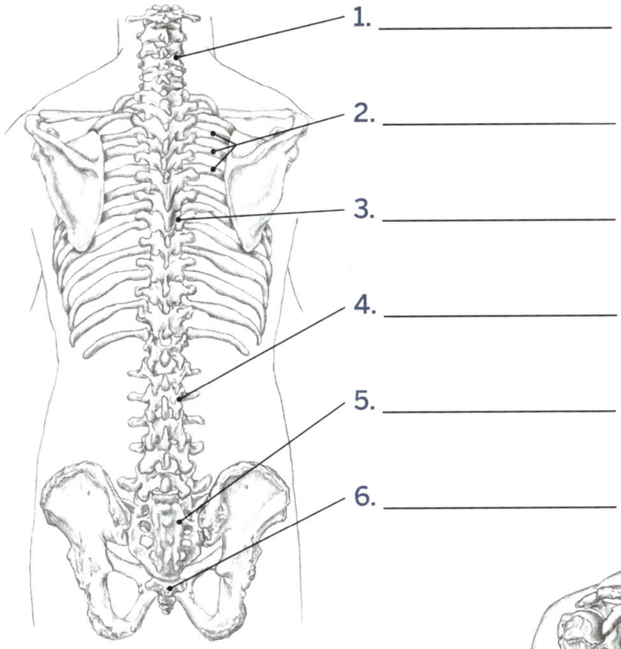

Ansicht von dorsal

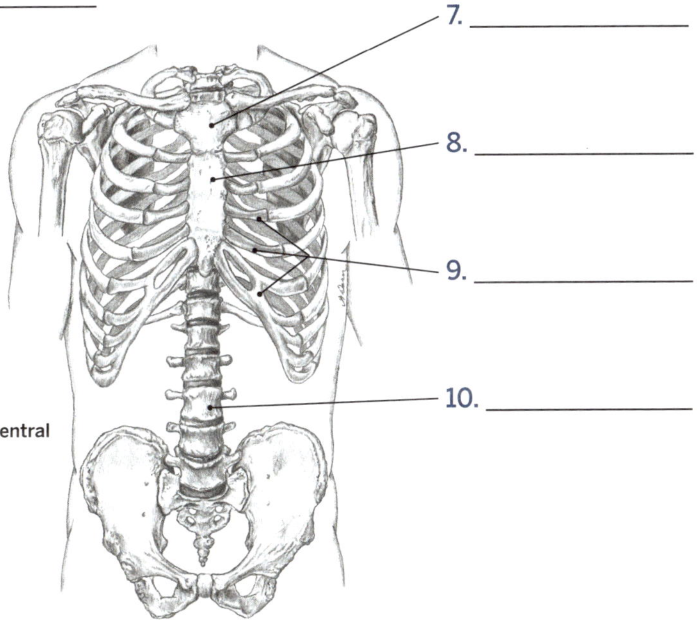

Ansicht von ventral

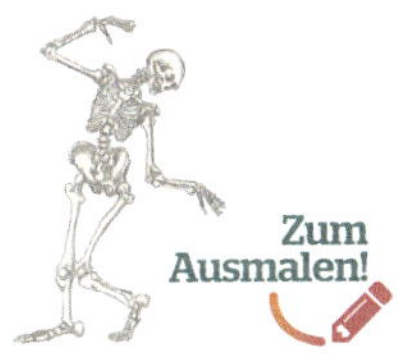

Benennen Sie die Abschnitte der Columna vertebralis (Wirbelsäule) und die Anzahl der Wirbel im jeweiligen Abschnitt sowie die Art der Krümmung.

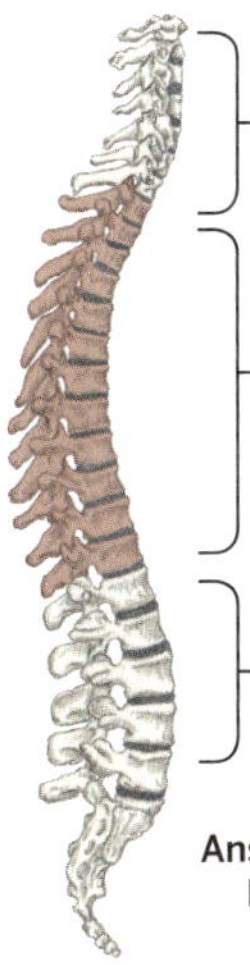

Ansicht von lateral

	Abschnitt	Anzahl der Wirbel	Krümmung
11.	______	______	______
12.	______	______	______
13.	______	______	______

Wirbelsäule und Thorax

Erster und zweiter Halswirbel

S. 171

Bitte benennen Sie die folgenden Strukturen.

AUSWAHL
Atlas
Axis
Dens axis (2x)
Fovea dentis
Facies articularis superior (2x)
Foramen transversarium (2x)
Foramen vertebrale (3x)
Lamina arcus vertebrae (4x)
Processus spinosus (2x)
Processus transversus (4x)
Sulcus arteriae vertebralis
Tuberculum posterius

1. ______________
2. ______________
3. ______________

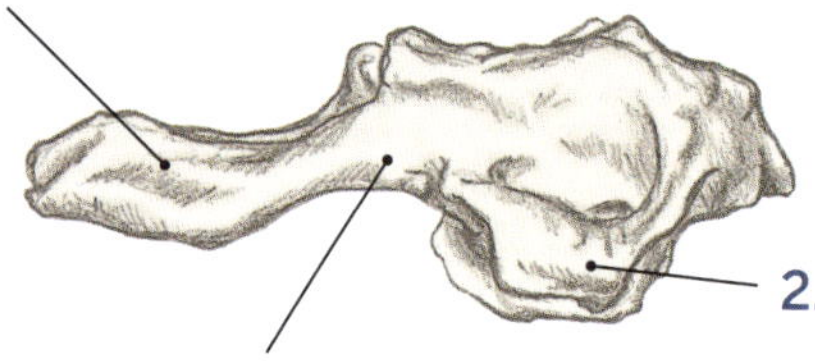

Ansicht von lateral

4. ______________
5. ______________
6. ______________
7. ______________
8. ______________
9. ______________
10. ______________

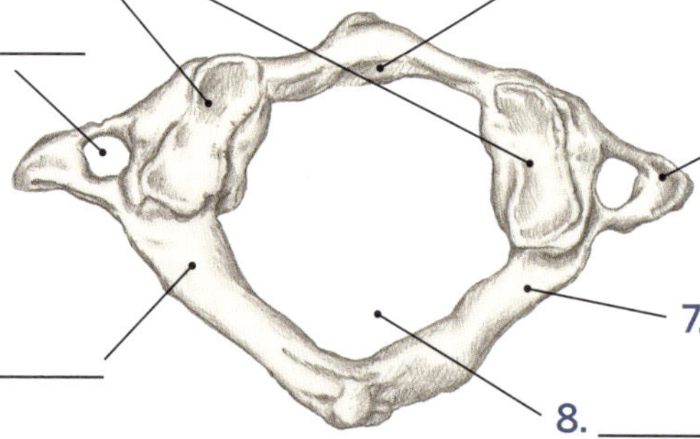

Ansicht von kranial

Wie lautet der Name dieses Wirbels?

11. ______________

---

12. ______________
13. ______________
14. ______________
15. ______________
16. ______________
17. ______________

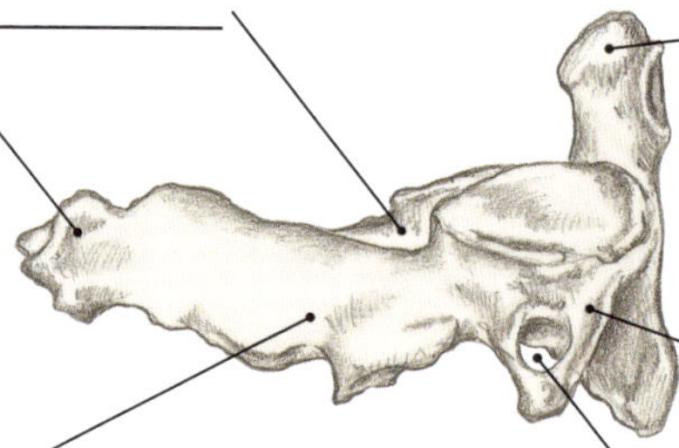

Ansicht von lateral

Wie lautet der Name dieses Wirbels?

18. ______________

19. ______________
20. ______________
21. ______________
22. ______________
23. ______________
24. ______________

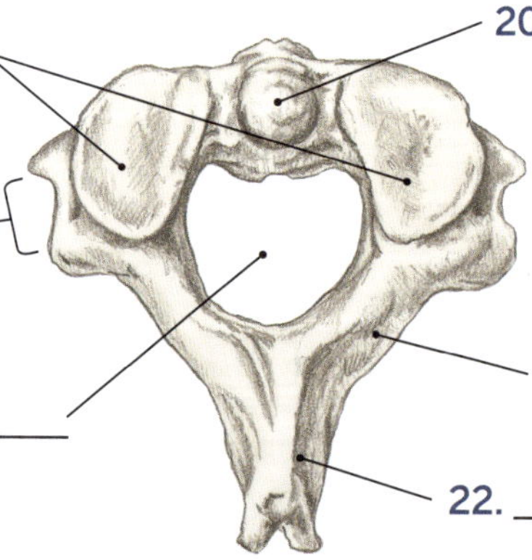

Ansicht von kranial

Wirbelsäule und Thorax

Vertebrae cervicales

Bitte benennen Sie die folgenden Strukturen.

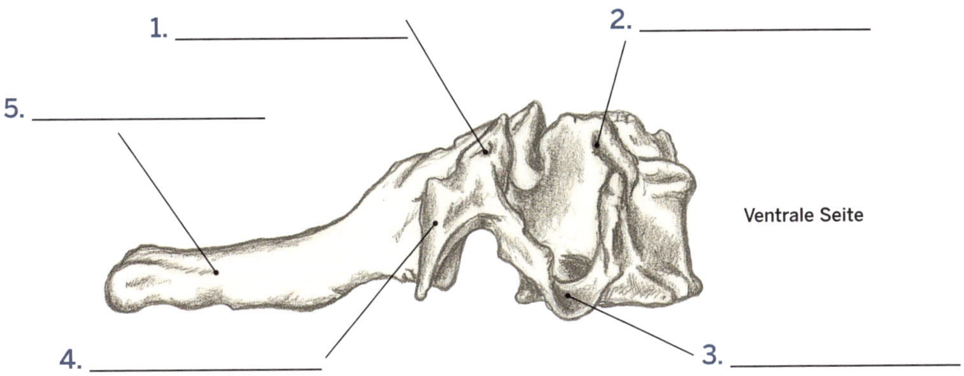

Ansicht von lateral

AUSWAHL

Facies articularis superior	Processus transversus (2x)
Foramen transversarium	Sulcus nervi spinalis (2x)
Lamina arcus vertebrae	Tuberculum anterius (2x)
Laminäre Mulde	Tuberculum posterius (2x)
Processus spinosus (2x)	Wirbelkörper

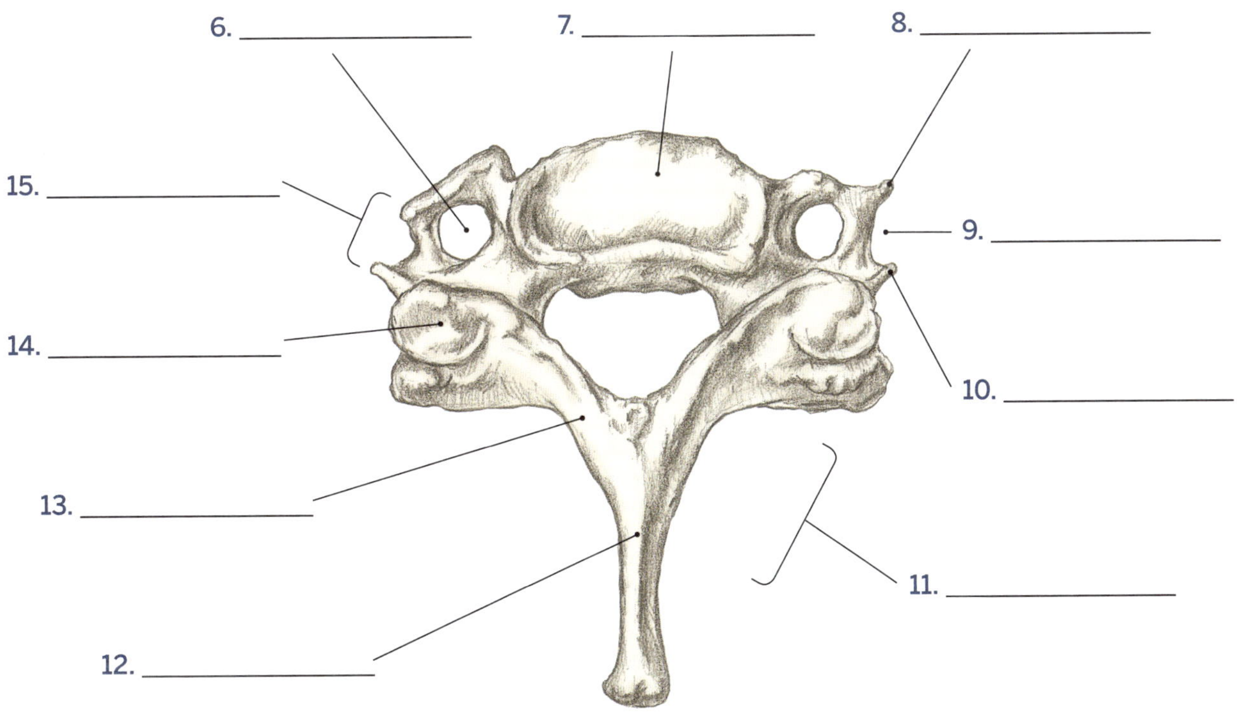

Ansicht von kranial

Wirbelsäule und Thorax

Vertebrae thoracicae und lumbales

S. 172

Bitte benennen Sie die folgenden Strukturen.

Vertebrae thoracicae

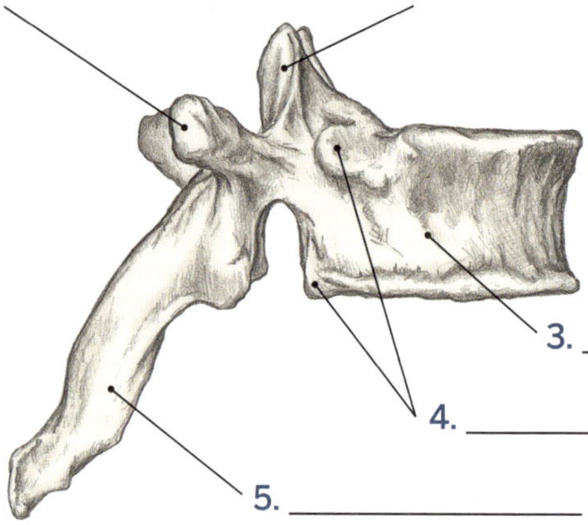

Ansicht von lateral

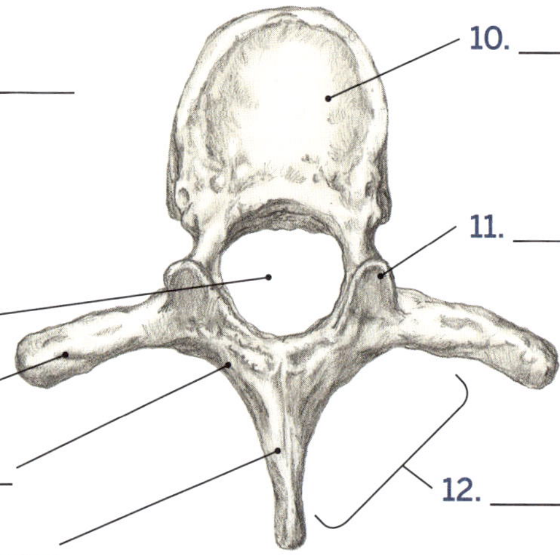

Ansicht von kranial

Vertebrae lumbales

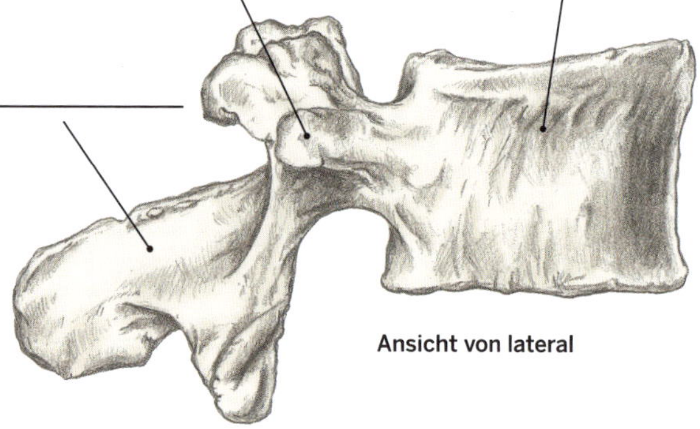

Ansicht von lateral

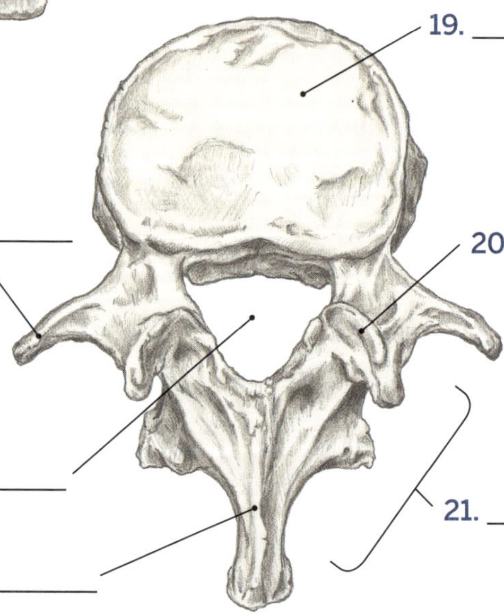

Ansicht von kranial

AUSWAHL
Facies articularis superior (3x)
Foramen vertebrale (2x)
Fovea costales
Lamina arcus vertebrae
Laminäre Mulde (2x)
Processus spinosus (4x)
Processus transversus (4x)
Wirbelkörper (4x)

S. 173

Wirbelsäule und Thorax

Brustkorb und Sternum

Bitte benennen Sie die folgenden Strukturen.

1. ______________________________
2. ______________________________
3. ______________________________
4. ______________________________
5. ______________________________
6. ______________________________

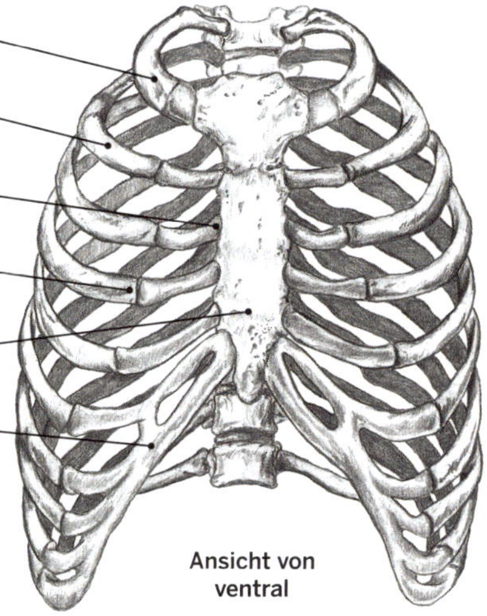

Ansicht von ventral

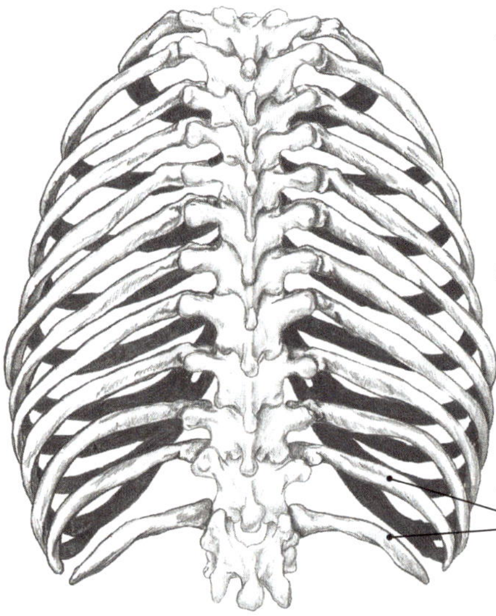

7. ______________________________
8. ______________________________
9. ______________________________

Ansicht von dorsal

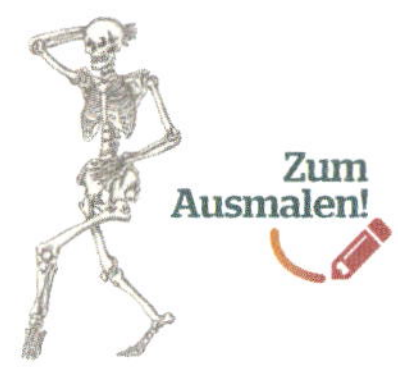

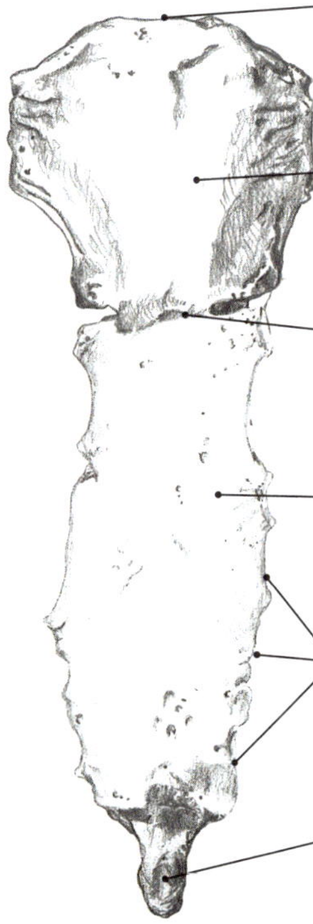

10. ______________________________
11. ______________________________
12. ______________________________
13. ______________________________
14. ______________________________
15. ______________________________

Ansicht von ventral

AUSWAHL

- 1. Rippe
- 2. Rippe
- Angulus sterni
- Art. costochondralis
- Art. sternocostalis
- Cartilago costalis
- Corpus sterni (2x)
- Costae fluctuantes (11–12)
- Costae spuriae (8–12)
- Costae verae (1–7)
- Fossa jugularis sterni
- Gelenkige Verbindung zu den Rippen
- Manubrium sterni
- Processus xiphoideus

Wirbelsäule und Thorax

Brustkorb und Sternum #1

S. 188

Bitte benennen Sie die folgenden Strukturen.

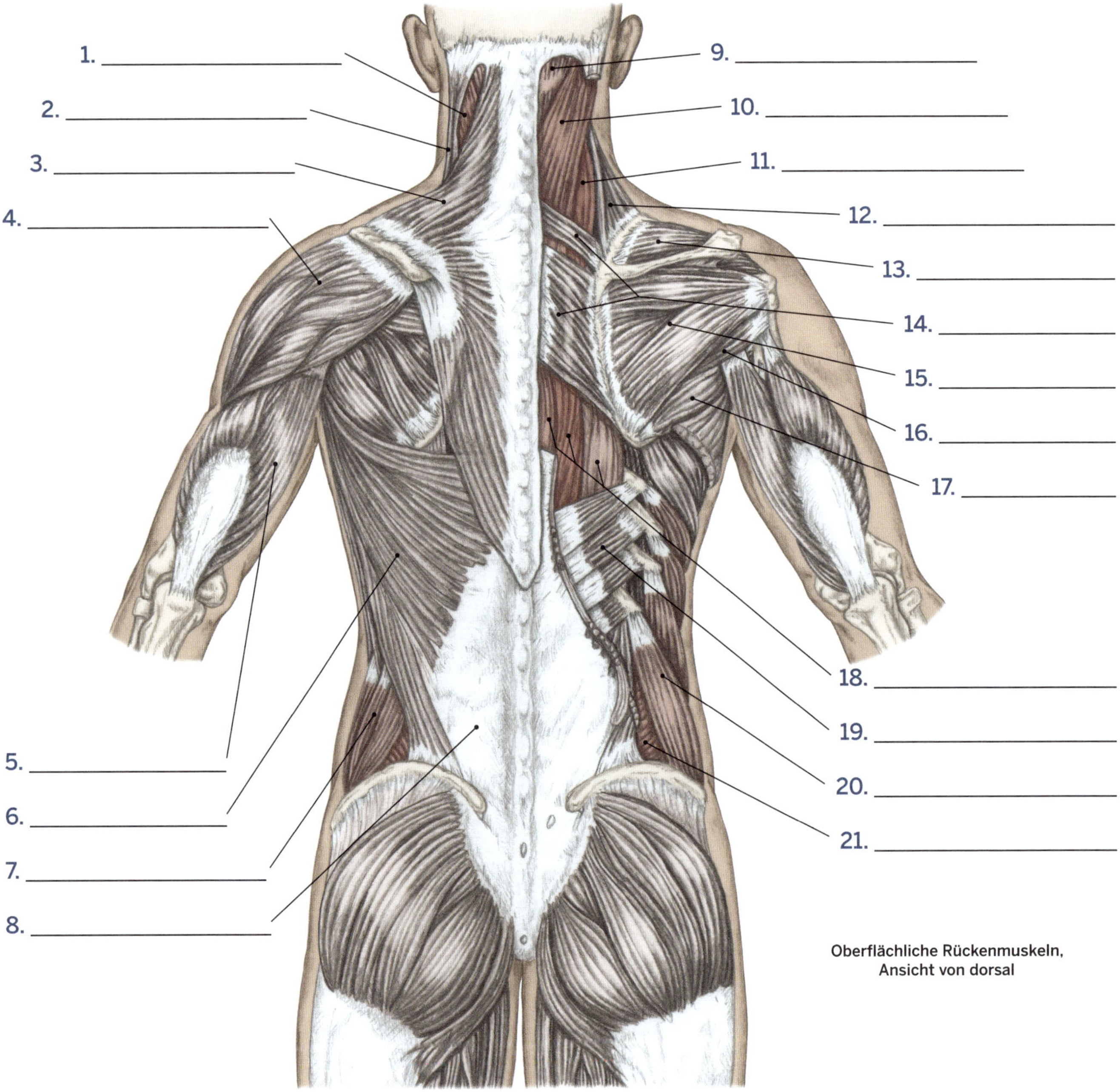

Oberflächliche Rückenmuskeln, Ansicht von dorsal

AUSWAHL

M. deltoideus
Muskelgruppe des M. erector spinae
M. obliquus externus abdominis (2x)
M. infraspinatus
M. obliquus internus abdominis
M. latissimus dorsi
M. levator scapulae
M. rhomboideus major und minor
M. semispinalis capitis
M. serratus posterior inferior
M. splenius capitis (2x)
M. splenius cervicis
M. sternocleidomastoideus
M. supraspinatus
M. teres major
M. teres minor
Aponeurosis thoracolumbalis
M. trapezius
M. triceps brachii

Wirbelsäule und Thorax

Wirbelsäulen- und Thoraxmuskeln #2

Bitte benennen Sie die folgenden Strukturen.

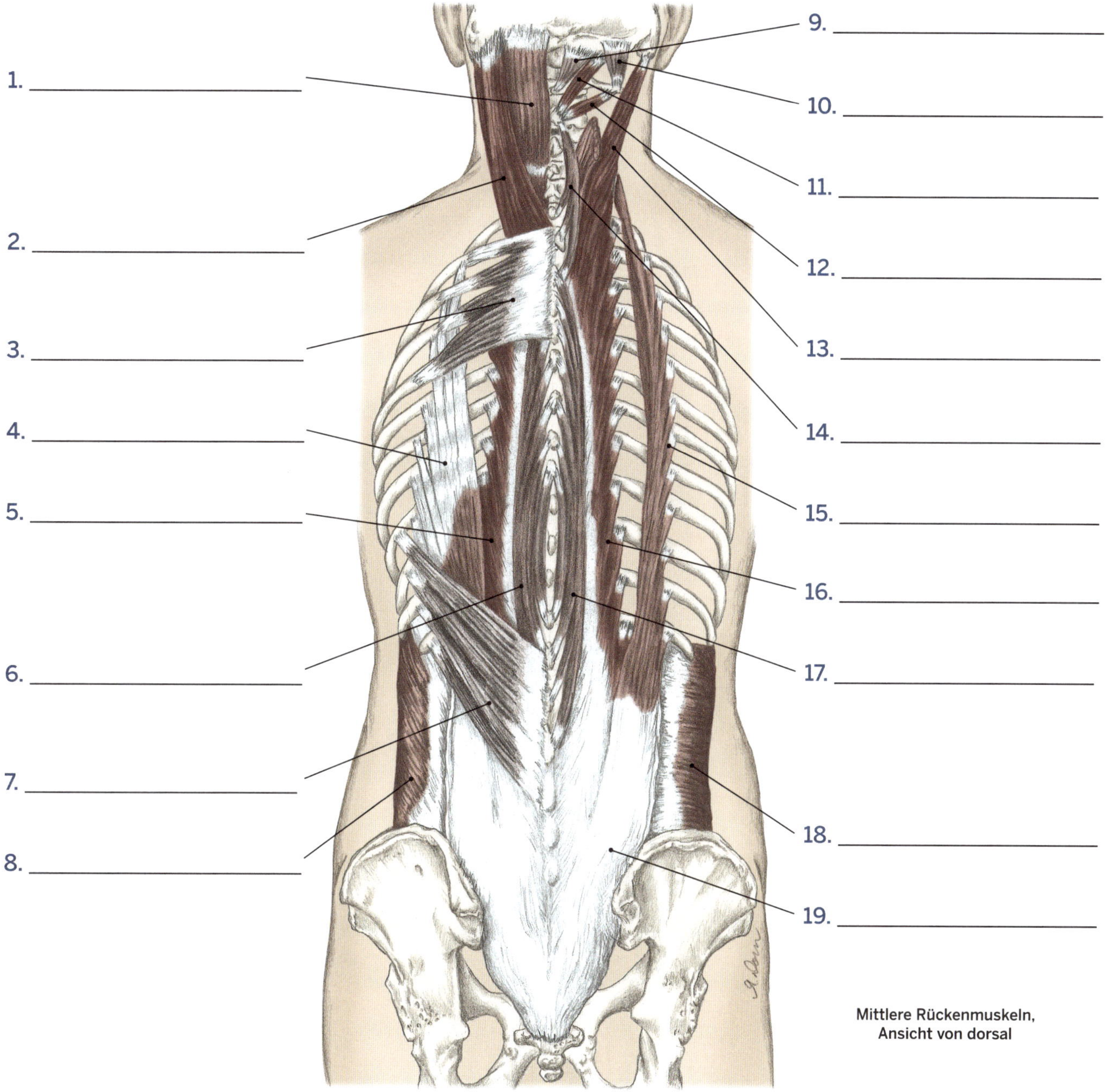

Mittlere Rückenmuskeln,
Ansicht von dorsal

AUSWAHL

M. iliocostalis (2x)
M. obliquus internus abdominis
M. longissimus capitis
M. longissimus thoracis (2x)
M. obliquus capitis inferior
M. obliquus capitis superior
M. obliquus capitis superior
M. rectus capitis posterior major
M. rectus capitis posterior minor
M. semispinalis capitis
M. serratus posterior inferior
M. serratus posterior superior
M. spinalis cervicis
M. spinalis cervicis
M. spinalis thoracis (2x)
M. splenius capitis
Aponeurosis thoracolumbalis
M. transversus abdominis

Wirbelsäule und Thorax

Wirbelsäulen- und Thoraxmuskeln #3

S. 191

Bitte benennen Sie die folgenden Strukturen.

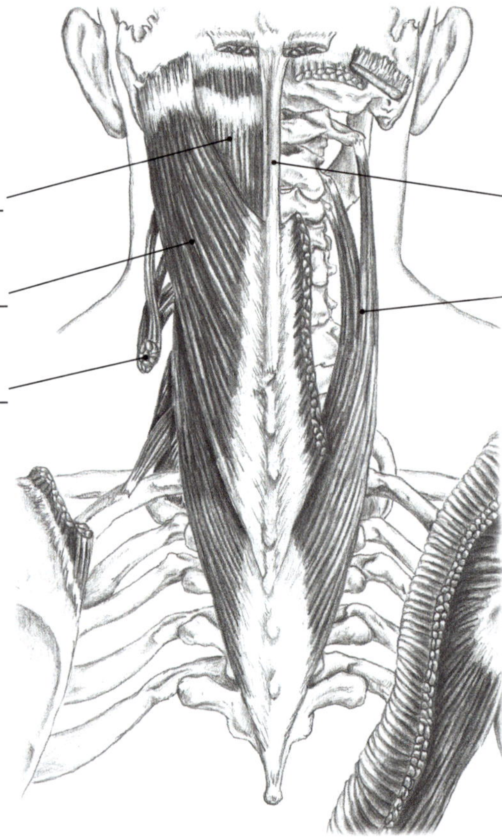

Oberer Rücken und Nacken mit oberflächlicher Wirbelsäulenmuskelschicht, Ansicht von dorsal

AUSWAHL
- Lig. nuchae
- M. levator scapulae
- M. longissimus capitis
- M. semispinalis capitis (3x)
- M. splenius capitis
- M. splenius cervicis (2x)
- Mm. multifidi
- Mm. rotatores

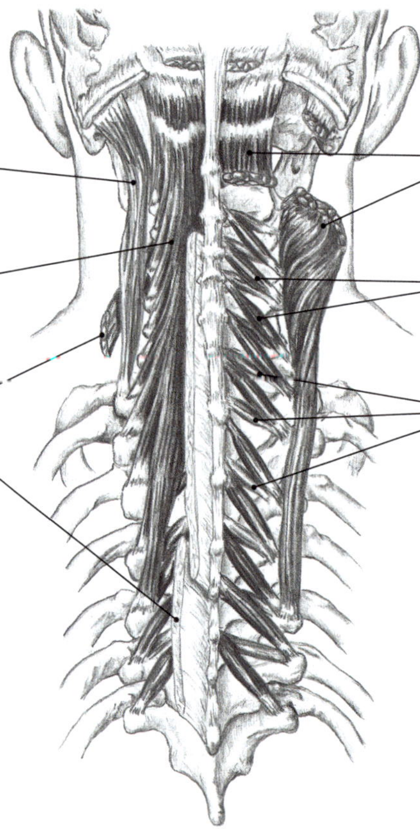

Oberer Rücken und Nacken mit mittlerer Wirbelsäulenmuskelschicht, Ansicht von dorsal

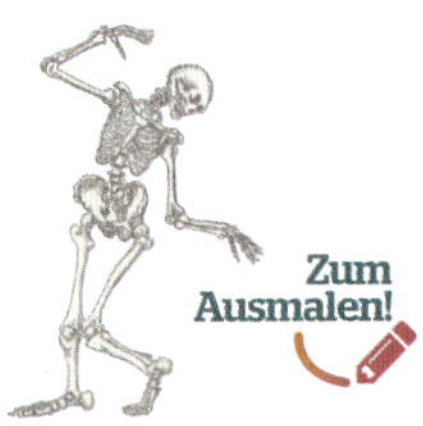

S. 192

Wirbelsäule und Thorax

Querschnitt vom Hals

Bitte benennen Sie die folgenden Strukturen.

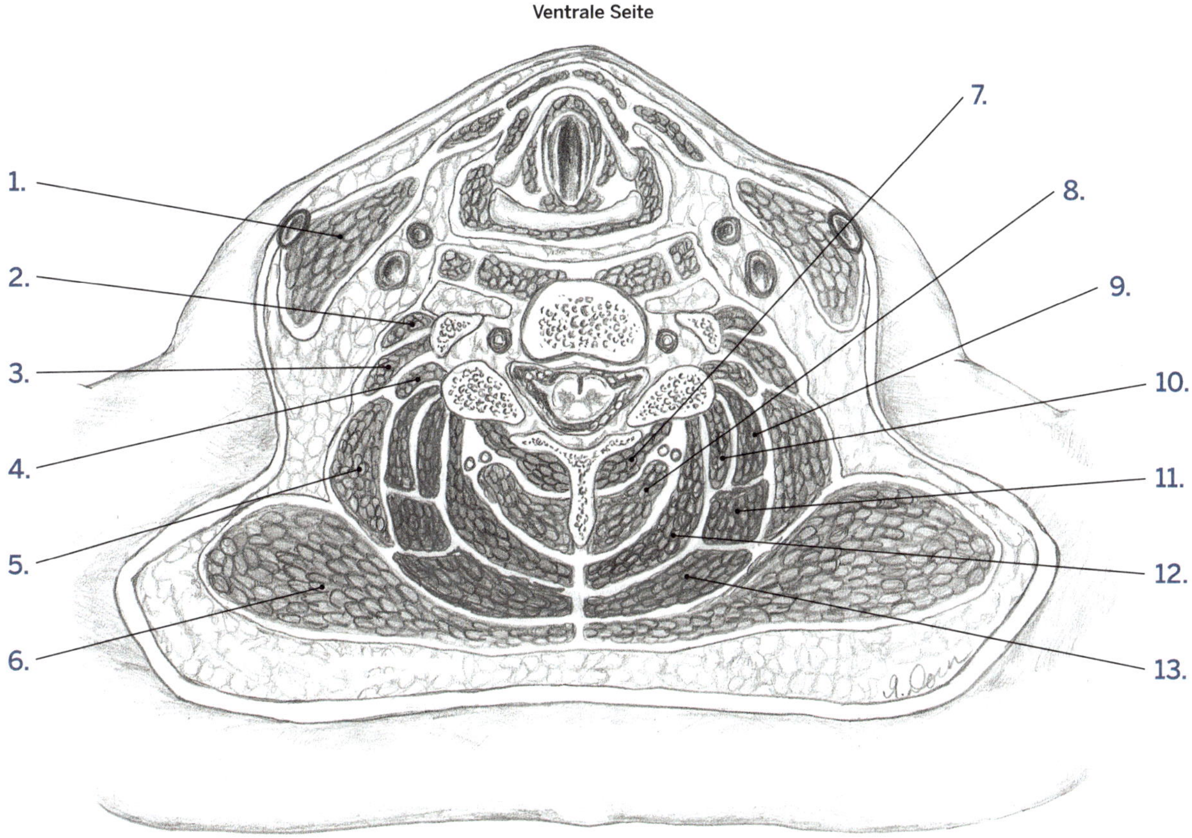

Querschnitt des Halses auf Höhe des fünften Halswirbels

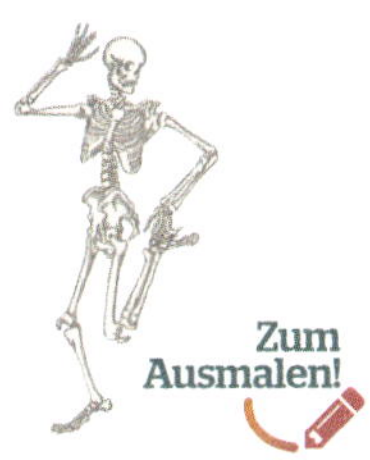

AUSWAHL

- M. levator scapulae
- M. longissimus capitis
- M. longissimus cervicis
- M. scalenus anterior
- M. scalenus medius
- M. scalenus posterior
- M. semispinalis capitis
- M. semispinalis cervicis
- M. splenius capitis
- M. splenius cervicis
- M. sternocleidomastoideus
- M. trapezius
- Mm. multifidi und M. spinalis cervicis

1. ______________________
2. ______________________
3. ______________________
4. ______________________
5. ______________________
6. ______________________
7. ______________________
8. ______________________
9. ______________________
10. ______________________
11. ______________________
12. ______________________
13. ______________________

Wirbelsäule und Thorax

Querschnitt des Thorax #1

S. 193

Bitte benennen Sie die folgenden Strukturen.

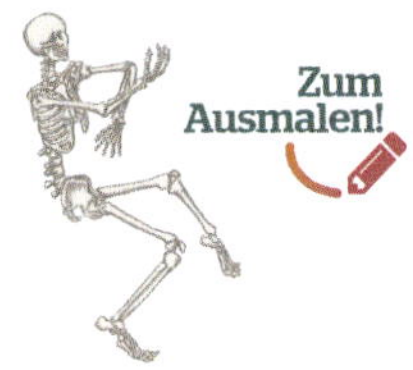

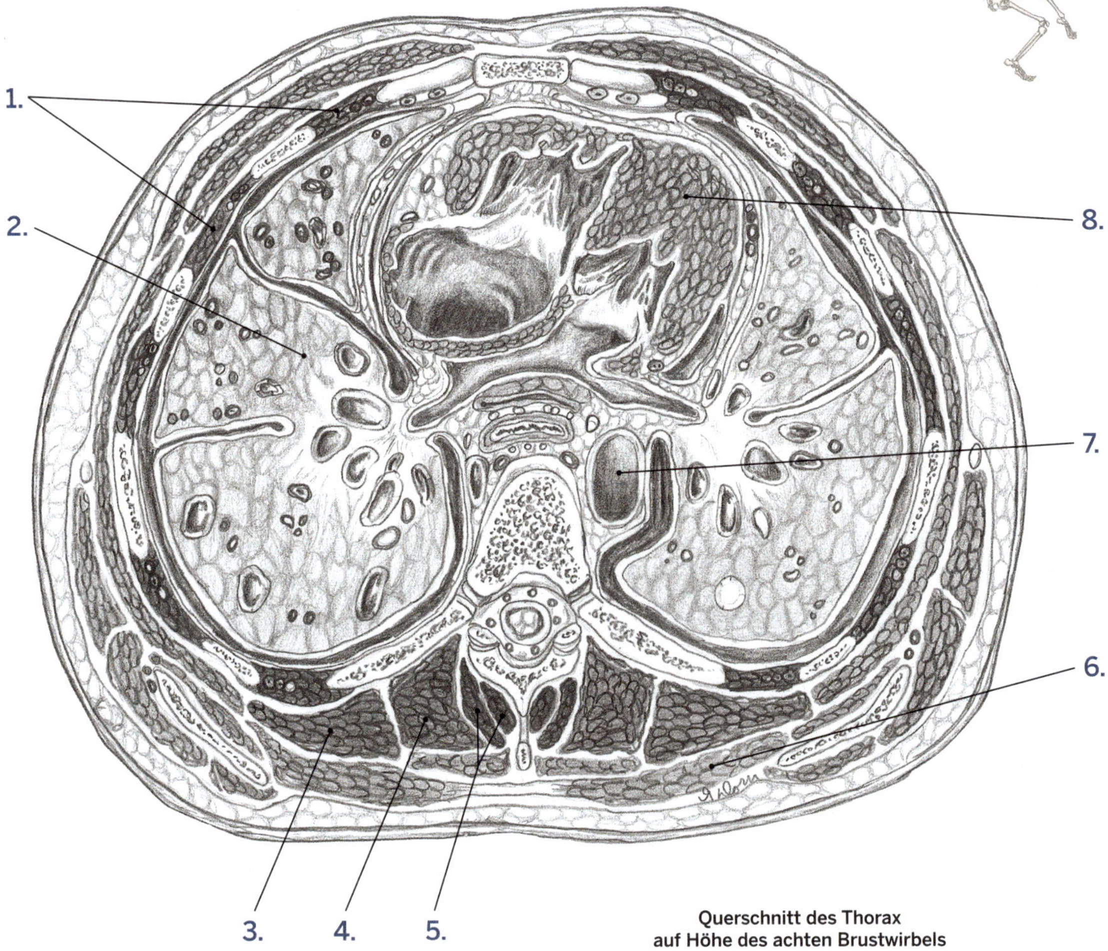

Querschnitt des Thorax
auf Höhe des achten Brustwirbels

AUSWAHL
Aorta abdominalis
Herz
Lunge
M. iliocostalis
M. longissimus
M. trapezius
Mm. intercostales
Mm. multifidi und Mm. rotatores

1. ______________________
2. ______________________
3. ______________________
4. ______________________
5. ______________________
6. ______________________
7. ______________________
8. ______________________

Wirbelsäule und Thorax

S. 193

Querschnitt des Thorax #2

Bitte benennen Sie die folgenden Strukturen.

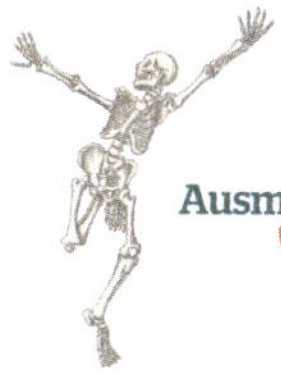

Zum Ausmalen!

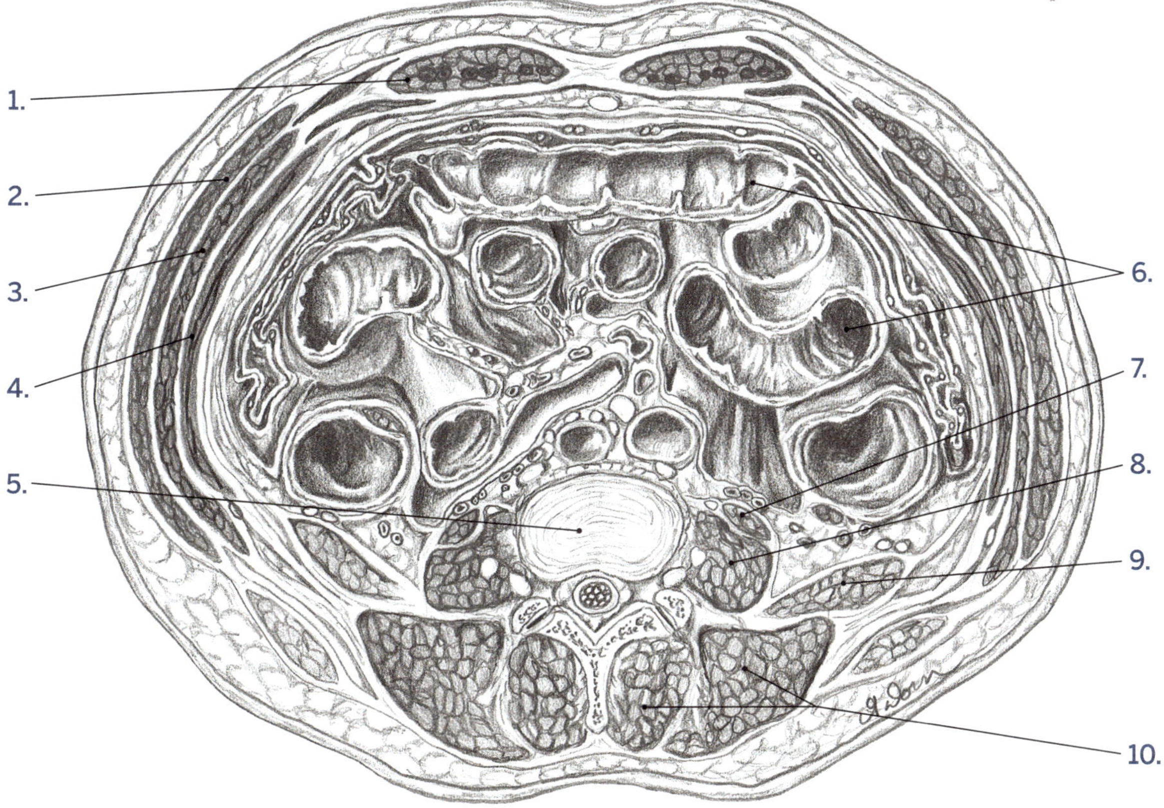

Querschnitt des Abdomens auf Höhe des dritten Lendenwirbels

AUSWAHL

Darm	M. quadratus lumborum
M. obliquus externus abdominis	M. rectus abdominis
M. obliquus internus abdominis	M. transversus abdominis
M. psoas major	Muskelgruppe des M. erector spinae
M. psoas minor	Wirbelkörper L3

1. ____________________
2. ____________________
3. ____________________
4. ____________________
5. ____________________
6. ____________________
7. ____________________
8. ____________________
9. ____________________
10. ____________________

Wirbelsäule und Thorax

Muskeln ausmalen #1

S. 188

Benutzen Sie unterschiedliche Farben zum Ausmalen und beschriften Sie Muskeln und andere Strukturen, die weiter unten aufgelistet sind.

Zum Ausmalen!

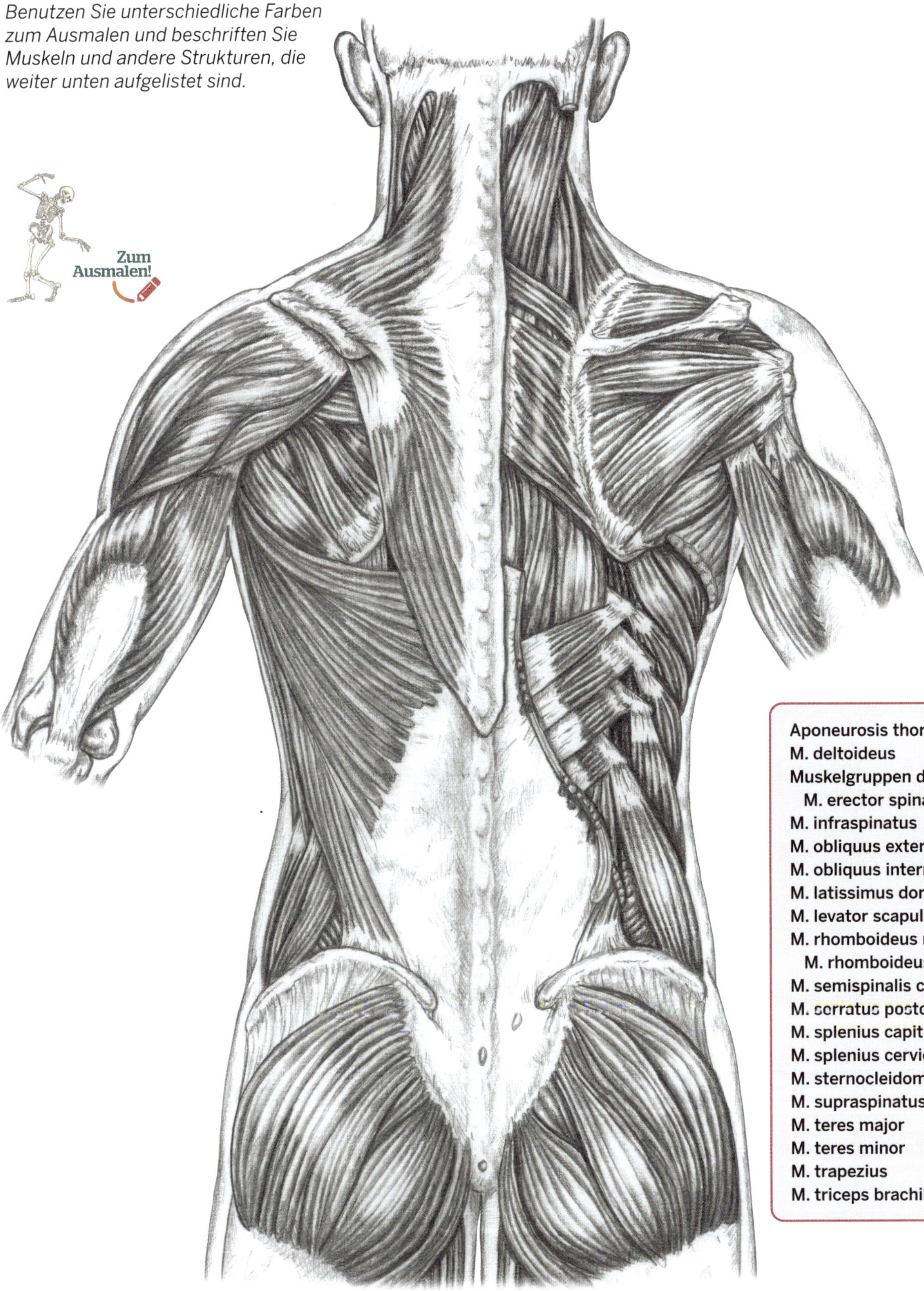

Aponeurosis thoracolumbalis
M. deltoideus
Muskelgruppen des
M. erector spinae
M. infraspinatus
M. obliquus externus abdominis
M. obliquus internus abdominis
M. latissimus dorsi
M. levator scapulae
M. rhomboideus major und
M. rhomboideus minor
M. semispinalis capitis
M. serratus posterior inferior
M. splenius capitis
M. splenius cervicis
M. sternocleidomastoideus
M. supraspinatus
M. teres major
M. teres minor
M. trapezius
M. triceps brachii

Oberflächliche Rückenmuskeln, Ansicht von dorsal

S. 189

Wirbelsäule und Thorax

Muskeln ausmalen #2

Zum Ausmalen!

Benutzen Sie unterschiedliche Farben zum Ausmalen und beschriften Sie Muskeln und andere Strukturen, die weiter unten aufgelistet sind.

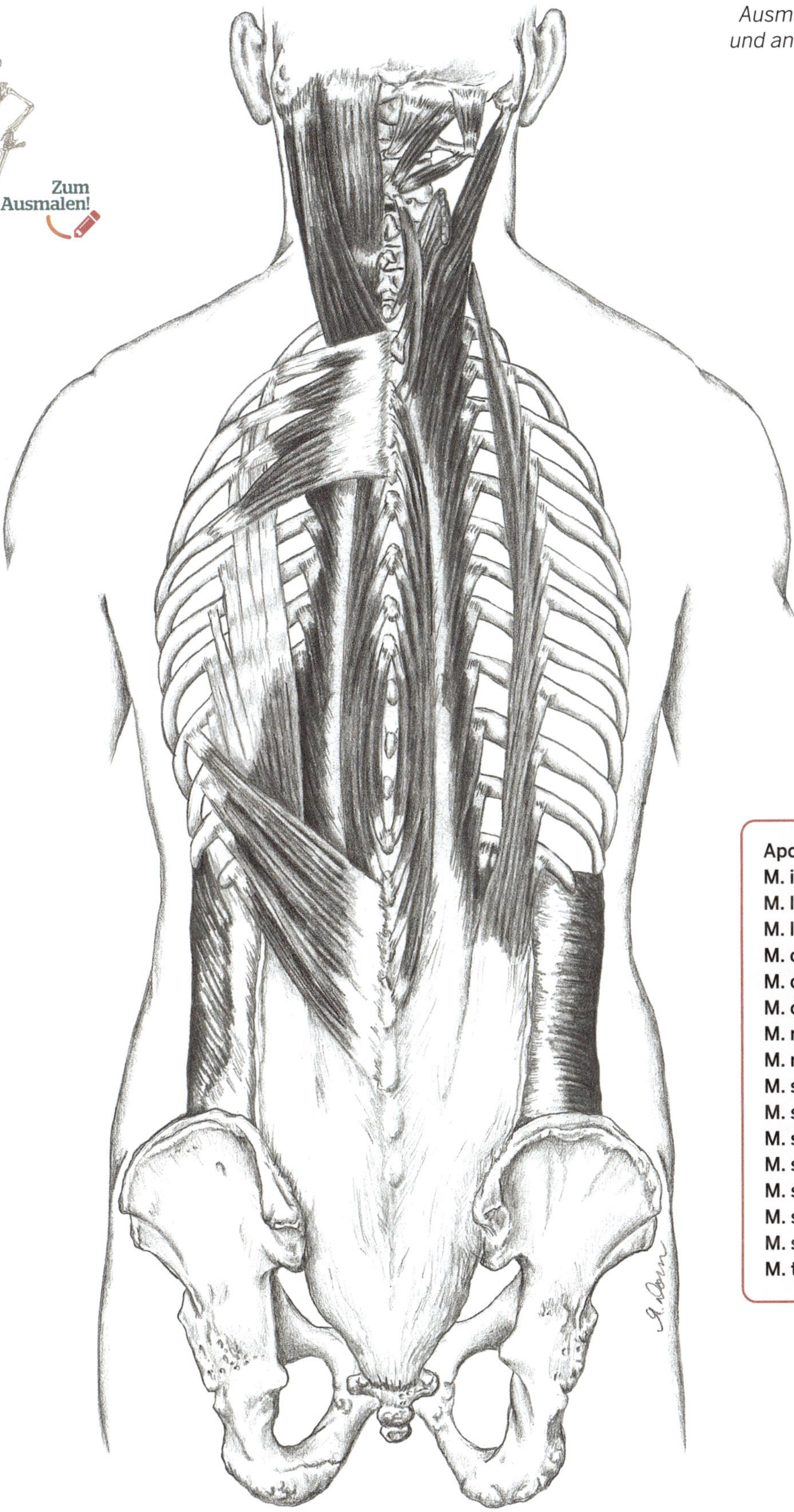

- Aponeurosis thoracolumbalis
- M. iliocostalis
- M. longissimus
- M. longissimus capitis
- M. obliquus capitis inferior
- M. obliquus capitis superior
- M. obliquus internus abdominis
- M. rectus capitis posterior major
- M. rectus capitis posterior minor
- M. semispinalis capitis
- M. serratus posterior interior
- M. serratus posterior superior
- M. spinalis thoracis
- M. spinalis cervicis
- M. splenius capitis
- M. splenius cervicis
- M. transversus abdominis

Mittlere Rückenmuskeln, Ansicht von dorsal

Wirbelsäule und Thorax

Muskeln ausmalen #3

S. 191

Benutzen Sie unterschiedliche Farben zum Ausmalen und beschriften Sie Muskeln und andere Strukturen, die weiter unten aufgelistet sind.

Zum Ausmalen!

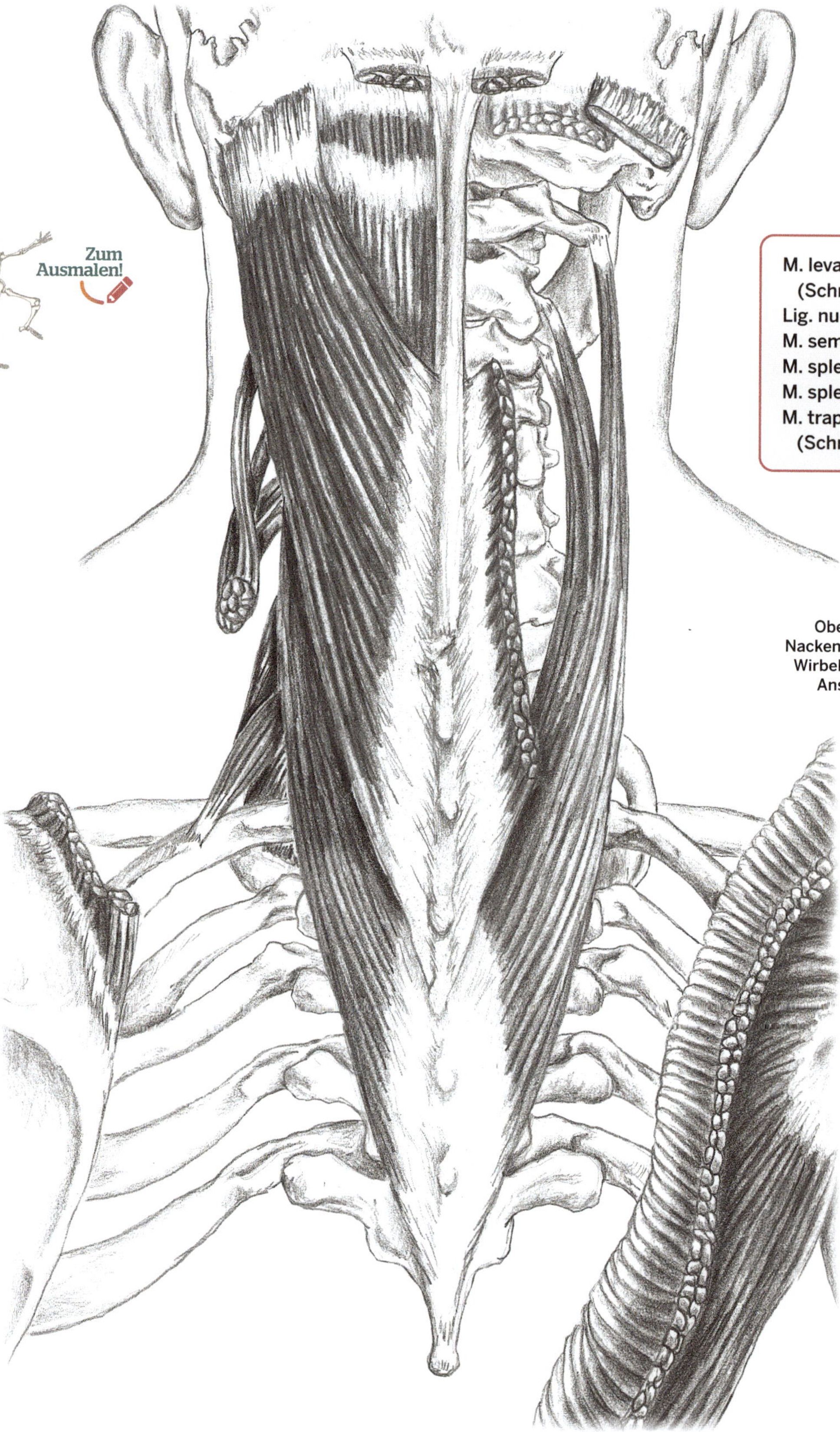

- M. levator scapulae (Schnitt)
- Lig. nuchae
- M. semispinalis capitis
- M. splenius capitis
- M. splenius cervicis
- M. trapezius (Schnitt, gespiegelt)

Oberer Rücken und Nacken mit oberflächlicher Wirbelsäulenmuskulatur, Ansicht von dorsal

S. 191

Wirbelsäule und Thorax

Muskeln ausmalen #4

Benutzen Sie unterschiedliche Farben zum Ausmalen und beschriften Sie Muskeln und andere Strukturen, die weiter unten aufgelistet sind.

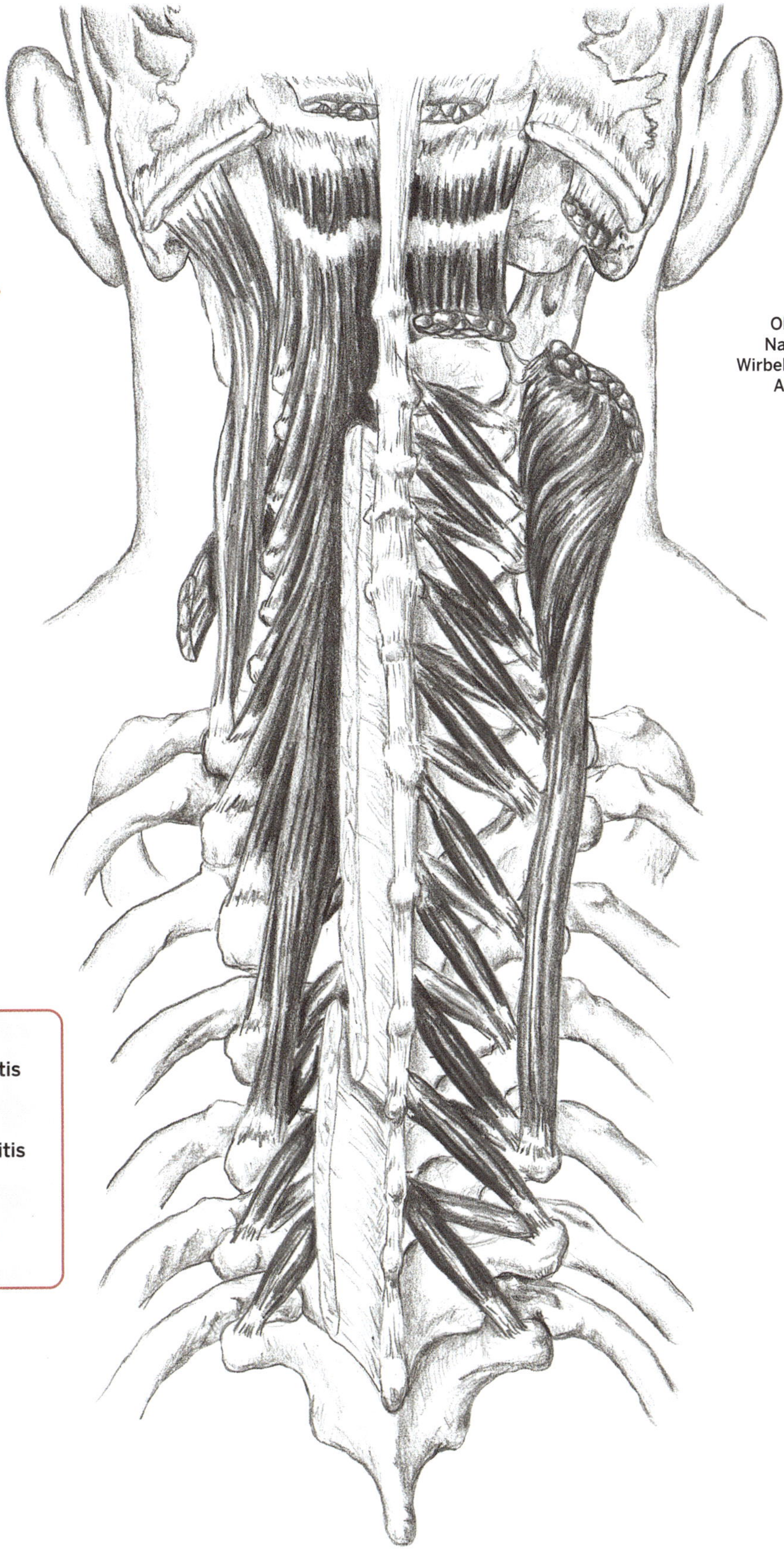

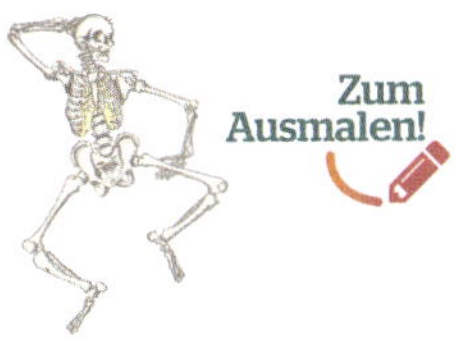

Oberer Rücken und Nacken mit mittlerer Wirbelsäulenmuskelschicht, Ansicht von dorsal

- Lig. nuchae
- M. longissimus capitis
- Mm. multifidi
- Mm. rotatores
- M. semispinalis capitis
- M. splenius capitis (Schnitt)
- M. splenius cervicis (Schnitt)

Wirbelsäule und Thorax
Muskeln und Bewegungen #1

S. 194–195

Bitte benennen Sie folgende Bewegungen, zwei Synergisten und einen Antagonisten. Der Anfangsbuchstabe der Muskeln ist gegeben.

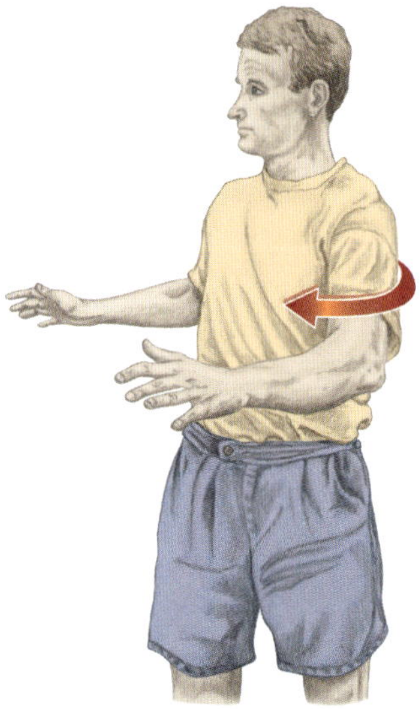

1. Bewegung (nach rechts)

____

2. Synergisten (und auf welcher Seite)

M. o ______________________

M. o ______________________

3. Antagonist (und auf welcher Seite)

Mm. m ______________________

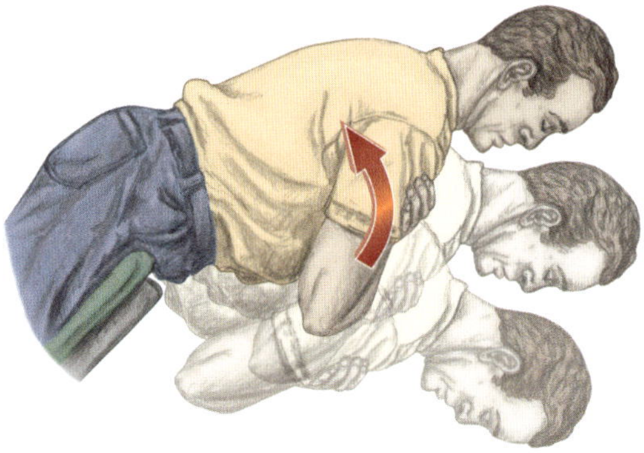

4. Bewegung

____

5. Synergisten

M. s ______________________

M. i ______________________

6. Antagonist

M. r ______________________

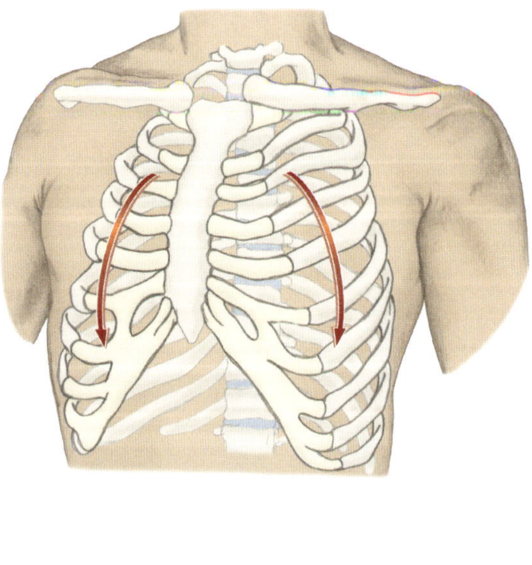

7. Bewegung

____

8. Synergisten

Mm. i ______________________

Mm. s ______________________

9. Antagonist

Mm. i ______________________

S. 194–195

Wirbelsäule und Thorax

Muskeln und Bewegungen #2

Bitte benennen Sie folgende Bewegungen, zwei Synergisten und einen Antagonisten. Der Anfangsbuchstabe der Muskeln ist gegeben.

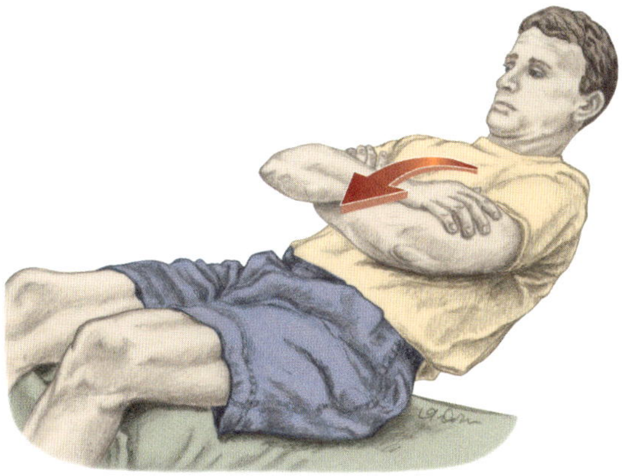

1. Bewegung

____

2. Synergisten

M. o ______________________

M. i ______________________

3. Antagonist

M. q ______________________

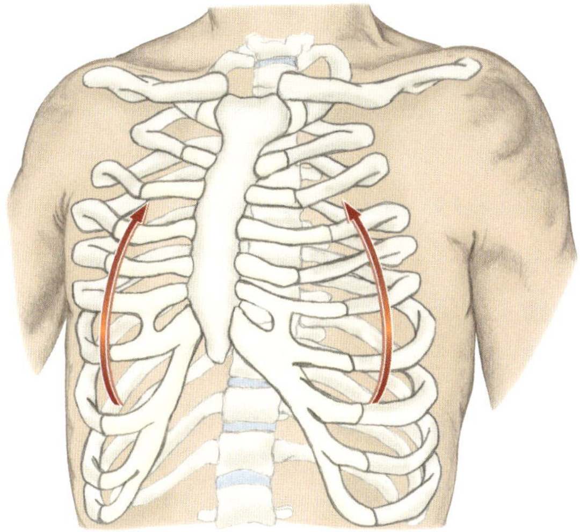

4. Bewegung

____

5. Synergisten

M. s ______________________

M. s ______________________

6. Antagonist

Mm. i ______________________

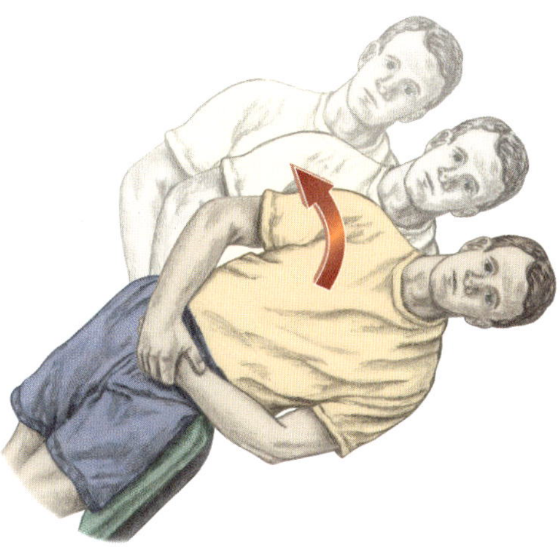

7. Bewegung

____

8. Synergisten (und auf welcher Seite)

M. q ______________________

M. o ______________________

9. Antagonist (und auf welcher Seite)

M. s ______________________

Wirbelsäule & Thorax

Wirbelsäule und Thorax

Wie heißt der Muskel? #1

Bitte benennen Sie folgende Muskeln.

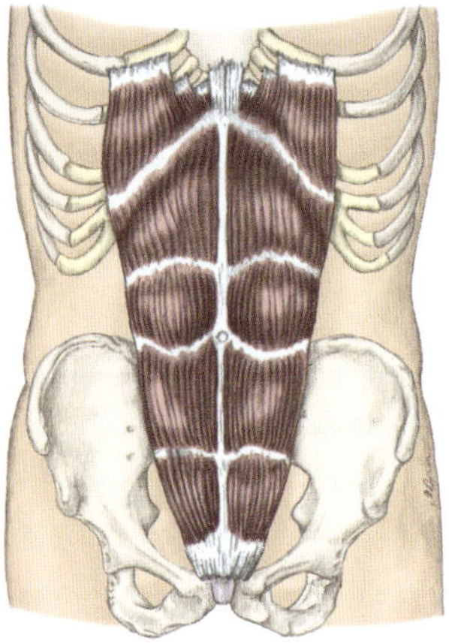

1. ____________________

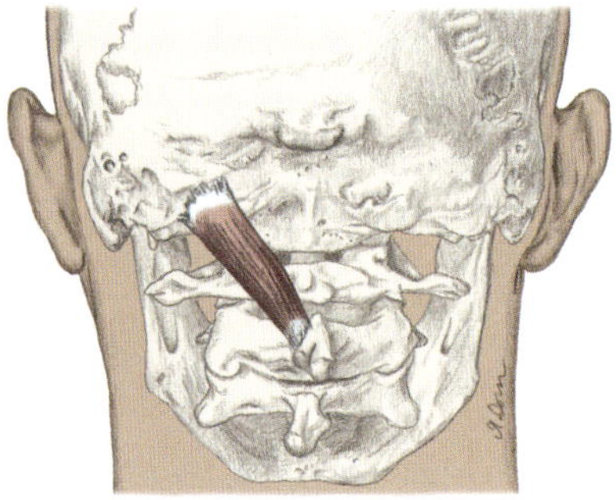

2. ____________________

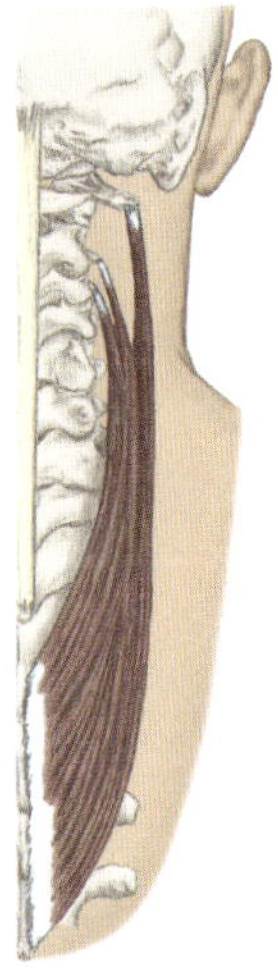

3. ____________________

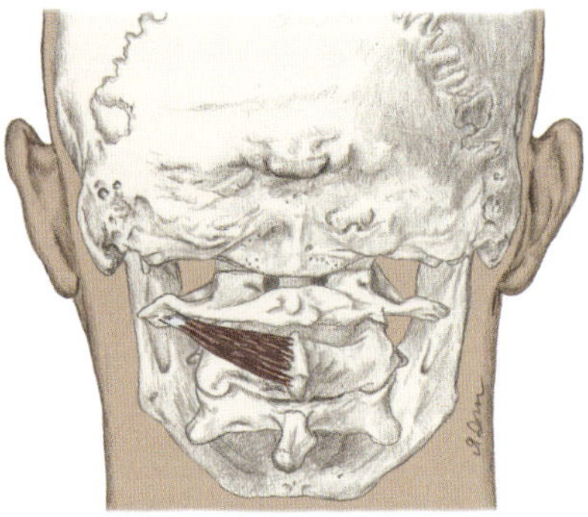

4. ____________________

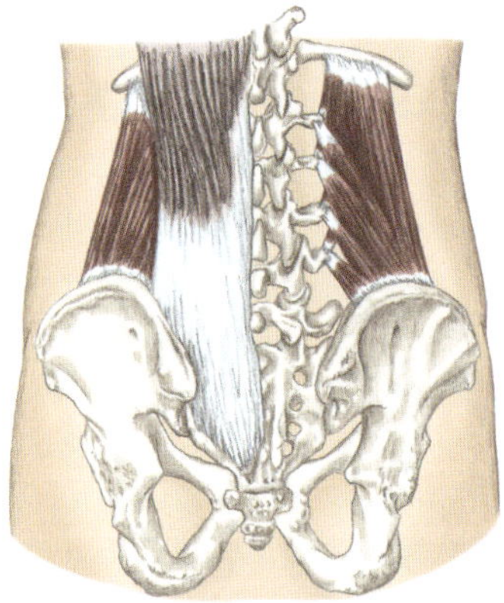

5. ____________________

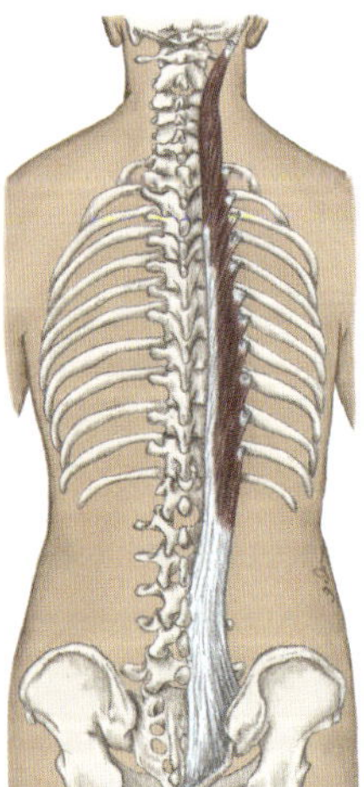

6. ____________________

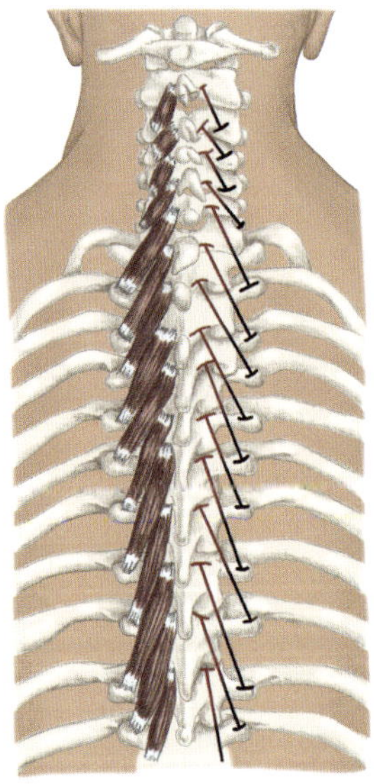

7. ____________________

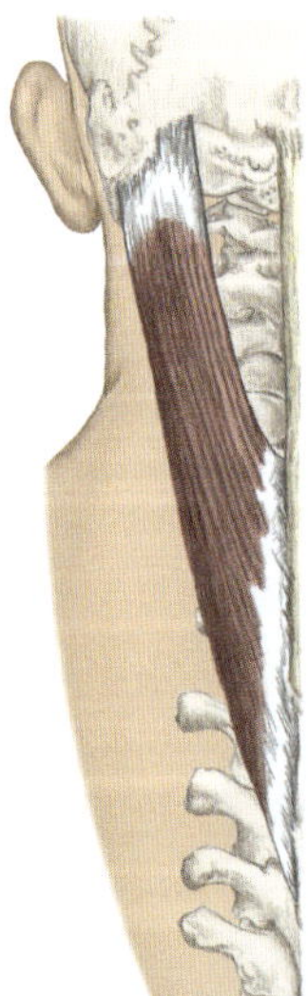

8. ____________________

Wirbelsäule und Thorax

Wie heißt der Muskel? #2

Bitte benennen Sie folgende Muskeln.

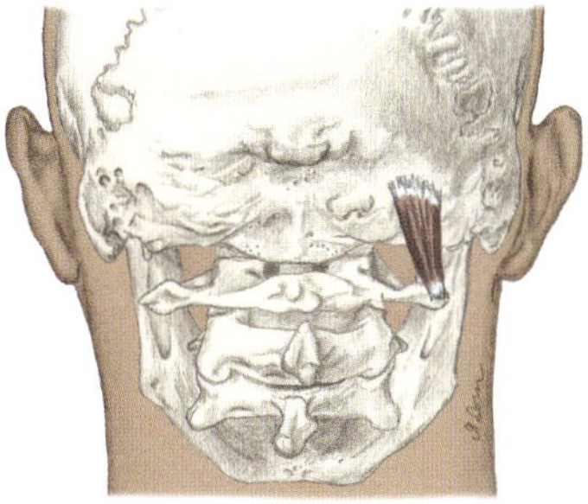

1. ______________________

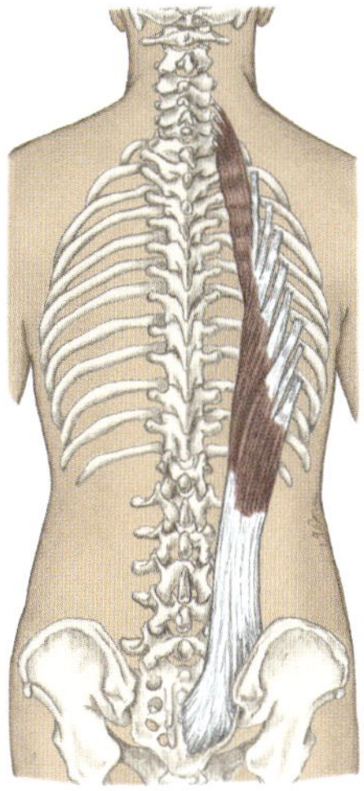

2. ______________________

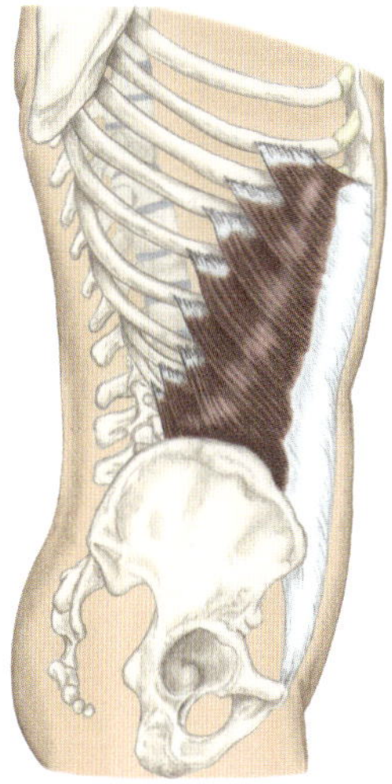

3. ______________________

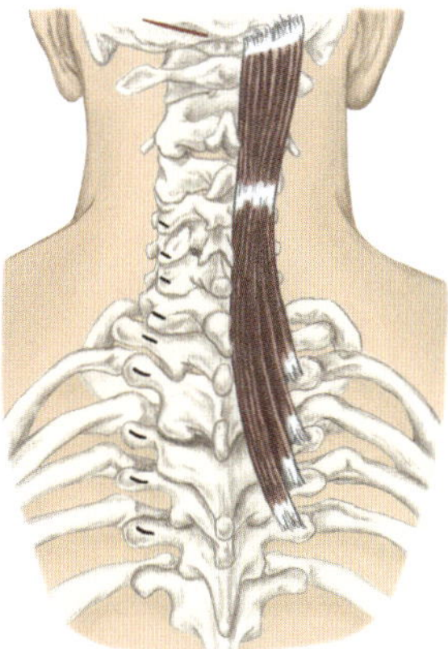

4. ______________________

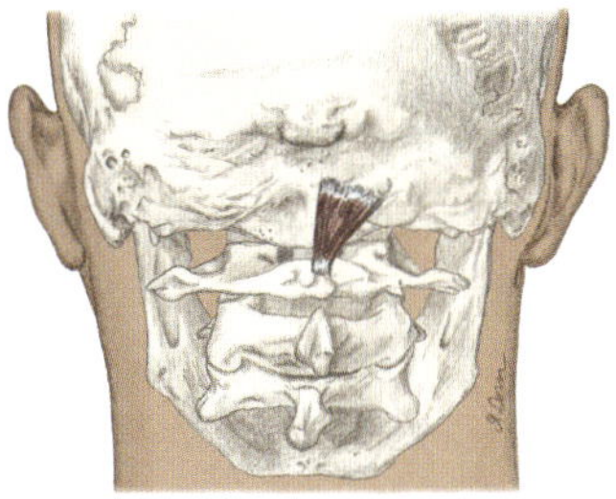

5. ______________________

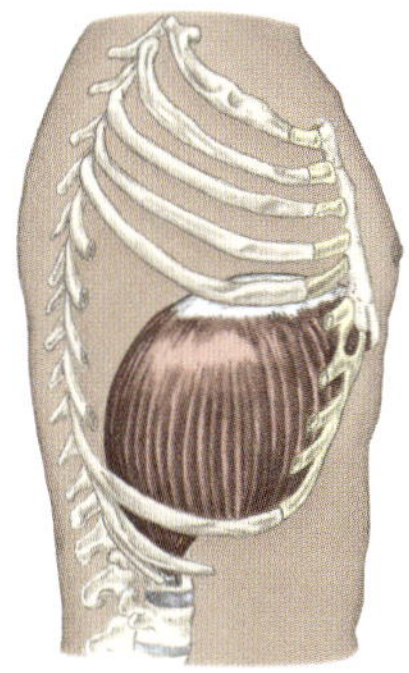

6. ______________________

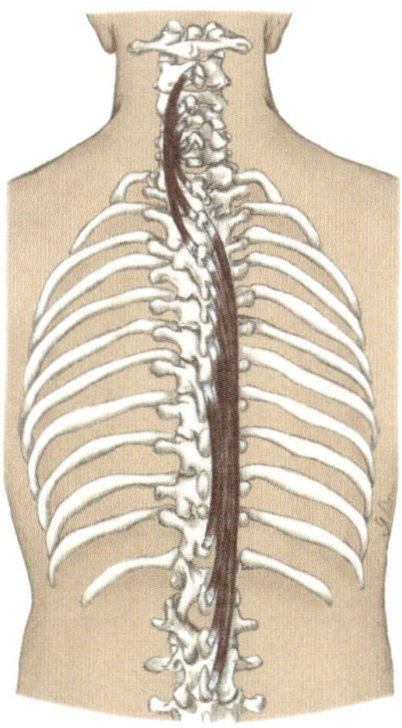

7. ______________________

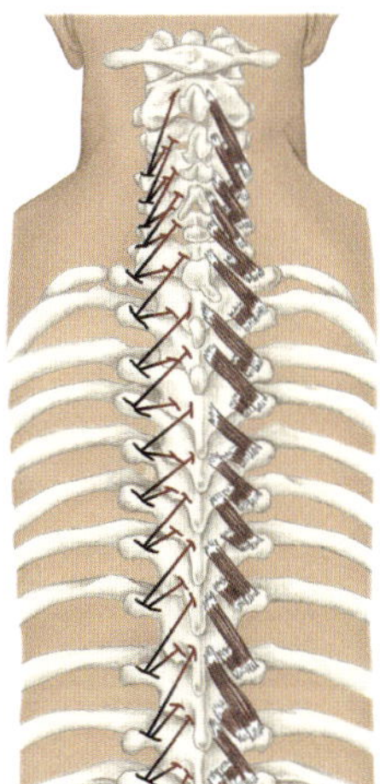

8. ______________________

Wirbelsäule und Thorax, Muskelgruppe #1

Muskelgruppen des M. erector spinae und Transversospinale Gruppe

S. 196–202

Bitte beantworten Sie folgende Fragen.

1. Der am weitesten medial gelegene Muskel der Erector-spinae-Gruppe ist der ______________________. Der ______________________ bildet den am weitesten lateral gelegenen Ast.

2. Unter welcher Bindegewebsstruktur verlaufen die Erectoren im Lumbalbereich? ______________________

3. Welche Bewegung muss Ihr Partner aus der Bauchlage heraus ausführen, damit die kaudalen Fasern der Erectoren kontrahieren? ______________________

4. Die Fasern welcher Muskeln müssen Sie palpieren, um zu den Fasern der Erector-spinae Gruppe zu gelangen? Nennen Sie zwei Muskeln.

   ______________________ ______________________

5. Anders als die langen, vertikalen Erector-Fasern, besteht die Transversospinale Gruppe aus vielen ______________________ Fasern.

6. Als Gruppe können die transversospinalen Fasern einfach entlang der ______________________ palpiert werden.

Bitte benennen Sie die einzelnen Äste der Muskelgruppen des M. erector spinae.

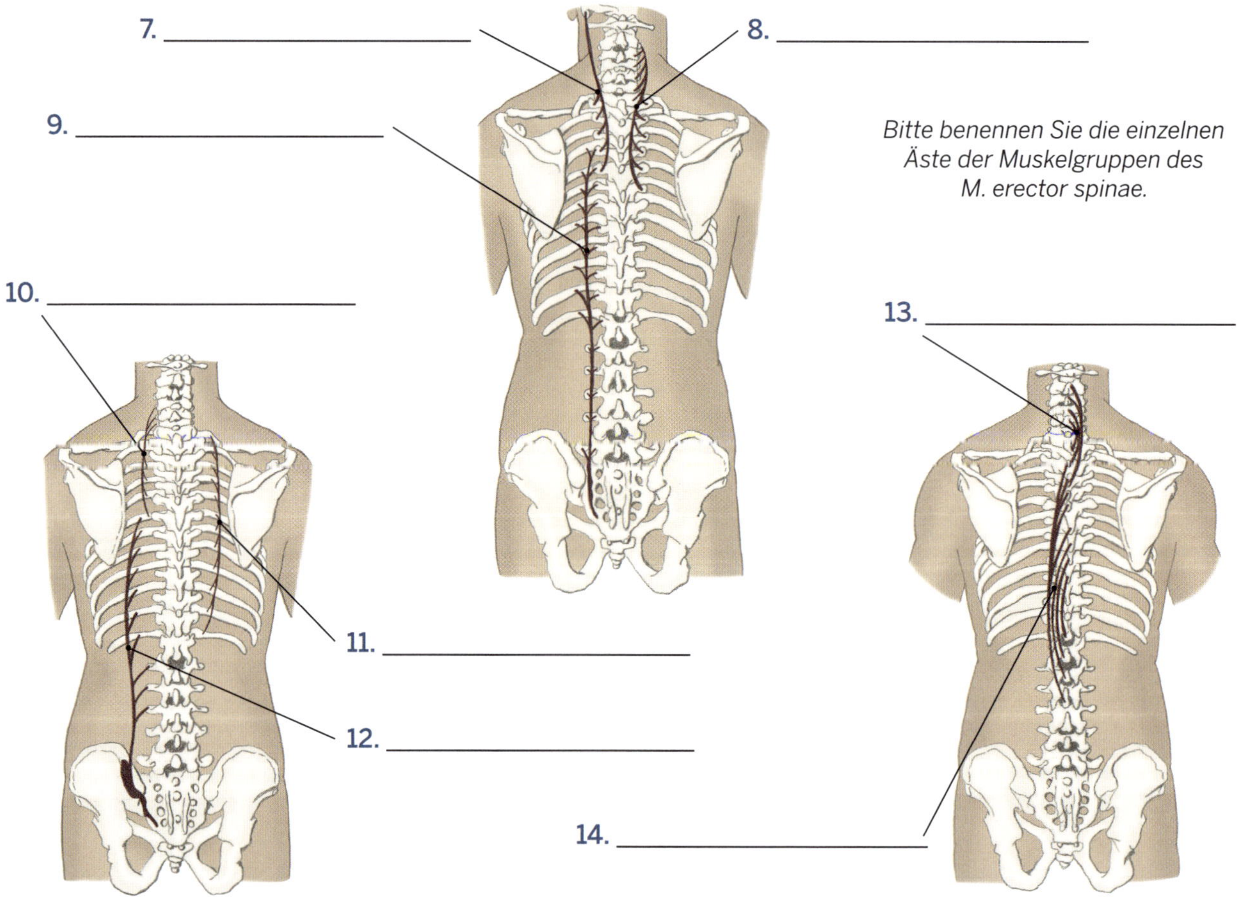

S. 196–202

Wirbelsäule und Thorax, Muskelgruppe #1

Muskelgruppen des M. erector spinae und Transversospinale Gruppe

Zuordnen

Ordnen Sie den Muskeln den passenden Ursprung und Ansatz zu.

MUSKEL	U	A
M. iliocostalis	____	____
M. longissimus	____	____
Mm. multifidi	____	____
Mm. rotatores	____	____
M. semispinalis capitis	____	____
M. spinalis	____	____

URSPRUNG

1. Gemeinsame Sehne (lumbaler Anteil), dorsaler Teil der Rippen 1–12 (thoracaler und cervicaler Anteil)
2. Gemeinsame Sehne (thoracaler Anteil) Processus transversi der oberen fünf Brustwirbel (cervicaler Anteil)
3. Os sacrum und Processus transversi der Lenden-, Brust- und Halswirbel
4. Processus spinosi der oberen Lenden- und der unteren Brustwirbel (thoracaler Anteil), Lig. nuchae, Processus spinosus C7 (cervicaler Anteil)
5. Processus transversi der Lenden-, Brust- und Halswirbel
6. Processus transversi C4 bis Th5

ANSATZ

7. Die unteren neun Rippen und Processus transversi der Brustwirbel (thoracaler Anteil), Processus transversi der Halswirbel (cervicaler Anteil), Processus mastoideus des Os temporale (Kopf)
8. Processus spinosi der Lendenwirbel bis zum zweiten Halswirbel (überspannen 2–4 Wirbel)
9. Processus spinosi der Lendenwirbel bis zum zweiten Halswirbel (überspannen 1–2 Wirbel)
10. Processus spinosi der oberen Brustwirbel (thoracaler Anteil), Processus spinosi der Halswirbel ohne C1 (cervicaler Anteil)
11. Zwischen Linea nuchae superior ossis occipitalis und Linea nuchae inferior ossis occipitalis
12. Processus transversi der Lendenwirbel 1–3 (lumbaler Anteil), dorsaler Teil der Rippen 1–6 (thoracaler Anteil), Processus transversi der unteren Halswirbel (cervicaler Anteil)

Verkürzen oder Verlängern?

13. Die passive Flexion der Wirbelsäule führt zur ________________ des M. iliocostalis.
14. Die passive Rotation der Wirbelsäule zur einen Seite führt zur ________________ der Mm. rotatores auf der gegenüberliegenden Seite.
15. Die passive Lateralflexion der Wirbelsäule zur einer Seite führt zur ________________ des M. longissimus auf der gleichen Seite.
16. Die passive Rotation der Wirbelsäule zur einen Seite führt zur ________________ der Mm. multifidi auf der gleichen Seite.

Palpieren!

Vergessen Sie nicht, es gibt kein Richtig oder Falsch.

Palpieren Sie die Muskelgruppen des **M. erector spinae** an drei Personen. Beschreiben Sie das Gefühlte mit drei Worten (siehe S. 196–199 im *Trail Guide Anatomie*).

Person #1	Person #2	Person #3
________________	________________	________________
________________	________________	________________
________________	________________	________________

Wirbelsäule und Thorax, Muskelgruppe #2

Mm. splenii und Mm. suboccipitales

S. 203–206

Bitte beantworten Sie folgende Fragen.

1. Welcher M. splenus capitis muss kontrahieren, damit der Kopf nach links rotiert – der linke oder der rechte?
   ____

2. Der M. splenius capitis verläuft in der Tiefe. Nur an der lateralen Nackenseite gelangt er zwischen zwei Muskeln relativ weit an die Oberfläche. Welche Muskeln sind das?
   ______________________ ______________________

3. Welche Bewegung muss Ihr Partner machen, um die Fasern des M. trapezius vom M. splenius capitis unterscheiden zu können? ______________________

4. Wie können Ihnen die oberen Trapeziusfasern dabei helfen, die Mm. suboccipitales zu palpieren?
   ____

5. Welche Region und welche zwei knöchernen Orientierungspunkte können Ihnen helfen, die Mm. suboccipitales zu lokalisieren? ____________ ____________ ____________

Bitte zeichnen Sie die vier Mm. suboccipitales ein und berücksichtigen Sie dabei den richtigen Ursprung und Ansatz der Muskeln.

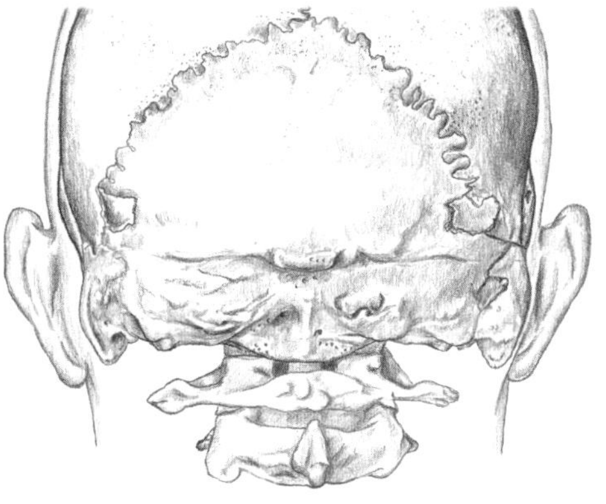

1. M. rectus capitis posterior major

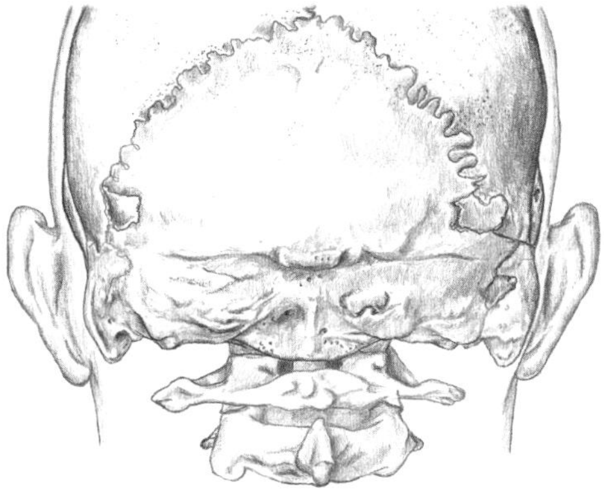

3. M. obliquus capitis superior

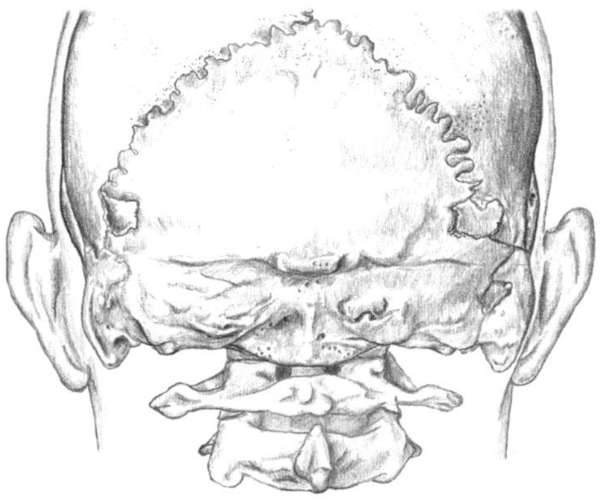

2. M. rectus capitis posterior minor

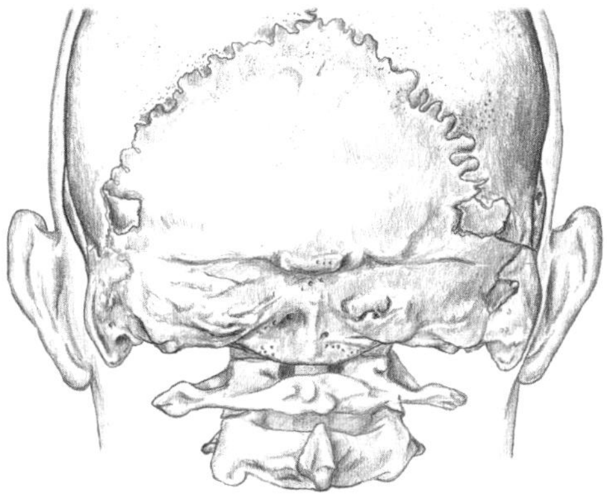

4. M. obliquus capitis inferior

Wirbelsäule und Thorax, Muskelgruppe #2

S. 203–206

Mm. splenii und Mm. suboccipitales

Zuordnen

Ordnen Sie den Muskeln den passenden Ursprung und Ansatz zu.

URSPRUNG

1. Kaudale Hälfte des Lig. nuchae und Processus spinosi C7 bis Th4
2. Processus spinosus des Axis (C2) (2)
3. Processus spinosi Th3 bis Th6
4. Processus transversus des Atlas (C1)
5. Tuberculum posterior des Atlas

ANSATZ

6. Zwischen Linea nuchae superior ossis occipitalis und Linea nuchae inferior ossis occipitalis
7. Linea nuchae inferior ossis occipitalis (2)
8. Processus mastoideus und lateraler Teil der Linea nuchae C1 bis C3
9. Processus transversus des Atlas (C1)
10. Processus transversi C1 bis C3

MUSKEL	U	A
M. obliquus capitis inferior	_____	_____
M. obliquus capitis superior	_____	_____
M. rectus capitis posterior major	_____	_____
M. rectus capitis posterior minor	_____	_____
M. splenius capitis	_____	_____
M. splenius cervicis	_____	_____

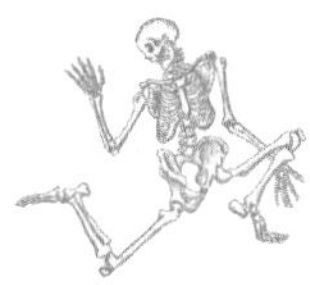

Palpieren!

Vergessen Sie nicht, es gibt kein Richtig oder Falsch.

Palpieren Sie den **M. splenius capitis** an drei Personen. Beschreiben Sie das Gefühlte mit drei Worten (siehe S. 203–204 im *Trail Guide Anatomie*).

Person #1	**Person #2**	**Person #3**
____________	____________	____________
____________	____________	____________
____________	____________	____________

Verkürzen oder Verlängern?

11. Die passive Rotation der Halswirbelsäule zur einen Seite führt zur ____________ des M. rectus capitis posterior major auf der gleichen Seite.
12. Die passive Lateralflexion der Halswirbelsäule zur einen Seite führt zur ____________ der M. splenius capitis auf der gleichen Seite.
13. Die passive Extension der Halswirbelsäule zur einen Seite führt zur ____________ des M. splenius capitis auf der gleichen Seite.
14. Die passive Rotation der Halswirbelsäule zur einen Seite führt zur ____________ des M. obliquus capitis inferior auf der gegenüberliegenden Seite.
15. Die passive Rotation der Halswirbelsäule zur einen Seite führt zur ____________ des M. splenius capitis auf der gegenüberliegenden Seite.

Wirbelsäule und Thorax, Muskelgruppe #3

M. quadratus lumborum, Bauchmuskeln, Diaphragma und Mm. intercostales

S. 207–215

Bitte beantworten Sie folgende Fragen.

1. Welcher Teil des M. quadratus lumborum ist vom seitlichen Rumpf aus palpierbar? ____________________
2. Welche drei knöchernen Orientierungspunkte helfen dabei, die Lage das M. quadratus lumborum zu spezifizieren? ____________________ ____________________ ____________________
3. Welche Bewegung muss Ihr Partner machen, damit Sie die Kontraktion des M. quadratus lumborum palpieren können? ____________________
4. Welcher Muskel verläuft vertikal vom Rippenbogen bis zur Crista pubica des Beckens? ____________________
5. Ist die Kontraktion des rechten oder linken M. obliquus internus abdominis nötig, um den Rumpf nach rechts zu rotieren? ____________________
6. Wenn Sie vom lateralen Rand des M. rectus abdominis weiter nach lateral wandern, dann können Sie oberflächlich und diagonal verlaufende Muskelfasern palpieren. Die Fasern welches Muskels sind das?

   ____
7. Wie nennt man den primären Atemmuskel? ____________________
8. Welche Bindegewebsstruktur wird bei der Kontraktion des Diaphragmas nach kaudal gezogen?

   ____
9. Wann sollten Ihre Daumenkuppen langsam unter den Rippenrand drücken, um die Kontraktion des Diaphragmas palpieren zu können? ____________________
10. Nennen Sie zwei große Muskeln, durch die Sie hindurch palpieren müssen, um verschiedene Anteile der Mm. intercostales zu spüren. ____________________ ____________________

Bitte benennen Sie folgende Strukturen.

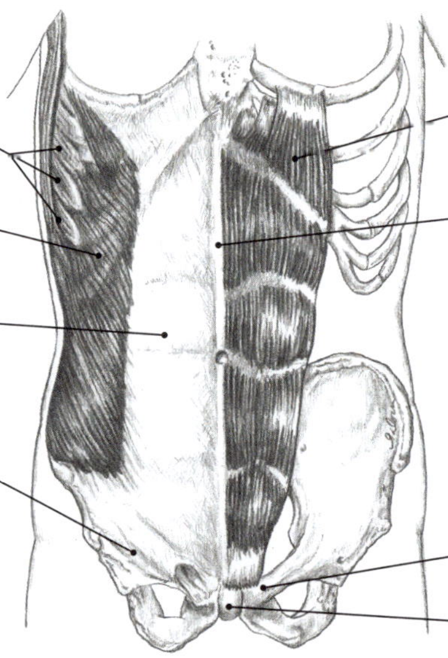

11. ____________________
12. ____________________
13. ____________________
14. ____________________
15. ____________________
16. ____________________
17. ____________________
18. ____________________

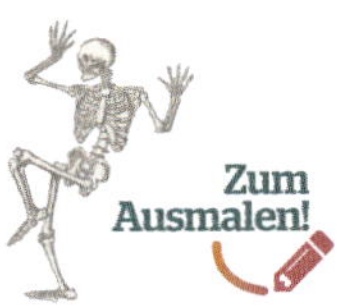

Wirbelsäule und Thorax, Muskelgruppe #3

S. 207–215

M. quadratus lumborum, Bauchmuskeln, Diaphragma und Mm. intercostales

Zuordnen

Ordnen Sie den Muskeln den passenden Ursprung und Ansatz zu.

URSPRUNG

1. Innenfläche der unteren sechs Rippen, die oberen zwei bis drei Lendenwirbel, Innenteil des Processus xiphoideus
2. Laterales Lig. inguinale, Crista iliaca und Fascia thoracolumbalis
3. Laterales Lig. inguinale, Crista iliaca, Fascia thoracolumbalis und innere Oberfläche der unteren sechs Rippen
4. Äußere Oberfläche der 5. bis 12. Rippe
5. Crista iliaca
6. Crista pubica, Symphysis pubica

ANSATZ

7. Aponeurosis abdominalis bis Linea alba
8. Ventraler Anteil der Crista iliaca, Aponeurosis abdominalis bis Linea alba
9. Knorpel der 5., 6. und 7. Rippe und Processus xiphoideus
10. Centrum tendineum
11. Innere Oberfläche der unteren drei Rippen, Aponeurosis abdominalis bei Linea alba
12. Letzte Rippe und Processus transversi des 1. bis 4. Lendenwirbels

MUSKEL	U	A
Diaphragma	______	______
M. obliquus externus abdominis	______	______
M. obliquus internus abdominis	______	______
M. quadratus lumborum	______	______
M. rectus abdominis	______	______
M. transversus abdominis	______	______

Verkürzen oder Verlängern?

13. Die Einatmung führt zur ____________________ des Diaphragmas.
14. Die passive Rotation der Wirbelsäule zur einen Seite führt zur ____________________ des M. obliquus externus abdominis auf der gleichen Seite.
15. Bei der Kompression des Abdomeninhalts kommt es zur ____________________ des M. transversus abdominis.
16. Das Ziehen der Rippen nach kranial führt zur ____________________ des Mm. intercostales externi.
17. Die passive Rotation der Wirbelsäule zur einen Seite führt zur ____________________ des M. obliquus internus abdominis auf der gegenüberliegenden Seite..

Wirbelsäule und Thorax

Andere Strukturen

S. 218–220

Bitte beantworten Sie folgende Fragen.

1. Zwischen welchen zwei knöchernen Orientierungspunkten verläuft das Lig. nuchae?

   ____________________ ____________________

2. Welche zwei passiven Bewegungen können Sie am Kopf Ihres Partners ausführen, um die wechselnde Spannung des Lig. nuchae palpieren zu können? ____________________

3. Welches oberflächlich verlaufende Band können Sie zwischen den Processus spinosi der Brust- und Lendenwirbelsäule palpieren? ____________________

4. Auf welcher Seite, vom M. psoas major aus gesehen, verläuft die Aorta? ____________________

5. Die Aponeurosis thoracolumbalis dient als Ansatzstelle für welche zwei Muskeln?

   ____________________ ____________________

Palpieren!

Vergessen Sie nicht, es gibt kein Richtig oder Falsch.

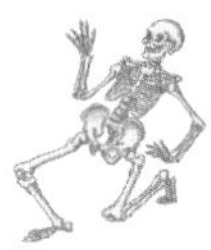

Palpieren Sie den **M. quadratus lumborum** an drei Personen. Beschreiben Sie das Gefühlte mit drei Worten (siehe S. 207–208 im *Trail Guide Anatomie*).

Person #1	Person #2	Person #3
__________	__________	__________
__________	__________	__________
__________	__________	__________

Wirbelsäule und Thorax

S. 221

Kraniovertebrale Gelenke #1

Bitte benennen Sie die folgenden Strukturen.

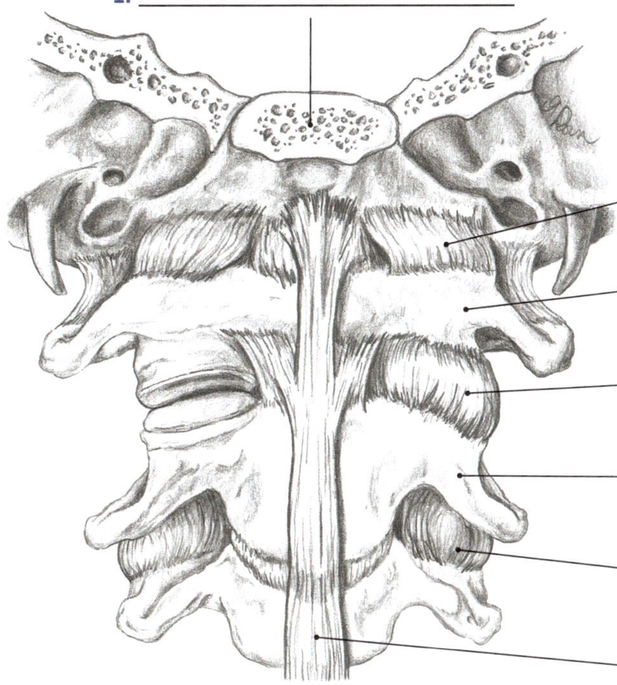

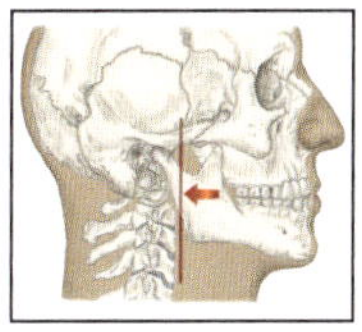

Obere Halswirbel, Ansicht von ventral

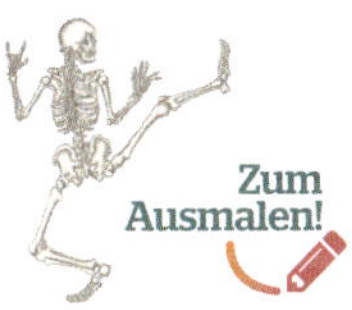

AUSWAHL

Atlas (C1) (2x)
Axis (C2) (2x)
Crus inferius
Crus superius
Gelenkkapsel des Art. atlantooccipitalis
Gelenkkapsel des lateralen Art. atlantoaxialis
Kapsel des lateralen Art. zygapophysialis
Lig. longitudinale anterius
Lig. cruciatum atlantis
Lig. transversum atlantis
Ligg. alaria
Pars basilaris des Os occipitale

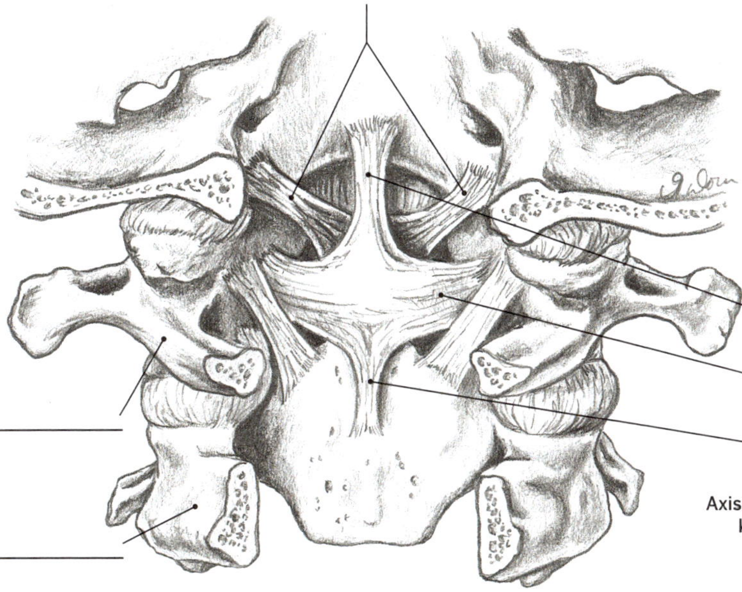

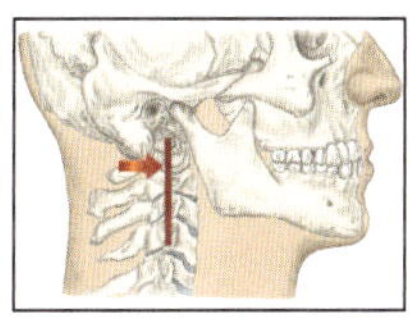

Axis, Atlas und Os occipitale, dorsaler Anteil der knöchernen Strukturen nicht dargestellt

Wirbelsäule und Thorax

Kraniovertebrale Gelenke #2

S. 221

Bitte benennen Sie die folgenden Strukturen.

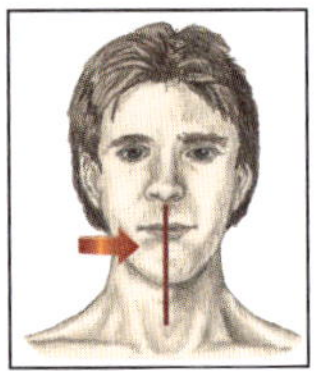

Ansicht von lateral,
Querschnitt entlang der
Sagittalebene

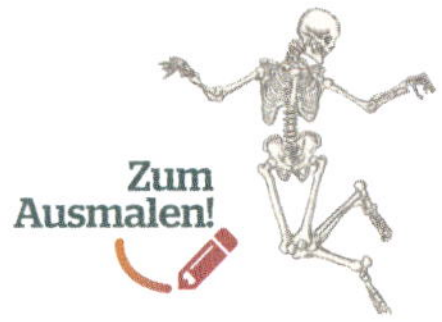

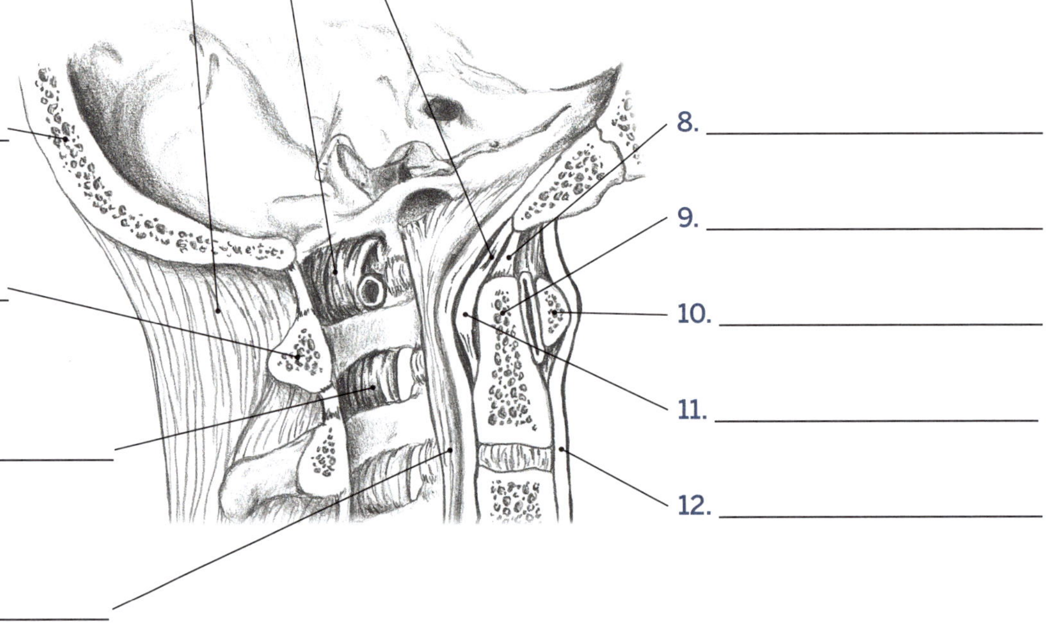

AUSWAHL
- Atlas (C1)
- Crus superius des Lig. cruciatum atlantis
- Dens axis (C2) (2x)
- Lig. apicis dentis
- Lig. alare
- Lig. longitudinale anterius
- Lig. longitudinale posterius
- Lig. nuchae
- Lig. transversum atlantis (C1) (2x)
- Membrana atlantoaxialis posterior
- Membrana atlantooccipitalis posterior
- Os occipitale
- Synovialhöhle
- Tuberculum anterius des Atlas (C1)
- Tuberculum posterius des Atlas (C1)

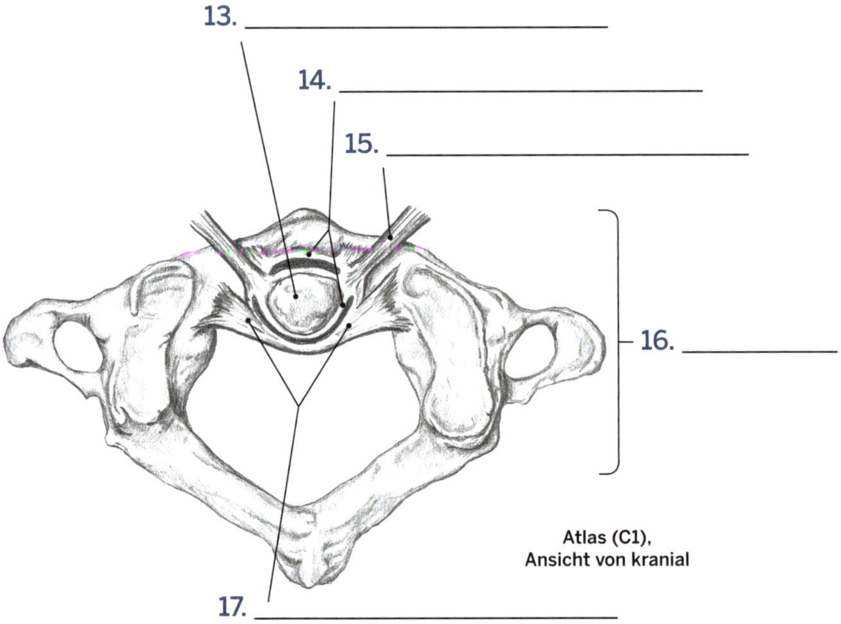

Atlas (C1),
Ansicht von kranial

Wirbelsäule und Thorax

Artt. intervertebrales

Bitte benennen Sie die folgenden Strukturen.

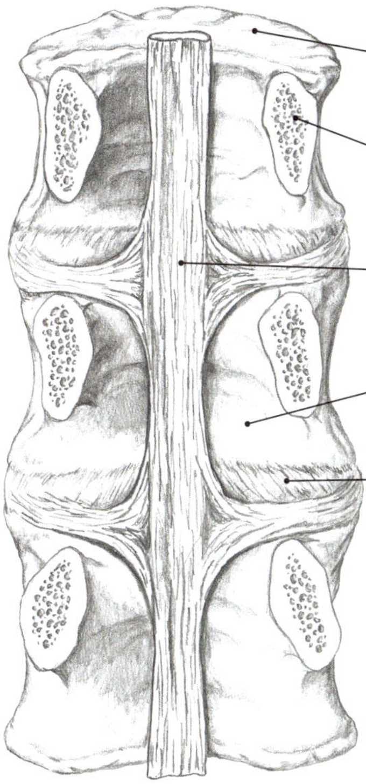

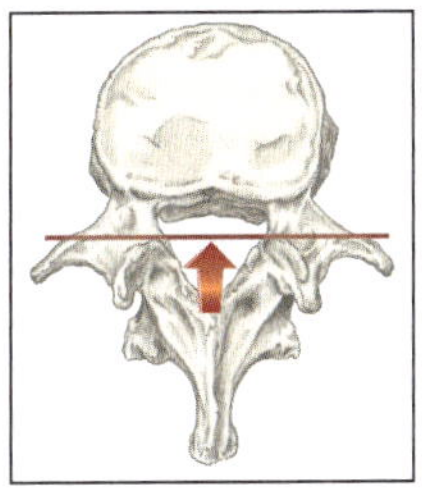

Wirbelkörper,
Ansicht von dorsal

AUSWAHL

- Discus intervertebralis
- Dorsale Seite des Wirbelkörpers
- Facies articularis inferior
- Lamina arcus vertebrae
- Lig. flavum
- Lig. longitudinale posterius
- Pediculus arcus vertebrae (Schnitt) (2x)
- Processus articularis superior vertebrae
- Processus transversus
- Wirbelkörper

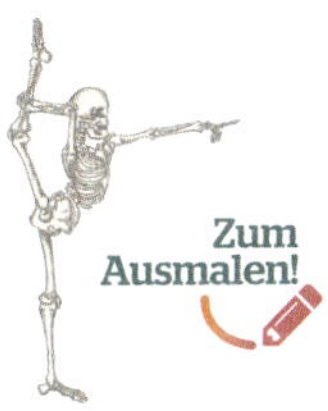

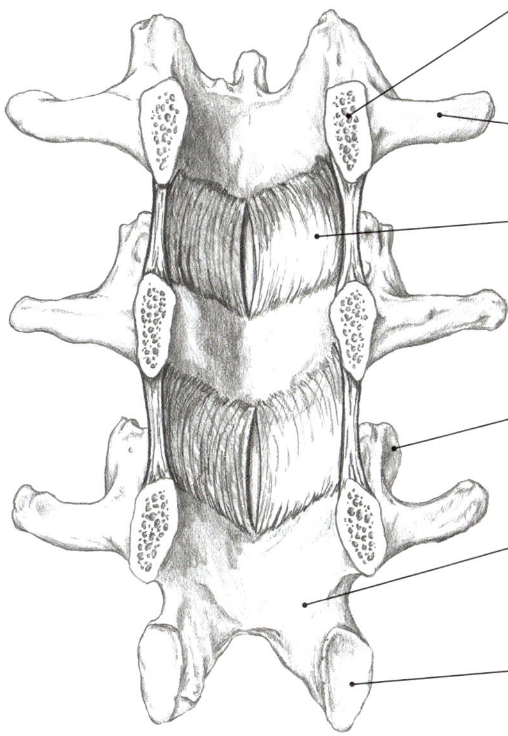

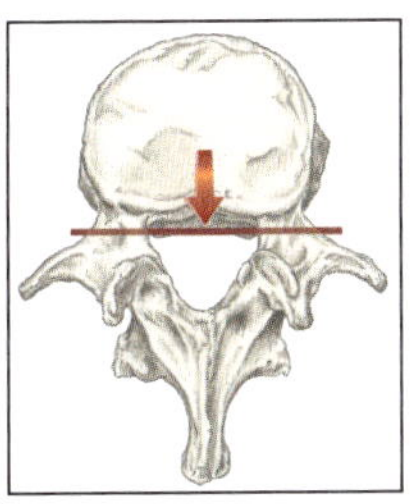

Lamina arcus vertebrae und
Pediculus arcus vertebrae,
Ansicht von ventral

Wirbelsäule und Thorax

Artt. costovertebrales und Artt. intervertebrales

S. 222–223

Bitte benennen Sie die folgenden Strukturen.

1. ______________________________
2. ______________________________
3. ______________________________
4. ______________________________
5. ______________________________
6. ______________________________

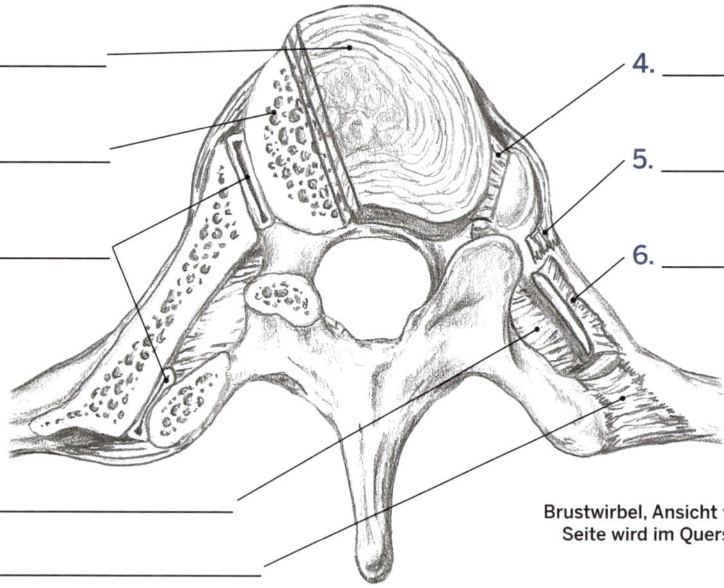

7. ______________________________
8. ______________________________

Brustwirbel, Ansicht von kranial, die linke Seite wird im Querschnitt dargestellt

AUSWAHL

Discus intervertebralis (2x)
Foramen intervertebrale
Lig. capitis costae radiatum
Lig. costotransversarium
Lig. costotransversarium laterale
Lig. costotransversarium superius (Schnitt)
Lig. flavum
Lig. supraspinale
Lig. longitudinale anterius
Lig. longitudinale posterius
Lig. interarticulare
Lig. interspinale
Processus spinosus
Processus transversus
Synovialhöhle
Wirbelkörper (2x)

Lendenwirbel, Teilabschnitt, Ansicht von lateral

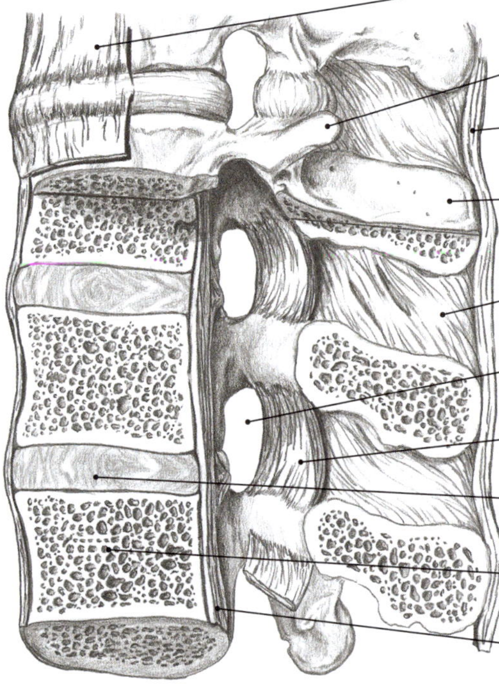

9. ______________________________
10. ______________________________
11. ______________________________
12. ______________________________
13. ______________________________
14. ______________________________
15. ______________________________
16. ______________________________
17. ______________________________
18. ______________________________

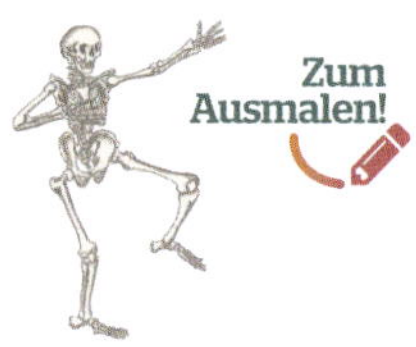

S. 223

Wirbelsäule und Thorax

Artt. costovertebrales und Artt. sternocostales

Bitte benennen Sie die folgenden Strukturen.

1. ____________________
2. ____________________
3. ____________________
4. ____________________
5. ____________________
6. ____________________

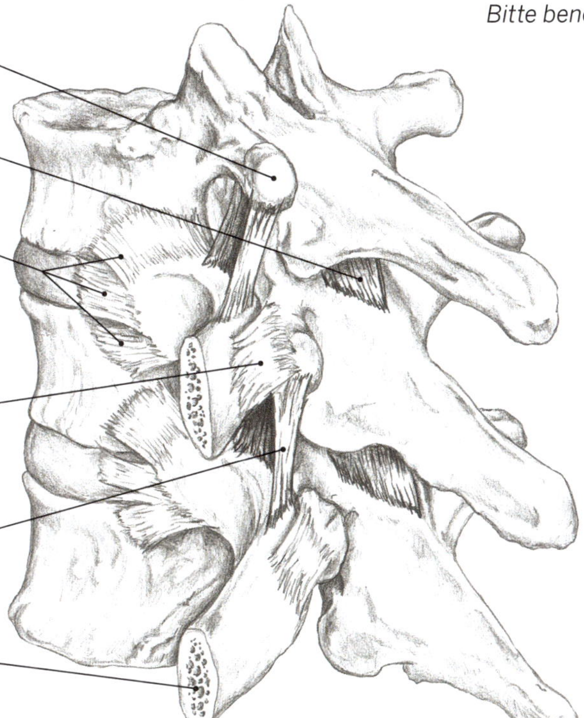

Ansicht von laterodorsal

AUSWAHL
- Art. manubriosternalis
- Artt. sternocostales (Cavum articulare
- Cartilago costalis
- Clavicula
- Costae
- Discus articularis
- Lig. capitis costae radiatum (2x)
- Lig. costoclaviculare
- Lig. costotransversarium laterale
- Lig. costotransversarium superius
- Lig. costoxiphoidea
- Lig. flavum
- Lig. interclaviculare
- Processus transversus
- Processus xiphoideus
- Rippe (Schnitt)

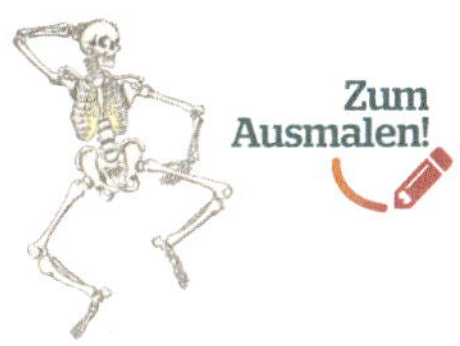

7. ____________________
8. ____________________
9. ____________________
10. ____________________
11. ____________________
12. ____________________
13. ____________________
14. ____________________
15. ____________________
16. ____________________
17. ____________________

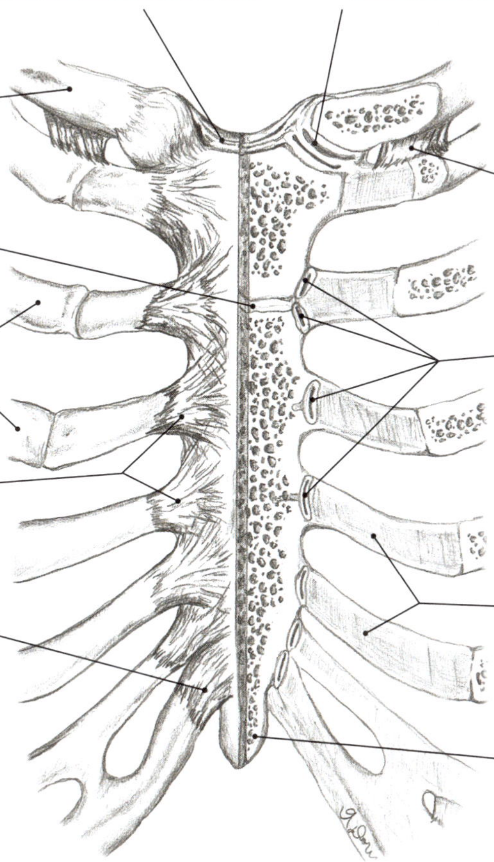

Ansicht von ventral, die rechte Seite wird im Frontalschnitt dargestellt

Notizen

S. 226

Kopf, Hals und Gesicht
Topographische Übersicht

Bitte benennen Sie folgende Strukturen.

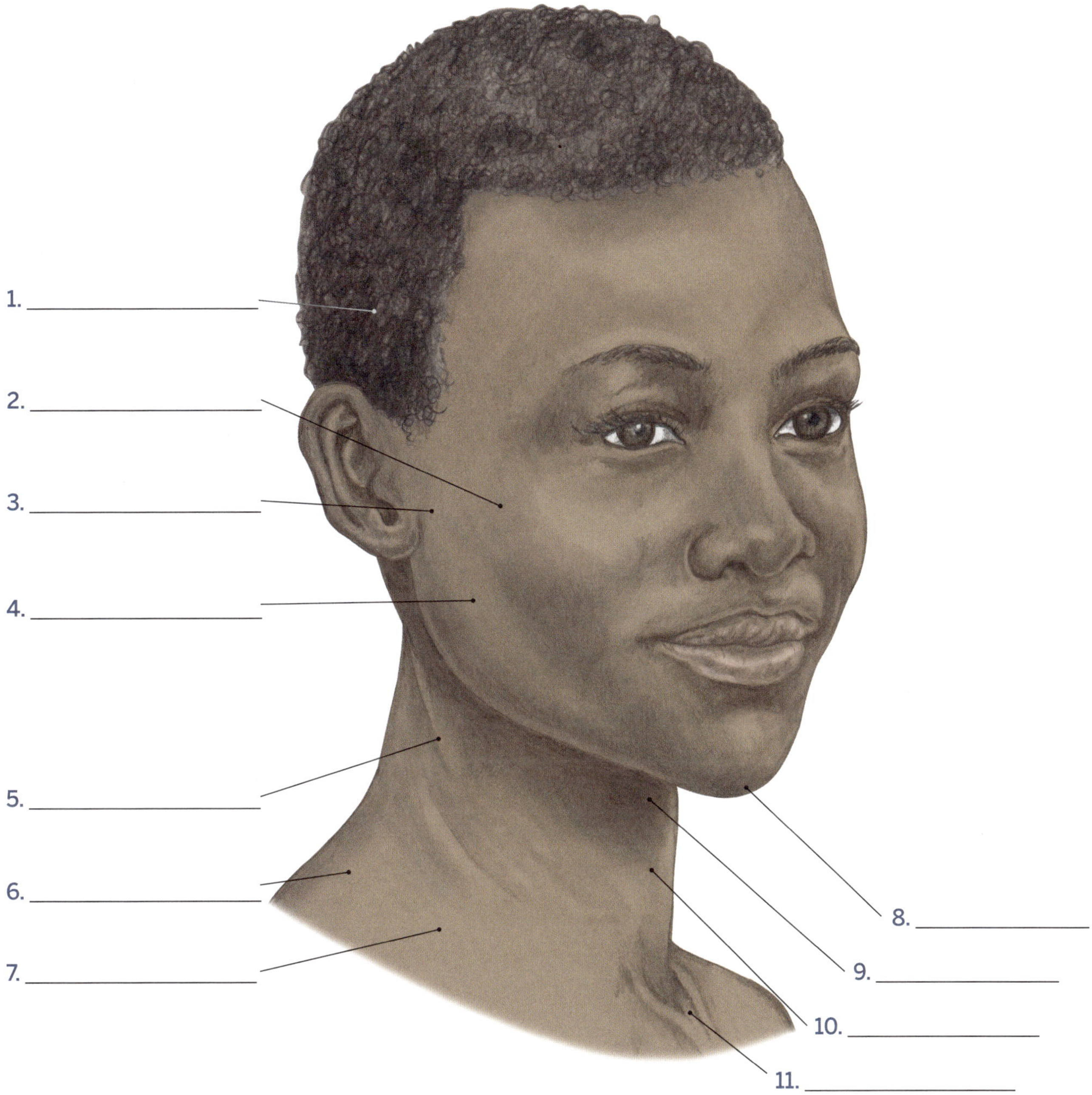

AUSWAHL

Arcus zygomaticus
Basis mandibulae
Cartilago thyroidea
Clavicula
Fossa jugularis sterni
Os hyoideum
Processus condylaris mandibulae
M. masseter
M. sternocleidomastoideus
M. temporalis
M. trapezius

Kopf, Hals und Gesicht
Knöcherne Strukturen

S. 226–239

Bitte beantworten Sie folgende Fragen.

1. Welche drei Strukturen begrenzen das ventrale Dreieck am Hals? ______________________ ______________________ ______________________

2. Der M. sternocleidomastoideus, die Clavicula und der M. trapezius bilden das ______________________ des Halses.

3. Aus wie vielen Knochen besteht der Schädel? ______________________

4. Die Schädelknochen sind durch ______________________ -gelenke in Form und engen Suturen verbunden.

5. Das ______________________ befindet sich am dorsalen und kaudalen Teil des Schädels.

6. Die ______________________ ist eine Vorwölbung, die im Zentrum des Os occipitale liegt und ist der kraniale Ursprung des Lig. nuchae.

7. Welcher knöcherne Orientierungspunkt dient als Ansatzstelle für verschiedene Nackenmuskeln? ______________________

8. Die ______________________ verbinden sich an der Mittellinie und bilden die Sutura sagittalis.

9. Welcher knöcherne Orientierungspunkt befindet sich direkt hinter dem Ohrläppchen und dient als Ansatzstelle für den M. sternocleidomastoideus? ______________________

10. Der Raum zwischen dem Arcus zygomaticus und dem Schädel wird vom M. ______________________ ausgefüllt.

11. Das ______________________ bildet die Stirn und den Oberrand der Augenhöhle.

12. Welcher knöcherne Orientierungspunkt befindet sich auf der Unterseite der Mandibula und dient als Ansatzstelle für die suprahyoidale Muskulatur? ______________________

13. Wo sollten Sie besonders vorsichtig sein, wenn Sie den Bereich der Mandibula palpieren? ______________________

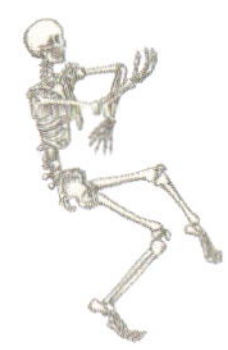

Palpieren!

Vergessen Sie nicht, es gibt kein Richtig oder Falsch.

Palpieren Sie die **Protuberantia occipitalis externa** und die **Linea nuchae superior** an drei Personen. Beschreiben Sie das Gefühlte mit drei Worten (siehe S. 231–232 im *Trail Guide Anatomie*).

Person #1	Person #2	Person #3
____________	____________	____________
____________	____________	____________
____________	____________	____________

S. 228

Kopf, Hals und Gesicht

Der Schädel #1

Bitte benennen Sie folgende Strukturen.

1. ______________________
2. ______________________
3. ______________________
4. ______________________
5. ______________________
6. ______________________
7. ______________________
8. ______________________
9. ______________________
10. ______________________
11. ______________________

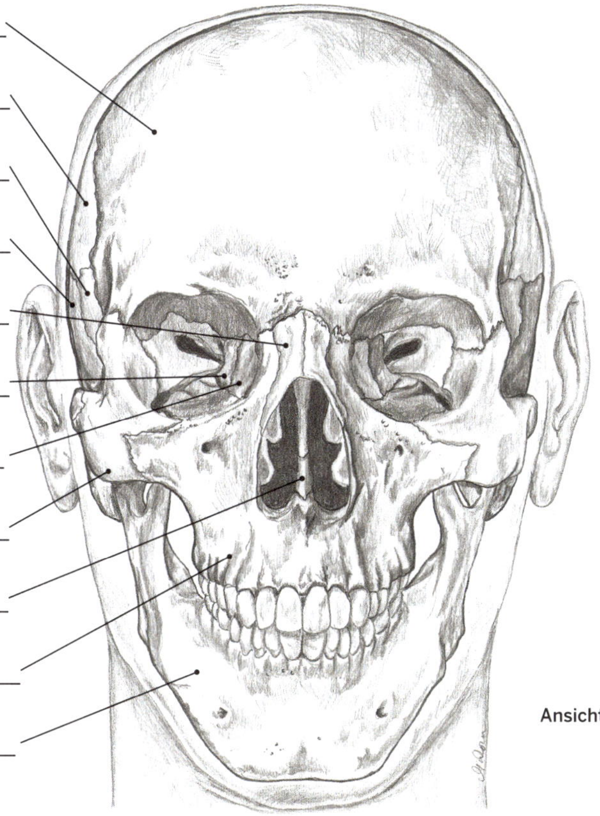

Ansicht von ventral

AUSWAHL
Linea nuchae superior
Mandibula (2x)
Maxilla (2x)
Os ethmoidale
Os frontale
Os lacrimale
Os nasale
Os occipitale
Os parietale (2x)
Os sphenoidale
Os temporale
Os zygomaticum
Processus mastoideus
Protuberantia occipitalis externa
Sutura lambdoidea
Sutura sagittalis
Vomer

Zum Ausmalen!

12. ______________________
13. ______________________
14. ______________________
15. ______________________
16. ______________________
17. ______________________
18. ______________________
19. ______________________
20. ______________________

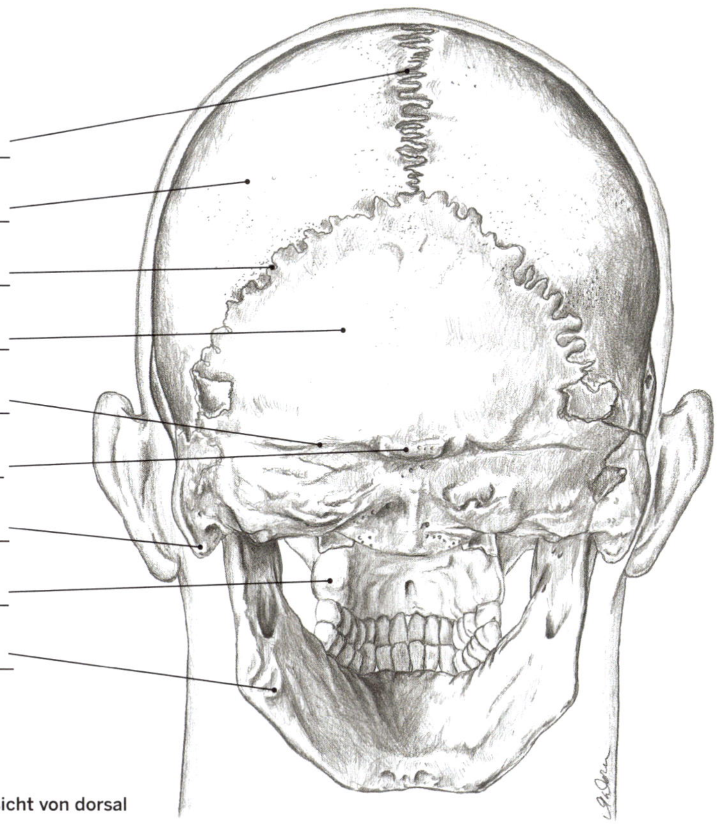

Ansicht von dorsal

Kopf, Hals und Gesicht

Skull #2

S. 229

*Bitte benennen Sie folgende Strukturen. Knochen werden mit **blauen** Zahlen bezeichnet, knöcherne Orientierungspunkte oder andere Strukturen mit **roten**.*

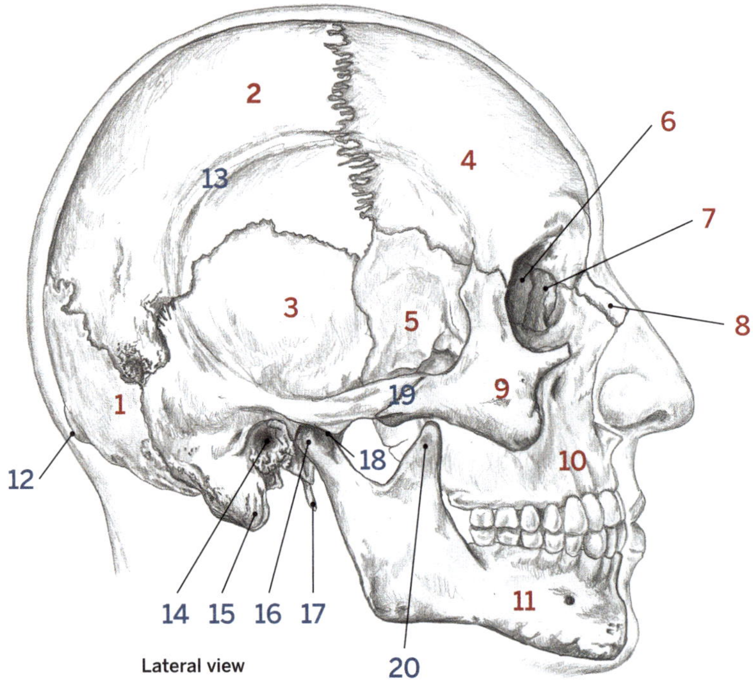

Lateral view

AUSWAHL 1–20

___ Arcus zygomaticus
___ Art. temporomandibularis
___ Linea temporalis des Os parietale
___ Mandibula
___ Maxilla
___ Meatus acusticus externus
___ Os ethmoidale
___ Os frontale
___ Os lacrimale
___ Os occipitale
___ Os parietale
___ Os nasale
___ Os sphenoidale
___ Os temporale
___ Os zygomaticum
___ Processus condylaris mandibulae
___ Processus coronoideus mandibulae
___ Processus mastoideus
___ Processus styloideus ossis temporalis
___ Protuberantia occipitalis externa

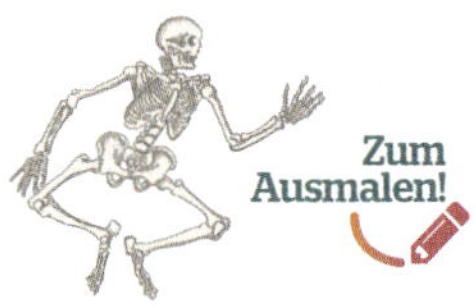

AUSWAHL 21–32

___ Foramen magnum
___ Linea nuchae inferior ossis occipitalis
___ Linea nuchae superior
___ Maxilla
___ Os occipitale
___ Os palatinum
___ Os sphenoidale
___ Os temporale
___ Os zygomaticum
___ Processus mastoideus
___ Protuberantia occipitalis externa
___ Vomer

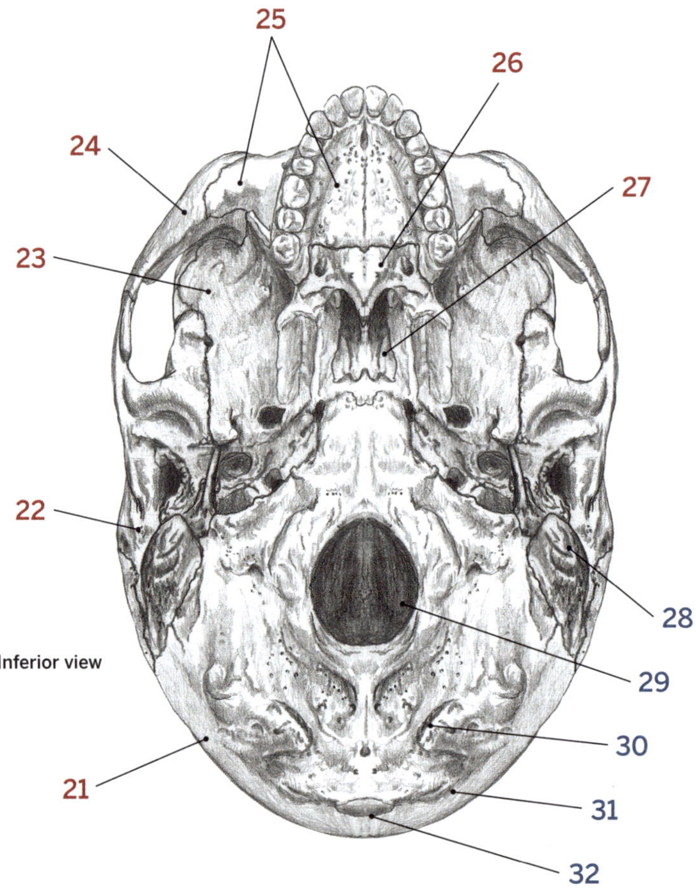

Inferior view

S. 235, 239

Kopf, Hals und Gesicht

Mandibula und Os hyoideum

Bitte benennen Sie folgende Strukturen.

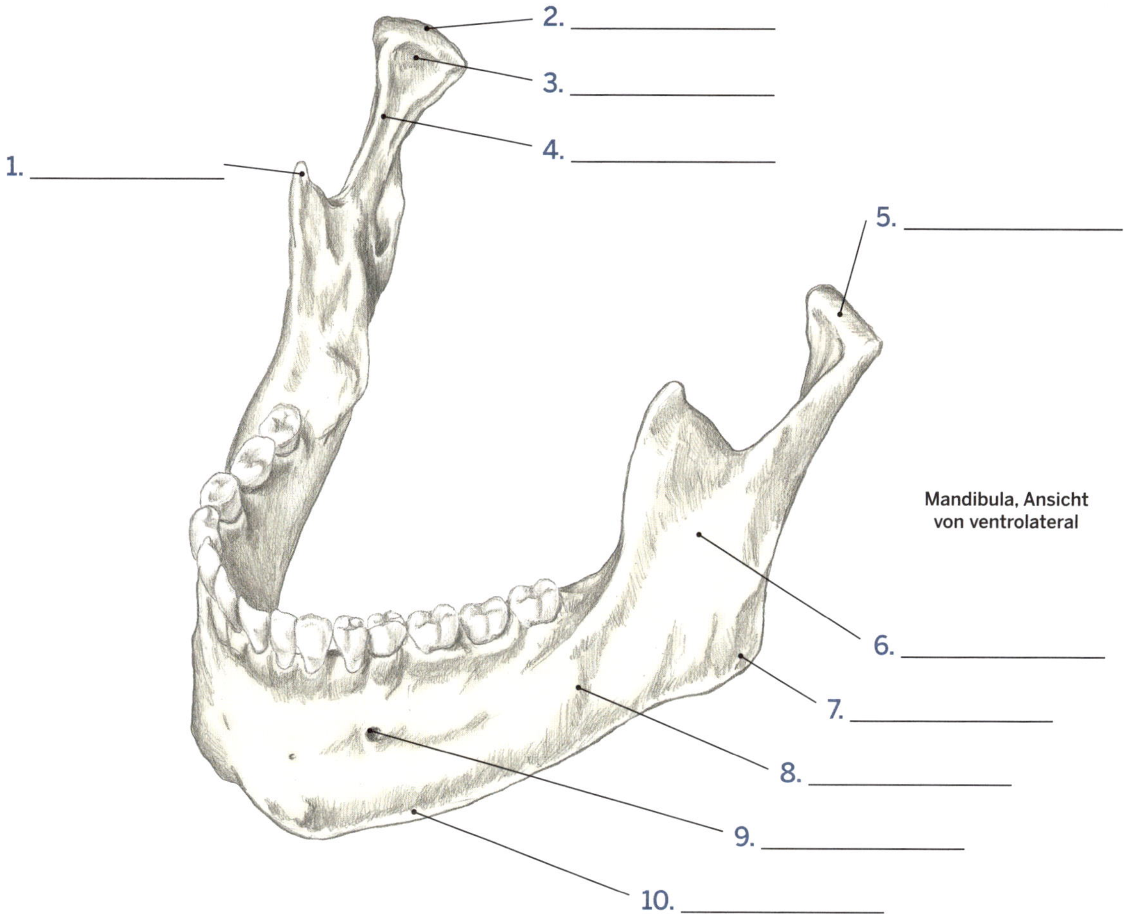

Mandibula, Ansicht von ventrolateral

AUSWAHL

- Angulus mandibulae
- Basis mandibulae
- Caput mandibulae
- Collum mandibulae
- Corpus mandibulae
- Cornua majora ossis hyoidei
- Cornua minora ossis hyoidei
- Corpus ossis hyoidei
- Foramen mentale
- Fossa pterygoidea
- Processus condylaris mandibulae
- Processus coronoideus mandibulae
- Ramus mandibulae

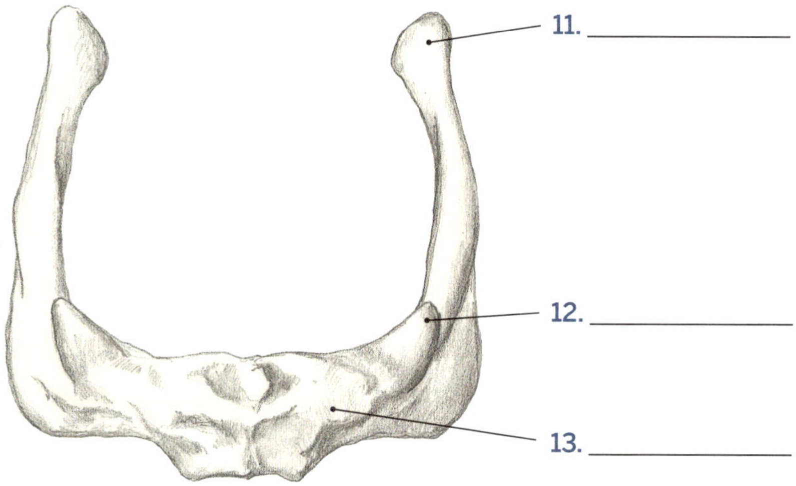

Os hyoideum, Ansicht von kranial

Kopf, Hals und Gesicht

Art. temporomandibularis

S. 235–236

Bitte benennen Sie folgende Strukturen.

1. ______________________

2. ______________________

3. ______________________

4. ______________________

5. ______________________

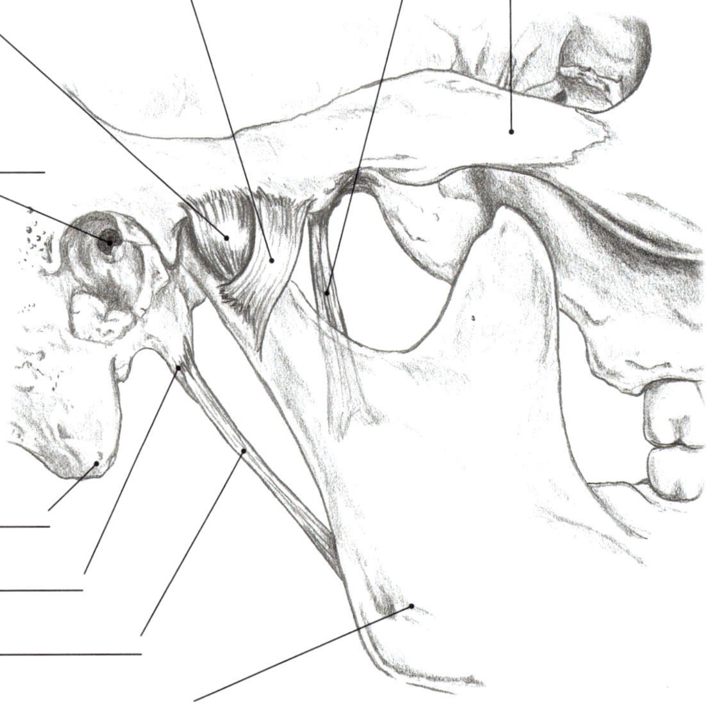

6. ______________________

7. ______________________

8. ______________________

9. ______________________

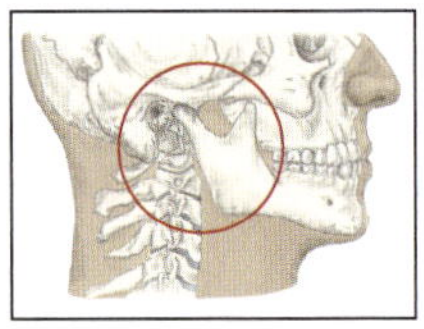

Rechte Art. temporomandibularis, Ansicht von lateral

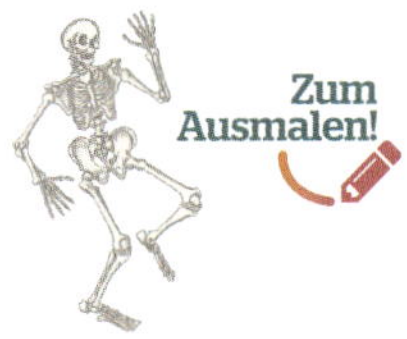

AUSWAHL

Arcus zygomaticus
Discus articularis der Art. temporomandibularis
Gelenkkapsel (2x)
Lig. laterale temporomandibulare
Lig. sphenomandibulare (2x)
Lig. stylomandibulare
M. pterygoideus lateralis
Mandibula (2x)
Meatus acusticus externus
Processus condylaris mandibulae (Schnitt)
Processus mastoideus
Processus styloideus

10. ______________________

11. ______________________

12. ______________________

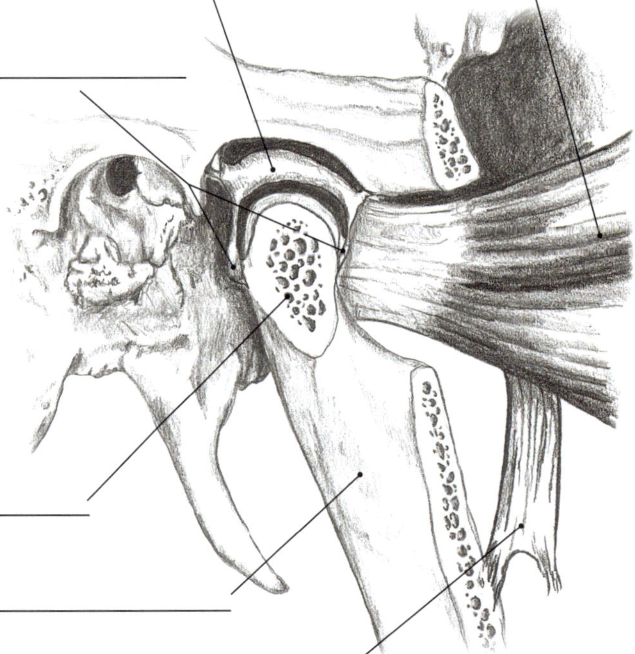

Rechte Art. temporomandibularis, Ansicht von lateral

13. ______________________

14. ______________________

15. ______________________

Kopf, Hals und Gesicht

Kopf-, Hals- und Gesichtsmuskulatur #1

S. 240

Bitte benennen Sie folgende Strukturen.

1. ____________________
2. ____________________
3. ____________________
4. ____________________
5. ____________________
6. ____________________
7. ____________________
8. ____________________
9. ____________________
10. ____________________
11. ____________________
12. ____________________
13. ____________________
14. ____________________
15. ____________________
16. ____________________
17. ____________________
18. ____________________
19. ____________________
20. ____________________

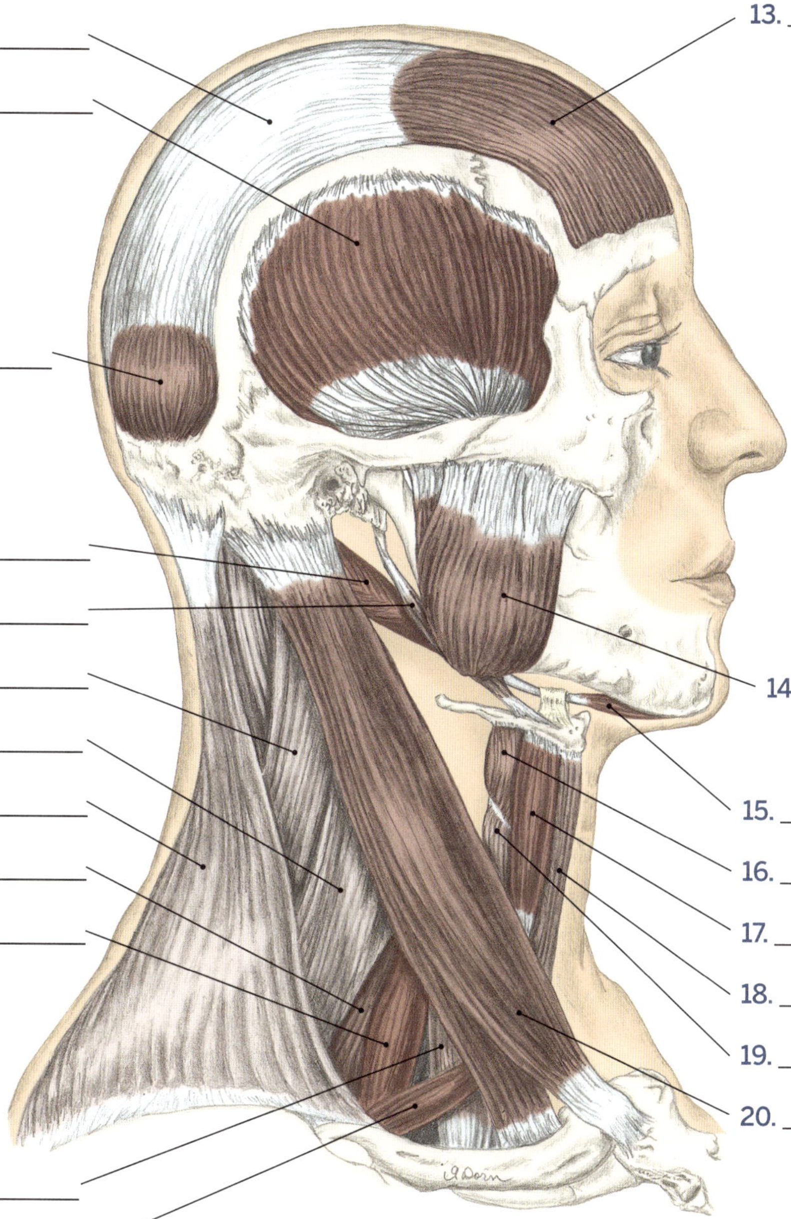

Lateral view

AUSWAHL

Galea aponeurotica
M. digastricus (Venter anterior)
M. digastricus (Venter posterior)
M. levator scapulae
M. masseter
M. occipitalis
M. occipitofrontalis (Venter frontalis)
M. omohyoideus (Venter inferior)
M. omohyoideus (Venter superior)
M. scalenus anterior
M. scalenus medius
M. scalenus posterior
M. splenius capitis
M. sternohyoideus
M. sternocleidomastoideus
M. sternothyroideus
M. stylohyoideus
M. thyrohyoideus
M. temporalis
M. trapezius

Kopf, Hals und Gesicht

Kopf-, Hals- und Gesichtsmuskulatur #2

S. 241

Bitte benennen Sie folgende Strukturen.

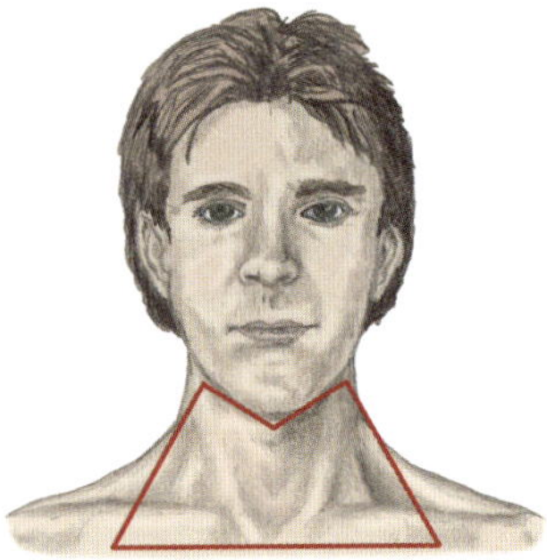

Hals, Ansicht von ventral

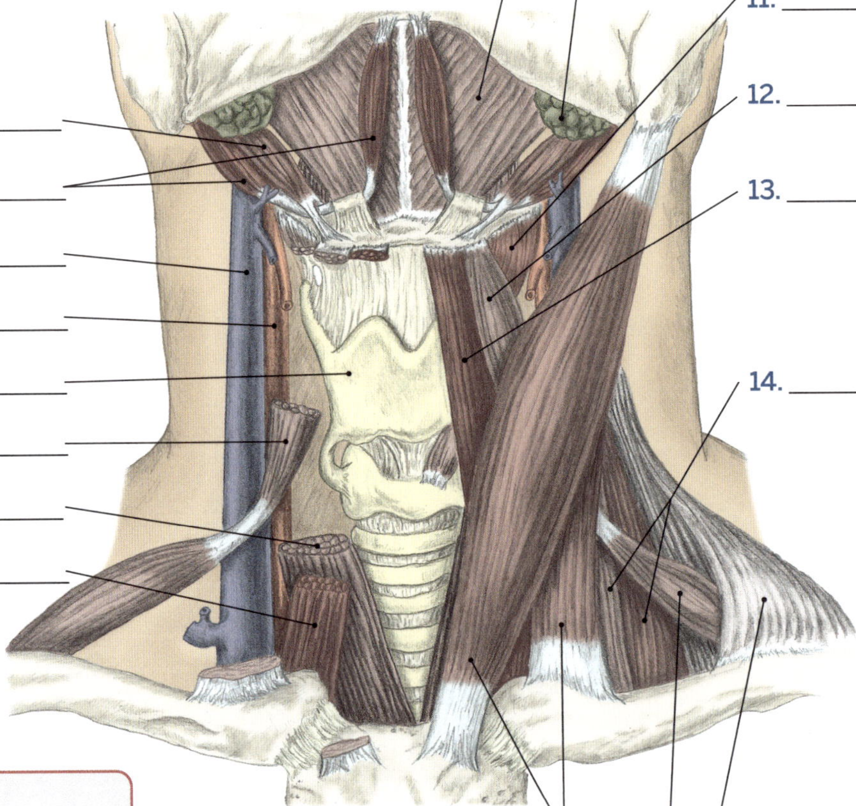

AUSWAHL

- A. carotis communis
- Cartilago thyroidea
- Glandula submandibularis
- M. digastricus (Venter anterior und posterior)
- M. mylohyoideus
- M. omohyoideus (Schnitt)
- M. omohyoideus (Venter inferior)
- M. omohyoideus (Venter superior)
- M. sternocleidomastoideus
- M. sternohyoideus
- M. sternohyoideus (Schnitt)
- M. sternothyroideus (Schnitt)
- M. stylohyoideus
- M. thyrohyoideus
- Mm. scaleni
- M. trapezius
- V. jugularis interna

S. 261

Kopf, Hals und Gesicht
Mimische Muskulatur

Bitte benennen Sie folgende Strukturen.

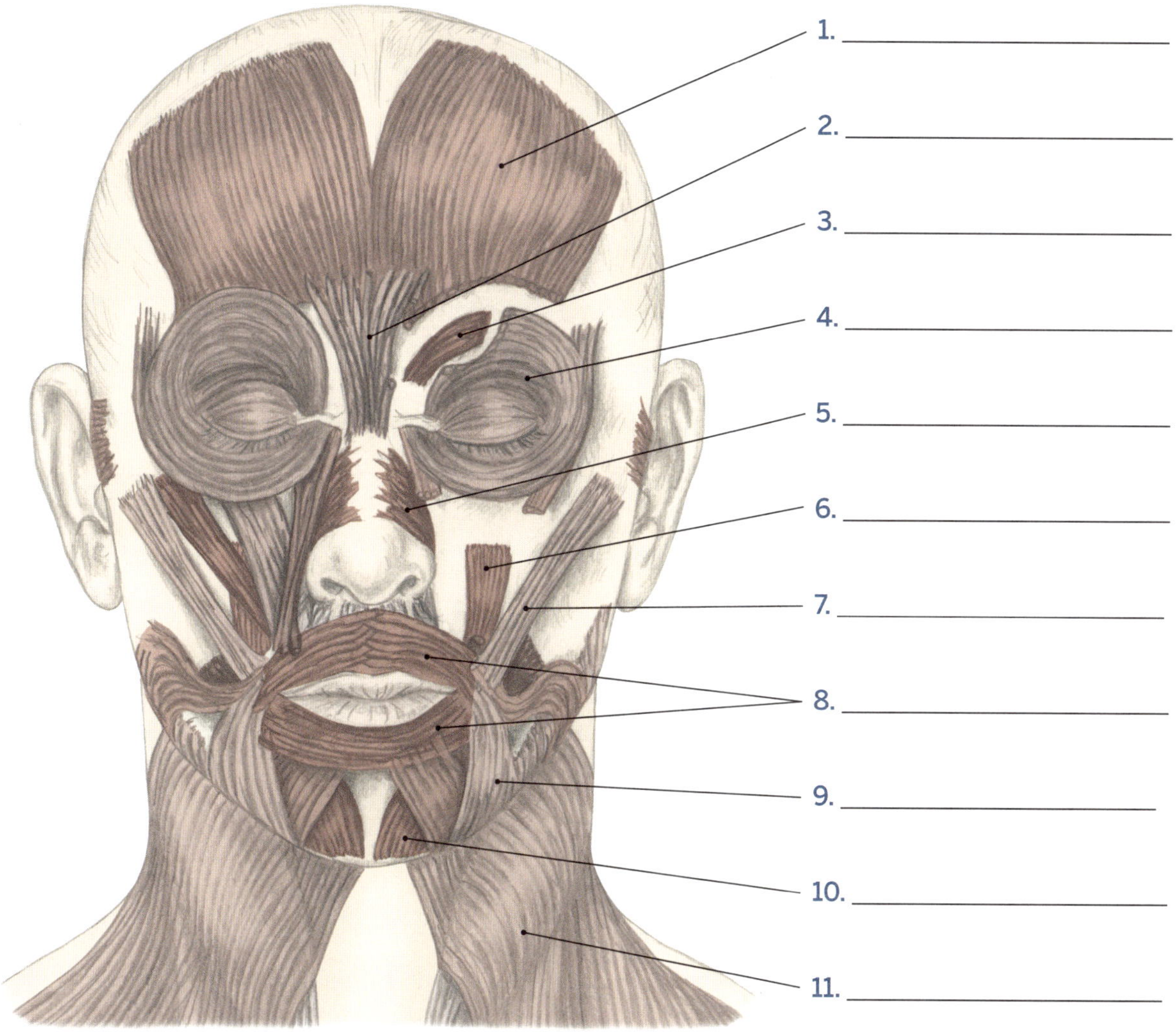

AUSWAHL
M. corrugator supercilii
M. depressor anguli oris
M. frontalis
M. levator anguli oris
M. mentalis
M. nasalis, Pars transversa
M. orbicularis oculi
M. orbicularis oris
M. procerus
M. zygomaticus major
Platysma

Kopf, Hals und Gesicht

Muskeln ausmalen #1

S. 240

Benutzen Sie unterschiedliche Farben zum Ausmalen und beschriften Sie Muskeln und andere Strukturen, die weiter unten aufgelistet sind.

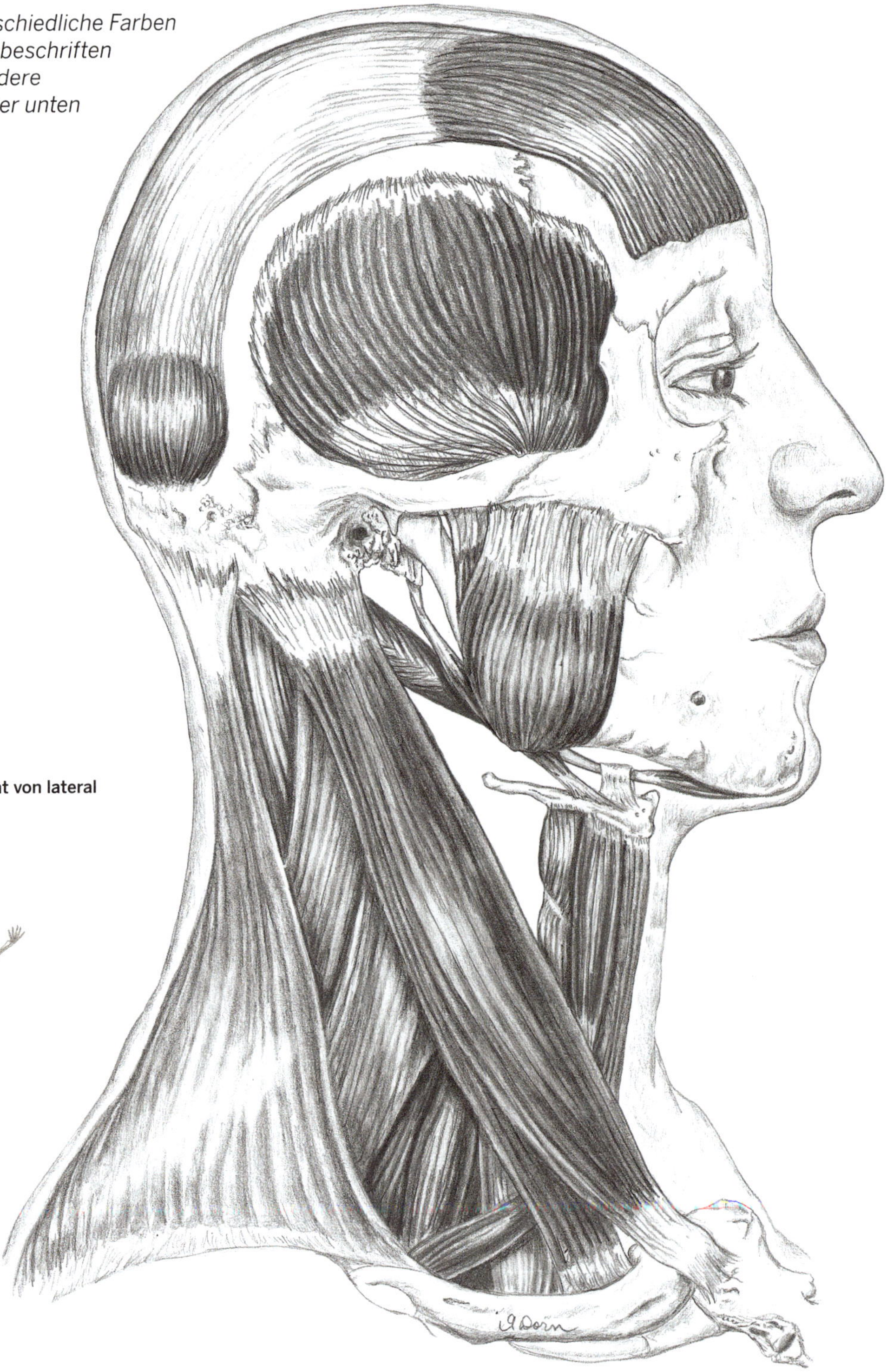

Ansicht von lateral

Zum Ausmalen!

- Galea aponeurotica
- M. digastricus (Venter anterior)
- M. digastricus (Venter posterior)
- M. levator scapulae
- M. masseter
- M. occipitalis
- M. occipitofrontalis, Venter frontalis
- M. omohyoideus (Venter inferior)
- M. omohyoideus (Venter superior)
- M. scalenus anterior
- M. scalenus medius
- M. scalenus posterior
- M. splenius capitis
- M. sternocleidomastoideus
- M. sternohyoideus
- M. sternothyroideus
- M. stylohyoideus
- M. temporalis
- M. thyrohyoideus
- M. trapezius

S. 241

Kopf, Hals und Gesicht

Muskeln ausmalen #2

Benutzen Sie unterschiedliche Farben zum Ausmalen und beschriften Sie Muskeln und andere Strukturen, die weiter unten aufgelistet sind.

Zum Ausmalen!

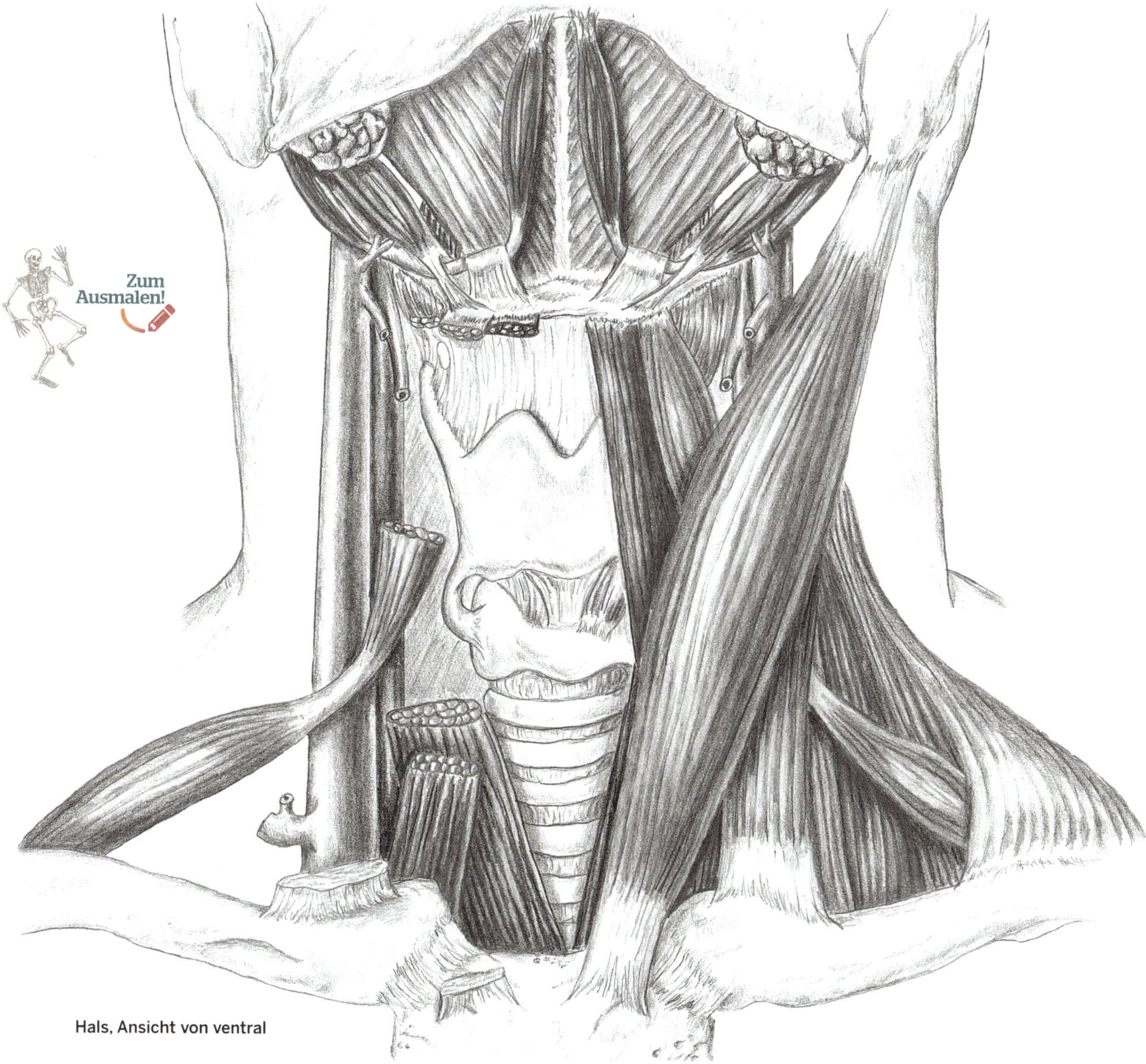

Hals, Ansicht von ventral

A. carotis communis
Cartilago thyroidea
Glandula submandibularis
M. digastricus (Venter anterior & posterior)
M. mylohyoideus
M. omohyoideus (Schnitt)
M. omohyoideus (Venter inferior)
M. omohyoideus (Venter superior)
Mm. scaleni
M. sternocleidomastoideus
M. sternohyoideus
M. sternohyoideus (Schnitt)
M. sternothyroideus (Schnitt)
M. stylohyoideus
M. thyrohyoideus
M. trapezius
V. jugularis interna

Kopf, Hals und Gesicht

Muskeln ausmalen #3

S. 261

Benutzen Sie unterschiedliche Farben zum Ausmalen und beschriften Sie Muskeln und andere Strukturen, die weiter unten aufgelistet sind

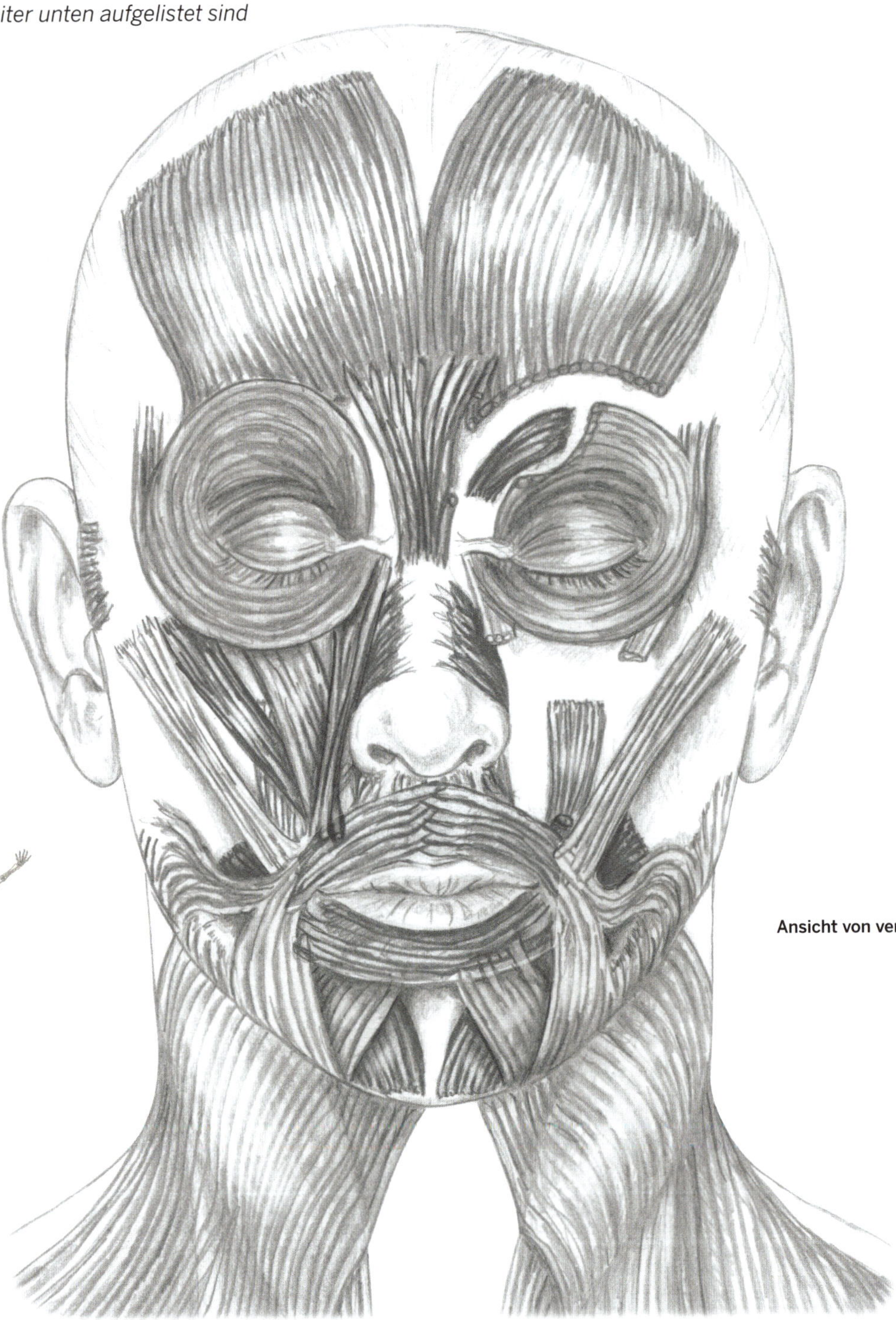

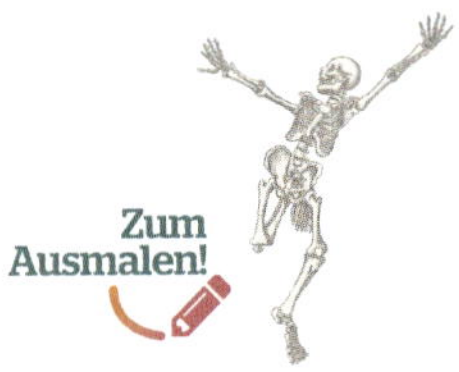

Ansicht von ventral

M. corrugator supercilii	M. orbicularis oculi
M. depressor anguli oris	M. orbicularis oris
M. frontalis	M. procerus
M. levator anguli oris	M. zygomaticus major
M. mentalis	Platysma
M. nasalis, Pars transversa	

S. 242–243

Kopf, Hals und Gesicht

Muskeln und Bewegungen #1

Bitte benennen Sie folgende Bewegungen, Synergisten und Antagonist(en). Der Anfangsbuchstabe der Muskeln ist gegeben.

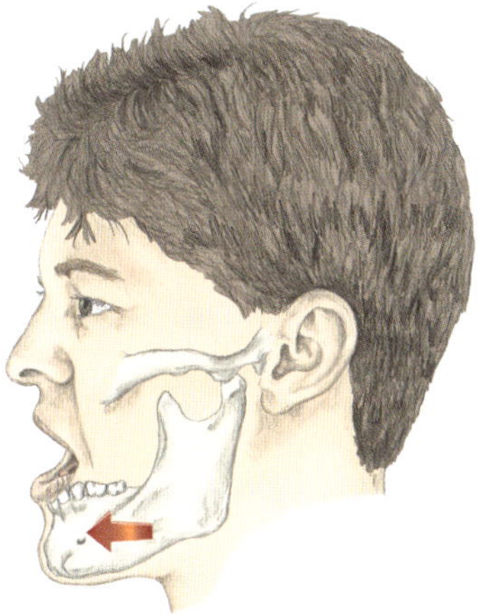

1. Bewegung

____

2. Synergisten

M. p ____________________

M. p ____________________

3. Antagonisten

M. t ____________________

M. d ____________________

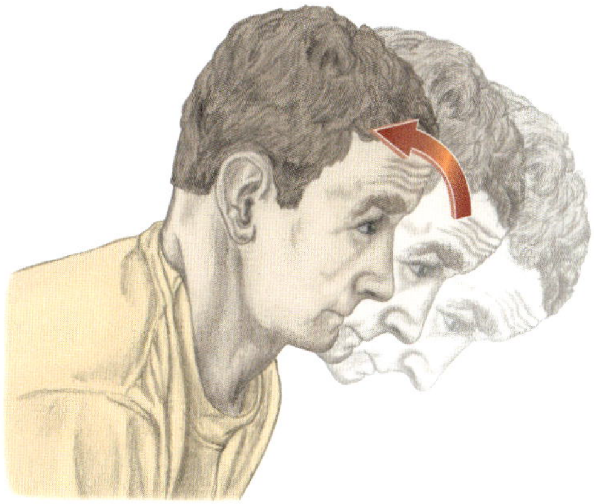

4. Bewegung

____

5. Synergisten

M. s ____________________

M. s ____________________

6. Antagonist

M. s ____________________

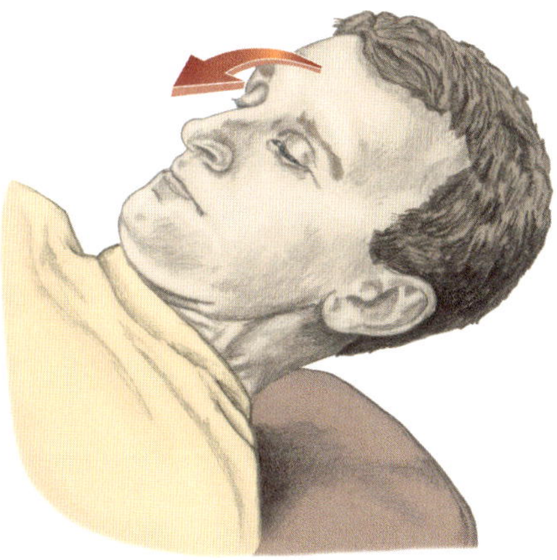

7. Bewegung

____

8. Synergisten

M. l ____________________

M. l ____________________

9. Antagonist

M. l ____________________

Kopf, Hals und Gesicht
Muskeln und Bewegungen #2

S. 242–243

Bitte benennen Sie folgende Bewegungen, zwei Synergisten und einen Antagonisten. Der Anfangsbuchstabe der Muskeln ist gegeben.

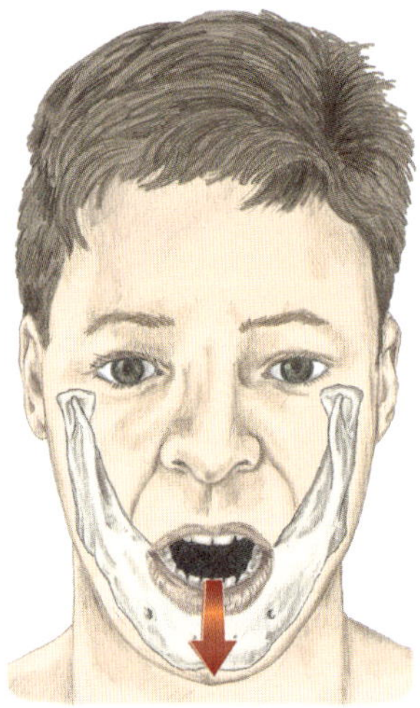

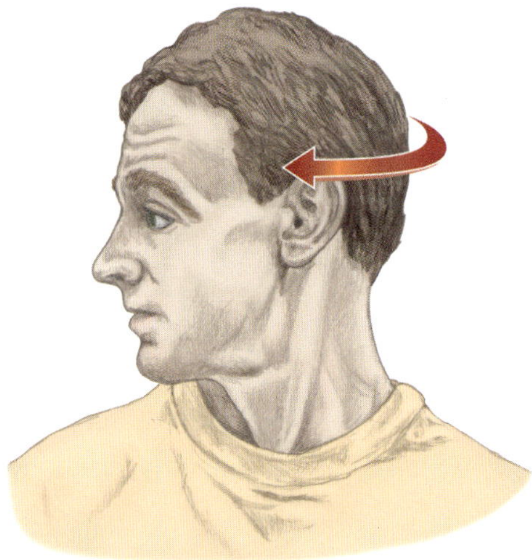

1. Bewegung

___

2. Synergisten

M. g ___

M. d ___

3. Antagonist

M. t ___

4. Bewegung (zur rechten Seite)

___

5. Synergisten

M. m ___

M. t ___

6. Antagonist

M. l ___

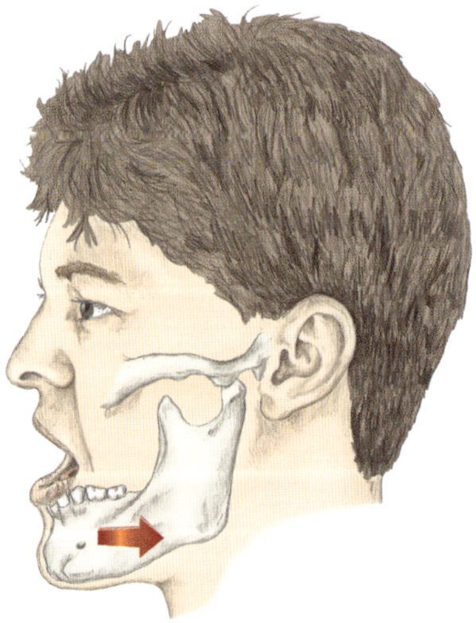

7. Bewegung

___

8. Synergisten

M. t ___

M. d ___

9. Antagonist

M. p ___

S. 242–243

Kopf, Hals und Gesicht

Muskeln und Bewegungen #3

Bitte benennen Sie folgende Bewegungen, Synergisten und einen Antagonist.
Der Anfangsbuchstabe der Muskeln ist gegeben.

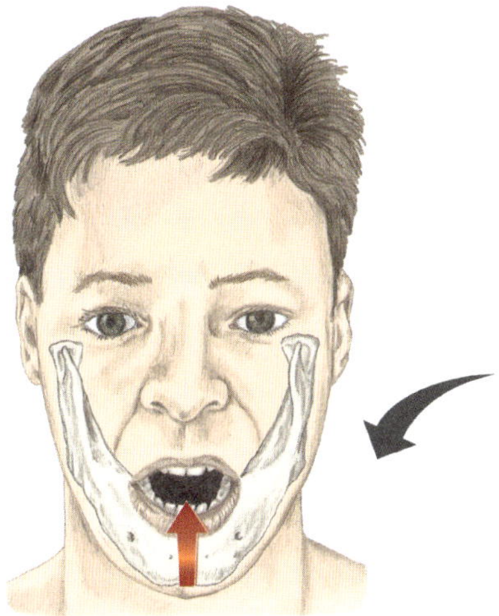

1. In welchem Gelenk findet die Bewegung statt?

____

2. Bewegung

____

3. Synergisten

M. t _______________

M. m _______________

4. Antagonist

M. g _______________

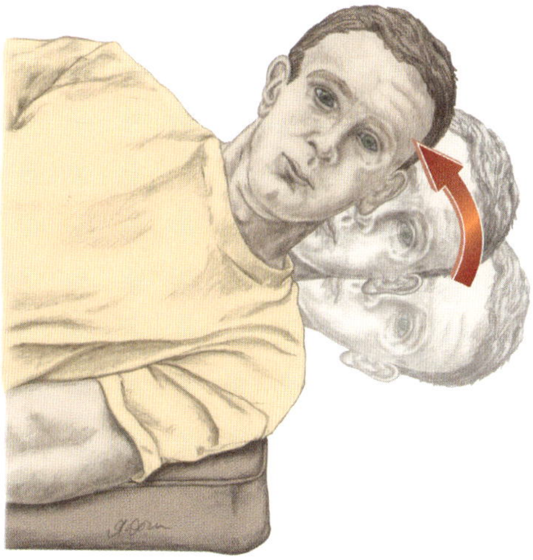

5. Bewegung

____

6. Synergisten

M. s _______________

M. s _______________

M. s _______________

Kopf, Hals und Gesicht

Wie heißt der Muskel? #1

Bitte benennen Sie folgende Muskeln.

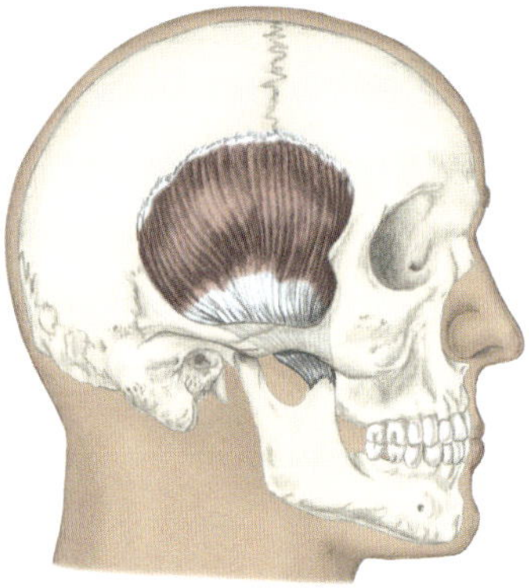

1. ____________________

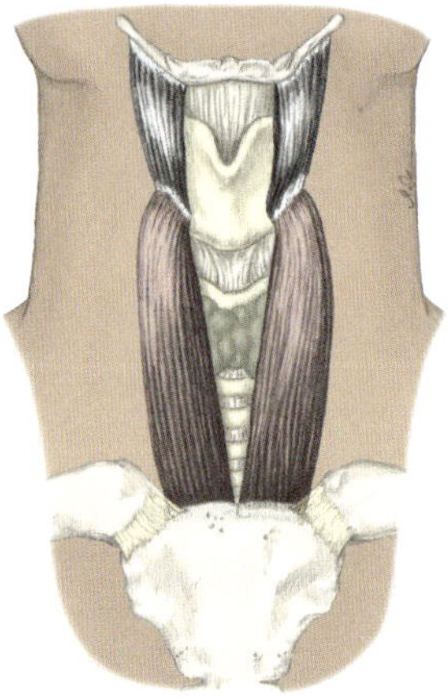

2. ____________________

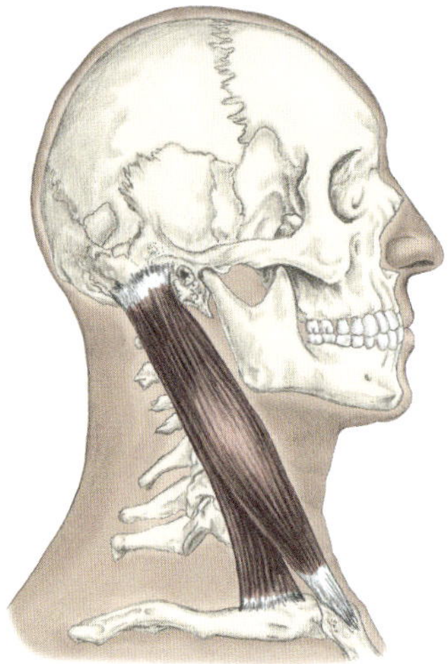

3. ____________________

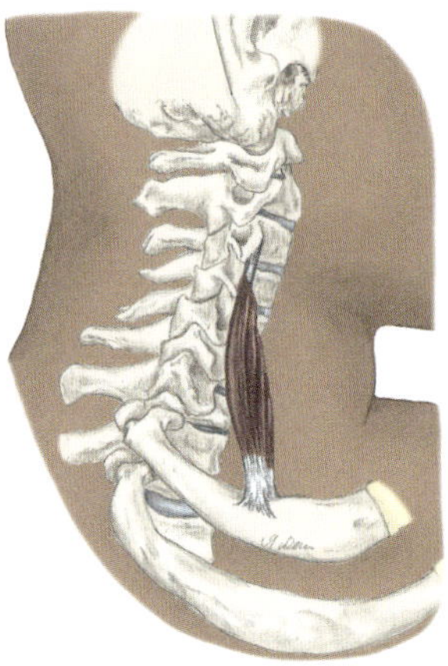

4. ____________________

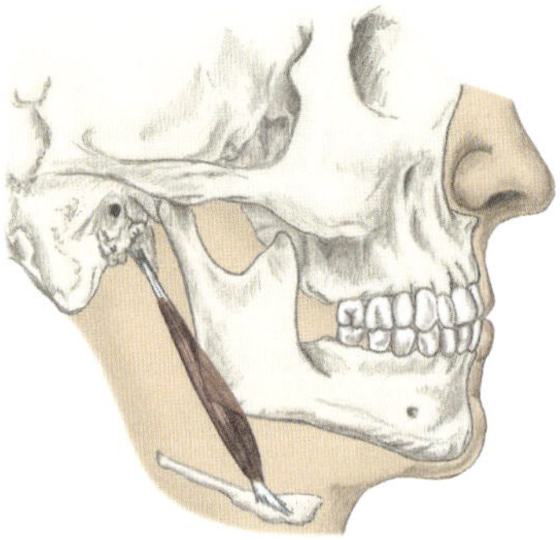

5. ____________________

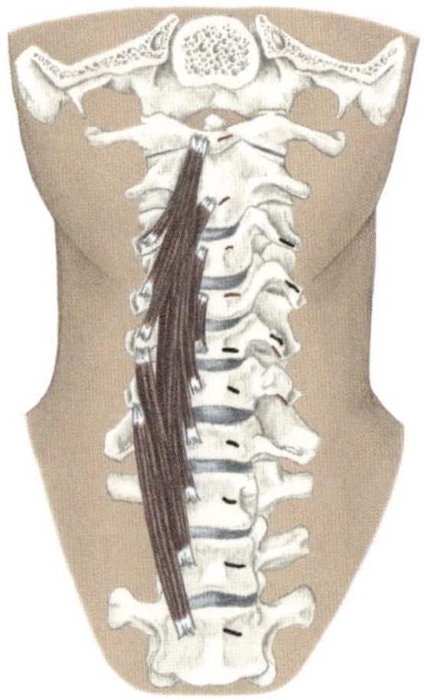

6. ____________________

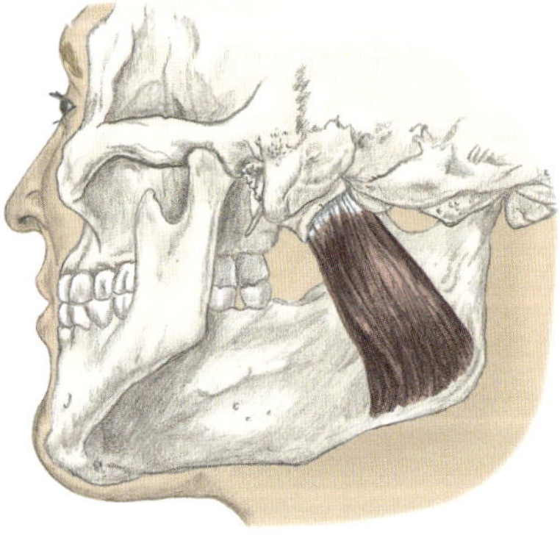

7. ____________________

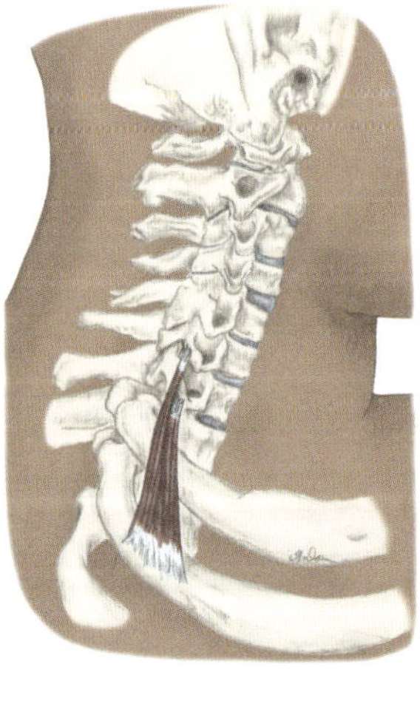

8. ____________________

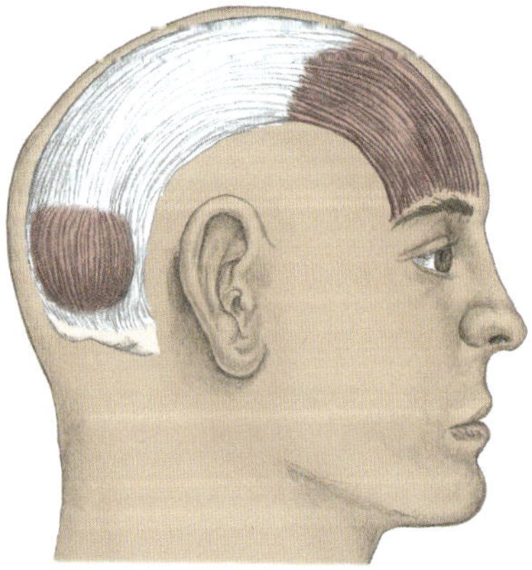

9. ____________________

Kopf, Hals und Gesicht
Wie heißt der Muskel? #2

Bitte benennen Sie folgende Muskeln.

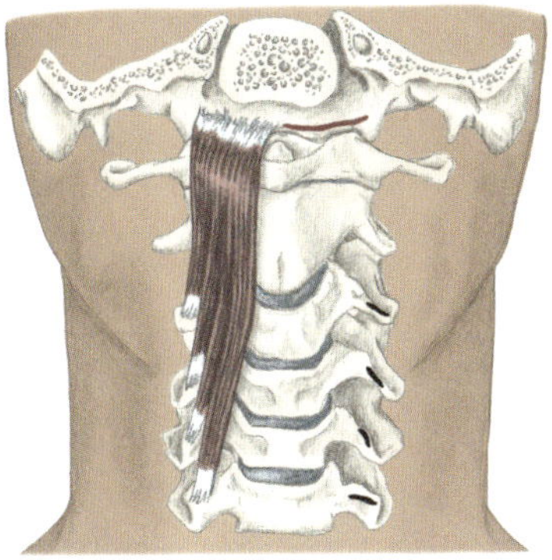

1. ____________________

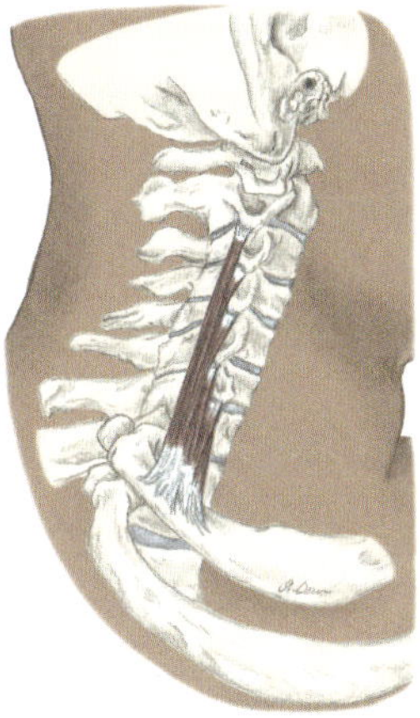

2. ____________________

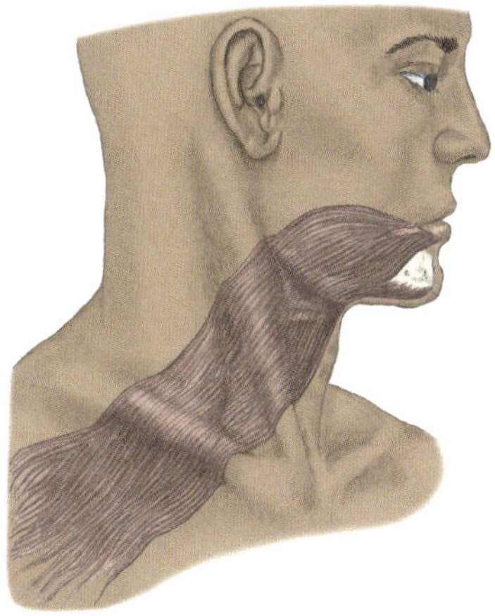

3. ____________________

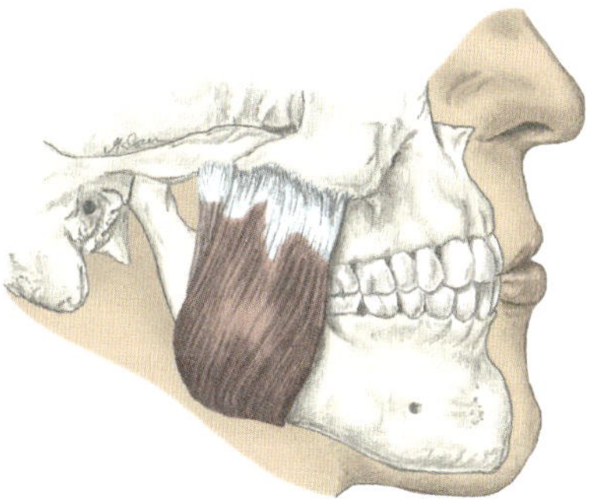

4. ____________________

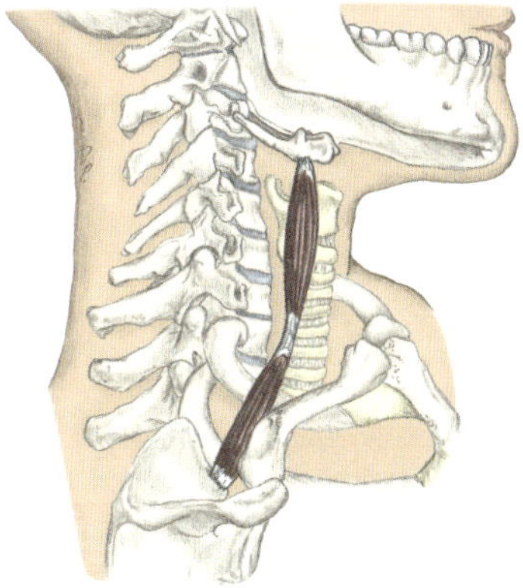

5. ____________________

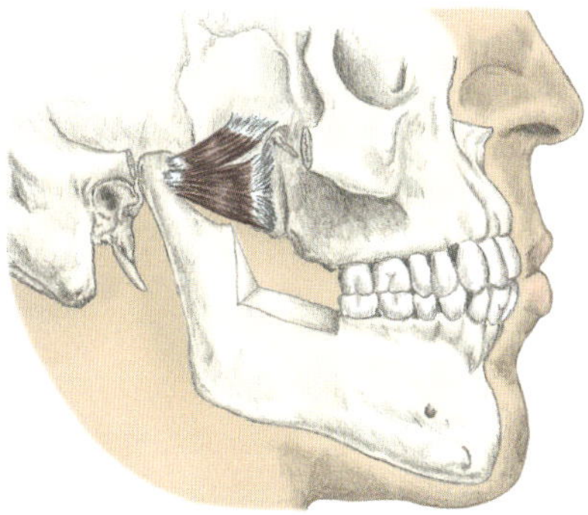

6. ____________________

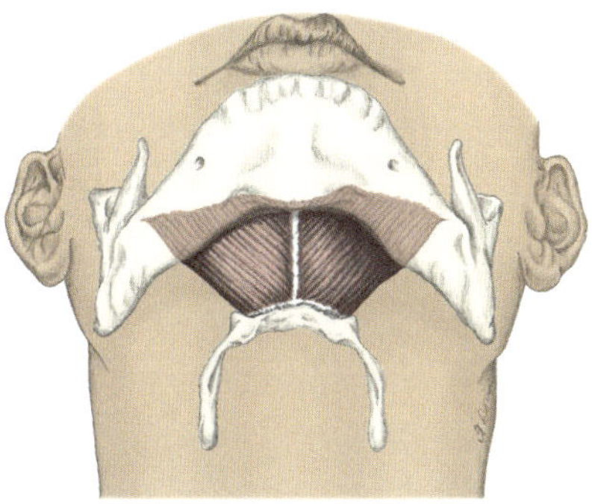

7. ____________________

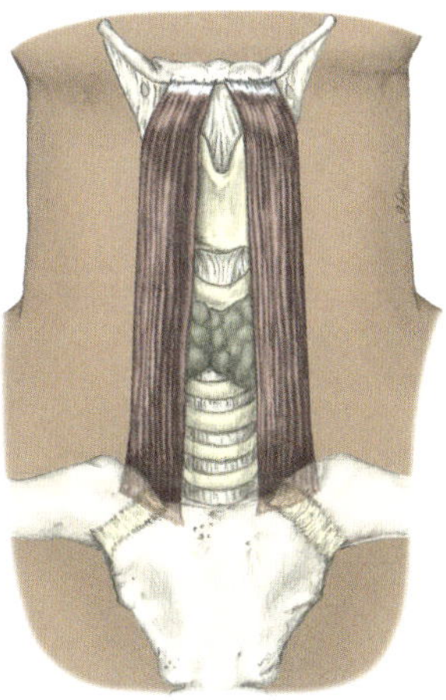

8. ____________________

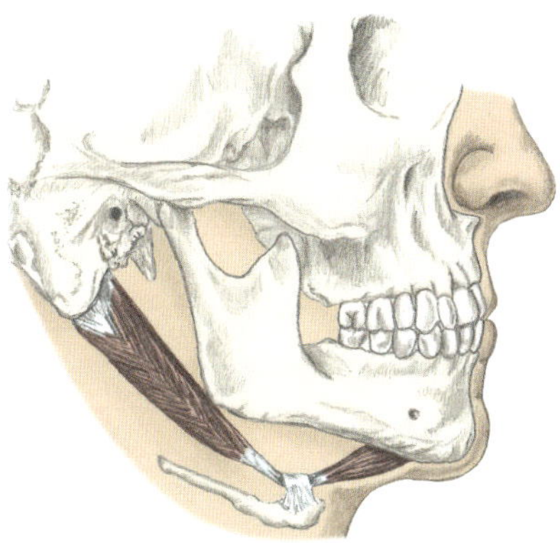

9. ____________________

Kopf, Hals und Gesicht, Muskelgruppe #1

M. sternocleidomastoideus, M. masseter und M. temporalis

S. 244–252

Bitte beantworten Sie folgende Fragen.

1. Die zwei Köpfe des M. sternocleidomastoideus entspringen am ________________ und ______________.
2. Welche zusätzliche Bewegung zur Halswirbelsäulen-Flexion muss Ihr Partner machen, damit der M. sternocleidomastoideus noch besser hervortritt? ________________________________
3. Welcher M. scalenus ist nur schwer von den angrenzenden Muskelbäuchen zu unterscheiden? __________
4. Welche Muskeln befinden sich zwischen dem M. sternocleidomastoideus und dem ventralen Teil des M. trapezius? ________________________________
5. Die großen Äste des Plexus brachialis und die A. subclavia verlaufen durch einen kleinen Spalt auf der ventrolateralen Halsseite. Welche Muskeln bilden diesen Spalt? ________________________________
6. Welche Muskelgruppe können Sie gut palpieren, wenn Sie Ihren Partner bitten, tief in den Brustkorb einzuatmen? ________________________________
7. Der M. scalenus anterior verläuft unterhalb des lateralen Rands welchen Muskels? ________________
8. Welche Bewegung muss Ihr Partner ausführen, damit sich der M. levator scapulae kontrahiert und die Mm. scaleni entspannt bleiben und Sie so beide voneinander unterscheiden können? ______________
9. Der ________________________ ist im Verhältnis zu seiner Größe der kräftigste Muskel im menschlichen Körper.
10. Welcher Muskel hat seinen breiten Ursprung am Os frontale, Os temporale und Os parietale? __________ ________________________________
11. Welche Bewegung muss Ihr Partner ausführen, um den Ansatz des M. temporalis zu palpieren? ________________________________

Verkürzen oder Verlängern?

12. Die passive Protraktion der Mandibula führt zur ________________ des M. temporalis.
13. Die passive Rotation der Halswirbelsäule zur einen Seite führt zur ________________ der Mm. scaleni auf der gegenüberliegenden Seite.
14. Die passive Lateralflexion der Halswirbelsäule zu einen Seite führt zur ________________ des M. sternocleido-mastoideus auf der gleichen Seite.
15. Die passive Flexion der Halswirbelsäule führt zur ________________ des M. scalenus anterior.
16. Die passive Rotation der Halswirbelsäule zur einen Seite führt zur ________________ der M. sternocleido-mastoideus auf der gleichen Seite.
17. Die passive Adduktion der Mandibula führt zur ________________ des M. masseter.

Kopf, Hals und Gesicht, Muskelgruppe #1

S. 244–252

M. sternocleidomastoideus, M. masseter und M. temporalis

Zuordnen

Ordnen Sie den Muskeln den passenden Ursprung und Ansatz zu.

URSPRUNG

1. Fossa temporalis und Fascia temporalis
2. Manubrium sterni, mediales Drittel der Clavicula
3. Processus transversi des 6. und 7. Halswirbels (Tuberculum posterius)
4. Processus transversi des 2. bis 7. Halswirbels (Tuberculum posterius)
5. Processus transversi des 3. bis 6. Halswirbels (Tuberculum anterius)
6. Arcus zygomaticus

ANSATZ

7. Angulus mandibulae und Ramus mandibulae
8. Processus coronoideus und ventraler Rand des Ramus mandibulae
9. 1. Rippe (2)
10. Processus mastoideus ossis temporalis und lateraler Teil der Linea nuchae superior
11. 2. Rippe

MUSKEL	U	A
M. masseter	_____	_____
M. scalenus anterior	_____	_____
M. scalenus medius	_____	_____
M. scalenus posterior	_____	_____
M. sternocleido-mastoideus	_____	_____
M. temporalis	_____	_____

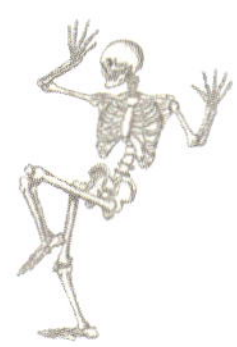

Palpieren!

Vergessen Sie nicht, es gibt kein Richtig oder Falsch.

Palpieren Sie den **M. sternocleidomastoideus** an drei Personen. Beschreiben Sie das Gefühlte mit drei Worten (siehe S. 244–245 im *Trail Guide Anatomie*).

Person #1	Person #2	Person #3
____________	____________	____________
____________	____________	____________
____________	____________	____________

Kopf, Hals und Gesicht, Muskelgruppe #2

Suprahyoidale Muskulatur, infrahyoidale Muskulatur und mehr

S. 253–260

Bitte beantworten Sie folgende Fragen.

1. Nennen Sie die vier Muskeln, die zur suprahyoidalen Muskulatur gehören.

   ______________________ ______________________

   ______________________ ______________________

2. Welcher Muskel hat seinen Ursprung am Processus mastoideus, verläuft durch eine Sehnenschlinge auf der ventralen Seite des Os hyoideum und setzt dann an der Unterseite der Mandibula an? ______________________

3. Welche Bewegung muss Ihr Partner machen, damit Sie die suprahyoidale Muskulatur lokalisieren können? ______________________

4. Welcher Muskel verläuft von Os hyoideum zum oberen Rand der Scapula und ist praktisch nicht palpierbar? ______________________

5. Welche Muskelplatte wird sichtbar, wenn Ihr Partner ein erschrockenes Gesicht macht? ______________________

6. Welche zwei Muskeln verbinden die Galea aponeurotica?

   ______________________ ______________________

7. Am besten ist der M. frontalis zu lokalisieren und palpieren, wenn Ihr Partner welche Bewegung macht?

   ____

8. Welche zwei Muskeln verlaufen von der Vorderseite der Wirbelkörper zum Atlas und Os occipitale?

   ______________________ ______________________

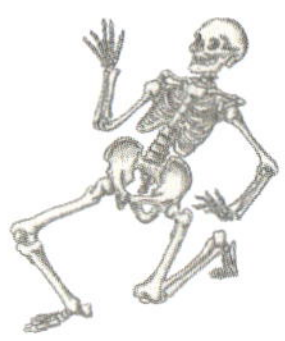

Palpieren!

Vergessen Sie nicht, es gibt kein Richtig oder Falsch.

Palpieren Sie die **suprahyoidale Muskulatur** an drei Personen. Beschreiben Sie das Gefühlte mit drei Worten (siehe S. 253–254 im *Trail Guide Anatomie*).

Person #1	**Person #2**	**Person #3**
______	______	______
______	______	______
______	______	______

Kopf, Hals und Gesicht, Muskelgruppe #2

S. 253–260

Suprahyoidale Muskulatur, infrahyoidale Muskulatur und mehr

Zuordnen

Ordnen Sie den Muskeln den passenden Ursprung und Ansatz zu.

URSPRUNG

1. Manubrium sterni (2)
2. Processus mastoideus (unter dem M. sternocleidomastoideus und dem M. splenius capitis)
3. Processus styloideus
4. Margo superior scapulae
5. Unterseite der Mandibula (2)
6. Cartilago thyroidea

ANSATZ

7. Os hyoideum (6)
8. Kaudaler Rand der Mandibula
9. Cartilago thyroidea

MUSKEL	U	A
M. digastricus	____	____
M. geniohyoid	____	____
M. mylohyoideus	____	____
M. omohyoideus	____	____
M. sternohyoideus	____	____
M. sternothyroideus	____	____
M. stylohyoideus	____	____
M. thyrohyoideus	____	____

Kopf, Hals & Gesicht

Verkürzen oder Verlängern?

10. Das passive Heben der Augenbraue führt zur ________________ des M. occipitofrontalis, Venter frontalis.

11. Die Straffung der Fascia cervicalis führt zur ________________ des Platysma.

12. Die passive Protraktion der Mandibula führt zur ________________ des M. digastricus.

13. Die passive Abduktion der Mandibula führt zur ________________ der suprahyoidalen Muskulatur.

14. Nicht, dass Sie das jemals ausführen sollten, aber die passive Elevation des Os hyoideus würde zur ________________ der infrahyoidalen Muskulatur führen.

Kopf, Hals und Gesicht

Mimische Muskulatur #1

S. 261–269

Bitte benennen Sie folgende Muskeln.

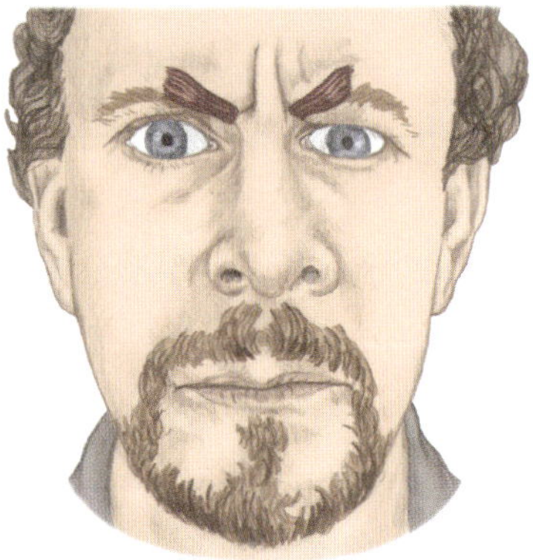

1. ____________________

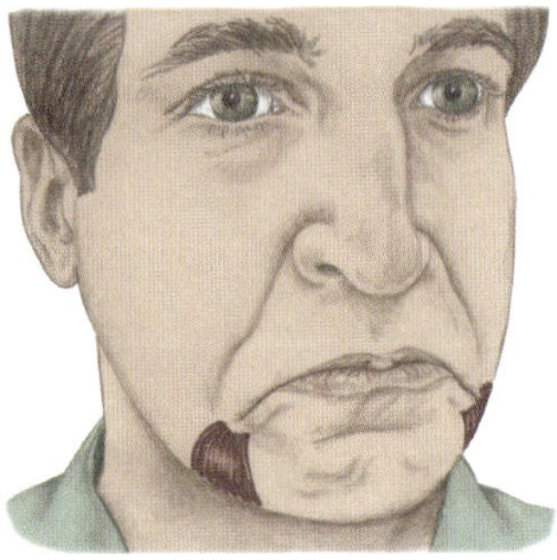

2. ____________________

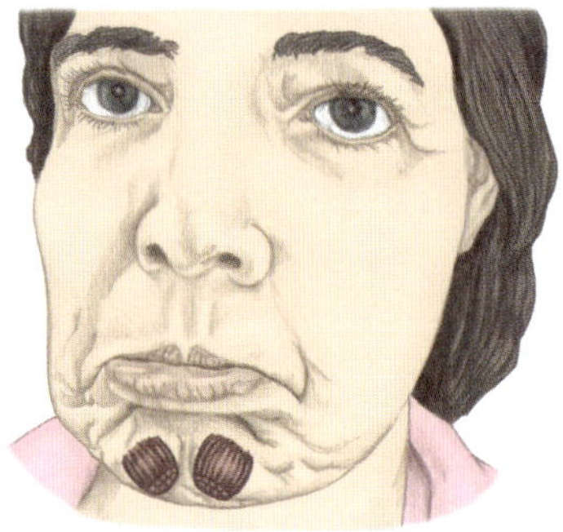

3. ____________________

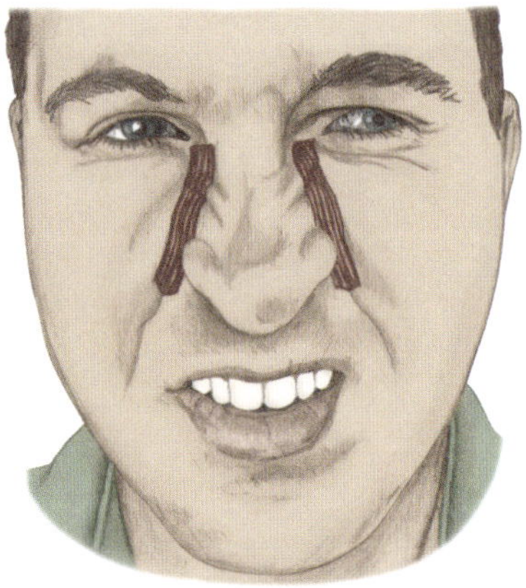

4. ____________________

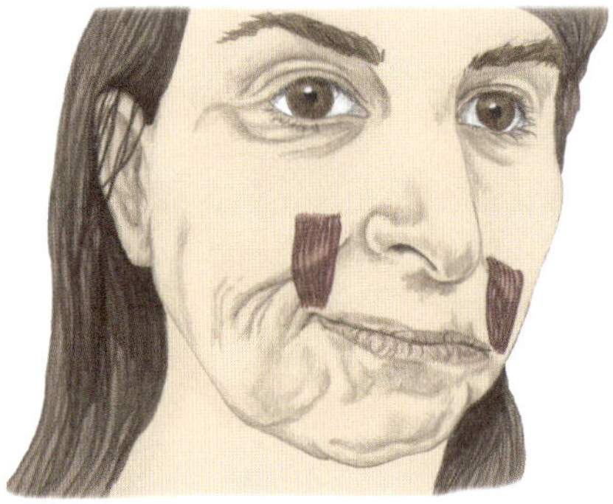

5. ____________________

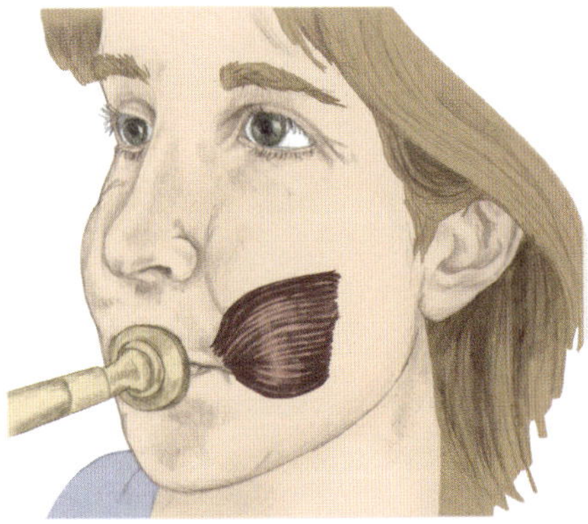

6. ____________________

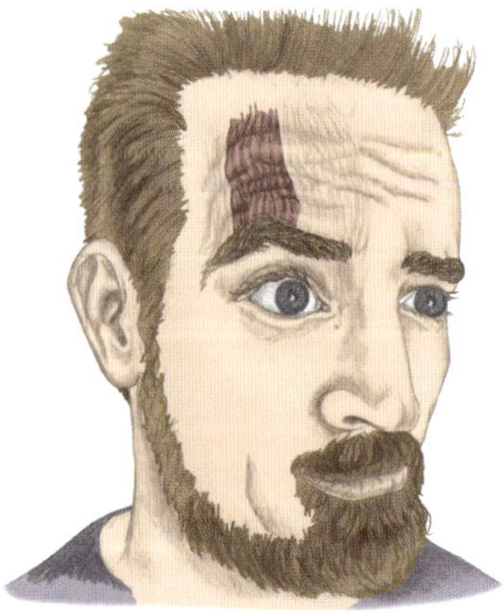

7. ____________________

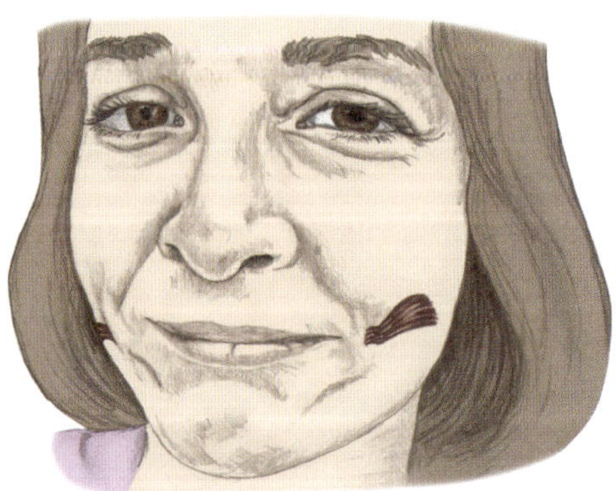

8. ____________________

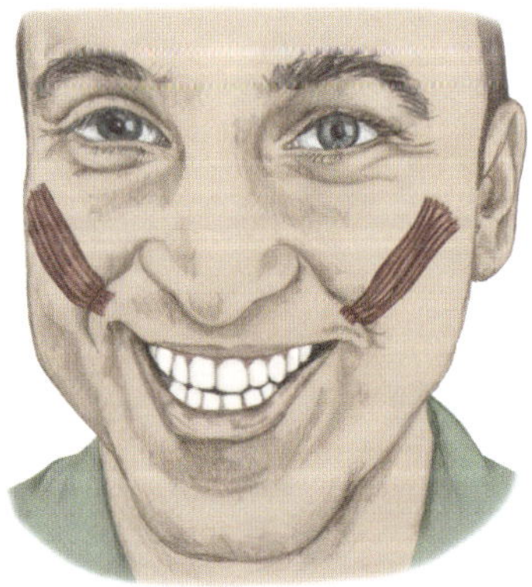

9. ____________________

S. 261–269

Kopf, Hals und Gesicht

Mimische Muskulatur #2

Es gibt sieben primäre Gesichtsausdrücke. Bitte ordnen Sie die Ausdrücke den jeweiligen Gesichtern zu und nennen Sie die Muskeln, die Ihrer Meinung nach an dem Gesichtsausdruck beteiligt sind.

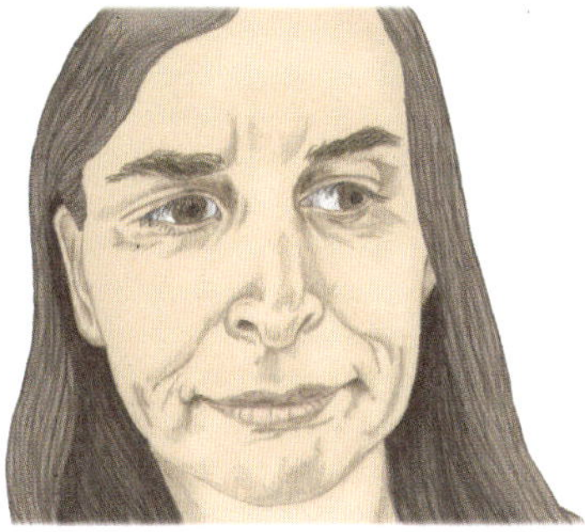

1. Ausdruck

____

Muskeln

____

____

____

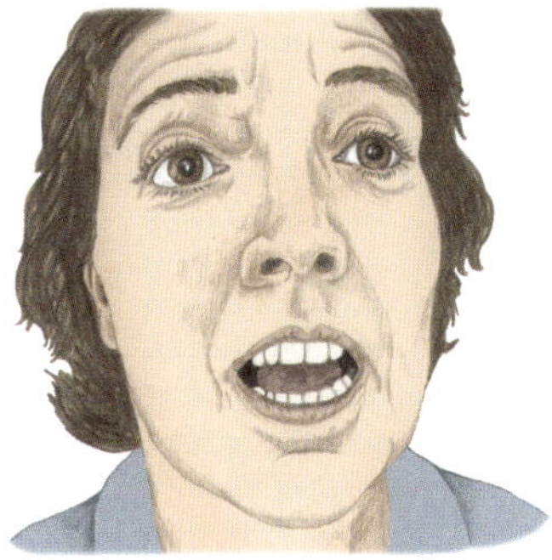

2. Ausdruck

____

Muskeln

____

____

____

3. Ausdruck

____

Muskeln

____

____

____

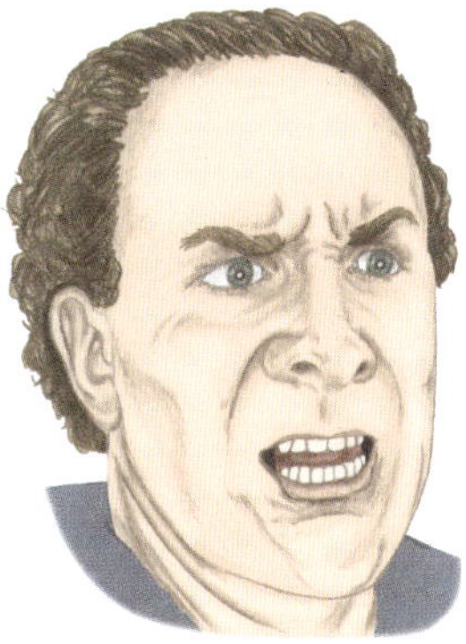

AUSWAHL
- Angst
- Ärger
- Ekel
- Glück
- Traurigkeit
- Überraschung
- Verachtung

4. Ausdruck

____

Muskeln

____

____

____

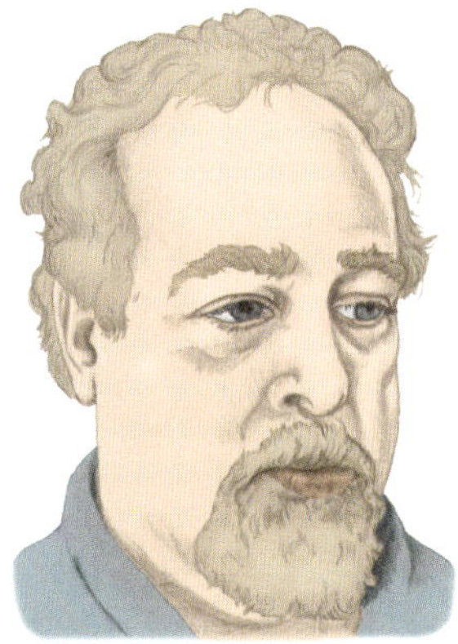

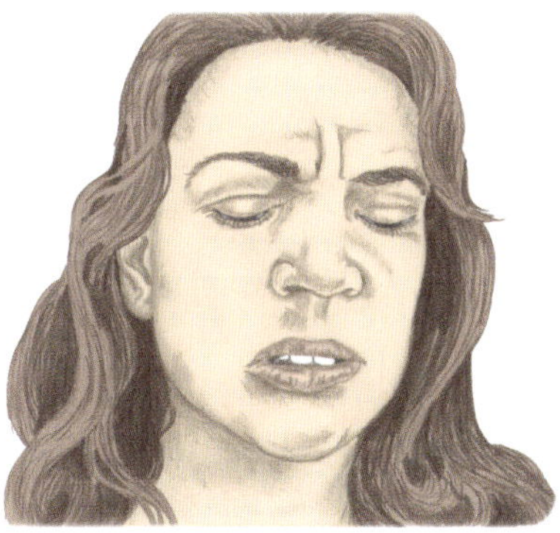

5. Ausdruck

____

Muskeln

____

____

____

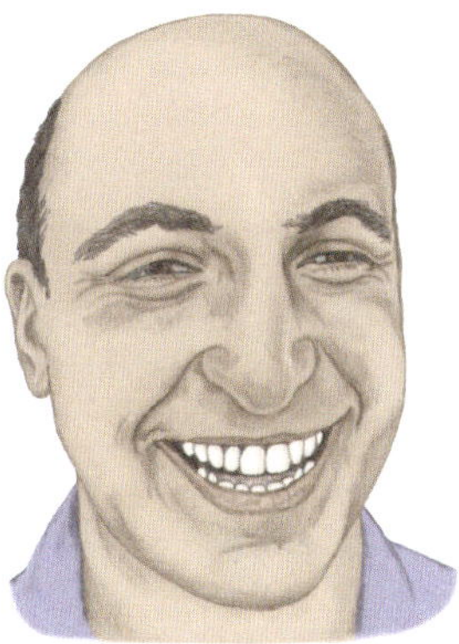

6. Ausdruck

____

Muskeln

____

____

____

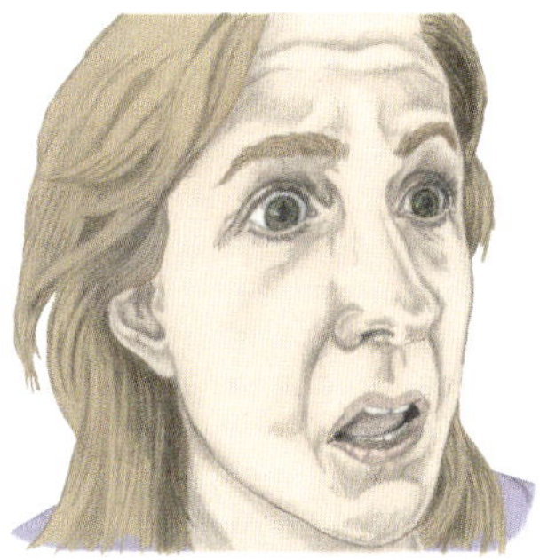

7. Ausdruck

____

Muskeln

____

____

____

Kopf, Hals und Gesicht

Andere Strukturen

S. 270–274

Bitte benennen Sie folgende Strukturen.

1. ______________________
2. ______________________
3. ______________________
4. ______________________
5. ______________________

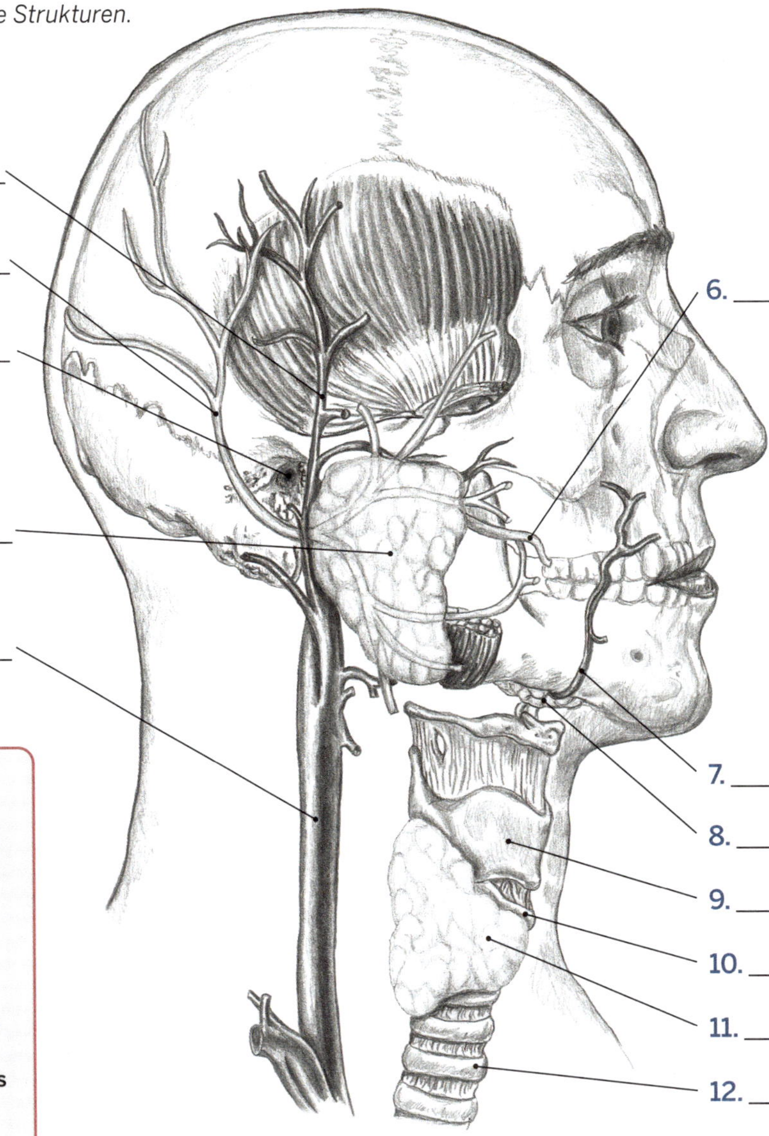

6. ______________________
7. ______________________
8. ______________________
9. ______________________
10. ______________________
11. ______________________
12. ______________________

Zum Ausmalen!

AUSWAHL

- A. carotis communis
- A. temporalis superficialis
- A. facialis
- Cartilago cricoidea
- Cartilago thyroidea
- Ductus parotideus
- Glandula parotis
- Glandula submandibularis
- Glandula thyroidea
- Meatus acusticus externus
- N. facialis
- Trachea

Ansicht von lateral, ohne Darstellung der oberflächlichen Muskulatur

---

Bitte beantworten Sie folgende Fragen.

13. Der Puls der ______________________ kann medial vom M. sternocleidomastoideus auf der Höhe des Os hyoideus palpiert werden.

14. Wo können Sie den Puls der A. temporalis superficialis am besten palpieren? ______________________

15. Welche Struktur können Sie palpieren, wenn Sie Ihre Finger neben der Basis mandibulae an den ventralen Rand des M. masseter legen? ______________________

16. Die Glandula thyreoidea befindet sich an der ventralen Seite der Trachea zwischen welchen zwei Strukturen?

______________________ ______________________

S. 276

Becken und Oberschenkel

Topographische Übersicht

Bitte benennen Sie folgende Strukturen.

AUSWAHL

Adduktoren
Crista iliaca
Crista pubica
Fossa poplitea
Ischiocrurale Muskulatur
Lig. inguinale
M. gluteus maximus
M. gluteus medius
M. rectus abdominis
M. rectus femoris
M. sartorius
M. vastus lateralis
M. vastus medialis
Os coccygis
Os sacrum
Patella
Rima ani
Sehne der ischiocruralen Muskulatur
Spina iliaca anterior superior
Spina iliaca posterior superior
Sulcus glutealis
Tractus iliotibialis
Trochanter major

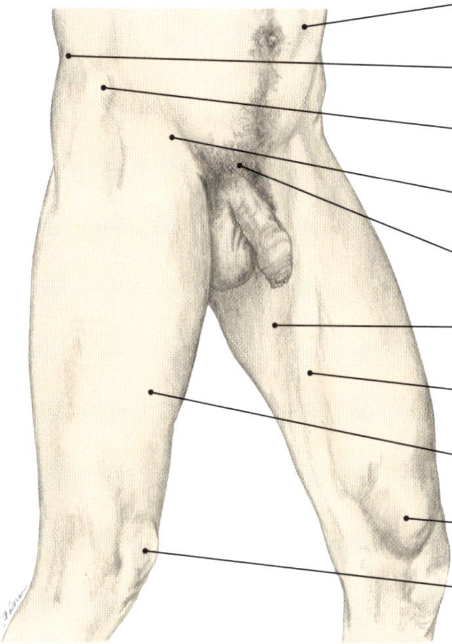

Ansicht von ventrolateral

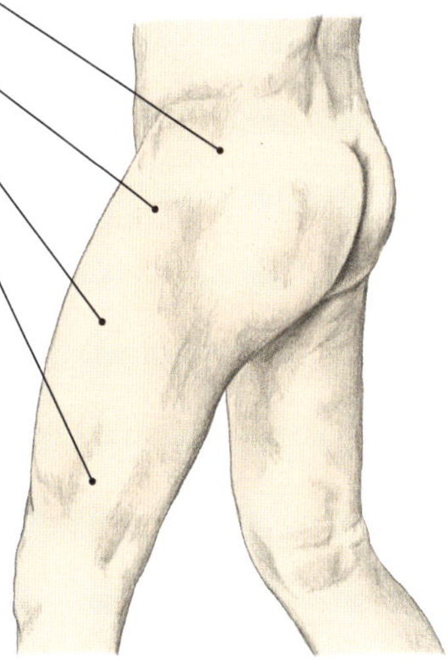

Ansicht von lateral

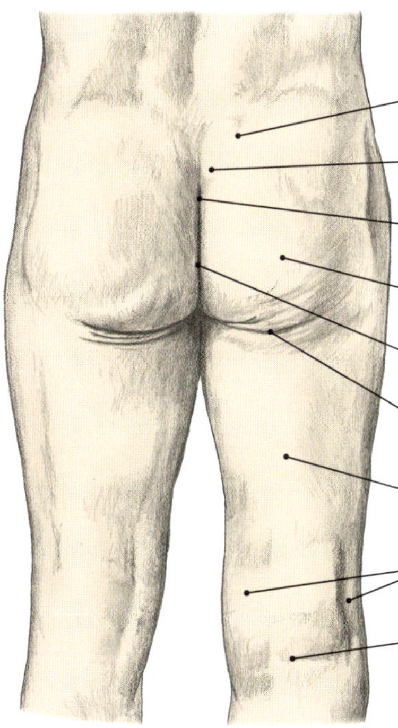

Ansicht von dorsal

Becken und Oberschenkel

Knöcherne Strukturen des Beckens #1

S. 278–295

Bitte beantworten Sie folgende Fragen.

1. Bitte benennen Sie die drei Knochen, die das Hüftbein bilden. ____________________

   ____________________ ____________________

2. Das ____________________ und das ____________________ gehören sowohl zum Becken als auch zur Wirbelsäule.

3. Inwiefern unterscheiden sich das männliche und das weibliche Becken voneinander? ____________________

   ____

4. Die ____________________ verläuft von der SIAS am seitlichen Rumpf entlang bis zur SIPS.

5. Welche zwei knöchernen Orientierungspunkte können Sie als Grübchen am unteren Rücken erkennen?

   ____

6. Die ____________________ werden oft auch „Sitzknochen" genannt.

7. Auf welchen knöchernen Orientierungspunkt treffen Sie, wenn Sie von der Crista iliaca ausgehend etwa 10–15cm an der lateralen Oberschenkelseite nach kaudal gleiten? ____________________

8. Die ____________________ befindet sich auf der medialen Seite des Os ilium und dient als Ansatzstelle für den M. iliacus.

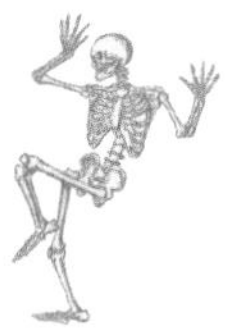

Palpieren!

Vergessen Sie nicht, es gibt kein Richtig oder Falsch.

Palpieren Sie die **Spina iliaca anterior superior (SIAS)** an drei Personen. Beschreiben Sie das Gefühlte mit drei Worten (siehe S. 288 im *Trail Guide Anatomie*).

Person #1	**Person #2**	**Person #3**
______	______	______
______	______	______
______	______	______

S. 278–279

Becken und Oberschenkel

Knöcherne Strukturen des Beckens #2

*Bitte benennen Sie folgende Strukturen. Knochen werden mit **blauen** Zahlen bezeichnet, knöcherne Orientierungspunkte oder andere Strukturen mit **roten**.*

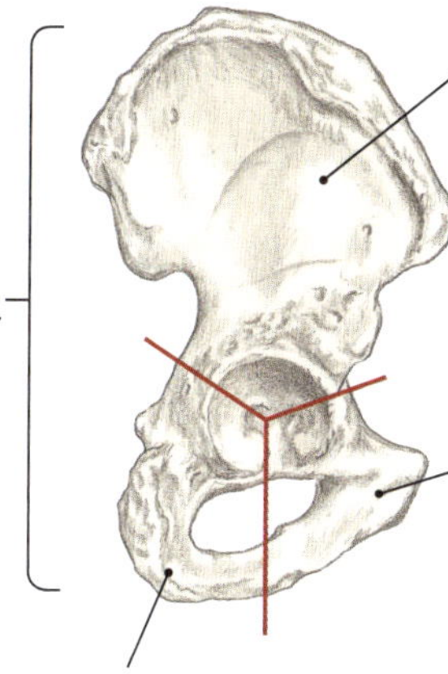

Ansicht von lateral

1. ____________
2. ____________
3. ____________
4. ____________

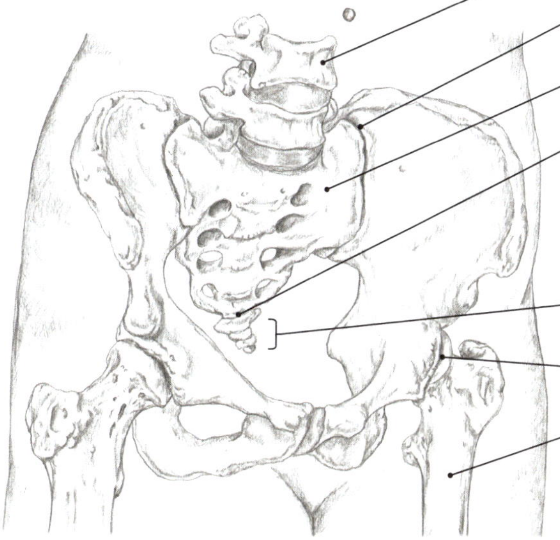

Ansicht von ventrolateral

5. ____________
6. ____________
7. ____________
8. ____________
9. ____________
10. ____________
11. ____________

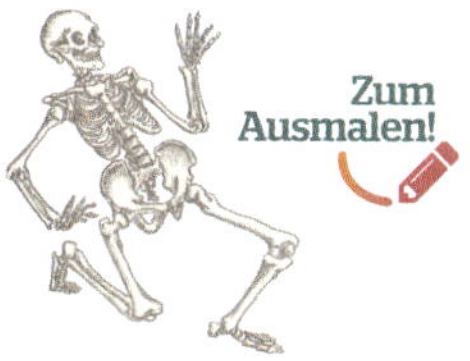

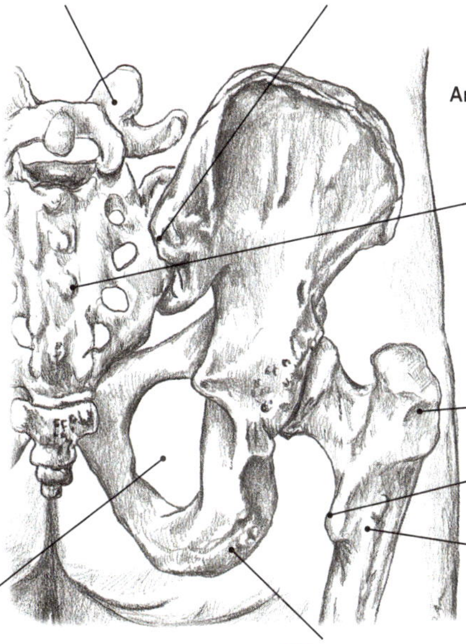

Ansicht von dorsal

12. ____________
13. ____________
14. ____________
15. ____________
16. ____________
17. ____________
18. ____________
19. ____________

AUSWAHL

5. Lendenwirbel
Art. coxea
Art. iliosacralis
Art. sacrococcygea
Crista sacralis medialis
Femur
Foramen obturatorium
Hüfte
Os coccygis
Os ilium
Os ischiadicum
Os pubis
Os sacrum
Spina iliaca posterior superior (SIPS)
Tuber ischiadicum
Tuberositas glutaea femoris
Trochanter minor
Trochanter major
Vertebrae lumbales

Becken und Oberschenkel
Hüfte

S. 281

Bitte benennen Sie folgende Strukturen.

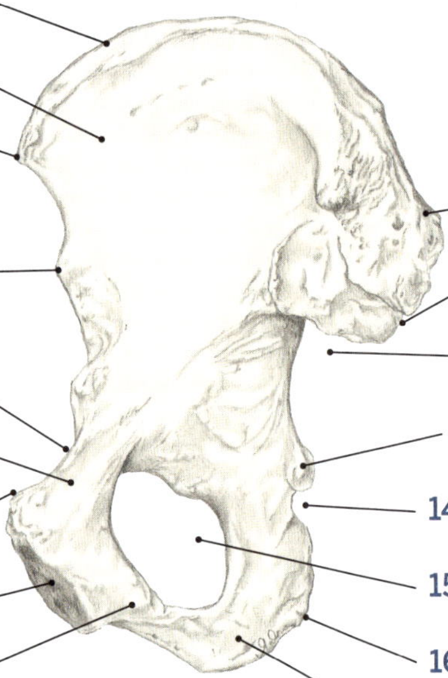

Rechte Hüfte, Ansicht von medial

AUSWAHL

Acetabulum	Linea pectinea	Spina iliaca posterior superior (SIPS) (2x)
Crista iliaca (2x)	Linea glutaea posterior	Spina ischiadica (2x)
Foramen obturatorium (2x)	Ramus ossis ischii	Symphysis pubica
Fossa iliaca	Ramus inferior ossis pubis (2x)	Tuber ischiadicum (2x)
Incisura ischiadica major (2x)	Ramus superior ossis pubis (2x)	Tuberculum iliacum
Incisura ischiadica minor (2x)	Spina iliaca anterior inferior (SIAI) (2x)	Tuberculum pubicum ossis pubis (2x)
Linea glutaea anterior	Spina iliaca anterior superior (SIAS) (2x)	
Linea glutaea inferior	Spina iliaca posterior inferior (SIPI) (2x)	

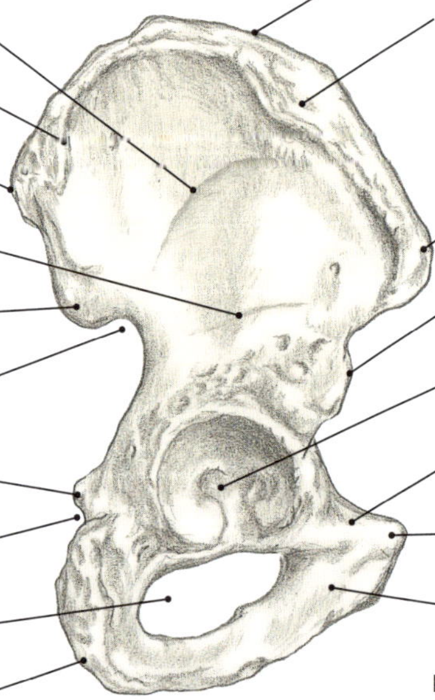

Rechte Hüfte,
Ansicht von lateral

S. 282

Becken und Oberschenkel
Becken und Os sacrum

Bitte benennen Sie folgende Strukturen.

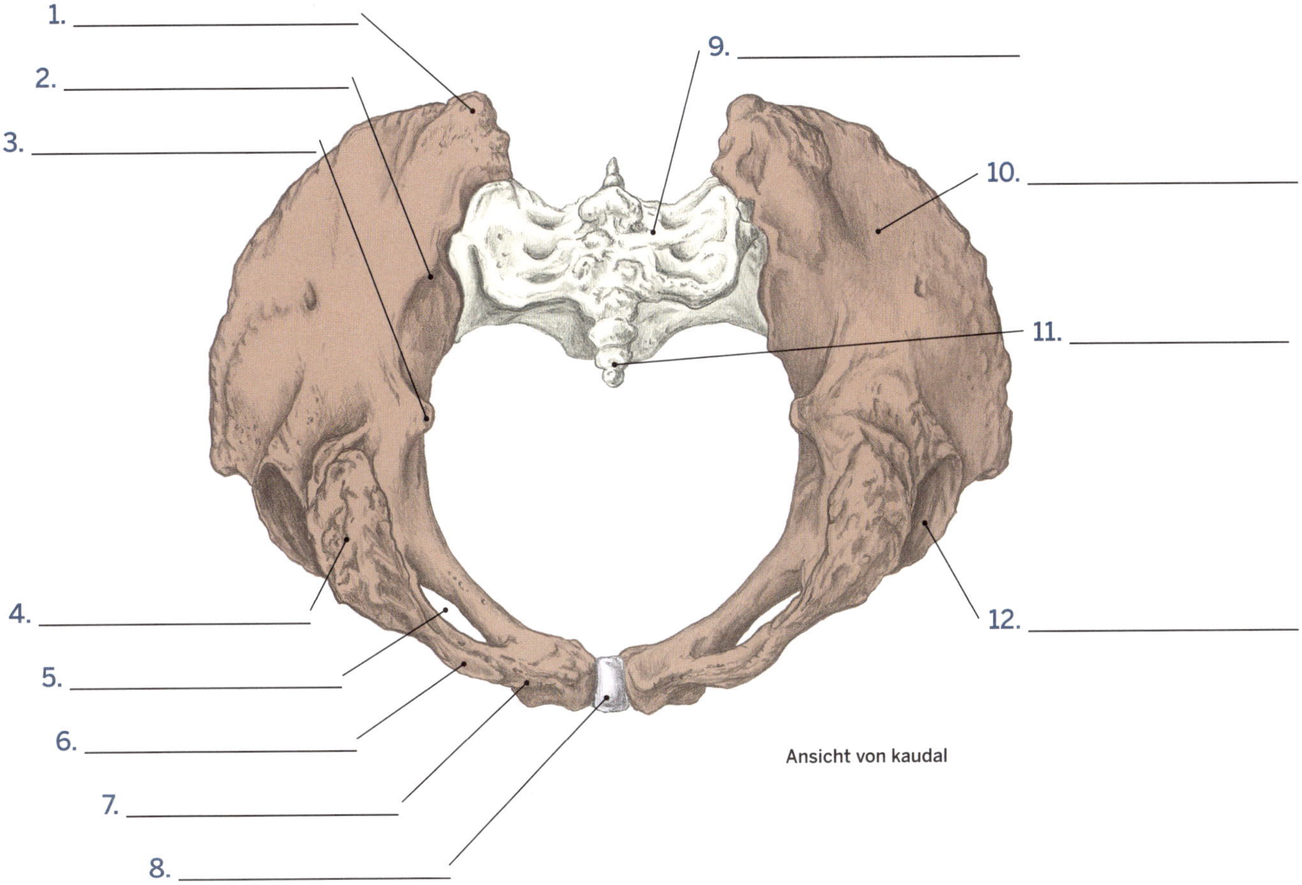

Ansicht von kaudal

AUSWAHL
Acetabulum
Ala ossis ilii
Foramen obturatorium
Os coccygis
Os sacrum
Ramus inferior ossis pubis
Ramus ossis ischii
Spina iliaca posterior inferior (SIPI)
Spina iliaca posterior superior (SIPS)
Spina ischiadica
Symphysis pubica
Tuber ischiadicum

Becken und Oberschenkel

Femur

S. 283

Bitte benennen Sie folgende Strukturen.

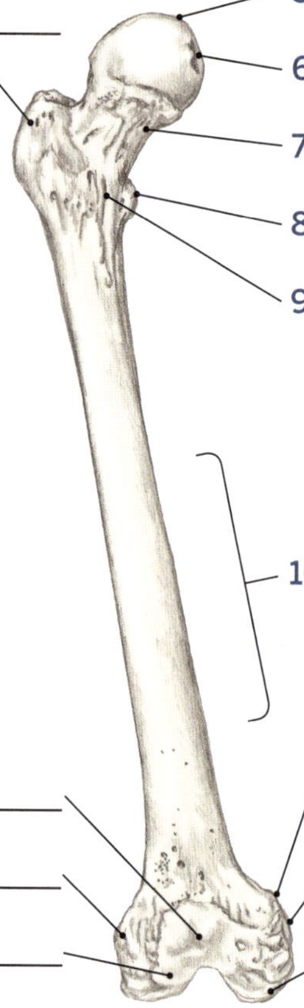

Rechter Femur, Ansicht von ventral

AUSWAHL

- Caput femoris (2x)
- Collum femoris (2x)
- Condylus lateralis femoris (2x)
- Condylus medialis femoris (2x)
- Corpus
- Crista intertrochanterica
- Epicondylus lateralis femoris (2x)
- Epicondylus medialis femoris (2x)
- Facies patellaris femoris
- Fovea capitis femoris
- Fossa intercondylaris
- Fossa trochanterica
- Linea intertrochanterica
- Labium laterale der Linea aspera
- Labium mediale der Linea aspera
- Linea pectinea
- Tuberculum adductorium (2x)
- Tuberositas glutaea femoris
- Trochanter major (2x)
- Trochanter minor (2x)

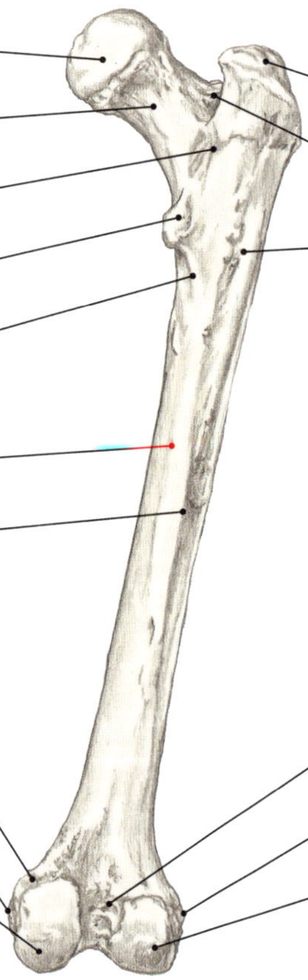

Rechter Femur, Ansicht von dorsal

S. 278–295

Becken und Oberschenkel

Knöcherne Strukturen des Beckens #3

Bitte beantworten Sie folgende Fragen.

1. Das __________________ besteht aus 4–5 miteinander verschmolzenen Wirbeln, das __________________________________ aus 3–4 miteinander verbundenen Knochen.

2. In der Mitte des Os sacrum verläuft die ______________________.

3. Das Os coccygis befindet sich nahe welcher topographischen Struktur? ______________________

4. Das __________________ befindet sich inferior und medial von der Crista iliaca posterior superior.

5. Welche Bewegung muss Ihr Partner aus der Bauchlage heraus ausführen, damit Sie die Bewegung im Iliosacralgelenk spüren können? ______________________

6. Welcher knöcherne Orientierungspunkt befindet sich distal vom Trochanter major und direkt lateral vom Tuber ischiadicum? ______________________

7. Welche Tipps beim Palpieren der Beckenregion sollten Sie beherzigen, um das Palpieren für Sie und Ihren Partner einfacher zu machen? ______________________

8. Die zwei __________________ sind Knochenvorsprünge, die sich am kranialen Teil der Crista pubica befinden.

9. Der Ramus superior ossis pubis bildet eine Knochenleiste, die als Ansatzstelle für den __________ dient.

10. Ramus inferior ossis pubis und Ramus ossis ischii bilden eine Brücke zwischen __________________ und ______________________.

11. In welcher Position sollte Ihr Partner gelagert sein, um die Rami ossis pubis zu palpieren? ______________________

12. Der ______________________ ist die horizontale Linie zwischen Gesäß und Oberschenkel.

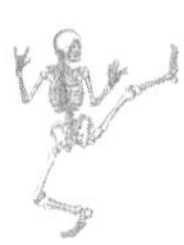

Palpieren!

Vergessen Sie nicht, es gibt kein Richtig oder Falsch.

Palpieren Sie die **Crista pubica** und das **Tuberculum pubicum** an drei Personen. Beschreiben Sie das Gefühlte mit drei Worten (siehe S. 293 im *Trail Guide Anatomie*).

Person #1	**Person #2**	**Person #3**
__________	__________	__________
__________	__________	__________
__________	__________	__________

Becken und Oberschenkel

Becken- und Oberschenkelmuskeln #1

S. 296

Bitte benennen Sie folgende Strukturen.

1. ______________________________
2. ______________________________
3. ______________________________
4. ______________________________
5. ______________________________
6. ______________________________
7. ______________________________
8. ______________________________
9. ______________________________
10. ______________________________

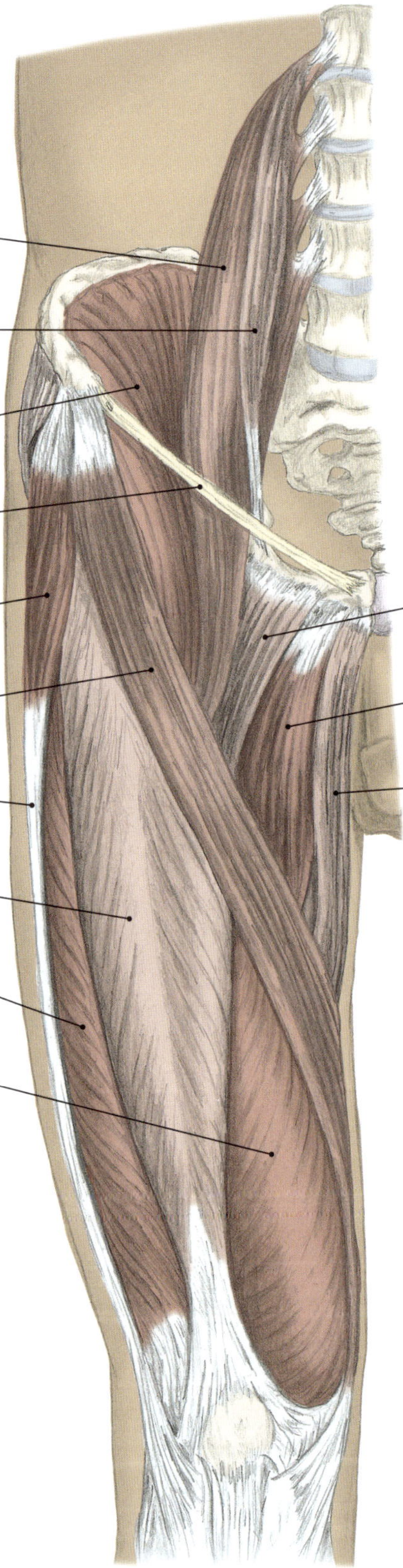

11. ______________________________
12. ______________________________
13. ______________________________

Hüfte und Oberschenkel rechts,
Ansicht von ventral

AUSWAHL

- Lig. inguinale
- M. adductor longus
- M. gracilis
- M. iliacus
- M. pectineus
- M. psoas major
- M. psoas minor
- M. rectus femoris
- M. sartorius
- M. tensor fasciae latae
- M. vastus lateralis
- M. vastus medialis
- Tractus iliotibialis

Becken und Oberschenkel

Becken- und Oberschenkelmuskeln #2

Bitte benennen Sie folgende Strukturen.

AUSWAHL
- M. adductor magnus
- M. biceps femoris (Caput breve)
- M. biceps femoris (Caput longum)
- M. gluteus maximus
- M. gluteus medius
- M. gracilis
- M. semimembranosus
- M. semitendinosus
- M. tensor fasciae latae
- Tractus iliotibialis

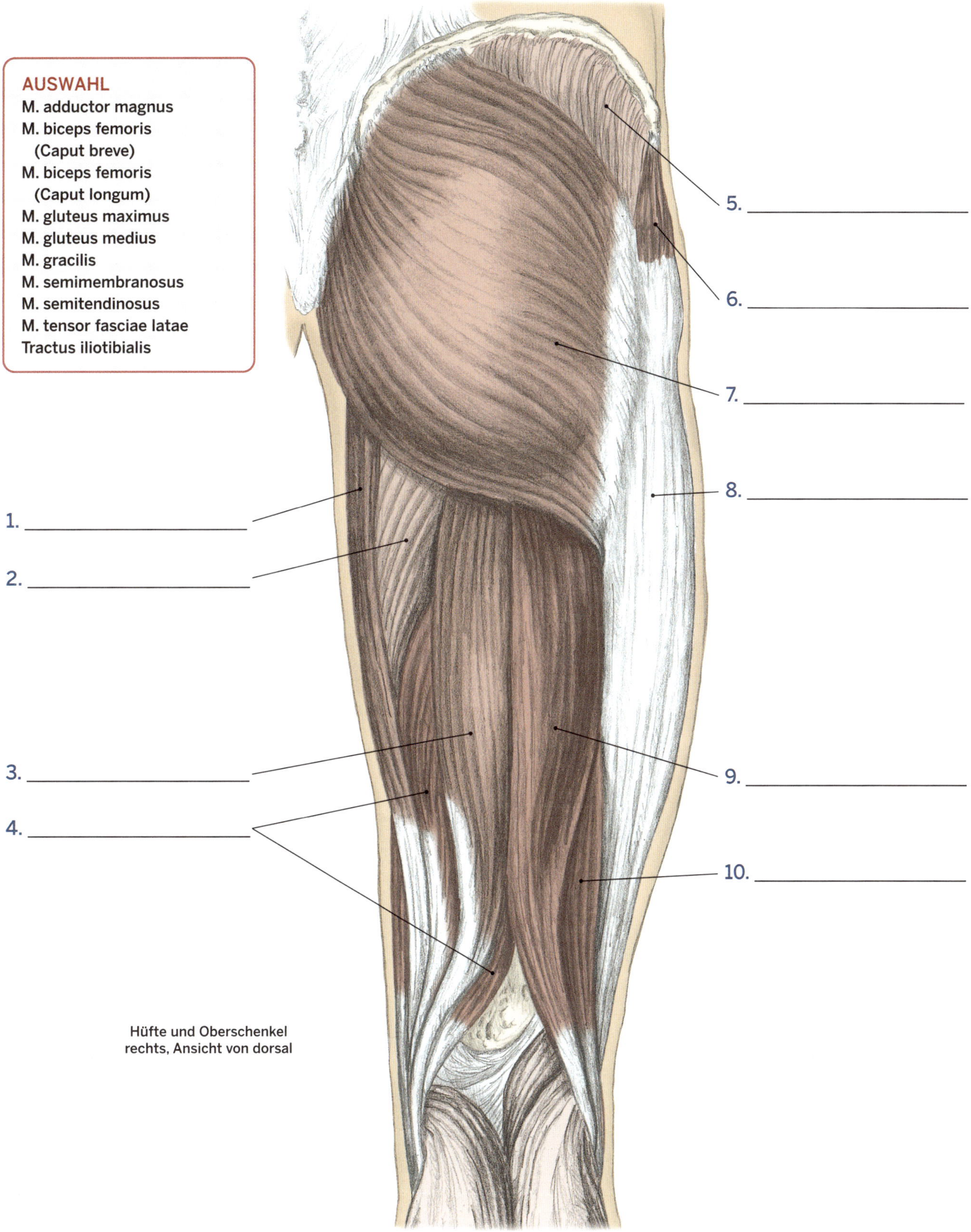

Hüfte und Oberschenkel rechts, Ansicht von dorsal

Becken und Oberschenkel

Becken- und Oberschenkelmuskeln #3

S. 297

Bitte benennen Sie folgende Strukturen.

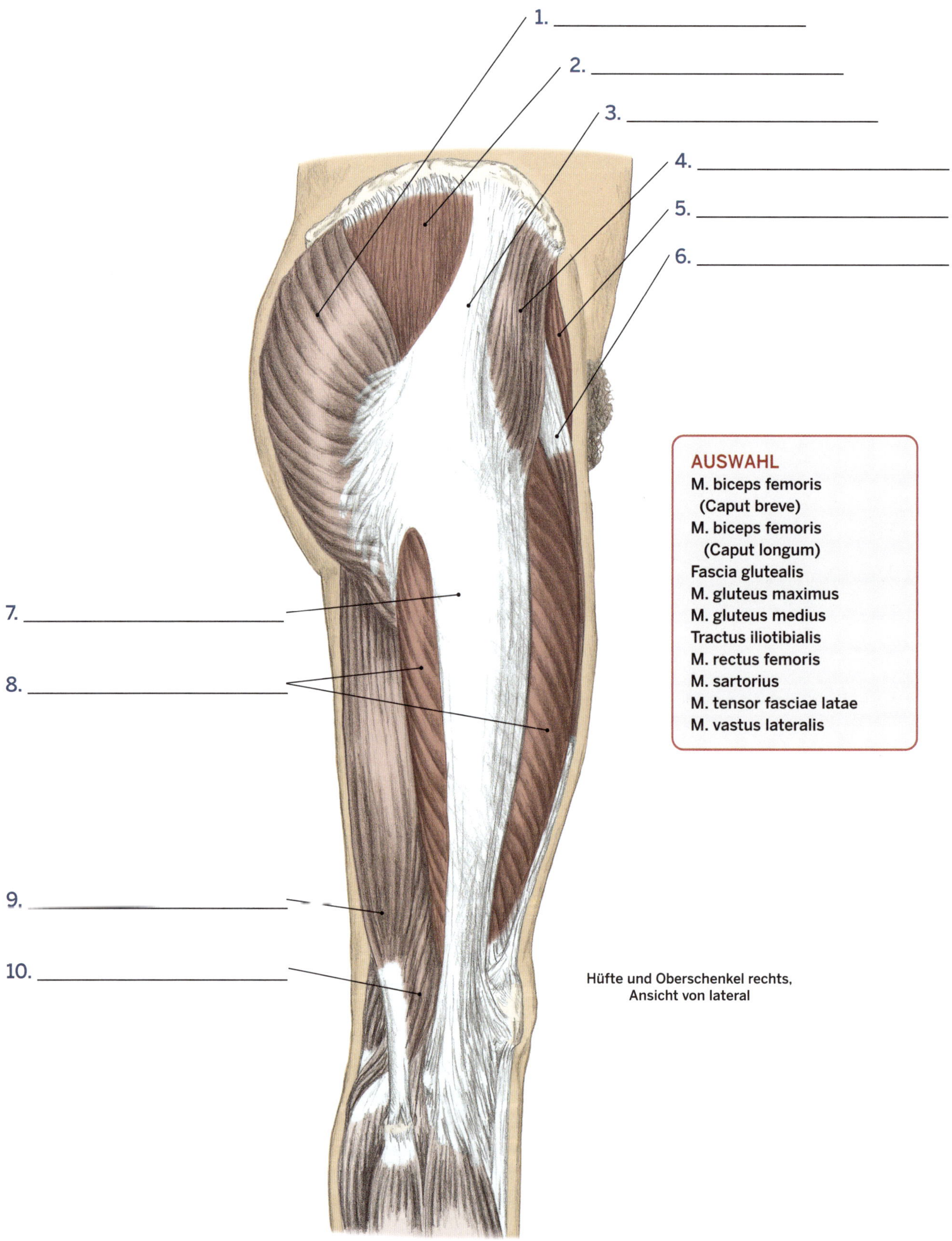

AUSWAHL
M. biceps femoris (Caput breve)
M. biceps femoris (Caput longum)
Fascia glutealis
M. gluteus maximus
M. gluteus medius
Tractus iliotibialis
M. rectus femoris
M. sartorius
M. tensor fasciae latae
M. vastus lateralis

Hüfte und Oberschenkel rechts, Ansicht von lateral

Becken und Oberschenkel

Becken- und Oberschenkelmuskeln #4

S. 298

Bitte benennen Sie folgende Strukturen.

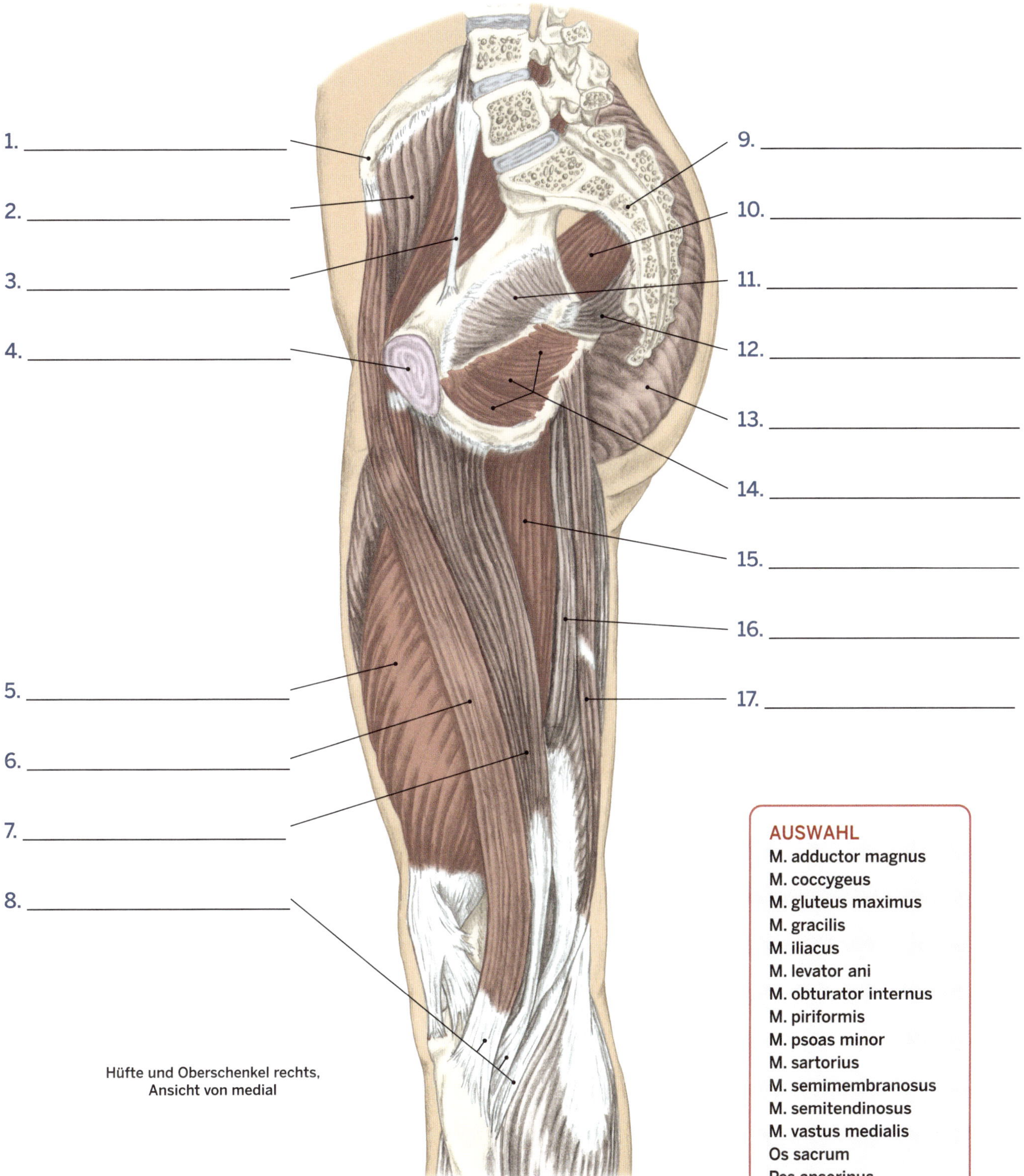

Hüfte und Oberschenkel rechts, Ansicht von medial

AUSWAHL

M. adductor magnus
M. coccygeus
M. gluteus maximus
M. gracilis
M. iliacus
M. levator ani
M. obturator internus
M. piriformis
M. psoas minor
M. sartorius
M. semimembranosus
M. semitendinosus
M. vastus medialis
Os sacrum
Pes anserinus
SIAS
Symphysis pubica

Becken und Oberschenkel

Becken- und Oberschenkelmuskeln #5

S. 299

Bitte benennen Sie folgende Strukturen.

1. ______________________
2. ______________________
3. ______________________
4. ______________________
5. ______________________
6. ______________________
7. ______________________
8. ______________________

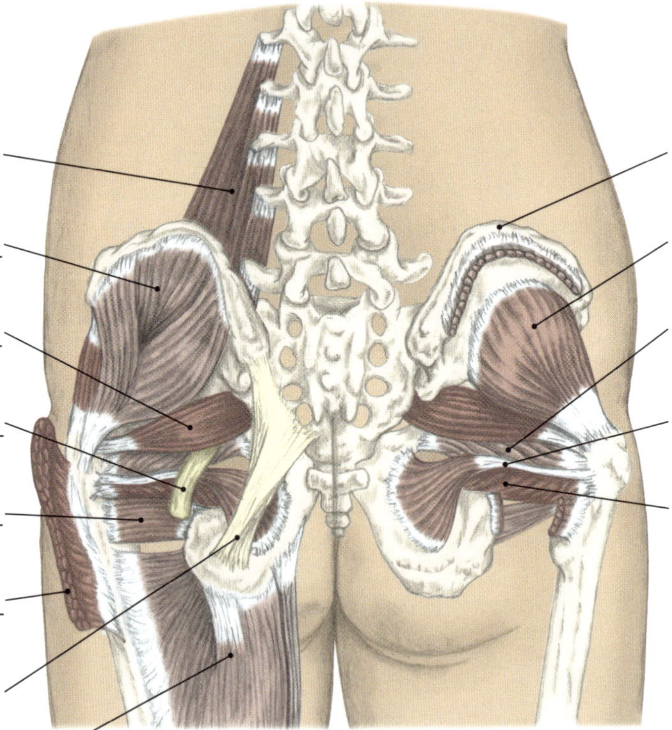

9. ______________________
10. ______________________
11. ______________________
12. ______________________
13. ______________________

Hüfte und unterer Rücken,
Ansicht von dorsal

AUSWAHL
Crista iliaca (2x)
Lig. sacrotuberale
M. adductor magnus
M. gluteus maximus (Schnitt, gespiegelt)
M. gluteus medius
M. gluteus minimus
M. gemellus inferior (2x)
M. gemellus superior (2x)
M. obturator internus (2x)
M. piriformis (2x)
M. psoas major (3x)
M. quadratus femoris
N. ischiadicus (Schnitt)
Os sacrum
SIAS

14. ______________________
15. ______________________
16. ______________________
17. ______________________
18. ______________________

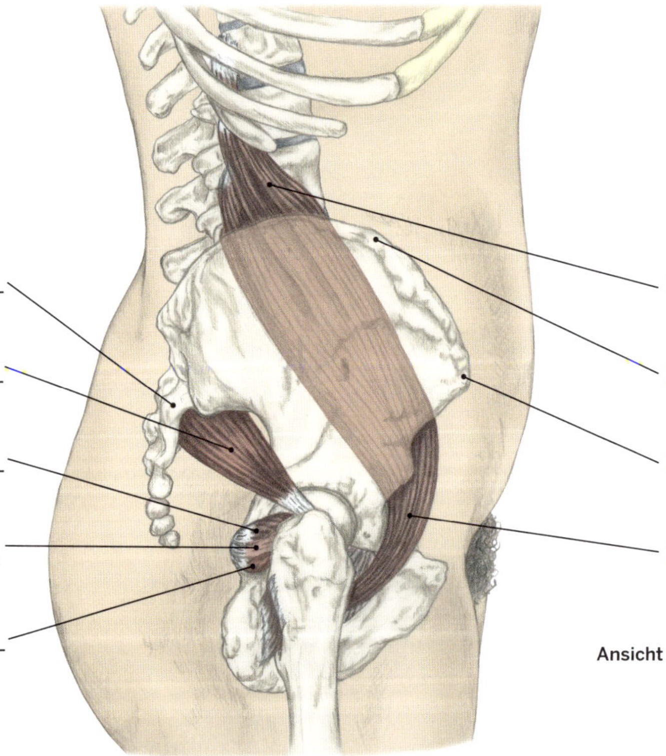

19. ______________________
20. ______________________
21. ______________________
22. ______________________

Ansicht von lateral

S. 300–301

Becken und Oberschenkel

Peritoneum und Beckenboden

Bitte benennen Sie folgende Strukturen.

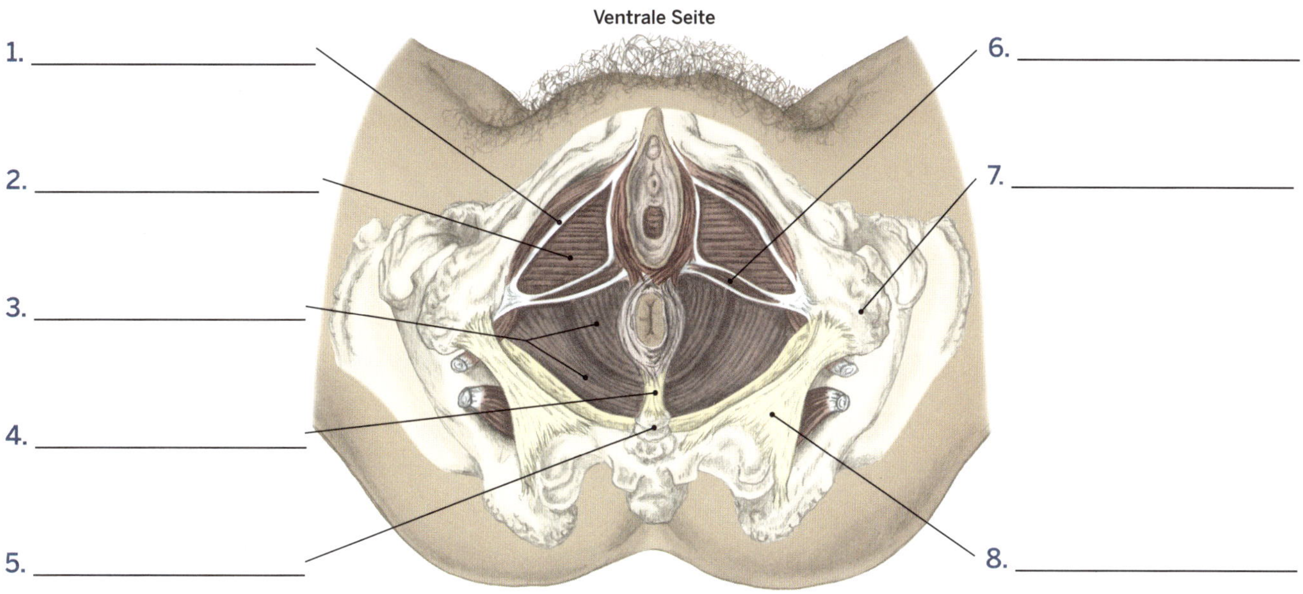

Oberflächlicher Schnitt des weiblichen Beckenbodens (bei abduzierter Hüfte), Ansicht von kaudal

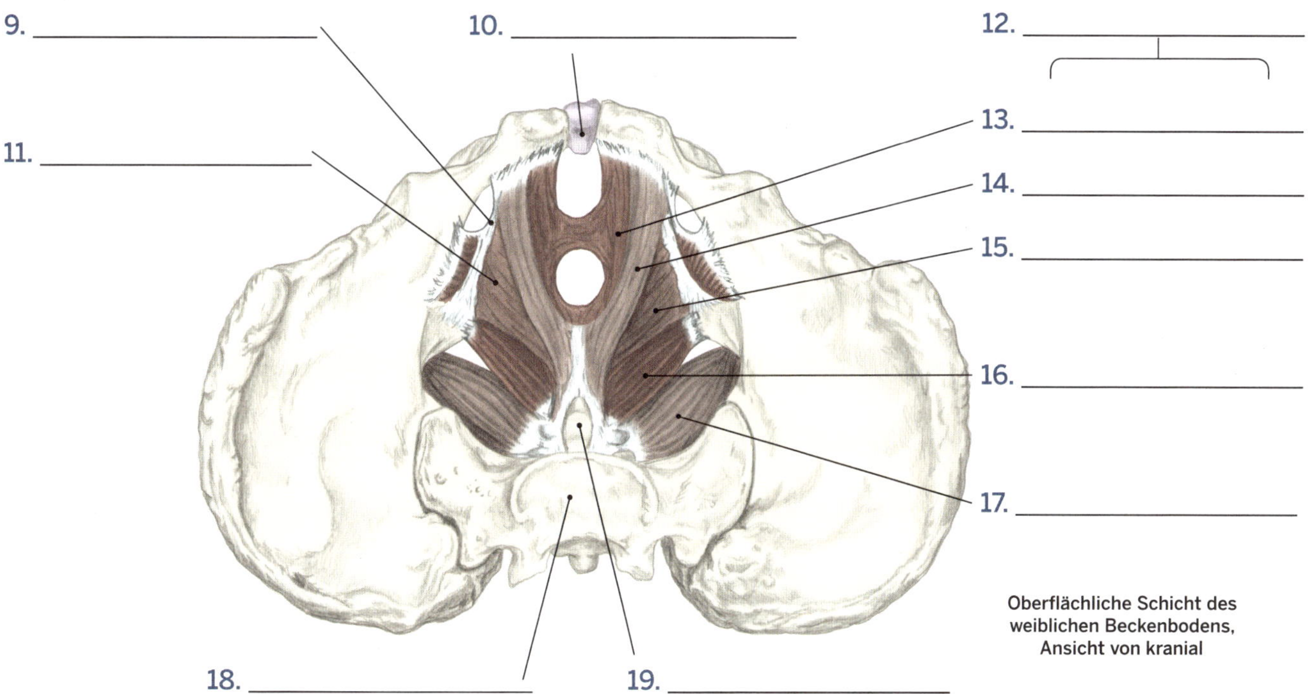

Oberflächliche Schicht des weiblichen Beckenbodens, Ansicht von kranial

AUSWAHL

- Arcus tendineus musculi levatoris ani
- Canalis obturatorius
- M. coccygeus
- M. iliococcygeus
- M. ischiocavernosus
- M. levator ani (2x)
- M. piriformis
- M. pubococcygeus
- M. puborectalis
- M. transversus perinei profundus
- M. transversus perinei superficialis
- Lig. anococcygeum
- Lig. sacrotuberale
- Os coccygis (2x)
- Os sacrum
- Symphysis pubica
- Tuber ischiadicum

Becken und Oberschenkel

Muskeln ausmalen #1

S. 296

Benutzen Sie unterschiedliche Farben zum Ausmalen und beschriften Sie Muskeln und andere Strukturen, die weiter unten aufgelistet sind.

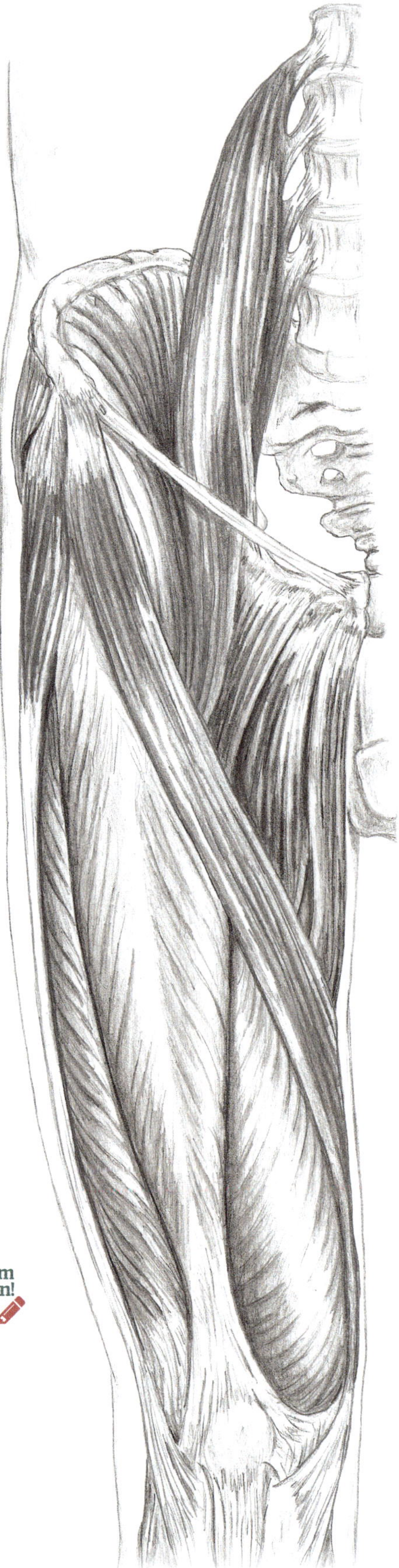

Lig. inguinale
M. adductor longus
M. gracilis
M. iliacus
M. pectineus
M. psoas major
M. psoas minor
M. rectus femoris
M. sartorius
M. tensor fasciae latae
M. vastus lateralis
M. vastus medialis
Tractus iliotibialis

Hüfte und Oberschenkel rechts, Ansicht von ventral

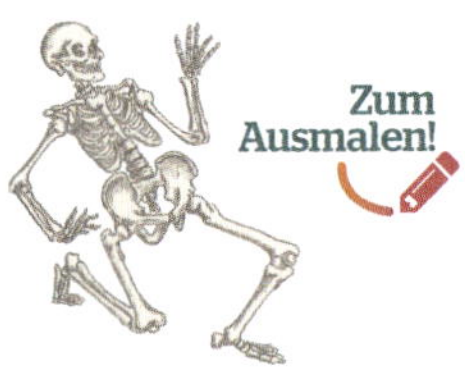

S. 297

Becken und Oberschenkel

Muskeln ausmalen #2

Benutzen Sie unterschiedliche Farben zum Ausmalen und beschriften Sie Muskeln und andere Strukturen, die weiter unten aufgelistet sind.

Zum Ausmalen!

- M. adductor magnus
- M. biceps femoris (Caput longum)
- M. biceps femoris (Caput breve)
- M. gluteus maximus
- M. gluteus medius
- M. gracilis
- M. semimembranosus
- M. semitendinosus
- M. tensor fasciae latae
- Tractus iliotibialis

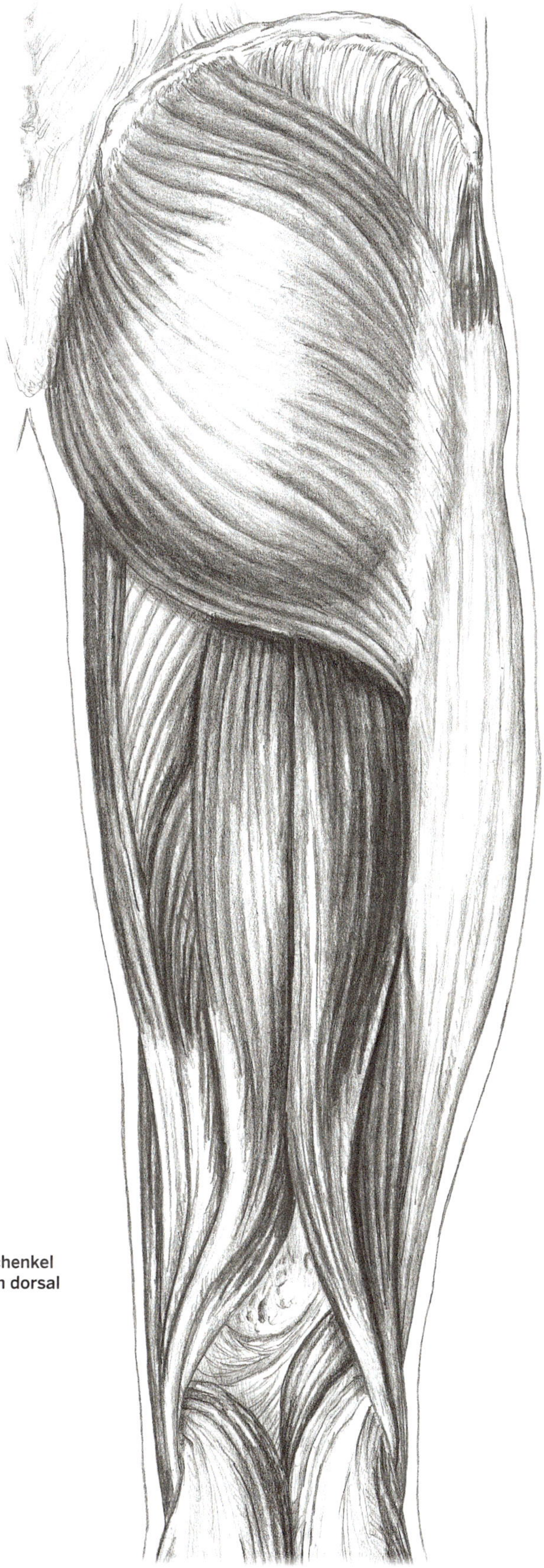

Hüfte und Oberschenkel rechts, Ansicht von dorsal

Becken und Oberschenkel

Muskeln ausmalen #3

S. 297

Benutzen Sie unterschiedliche Farben zum Ausmalen und beschriften Sie Muskeln und andere Strukturen, die weiter unten aufgelistet sind.

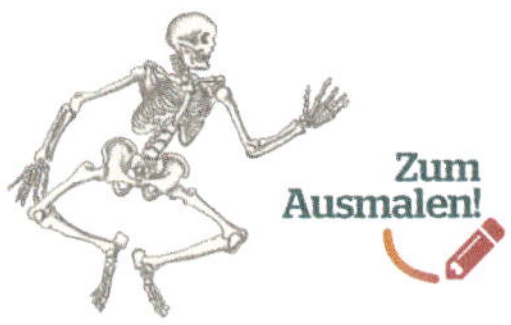

Fascia glutealis
M. biceps femoris (Caput longum)
M. biceps femoris (Caput breve)
M. gluteus maximus
M. gluteus medius
M. rectus femoris
M. sartorius
M. tensor fasciae latae
M. vastus lateralis
Tractus iliotibialis

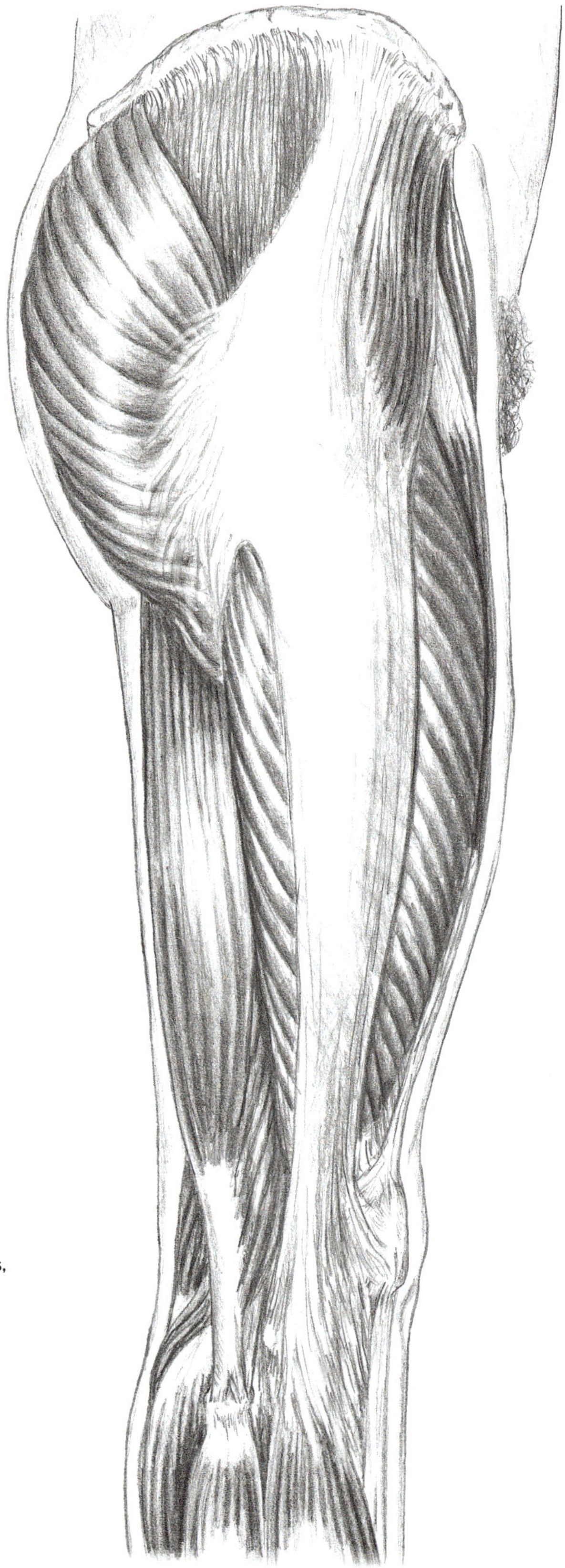

Hüfte und Oberschenkel rechts,
Ansicht von lateral

Becken und Oberschenkel

Muskeln ausmalen #4

Benutzen Sie unterschiedliche Farben zum Ausmalen und beschriften Sie Muskeln und andere Strukturen, die weiter unten aufgelistet sind.

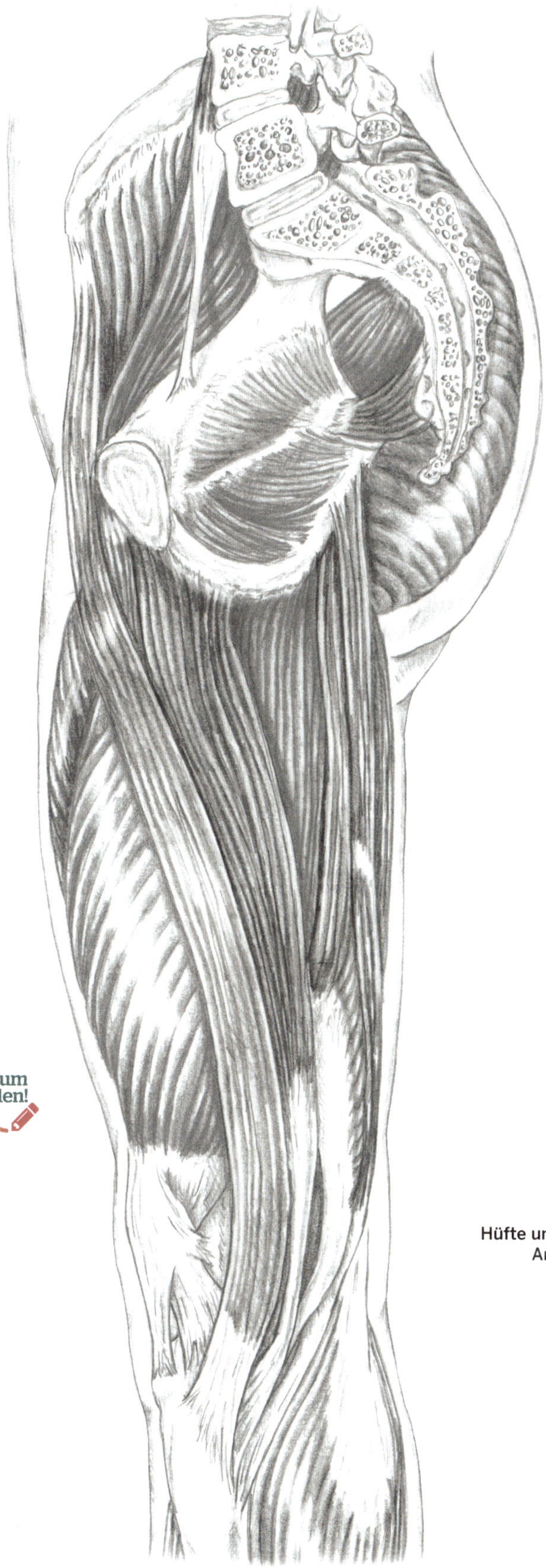

M. adductor longus
M. adductor magnus
M. gracilis
M. sartorius
M. semimembranosus
M. semitendinosus
M. vastus medialis
Pes anserinus
Sehne des M. semitendinosus

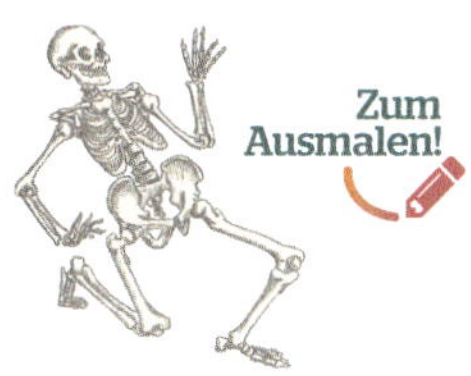

Hüfte und Oberschenkel rechts,
Ansicht von medial

Becken und Oberschenkel
Muskeln und Bewegungen #1

Bitte benennen Sie folgende Bewegungen, zwei Synergisten und einen Antagonisten. Der Anfangsbuchstabe der Muskeln ist gegeben.

1. In welchem Gelenk findet die Bewegung statt?

____

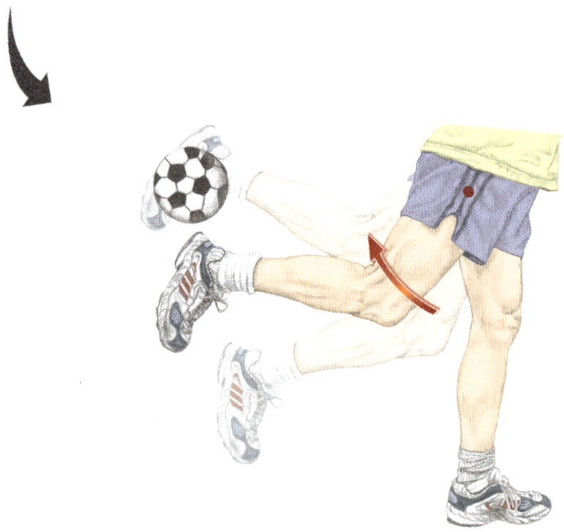

2. Bewegung

____

3. Synergisten

M. b ______________________

M. a ______________________

4. Antagonist

M. r ______________________

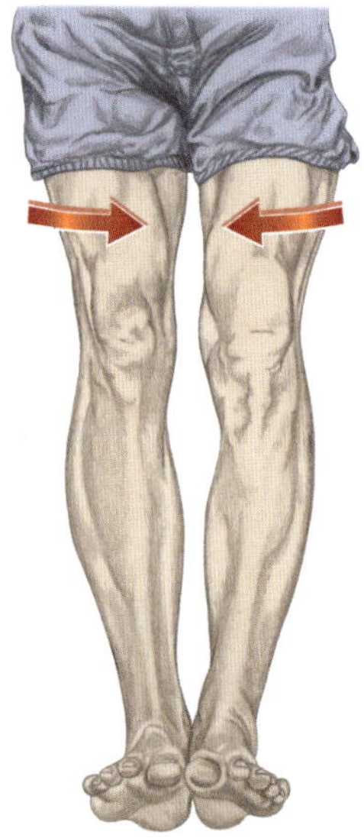

5. Bewegung

____

6. Synergisten

M. g ______________________

M. p ______________________

7. Antagonist

M. t ______________________

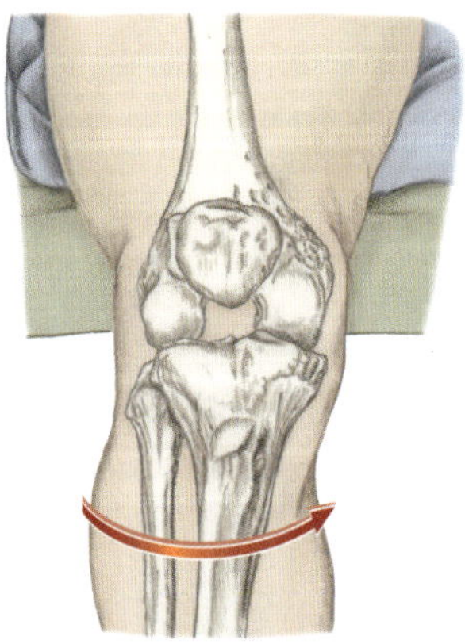

8. Bewegung

____

9. Synergisten

M. s ______________________

M. p ______________________

10. Antagonist

M. b ______________________

Becken und Oberschenkel

Muskeln und Bewegungen #2

Bitte benennen Sie folgende Bewegungen, zwei Synergisten und einen Antagonisten. Der Anfangsbuchstabe der Muskeln ist gegeben.

1. In welchem Gelenk findet die Bewegung statt?

____

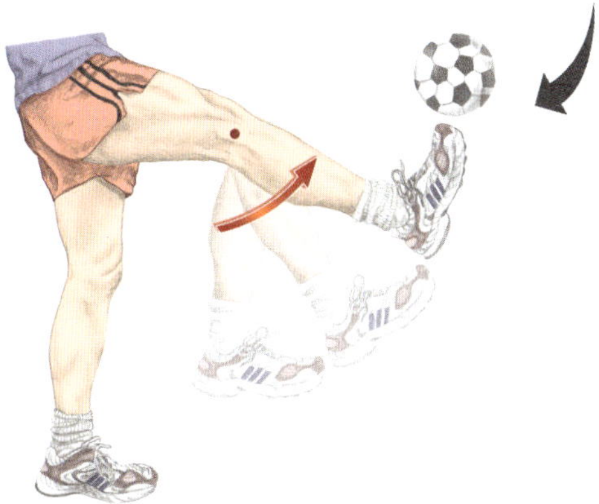

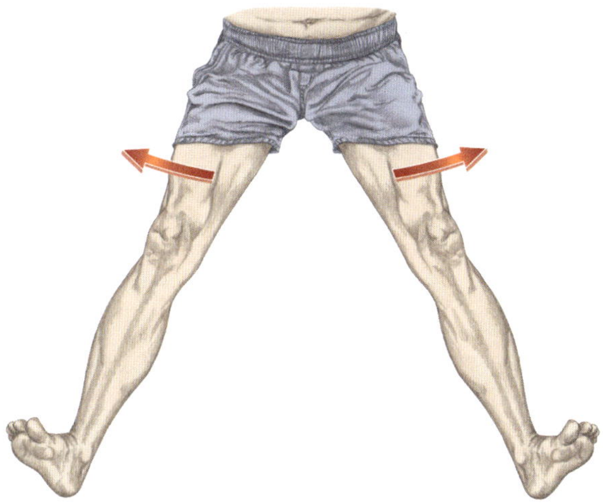

2. Bewegung

____

3. Synergisten

M. v ______________________________

M. v ______________________________

4. Antagonist

M. g ______________________________

5. Bewegung

____

6. Synergisten

M. g ______________________________

M. g ______________________________

7. Antagonist

M. p ______________________________

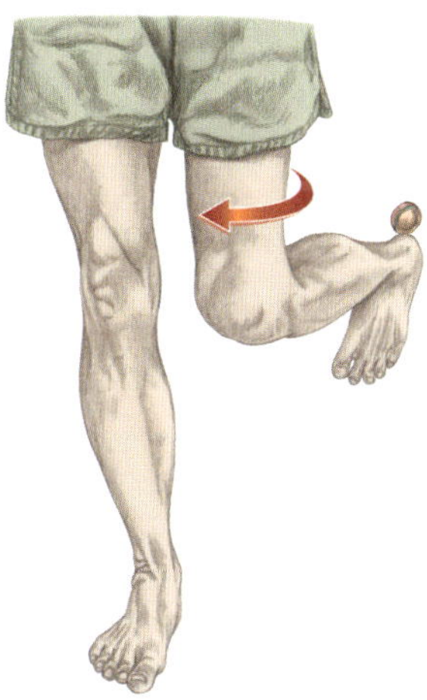

8. Bewegung

____

9. Synergisten

M. g ______________________________

M. p ______________________________

10. Antagonist

M. b ______________________________

Becken und Oberschenkel

Muskeln und Bewegungen #3

S. 302–305

Bitte benennen Sie folgende Bewegungen, Synergist(en) und Antagonist(en). Der Anfangsbuchstabe der Muskeln ist gegeben.

1. In welchem Gelenk findet die Bewegung statt?

____

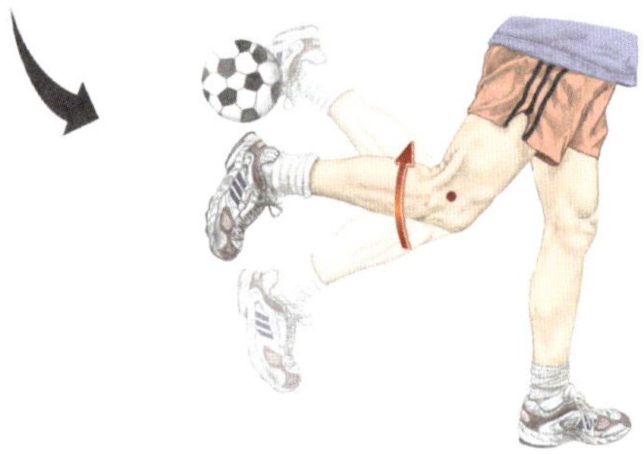

2. Bewegung

____

3. Synergisten

M. b ______________________

M. g ______________________

4. Antagonist

M. r ______________________

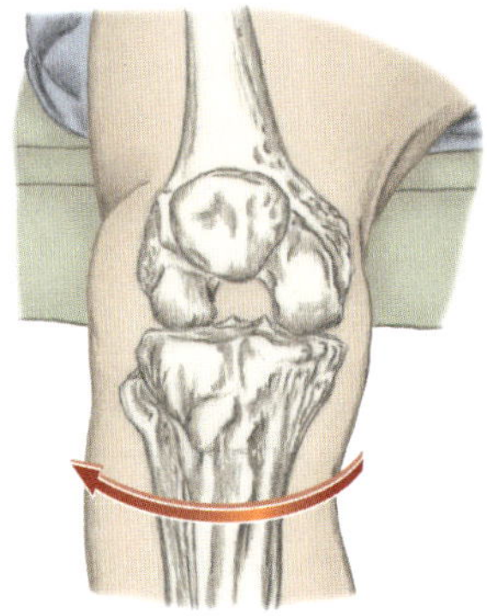

5. Bewegung

____

6. Synergisten

M. b ______________________

7. Antagonist

M. s ______________________

M. s ______________________

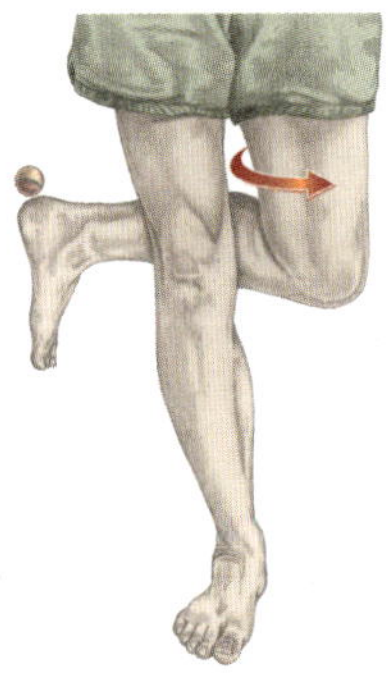

8. Bewegung

____

9. Synergisten

M. p ______________________

M. i ______________________

10. Antagonist

M. a ______________________

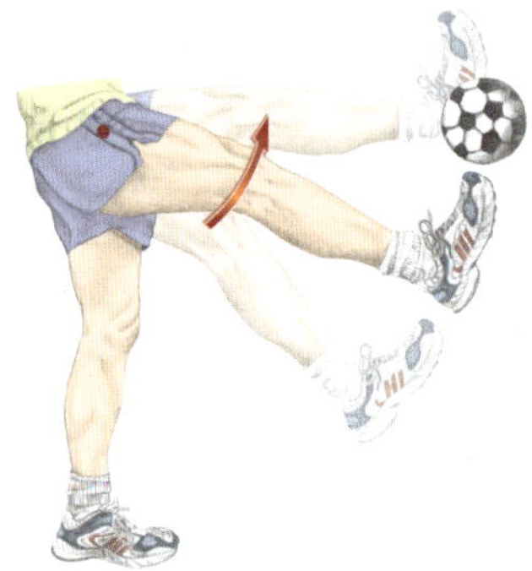

11. Bewegung

____

12. Synergisten

M. t ______________________

M. s ______________________

13. Antagonist

M. g ______________________

Becken und Oberschenkel

Wie heißt der Muskel? #1

Bitte benennen Sie folgende Muskeln.

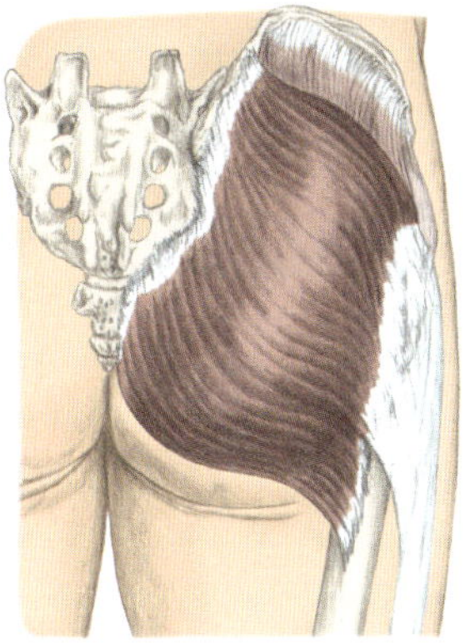

1. ____________________

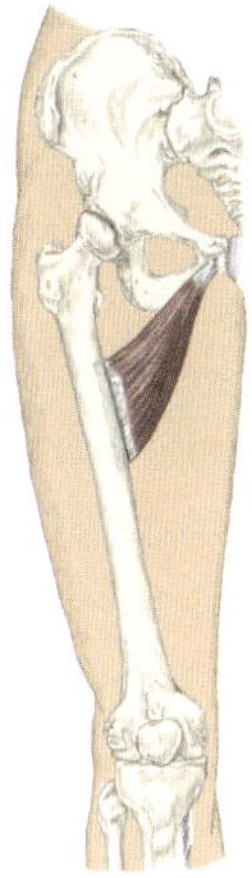

2. ____________________

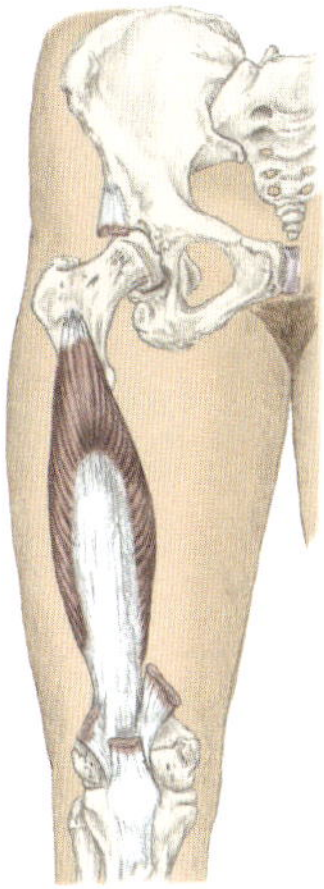

3. ____________________

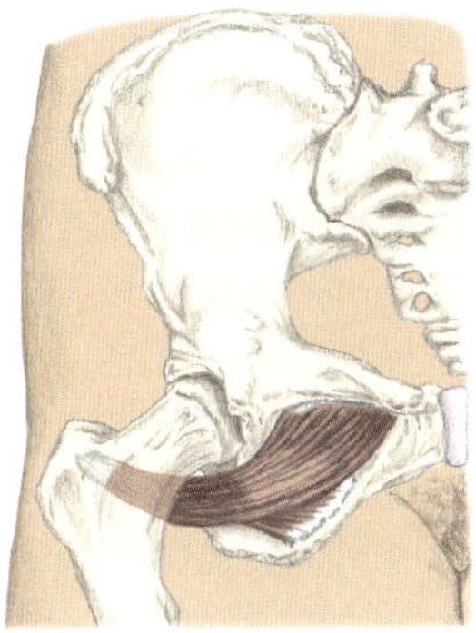

4. ____________________

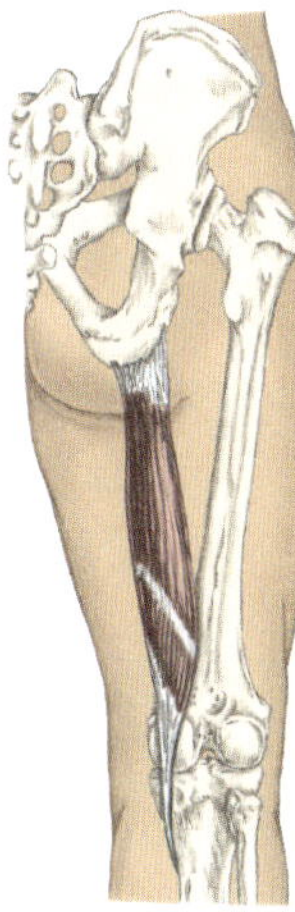

5. ____________________

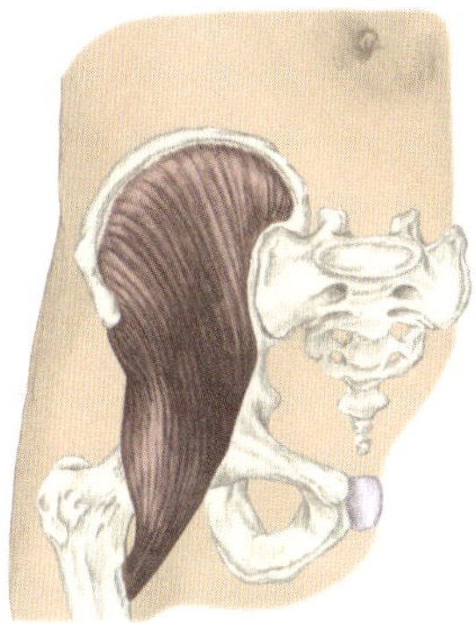

6. ____________________

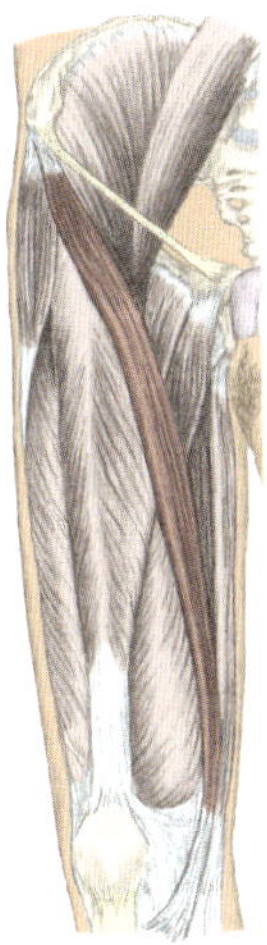

7. ____________________

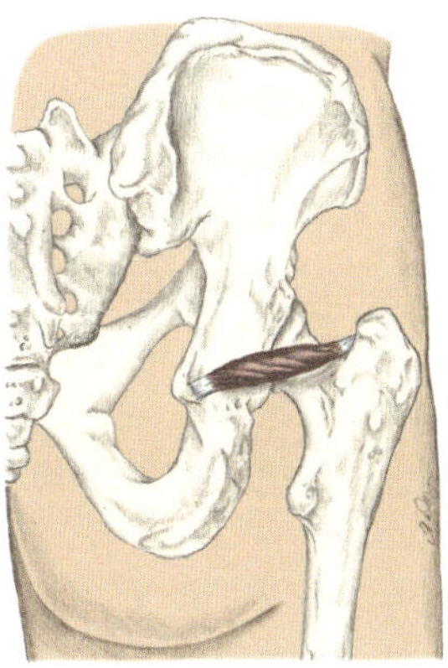

8. ____________________

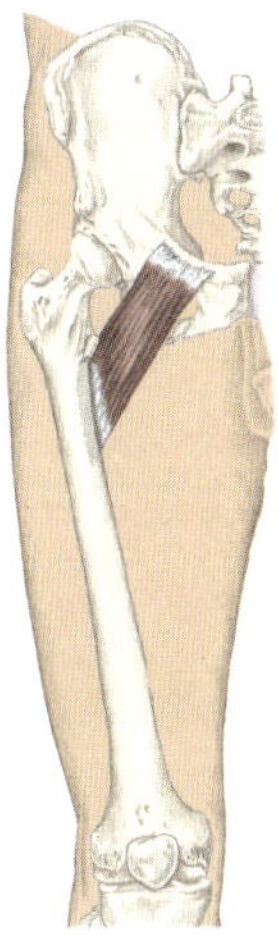

9. ____________________

Becken und Oberschenkel

Wie heißt der Muskel? #2

Bitte benennen Sie folgende Muskeln.

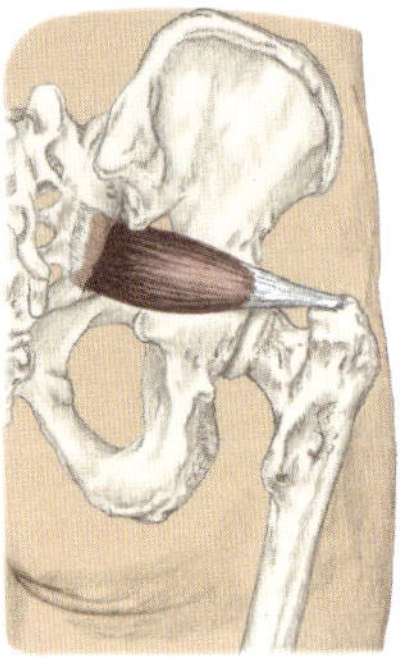

1. ____________________

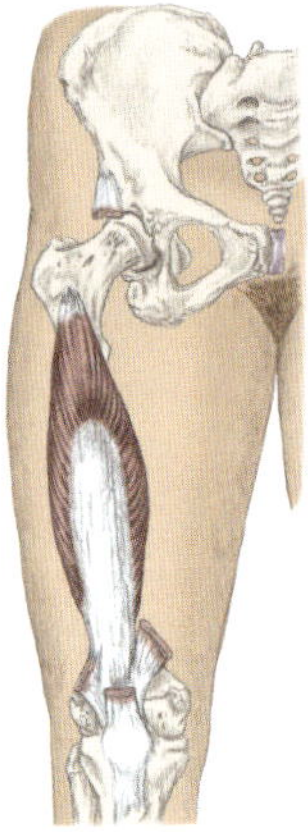

2. ____________________

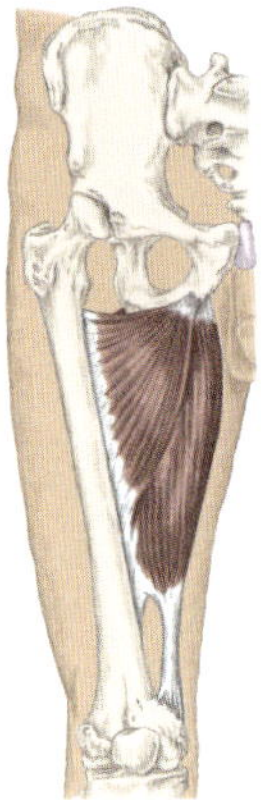

3. ____________________

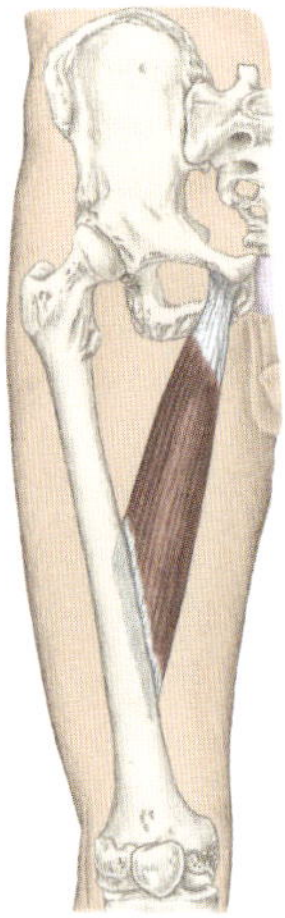

4. ____________________

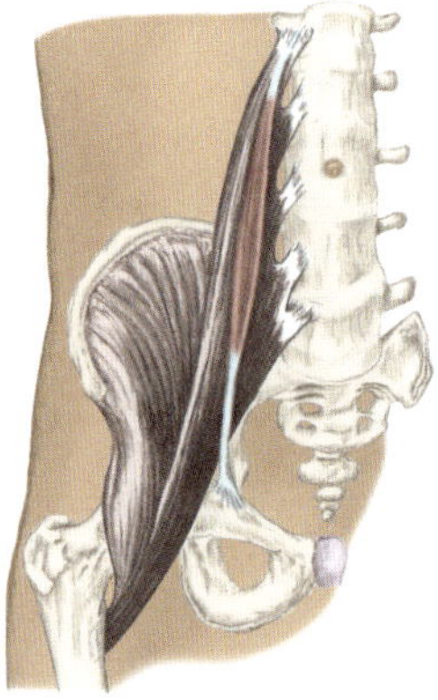

5. ____________________

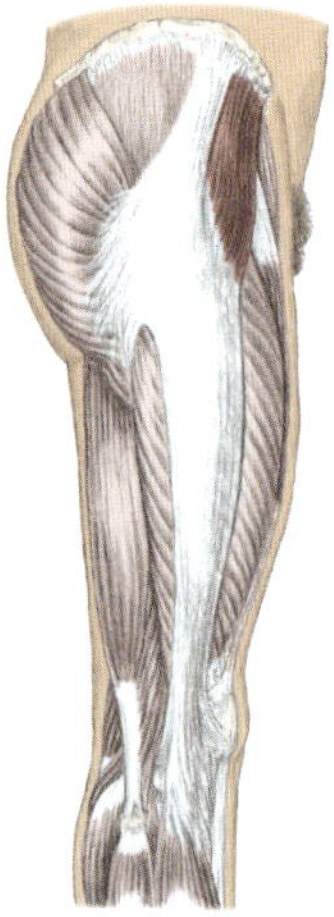

6. ____________________

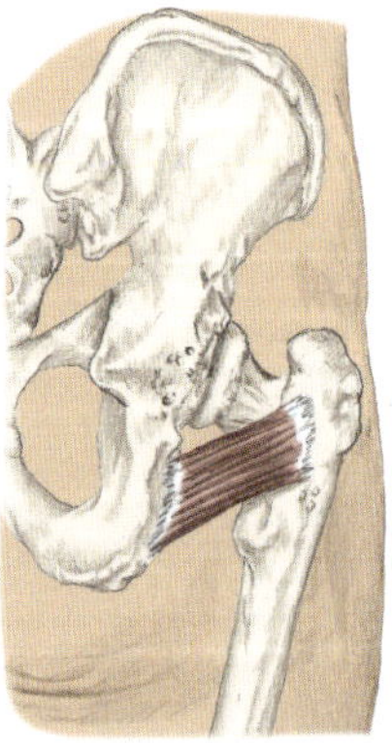

7. ____________________

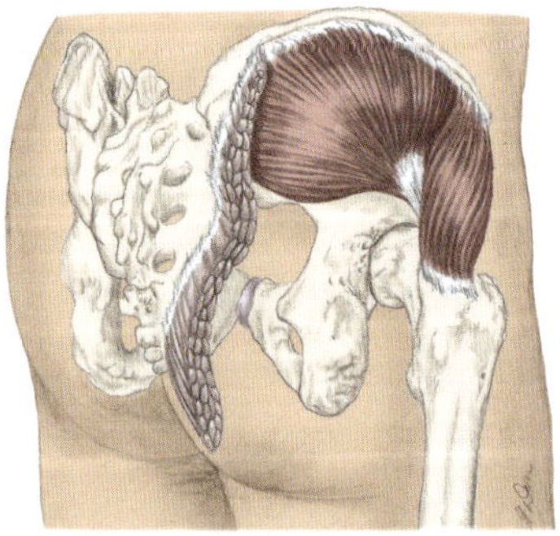

8. ____________________

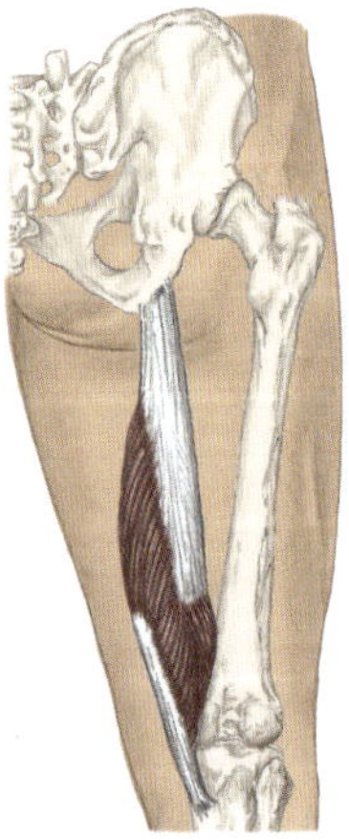

9. ____________________

Becken und Oberschenkel

Wie heißt der Muskel? #3

Bitte benennen Sie folgende Muskeln.

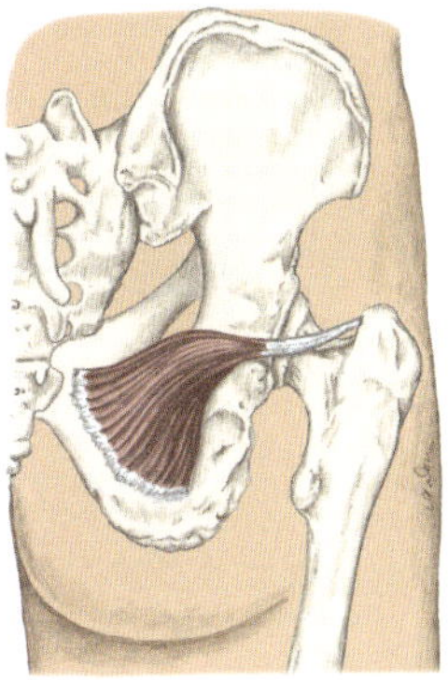

1. ____________________

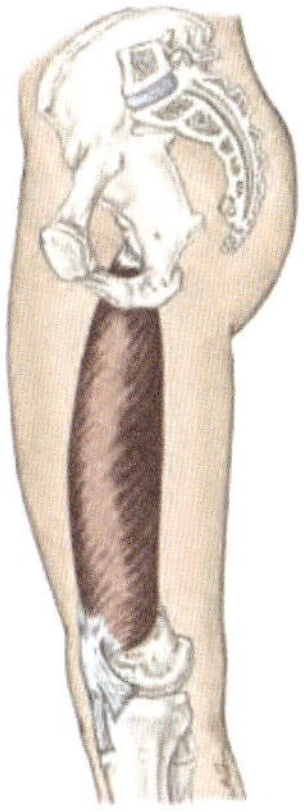

2. ____________________

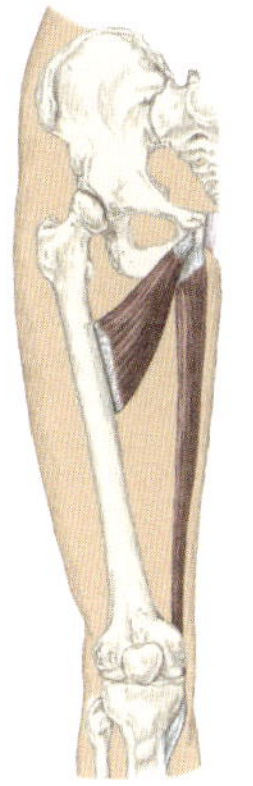

3. ____________________

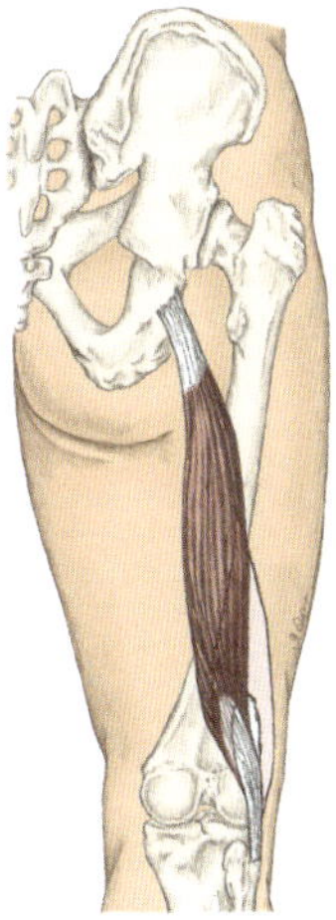

4. ____________________

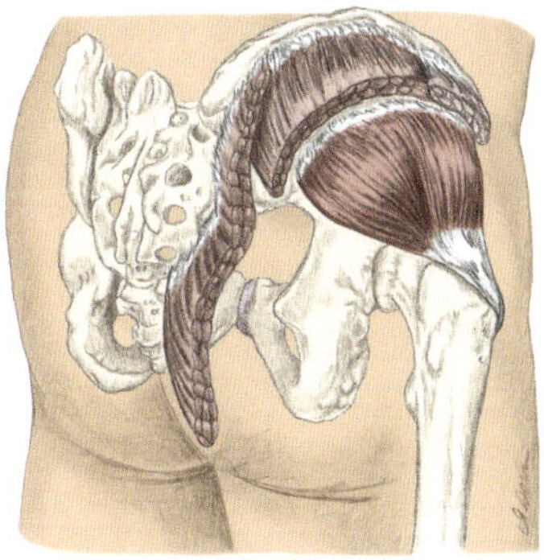

5. ____________________

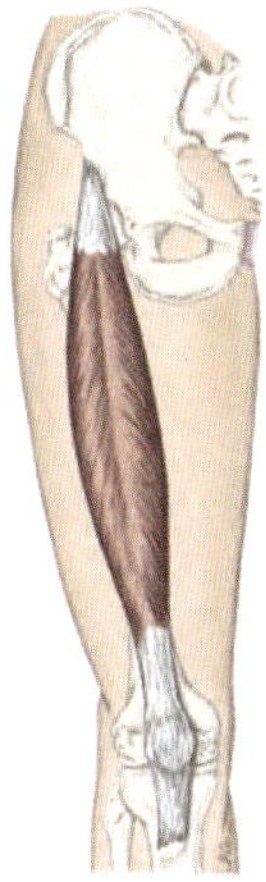

6. ____________________

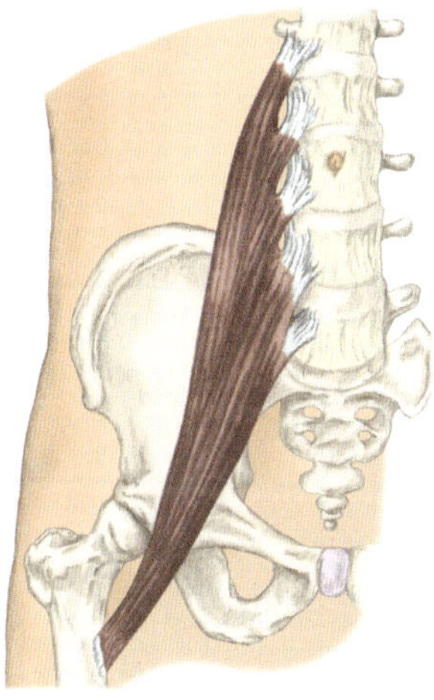

7. ____________________

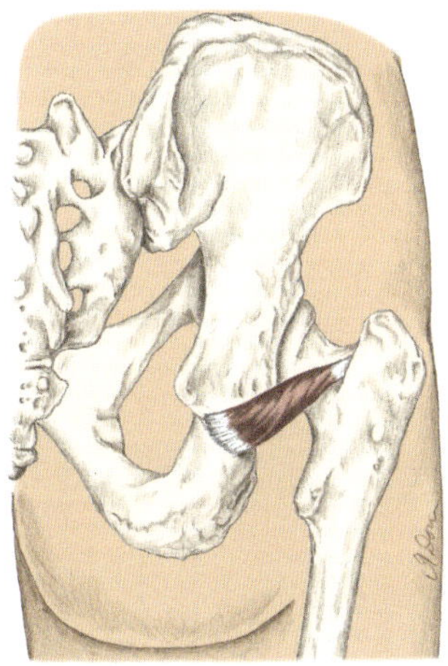

8. ____________________

Becken und Oberschenkel, Muskelgruppe #1

M. quadriceps und ischiocrurale Muskulatur

S. 296–314

Bitte beantworten Sie folgende Fragen.

1. Die Muskulatur im Bereich von Oberschenkel und Becken sind primär für die Bewegung im ____________ und ____________________________ zuständig.

2. Der ____________________________ ist der einzige Quadriceps-Muskel, der über zwei Gelenke verläuft; Knie und Hüfte.

3. Unterhalb des Tractus iliotibialis befindet sich der ____________________________. Er ist der einzige Muskel am lateralen Oberschenkel.

4. Um den Verlauf des M. rectus femoris nachvollziehen zu können, hilft es, eine imaginäre Linie zwischen ____________________________ und ____________________________ zu ziehen.

5. Wenn Sie medial und proximal der Patella palpieren, während Ihr Partner das Knie streckt, können Sie die Kontraktion des ____________________________ spüren.

6. Die drei ischiocruralen Muskeln haben ihren gemeinsamen Ursprung am ____________________________.

7. Die ischiocrurale Muskulatur liegt auf der dorsalen Seite des Oberschenkels zwischen dem M. ____________________________ und dem M. ____________________________.

8. In welche Richtung rotiert der M. biceps femoris die Hüfte? ____________________________

9. Von der ischiocruralen Muskulatur liegt der M. ____________________________ am nächsten zur Oberfläche.

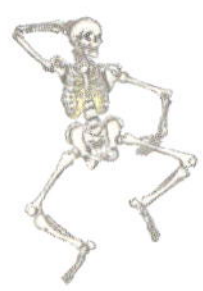

Palpieren!

Vergessen Sie nicht, es gibt kein Richtig oder Falsch.

Palpieren Sie die **ischiocrurale Muskulatur** an drei Personen. Beschreiben Sie das Gefühlte mit drei Worten (siehe S. 313–314 im *Trail Guide Anatomie*).

Person #1	Person #2	Person #3
____________	____________	____________
____________	____________	____________
____________	____________	____________

Becken und Oberschenkel, Muskelgruppe #1

S. 306–314

M. quadriceps und ischiocrurale Muskulatur

Zuordnen

Ordnen Sie den Muskeln den passenden Ursprung und Ansatz zu.

URSPRUNG

1. Ventraler und lateraler Femurschaft
2. Spina iliaca anterior inferior (SIAI)
3. Tuber ischiadicum (2)
4. Tuber ischiadicum, Labium laterale der Linea aspera
5. Labium laterale der Linea aspera, Tuberositas glutea femoris und Trochanter major
6. Labium mediale der Linea aspera

ANSATZ

7. Caput fibulae
8. Dorsaler Teil des Condylus medialis tibiae
9. Proximaler, medialer Tibiaschaft durch den Pes anserinus
10. Tuberositas tibiae (über Patella und Lig. patellae) (4)

MUSKEL	U	A
M. biceps femoris	_____	_____
M. rectus femoris	_____	_____
M. semimembranosus	_____	_____
M. semitendinosus	_____	_____
M. vastus intermedius	_____	_____
M. vastus lateralis	_____	_____
M. vastus medialis	_____	_____

Verkürzen oder Verlängern?

11. Die passive Flexion des Knies führt zur __________________ des M. vastus lateralis.
12. Die passive Flexion der Hüfte führt zur ________________ des M. biceps femoris.
13. Die passive Innenrotation der Hüfte führt zur __________________ des M. semitendinosus.
14. Die passive Extension des Knies führt zur __________________ des M. vastus intermedius.
15. Die passive Außenrotation des flektierten Knies führt zur __________________ des M. biceps femoris.
16. Die passive Flexion der Hüfte führt zur __________________ des M. semimembranosus und zur __________________ des M. rectus femoris.

Becken und Oberschenkel, Muskelgruppe #2

Glutealmuskeln und Adduktoren

S. 315–323

Bitte beantworten Sie folgende Fragen.

1. Welcher der Glutealmuskeln liegt am weitesten dorsal und oberflächlich? ______________________.
2. Welcher Glutealmuskel ist sowohl an der Hüftflexion als auch –extension beteiligt (nicht gleichzeitig)? ______________________
3. Das Os coccygis, die dorsale Crista iliaca und die Tuberositas glutea helfen Ihnen dabei, welchen Muskel zu lokalisieren? ______________________
4. Um den M. gluteus minimus zu palpieren, müssen Sie durch die Muskelschicht welches Muskels sinken? ______________________
5. Welche Bewegung muss Ihr Partner machen, um den M. gluteus medius und minimus aus der Seitlage heraus besser palpieren zu können? ______________________
6. Zwischen welchen zwei knöchernen Strukturen bilden die Sehnen der Adduktoren eine bindegewebige Hülle? ______________________ ______________________
7. Der M. ______________________ befindet sich direkt ventral von der ischiocruralen Muskulatur und ist der dorsalste Adduktor.
8. Der M. gracilis ist der einzige Adduktor, der sich über welches Gelenk erstreckt? ______________________
9. Welche zwei Funktionen haben alle Adduktoren gemein? ______________________ ______________________
10. An oder neben welchem knöchernen Orientierungspunkt entspringen die ausgeprägten Sehnen vom M. gracilis und M. adductor longus? ______________________
11. Welcher Muskel befindet sich unmittelbar ventral der markanten Adduktorensehne? ______________________
12. Welcher Muskel befindet sich zwischen Tuber ischiadicum und Tuberculum adductorium? ______________________

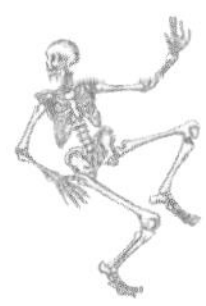

Palpieren!

Vergessen Sie nicht, es gibt kein Richtig oder Falsch.

Palpieren Sie die **Adduktoren** an drei Personen. Beschreiben Sie das Gefühlte mit drei Worten (siehe S. 319–323 im *Trail Guide Anatomie*).

Person #1	Person #2	Person #3
______________	______________	______________
______________	______________	______________
______________	______________	______________

S. 315–323

Becken und Oberschenkel, Muskelgruppe #2

Glutealmuskeln und Adduktoren

Zuordnen

Ordnen Sie den Muskeln den passenden Ursprung und Ansatz zu.

URSPRUNG

1. Os coccygis, Rand des Os sacrum, dorsale Crista iliaca, Lig. sacrotuberale, Ligg. sacroiliaca
2. Ala ossis ilii zwischen der Linea glutea anterior und der Linea glutea inferior
3. Ala ossis ilii zwischen der Linea glutea anterior und der Linea glutea posterior, unmittelbar unter der Crista iliaca
4. Ramus inferior ossis pubis (2)
5. Ramus inferior ossis pubis, Ramus ossis ischii und T uber ischiadicum
6. Tuberculum pubicum ossis pubis
7. Ramus superior ossis pubis

ANSATZ

8. Ventraler Teil des Trochanter major
9. Tractus iliotibialis (obere Fasern) und Tuberositas glutaea femoris (untere Fasern)
10. Lateraler Teil des Trochanter major
11. Labium mediale der Linea aspera
12. Labium mediale der Linea aspera und Tuberculum adductorium
13. Linea pectinea und Labium mediale der Linea aspera
14. Linea pectinea femoralis
15. Proximaler, medialer Tibiaschaft durch den Pes anserinus

MUSKEL	U	A
M. adductor brevis	_____	_____
M. adductor longus	_____	_____
M. adductor magnus	_____	_____
M. gluteus maximus	_____	_____
M. gluteus medius	_____	_____
M. gluteus minimus	_____	_____
M. gracilis	_____	_____
M. pectineus	_____	_____

Verkürzen oder Verlängern?

16. Die passive Abduktion der Hüfte führt zur ________________ des M. adductor brevis und longus.
17. Die passive Außenrotation der Hüfte führt zur ________________ des M. gluteus maximus.
18. Die passive Extension der Hüfte führt zur ________________ der dorsalen Fasern des M. adductor magnus.
19. Die passive Adduktion der Hüfte führt zur ________________ des M. gluteus medius.
20. Die passive Außenrotation der Hüfte führt zur ________________ des M. gluteus minimus.
21. Die passive Extension und Außenrotation der Hüfte führt zur ________________ des M. gracilis.
22. Die passive Innenrotation der Hüfte führt zur ________________ der Adduktoren.
23. Die passive Flexion der Hüfte führt zur ________________ des M. gluteus maximus.

Becken und Oberschenkel, Muskelgruppe #3

M. tensor fasciae latae, M. sartorius, Außenrotatoren und M. iliopsoas

S. 324–335

Bitte beantworten Sie folgende Fragen.

1. Welcher Muskel ist zwischen den oberen Fasern des M. rectus femoris und des M. gluteus medius leicht zugänglich? ______________________

2. Welches kräftige und kabelartige Band kann ventral der Sehne des M. biceps femoris lokalisiert werden?

   ____

3. Ihr Partner befindet sich in Rückenlage. Welche Bewegung muss er ausführen, um die Kontraktion des M. tensor fasciae latae palpieren zu können? ______________________

4. Welcher Muskel verläuft vom SIAS bis zum medialen Knie? ______________________

5. Die proximalen Fasern des M. sartorius verlaufen lateral zu welcher Arterie? ______________________

6. Die Sehnen welcher drei Muskeln vereinigen sich zum Pes anserinus?

   ______________ ______________ ______________

7. Welcher Muskel liegt direkt oberhalb vom N. ischiadicus und kann diesen bei übermäßiger Kontraktion komprimieren? ______________________

8. Um dem M. piriformis zu lokalisieren, müssen Sie aus welchen drei knöchernen Orientierungspunkten ein „T" bilden?

   ______________ ______________ ______________

9. Welcher rechteckige Muskel kann durch das Positionieren der Fingerspitzen zwischen dem distalen, dorsalen Teil des Trochanter major und dem Tuber ischiadicum lokalisiert werden? ______________________

10. Welcher Muskel verläuft zwischen den Lendenwirbeln und dem Trochanter minor?

    ____

11. Um den M. psoas major zu palpieren, müssen Sie Ihre Fingerspitzen zwischen ______________ und ______________ vorsichtig in die Tiefe führen.

12. Was sollten Sie bei der Palpation des M. psoas major beachten, um das Wohlbefinden Ihres Partners sicherzustellen?

    ______________________ ______________________

    ______________________ ______________________

    ______________________ ______________________

13. Welche Bewegung kann Ihr Partner ausführen, um sicherzugehen, dass Sie den M. psoas major lokalisiert haben?

    ____

Becken und Oberschenkel, Muskelgruppe #3

S. 324–335

M. tensor fasciae latae, M. sartorius, Außenrotatoren und M. iliopsoas

Zuordnen

Ordnen Sie den Muskeln den passenden Ursprung und Ansatz zu.

URSPRUNG

1. Spina iliaca anterior superior (SIAS)
2. Ventrale Seite des Os sacrum
3. Wirbelkörper und Processus transversi des 1. Lendenwirbels
4. Wirbelkörper und Processus transversi der Lendenwirbel
5. Crista iliaca, dorsal von der SIAS
6. Fossa iliaca
7. Spina ischiadica
8. Tuber ischiadicum
9. Lateraler Rand des Tuber ischiadicum
10. Membrana obturatoria und kaudale Fläche des Foramen obturatum
11. Ramus ossis pubis und Ramus ossis ischii, Membrana obturatoria

ANSATZ

12. Kranialer Teil des Trochanter major
13. Tractus iliotibialis
14. Trochanter minor (2)
15. Mediale Fläche des Trochanter major (3)
16. Crista intertrochanterica, zwischen Trochanter major und Trochanter minor
17. Proximaler, medialer Tibiaschaft durch den Pes anserinus
18. Ramus superior ossis pubis
19. Fossa trochanterica

MUSKEL	U	A
M. gemellus inferior	______	______
M. gemellus superior	______	______
M. iliacus	______	______
M. obturator externus	______	______
M. obturator internus	______	______
M. piriformis	______	______
M. psoas major	______	______
M. psoas minor	______	______
M. quadratus femoris	______	______
M. sartorius	______	______
M. tensor fasciae latae	______	______

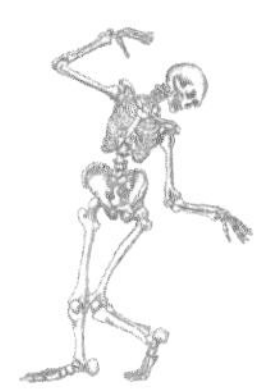

Palpieren!

Vergessen Sie nicht, es gibt kein Richtig oder Falsch.

Palpieren Sie den **M. tensor fasciae latae** und den **Tractus iliotibialis** an drei Personen. Beschreiben Sie das Gefühlte mit drei Worten (siehe S. 324–325 im *Trail Guide Anatomie*).

Person #1	Person #2	Person #3
______	______	______
______	______	______
______	______	______

Becken und Oberschenkel, Muskelgruppe #3

M. tensor fasciae latae, M. sartorius, Außenrotatoren und M. iliopsoas

S. 324–335

Verkürzen oder Verlängern?

1. Die passive Innenrotation des flektierten Knies führt zur ____________________ des M. sartorius.
2. Die passive Adduktion der Hüfte führt zur ____________________ des M. tensor fasciae latae.
3. Die passive Extension der Hüfte führt zur ____________________ des M. iliopsoas.
4. Die passive Außenrotation der Hüfte führt zur ____________________ des M. piriformis.
5. Die passive Extension der Hüfte führt zur ____________________ des M. psoas major.
6. Die passive Flexion der Hüfte führt zur ____________________ des M. sartorius.
7. Die passive Außenrotation der Hüfte führt zur ____________________ des M. iliacus.
8. Die passive Innenrotation der Hüfte führt zur ____________________ des M. tensor fasciae latae.
9. Die passive Innenrotation der Hüfte führt zur ____________________ des M. quadratus femoris.
10. Die passive Abduktion der Hüfte führt zur ____________________ des M. sartorius.

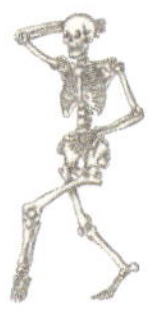

Palpieren!

Vergessen Sie nicht, es gibt kein Richtig oder Falsch.

Palpieren Sie den **M. psoas major** an drei Personen. Beschreiben Sie das Gefühlte mit drei Worten (siehe S. 332–334 im *Trail Guide Anatomie*).

Person #1	**Person #2**	**Person #3**
____________	____________	____________
____________	____________	____________
____________	____________	____________

Becken und Oberschenkel

Andere Strukturen #1

S. 336

Bitte benennen Sie folgende Strukturen.

AUSWAHL
- A. femoralis
- Inguinale Lymphknoten
- Lig. inguinale (2x)
- M. adductor longus (2x)
- M. sartorius (2x)
- N. femoralis
- V. femoralis
- V. saphena magna

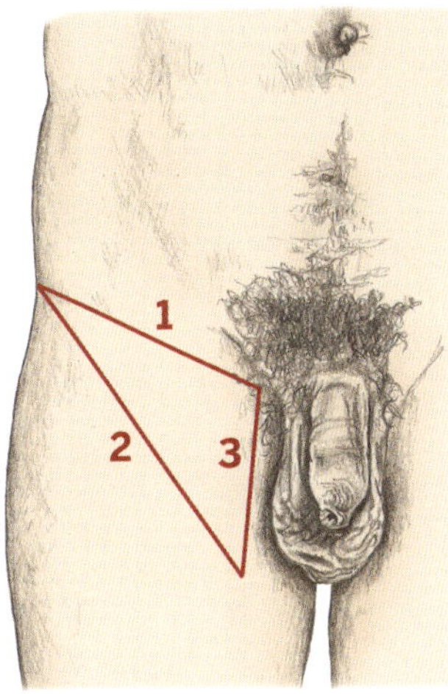

1. ______________________
2. ______________________
3. ______________________

Die drei Begrenzungen des Trigonum femorale

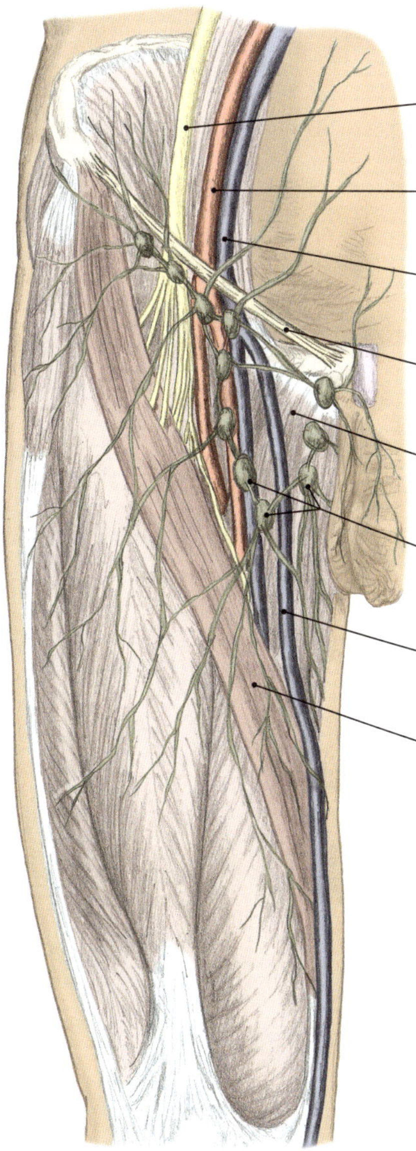

4. ______________________
5. ______________________
6. ______________________
7. ______________________
8. ______________________
9. ______________________
10. ______________________
11. ______________________

Hüfte und Oberschenkel rechts, Ansicht von ventral

Becken und Oberschenkel

Gelenke und Bänder #1

S. 336–337

Bitte benennen Sie folgende Strukturen.

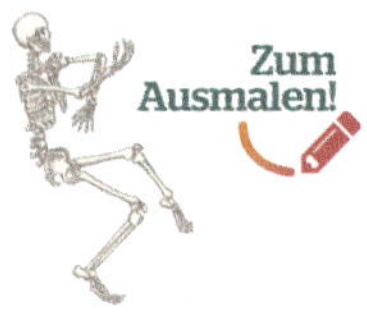

AUSWAHL
- Lig. iliolumbale (2x)
- Lig. inguinale
- Lig. longitudinale anterius
- Lig. sacroiliacum anterius
- Lig. sacroiliacum posterius
- Lig. sacrospinale (2x)
- Lig. sacrotuberale (2x)
- Lig. supraspinale
- Ligg. sacrococcygea posteriora
- Sehne der ischiocruralen Muskulatur
- Symphysis pubica

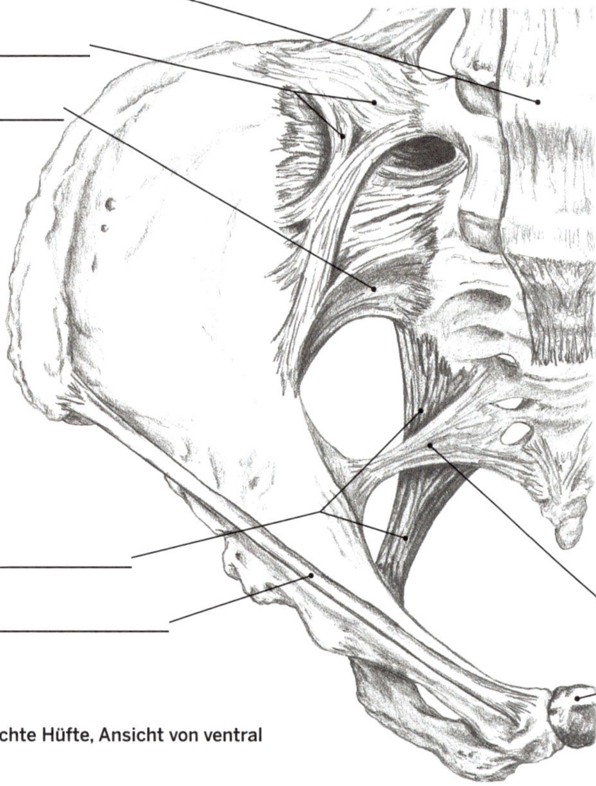

Rechte Hüfte, Ansicht von ventral

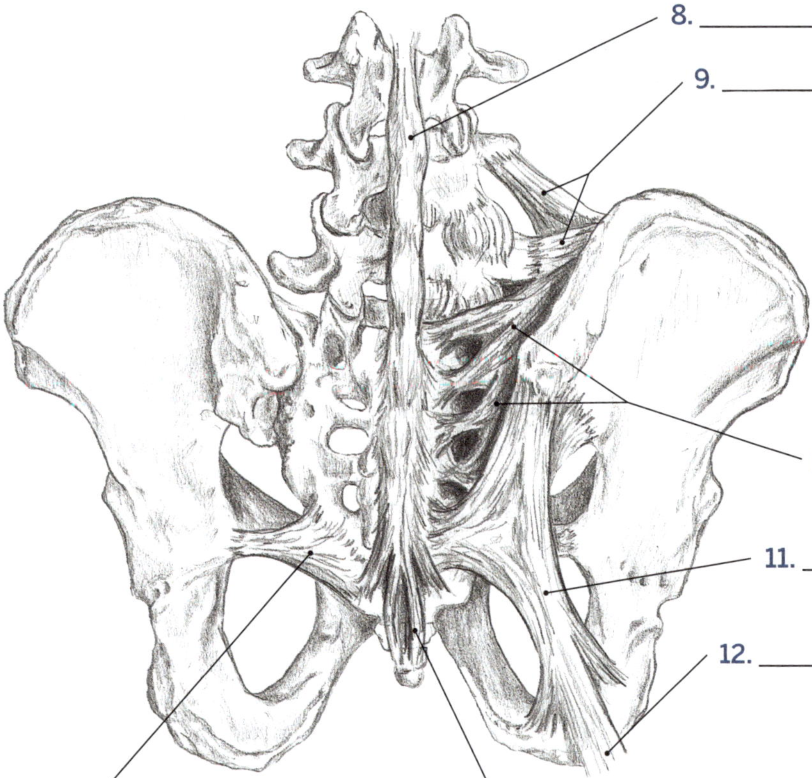

Becken, Ansicht von dorsal

Becken und Oberschenkel

Gelenke und Bänder #2

S. 337

Bitte benennen Sie folgende Strukturen.

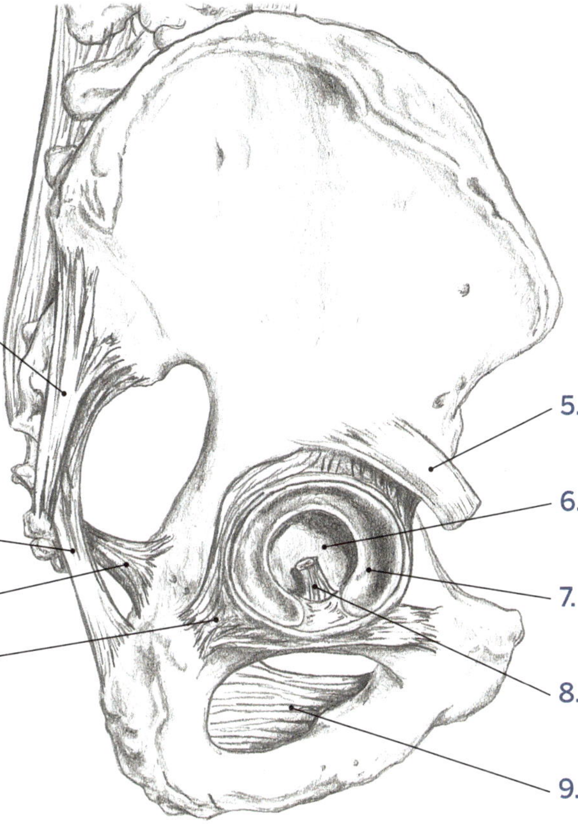

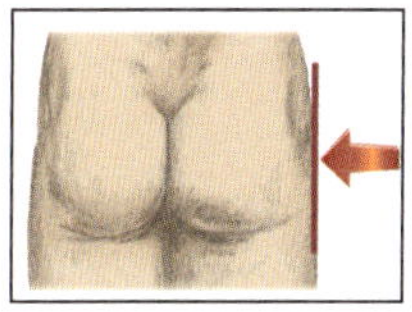

Rechte Hüfte,
Ansicht von lateral

1. ______________________
2. ______________________
3. ______________________
4. ______________________
5. ______________________
6. ______________________
7. ______________________
8. ______________________
9. ______________________

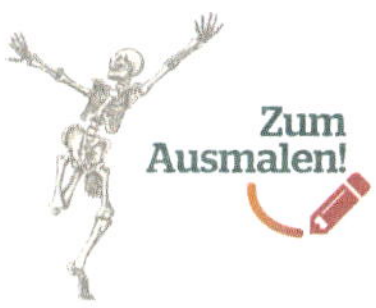

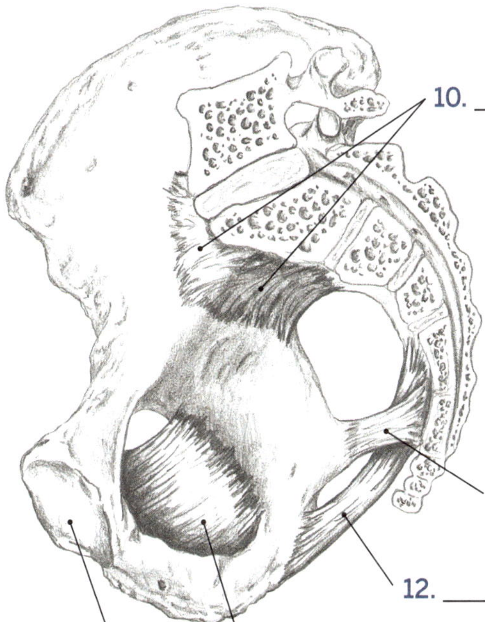

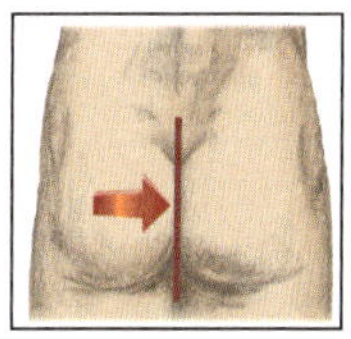

Querschnitt des Beckens,
mediale Ansicht von der
Mittellinie aus

10. ______________________
11. ______________________
12. ______________________
13. ______________________
14. ______________________

AUSWAHL

- Acetabulum
- Capsula articularis der Art. coxae
- Facies lunata acetabuli
- Lig. capitis femoris (Schnitt)
- Lig. sacroiliacum anterius
- Lig. sacroiliacum posterius
- Lig. sacrospinale (2x)
- Lig. sacrotuberale (2x)
- Membrana obturatoria (2x)
- Sehne des M. rectus femoris (Schnitt)
- Symphysis pubica

Becken und Oberschenkel

Hüftgelenk

S. 338

Bitte benennen Sie folgende Strukturen.

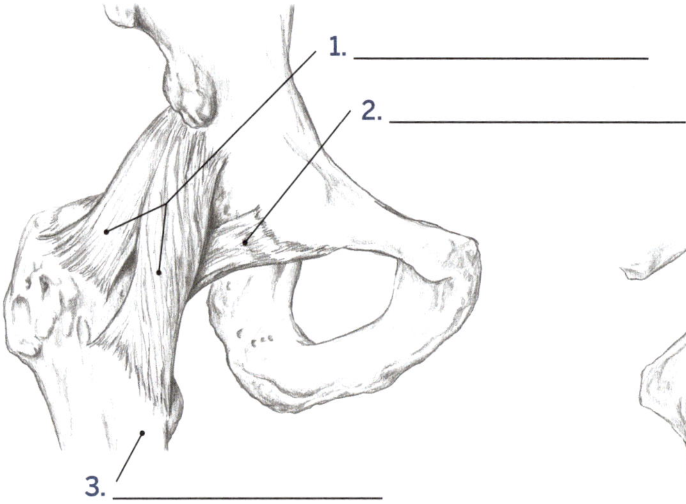

Rechte Art. coxae,
Ansicht von ventral

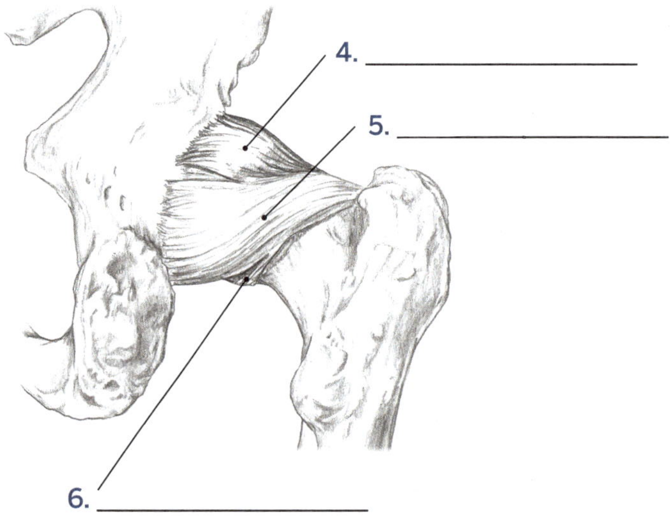

Rechte Art. coxae,
Ansicht von dorsal

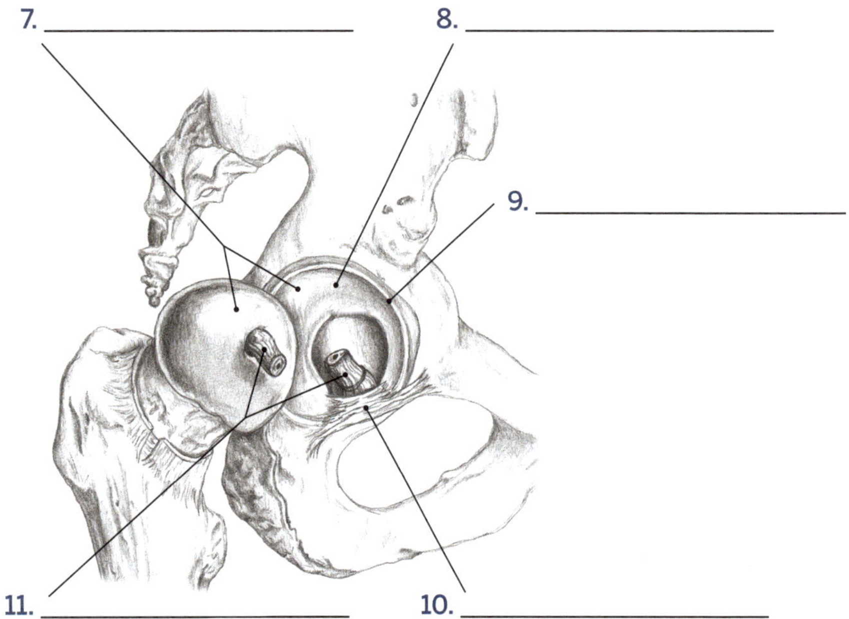

Rechte Art. coxae,
Femur gespiegelt,
Ansicht von lateral

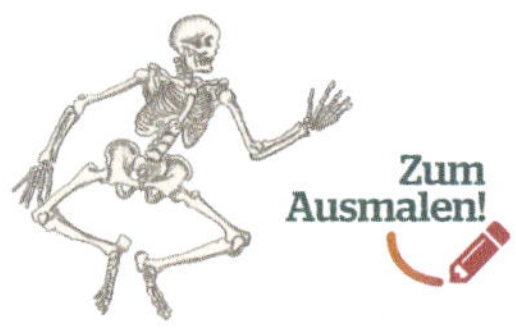

AUSWAHL

- Cartilago articularis
- Facies lunata acetabuli
- Femur Labrum acetabuli
- Lig. capitis femoris (Schnitt)
- Lig. iliofemorale (2x)
- Lig. ischiofemorale
- Lig. pubofemorale
- Lig. transversum acetabuli
- Zona orbicularis

Becken und Oberschenkel

S. 339–342

Andere Strukturen #2

Bitte beantworten Sie folgende Fragen.

1. Das Lig. inguinale erstreckt sich zwischen ____________ und ____________.
2. Welche drei Gefäße verlaufen durch das Trigonum femorale? ____________ ____________ ____________
3. Wo müssen Sie Ihre Finger platzieren, um den Puls der A. femoralis palpieren zu können? ____________
4. Welches Band erstreckt sich zwischen dem Tuber ischiadicum und dem Rand des Os sacrum? ____________
5. Welche Bänder verbinden Os sacrum und Os ilium fest miteinander? ____________
6. Die Processus transversi des 4. und 5. Lendenwirbels sowie die dorsale Crista iliaca sind wichtige knöcherne Orientierungspunkte, um welches Band zu lokalisieren? ____________
7. Welche Struktur verläuft von den unteren Lendenwirbeln ausgehend zwischen Tuber ischiadicum und Tuberculum majus weiter nach kaudal den dorsalen Oberschenkel entlang? ____________
8. Welche Struktur reduziert die Reibung zwischen Trochanter major und M. gluteus maximus? ____________

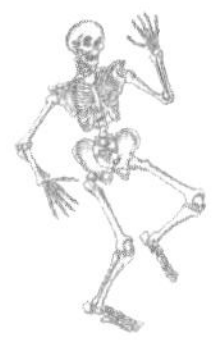

Palpieren!

Vergessen Sie nicht, es gibt kein Richtig oder Falsch.

Palpieren Sie das **Lig. sacrotuberale** an drei Personen. Beschreiben Sie das Gefühlte mit drei Worten (siehe S. 340 im *Trail Guide Anatomie*).

Person #1	**Person #2**	**Person #3**
____________	____________	____________
____________	____________	____________
____________	____________	____________

Becken & Oberschenkel

Notizen

S. 344

Bein und Fuß

Topographische Übersicht

Bitte benennen Sie folgende Strukturen.

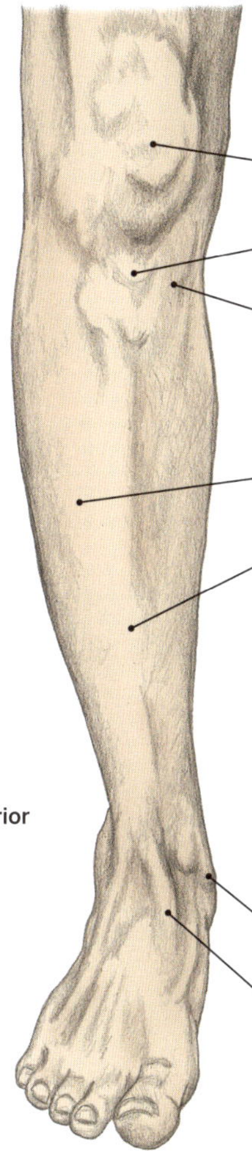

Rechtes Bein,
Ansicht von anterior

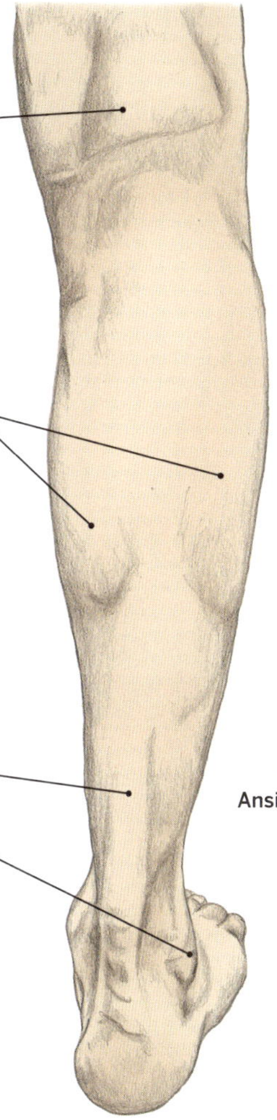

Rechter Fuß,
Ansicht von posterior

1. ______________________
2. ______________________
3. ______________________
4. ______________________
5. ______________________
6. ______________________
7. ______________________
8. ______________________
9. ______________________
10. ______________________
11. ______________________

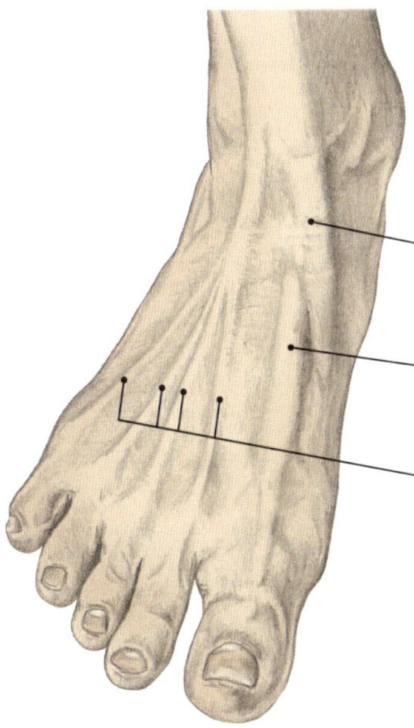

Rechter Fuß,
Ansicht von dorsal

12. ______________________
13. ______________________
14. ______________________

AUSWAHL

Corpus tibiae
Fossa poplitea
M. gastrocnemius
M. tibialis anterior
Malleolus lateralis
Malleolus medialis
Patella
Pes anserinus
Sehnen des M. extensor digitorum longus
Sehne des M. extensor hallucis longus
Sehne des M. tibialis anterior (2x)
Tendo calcaneus
Tuberositas tibiae

Bein und Fuß

Knöcherne Strukturen an Knie und Bein

S. 346–353

Bitte beantworten Sie folgende Fragen.

1. Anatomisch wird das Kniegelenk auch ______________________________ genannt.
2. Innen- und Außenrotation im Kniegelenk sind nur in ______________________________ Zustand möglich.
3. Der Knochen, der oberflächlich vom Kniegelenk bis zum Sprunggelenk verläuft, heißt ________________. Die ________________ hingegen liegt tief unter der umgebenden Muskulatur.
4. Die Patella scheint bei Knieflexion zu verschwinden. Zwischen welche zwei Strukturen sinkt die Patella dabei? ______________________________ ______________________________
5. Der knöcherne Orientierungspunkt distal der Patella wird als ______________________________ bezeichnet.
6. Die Verbindung zwischen Patella und der Tuberositas tibiae wird ______________________________ genannt.
7. Für welche zwei Muskeln und welches Band bietet das Caput fibulae die Ansatzstelle? ____________________ ____________________ ____________________
8. Welche Teile des Tibiaplateaus können gut palpiert werden? ______________________________
9. Welche drei Sehnen bilden zusammen den Pes anserinus? ______________________________ ______________________________ ______________________________
10. Welche Strukturen können Sie palpieren, wenn das Knie komplett extendiert ist und die Patella nach medial oder lateral verschoben ist? ______________________________
11. Unterhalb welcher Struktur müssen Sie palpieren, um den Epicondylus lateralis femoris zu lokalisieren? ______________________________
12. Welche Struktur befindet sich proximal vom Epicondylus medialis femoris? Welcher Muskel setzt an dieser Struktur an? ______________________________ ______________________________

Bein und Fuß

S. 346–347

Knochen an Knie, Bein und Fuß

Bitte benennen Sie die folgenden ***Knochen****.*
(Frage 1–8)

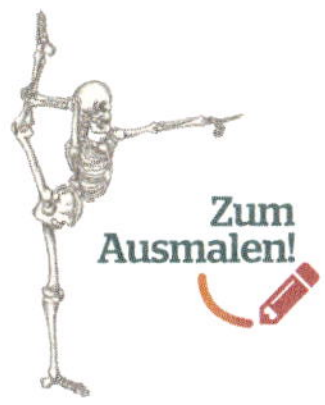

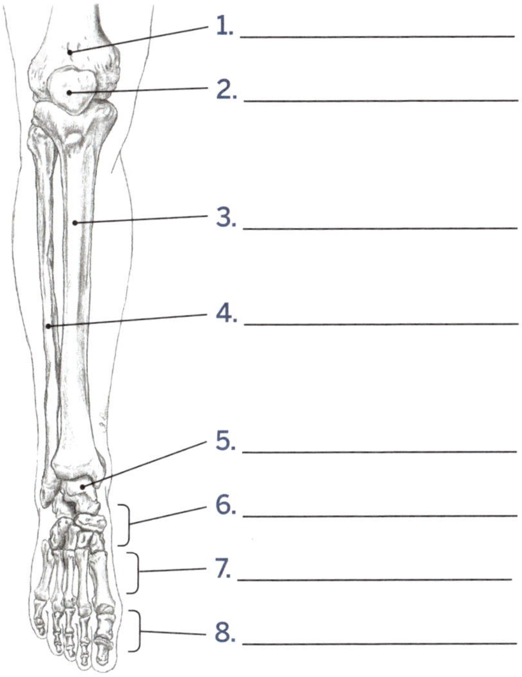

Bein und Fuß rechts, Fuß in Plantarflexion, Ansicht von ventral

AUSWAHL
- Caput fibulae
- Condylus lateralis (2x)
- Condylus medialis
- Femur
- Fibula
- Fossa malleoli lateralis
- Linea musculi solei
- Malleolus lateralis (2x)
- Malleolus medialis (2x)
- Os metatarsalia
- Os tarsalia
- Patella
- Phalangen
- Talus
- Tibia
- Tuberculum intercondylare mediale et laterale
- Tuberositas tibiae

Bitte benennen Sie folgende ***knöcherne Orientierungspunkte*** *(Frage 9–20)*

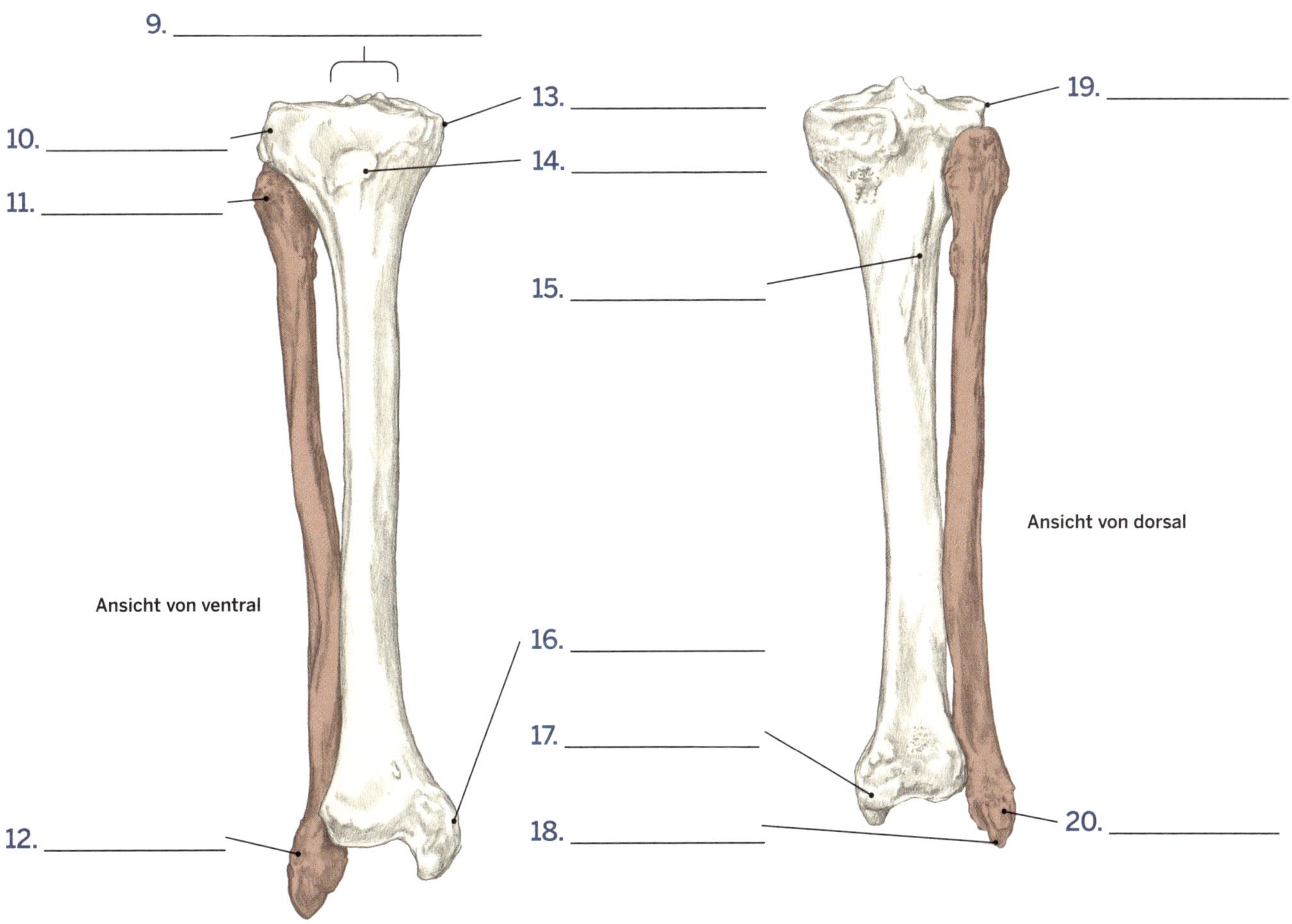

Ansicht von ventral

Ansicht von dorsal

Bein und Fuß

Knöcherne Strukturen an Knie und Bein

S. 348

Bitte benennen Sie folgende Strukturen.

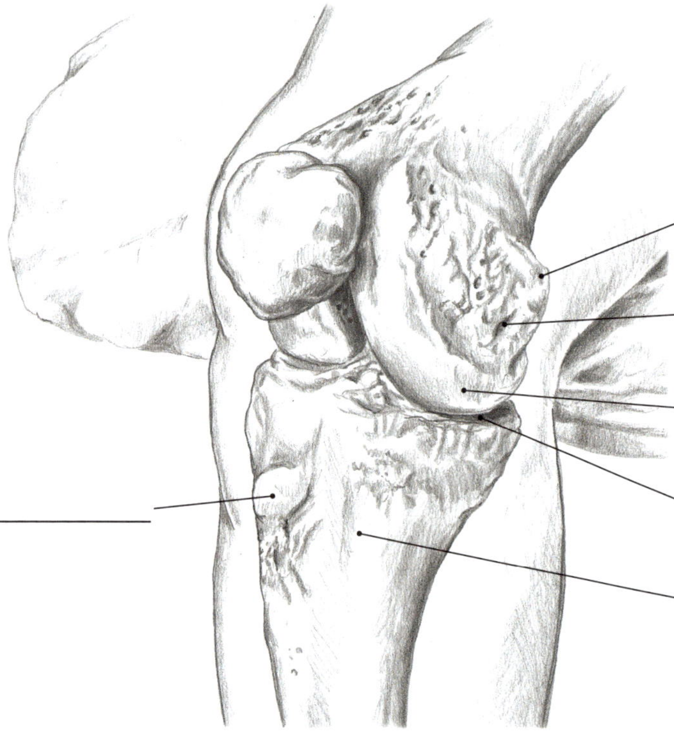

Rechtes Art. genus, Ansicht von ventromedial

AUSWAHL
- Ansatzstelle des Pes anserinus
- Caput fibulae
- Condylus lateralis
- Condylus medialis
- Epicondylus lateralis
- Epicondylus medialis
- Tibia
- Tibiaplateau (2x)
- Tuberculum adductorium
- Tuberositas tibiae (3x)

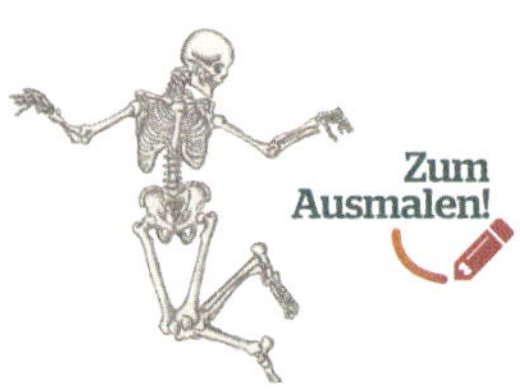

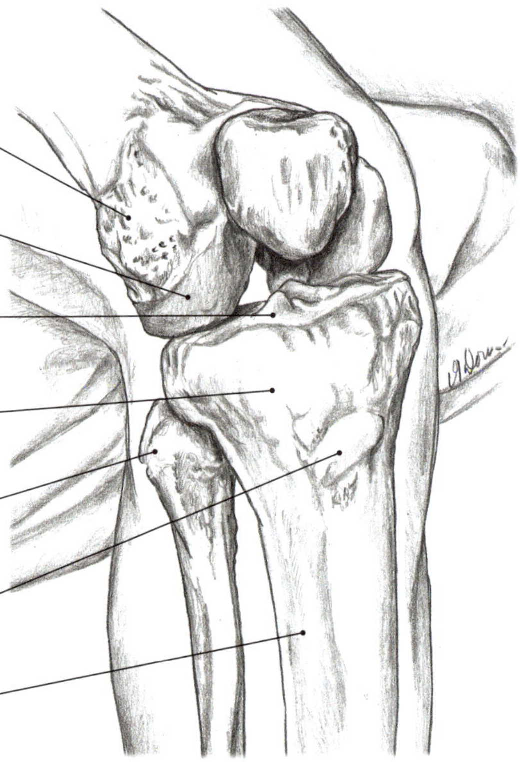

Rechtes Art. genus, Ansicht von ventrolateral

Bein und Fuß

Knochen am Fuß

S. 346, 354

Bitte benennen Sie folgende Strukturen.

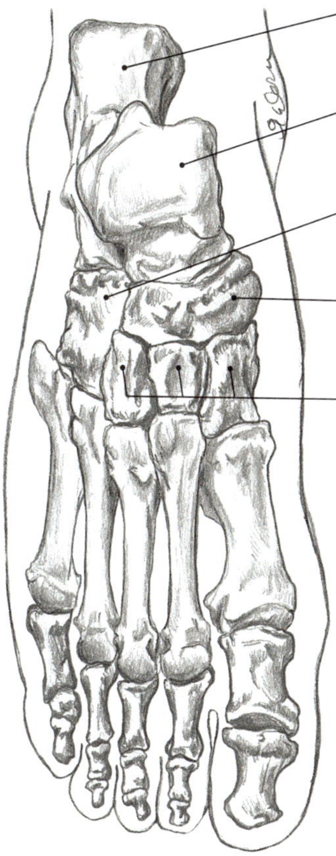

1. ______________________
2. ______________________
3. ______________________
4. ______________________
5. ______________________
6. ______________________
7. ______________________

Rechter Fuß,
Ansicht von dorsal

AUSWAHL

- Calcaneus (2x)
- Os cuboideum (2x)
- Ossa cuneiformia (2x)
- Ossa metatarsalia (2x)
- Os naviculare (2x)
- Ossa sesamoidea pedis
- Phalangen (2x)
- Talus (2x)

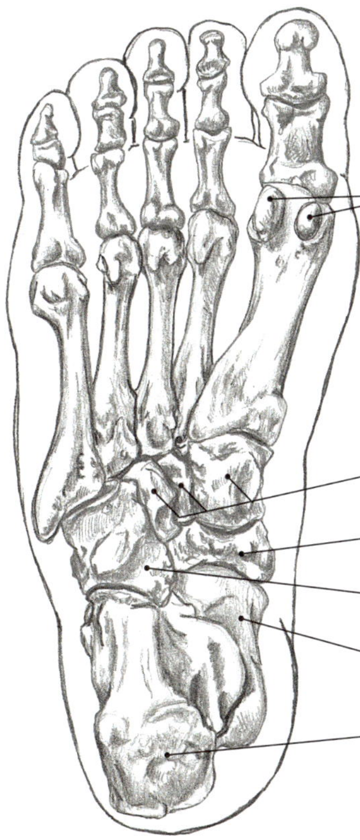

8. ______________________
9. ______________________
10. ______________________
11. ______________________
12. ______________________
13. ______________________
14. ______________________
15. ______________________

Rechter Fuß,
Ansicht von plantar

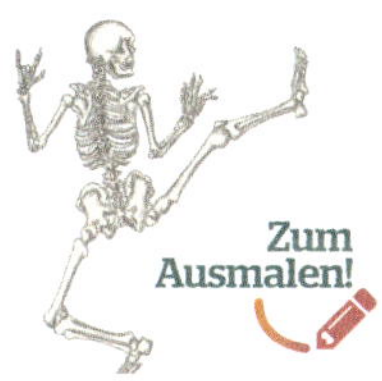

Bein und Fuß

Knöcherne Strukturen am Fuß #1

S. 355

*Bitte benennen Sie folgende Strukturen. Knochen werden mit **blauen** Zahlen bezeichnet, knöcherne Orientierungspunkte oder andere Strukturen mit **roten**.*

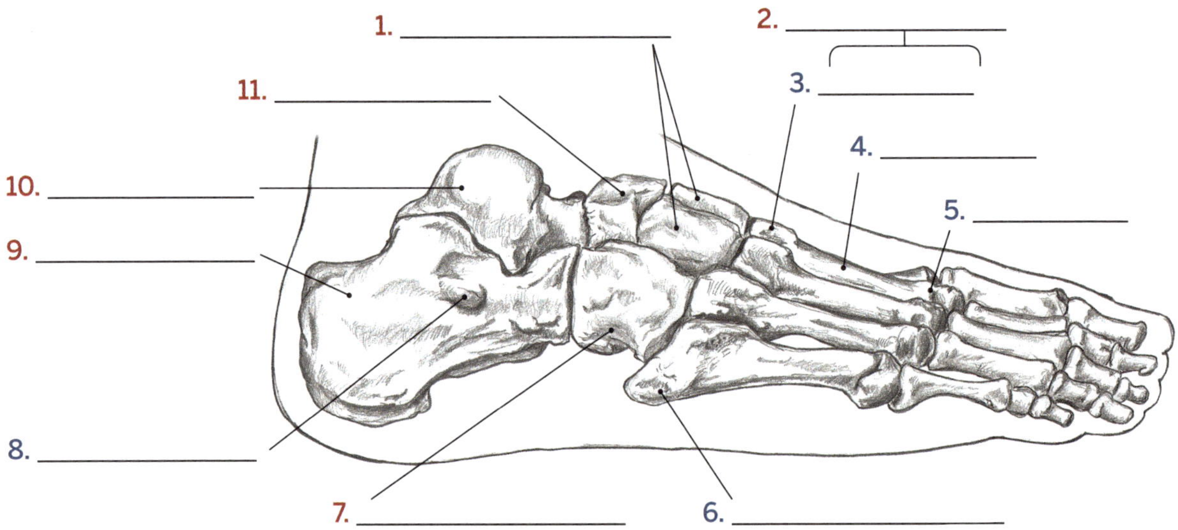

Rechter Fuß, Ansicht von lateral

AUSWAHL

Basis (2x)	Ossa metatarsalia
Basis des Os metatarsale I	Phalangen
Calcaneus (2x)	Sustentaculum tali
Caput (2x)	Talus (2x)
Caput tali	Trochlea fibularis
Corpus (2x)	Trochlea tali
Os cuboideum	Tuber calcanei
Os cuneiforme laterale und Os cuneiforme intermedium	Tuberculum mediale tali
Os cuneiforme mediale	Tuberculum ossis navicularis
Os naviculare	Tuberositas ossis metatarsalis V

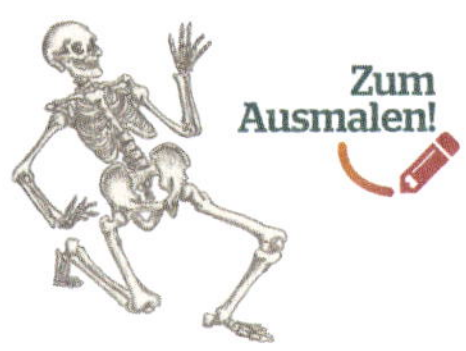

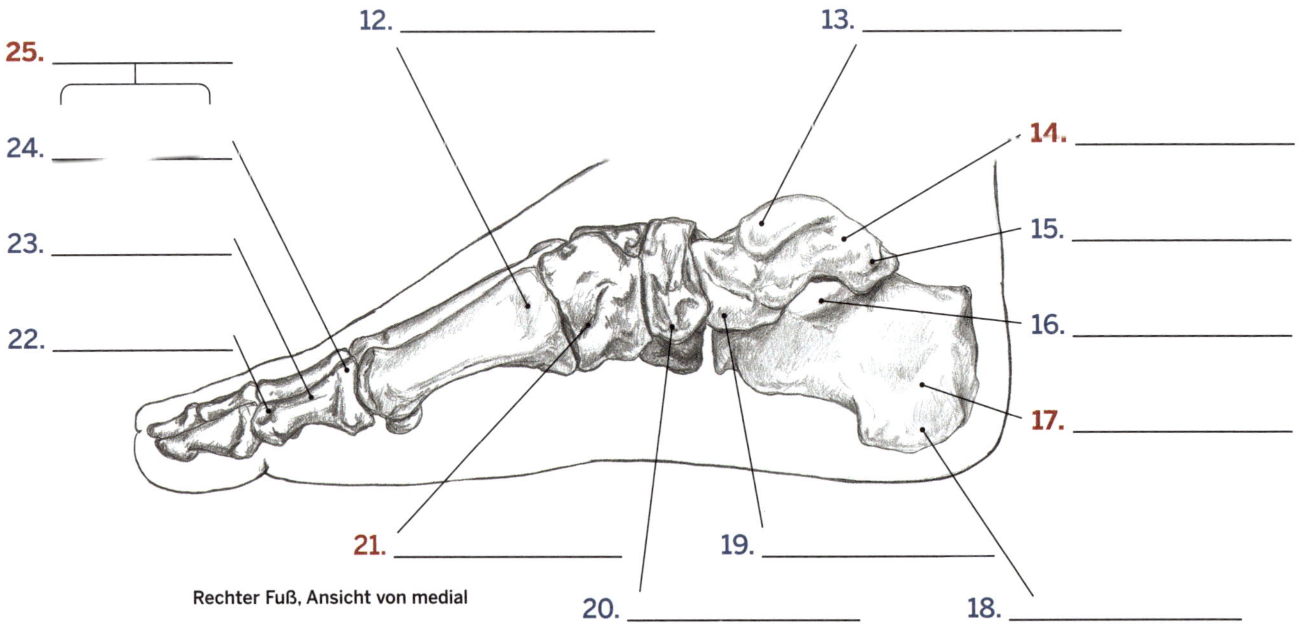

Rechter Fuß, Ansicht von medial

Bein und Fuß

Calcaneus und Talus

S. 358–360

Bitte benennen Sie folgende Strukturen.

Calcaneus

1. ______________ 2. ______________

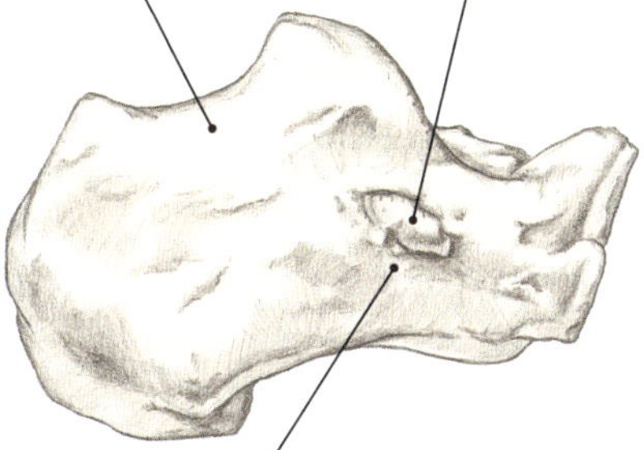

3. ______________

Rechter Calcaneus, Ansicht von lateral

4. ______________ 5. ______________

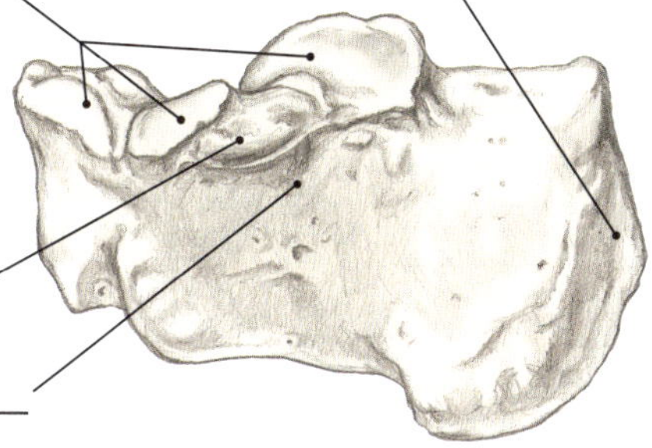

6. ______________

7. ______________

Rechter Calcaneus, Ansicht von medial

8. ______________ 9. ______________ 10. ______________

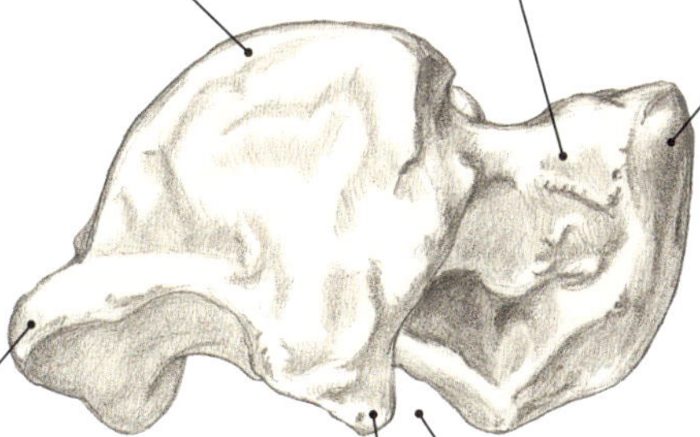

11. ______________

12. ______________

13. ______________

Rechter Talus, Ansicht von lateral

AUSWAHL

Caput (2x)
Collum (2x)
Facies articularis talaris
Körper
Processus lateralis tarsi
Sinus tarsi
Sulcus tendinis musculi flexoris hallucis longus
Sulcus tendinis musculi peronei longi
Sustentaculum tali
Trochlea (2x)
Trochlea fibularis
Tuber calcanei
Tuberculum laterale tali
Tuberculum mediale tali

Talus

14. ______________

15. ______________

16. ______________

17. ______________

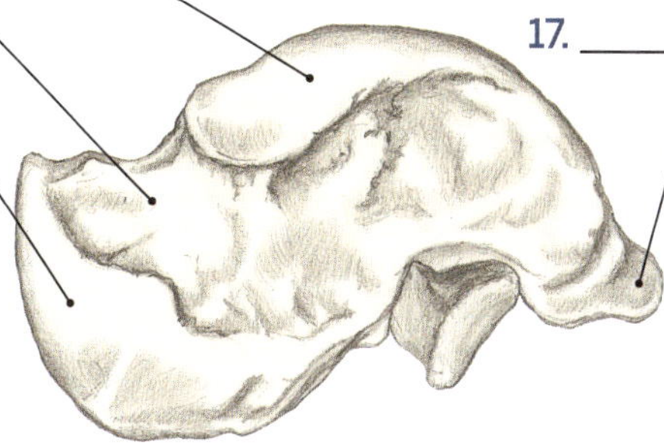

Rechter Talus, Ansicht von medial

Bein & Fuß

Bein und Fuß

Knöcherne Strukturen am Fuß #2

S. 354–365

Bitte beantworten Sie folgende Fragen.

1. Der Knochen an der Ferse ist der ______________________. Der Knochen, der mit Tibia und Fibula artikuliert ist, ist der ______________________.
2. Von der ______________________ Seite des Fußes aus sind die Fußwurzelknochen am besten zugänglich.
3. Welcher Malleolus reicht weiter nach distal? ______________________
4. Mit welcher passiven Fußbewegung können Sie das umgebende Gewebe des Sulcus malleolaris medialis verkürzen? ______________________
5. In welche Richtung und wie weit müssen Sie ausgehend vom Malleolus medialis gleiten, um das Sustentaculum tali zu lokalisieren?
   ______________________ ______________________
6. Zwischen welchen zwei knöchernen Orientierungspunkten befindet sich das Caput tali? ______________
   ____
7. In welcher Position können Sie die Trochlea tali am besten palpieren?
   ____
8. Mit welchem Knochen artikuliert das proximale Ende des Os metatarsale I? ______________________
9. Welche zwei Flächen des Os metatarsale I sind einfach zugänglich?
   ______________________ ______________________
10. Was verbirgt sich hinter den Abkürzungen PIP und DIP? ____ ______________________
    ____
11. Welcher Muskel setzt an der Tuberositas ossis metatarsalis V an? ______________________
12. Der Sehne von welchem Muskel müssen Sie auf dem Fußrücken nach distal folgen, um zum Os cuneiforme mediale zu gelangen?
    ____
13. Palpieren Sie das Os naviculare und die Tuberositas ossis metatarsalis V. Welche Struktur befindet sich weiter distal?
    ____
14. Zwischen welchen zwei knöchernen Orientierungspunkten können Sie eine Linie ziehen, um das Os cuboideum zu lokalisieren?
    ______________________ ______________________

S. 366

Bein und Fuß

Bein- und Fußmuskeln #1

Bitte benennen Sie folgende Strukturen.

AUSWAHL
- M. gastrocnemius
- M. gastrocnemius (Schnitt) (2x)
- M. plantaris (2x)
- M. popliteus
- M. soleus (2x)
- Retinaculum flexorum
- Retinaculum musculorum peroneorum superius
- Sehnen der Mm. peronei
- Sehne der Sprunggelenks- und Zehenflexoren
- Tendo calcaneus (2x)

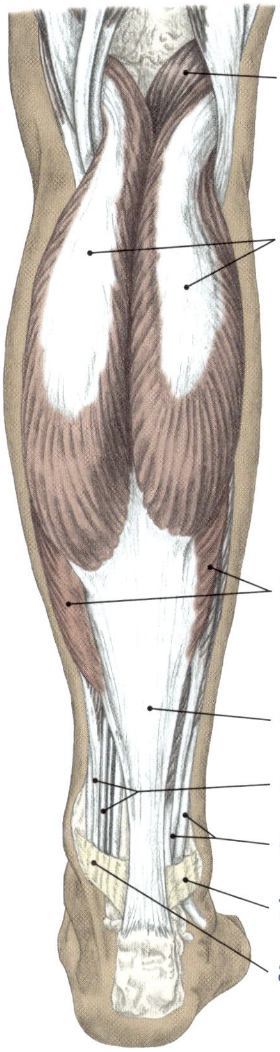

Rechtes Bein,
Ansicht von dorsal, oberflächliche Muskelschicht

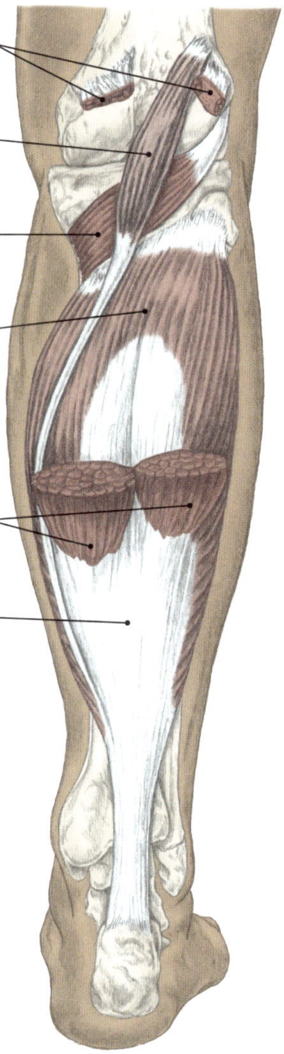

Rechtes Bein,
Ansicht von dorsal,
tiefe Muskelschicht

Bein und Fuß

Bein- und Fußmuskeln #2

S. 367

Bitte benennen Sie folgende Strukturen.

AUSWAHL
M. extensor digitorum longus (2x)
M. extensor hallucis longus
M. fibularis brevis (2x)
M. fibularis longus (2x)
M. gastrocnemius (2x)
M. soleus (2x)
M. tibialis anterior (2x)

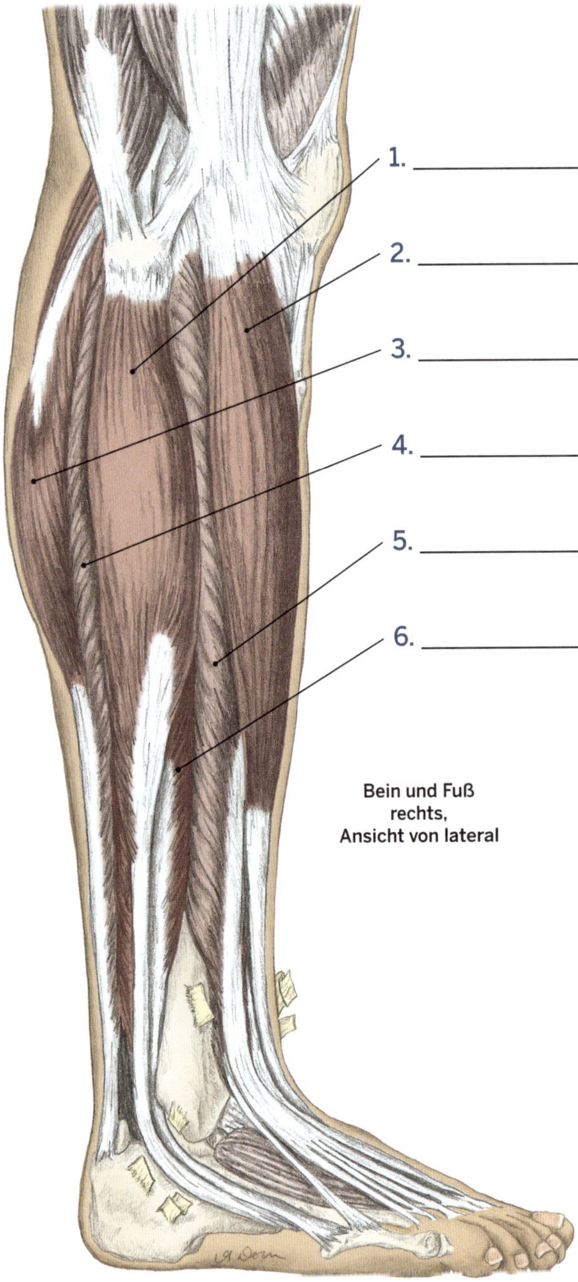

1. ______________________
2. ______________________
3. ______________________
4. ______________________
5. ______________________
6. ______________________

Bein und Fuß rechts, Ansicht von lateral

7. ______________________
8. ______________________
9. ______________________
10. ______________________
11. ______________________
12. ______________________
13. ______________________

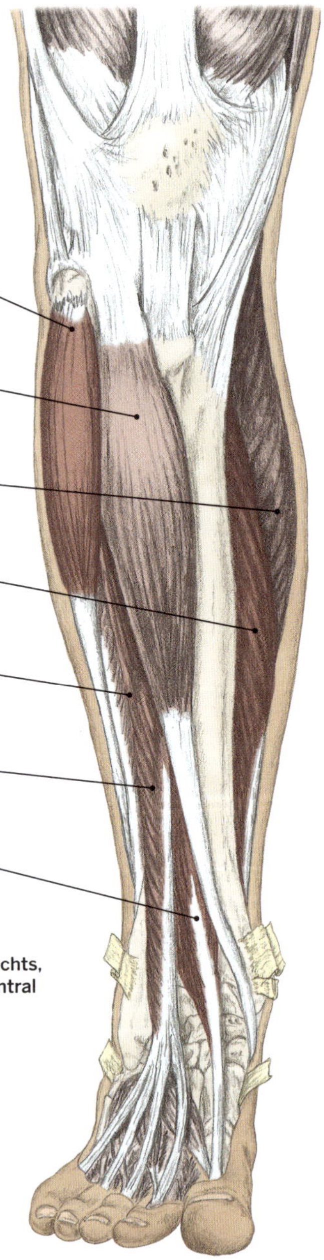

Bein und Fuß rechts, Ansicht von ventral

S. 367

Bein und Fuß

Bein- und Fußmuskeln #3

Bitte benennen Sie folgende Strukturen.

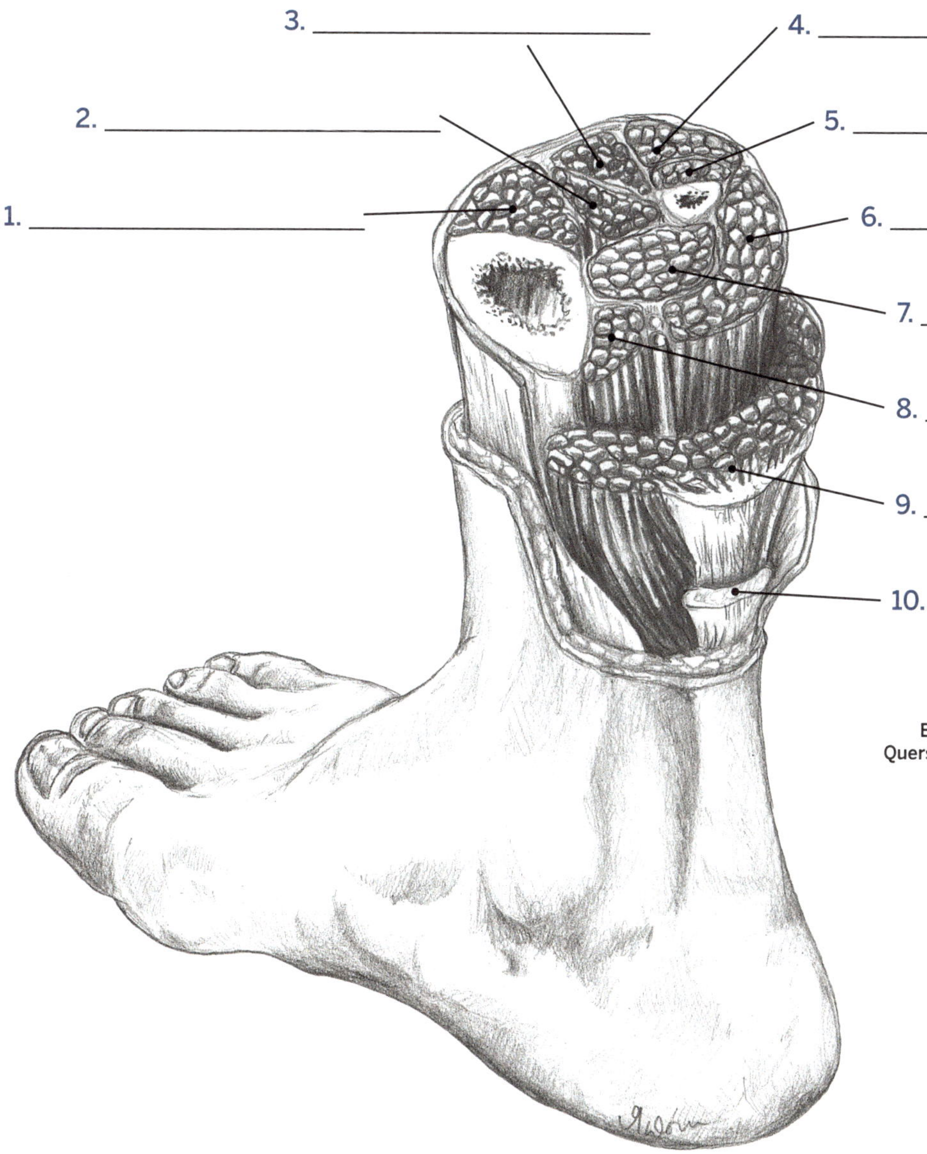

Bein und Fuß rechts,
Querschnitt von dorsomedial

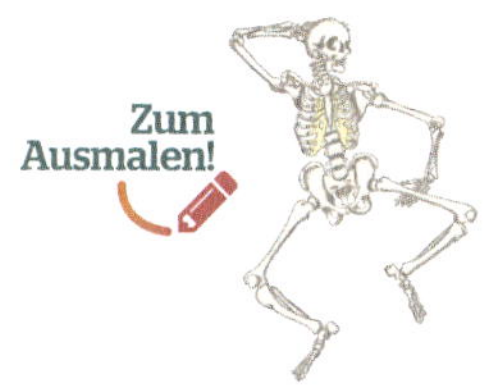

AUSWAHL

M. extensor digitorum longus
M. extensor hallucis longus
M. fibularis brevis
M. fibularis longus
M. flexor digitorum longus
M. flexor hallucis longus
M. soleus
M. tibialis anterior
M. tibialis posterior
Tendo calcaneus

Bein und Fuß

Muskeln ausmalen #1

S. 366

Benutzen Sie unterschiedliche Farben zum Ausmalen und beschriften Sie Muskeln und andere Strukturen, die weiter unten aufgelistet sind.

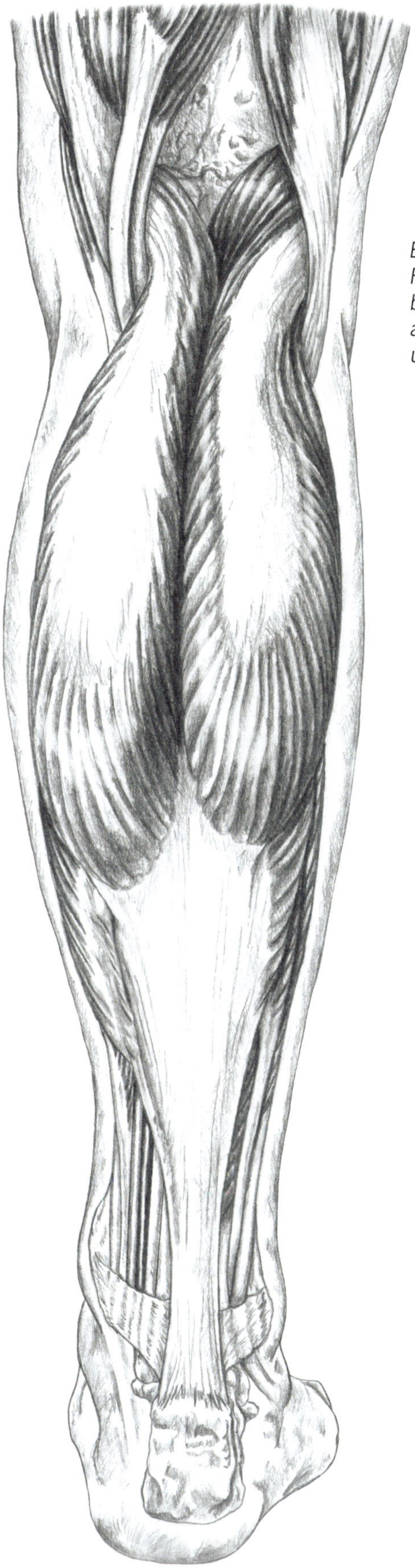

Rechtes Bein, Ansicht von dorsal, oberflächliche Muskelschicht

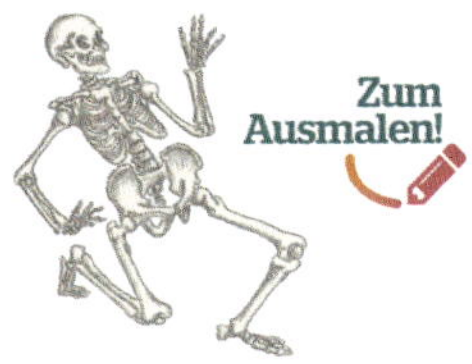

M. gastrocnemius
M. gastrocnemius (Schnitt)
M. plantaris
M. popliteus
M. soleus
Sehnen der Mm. peronei
Sehnen der Sprunggelenks- und Zehenflexoren
Tendo calcaneus

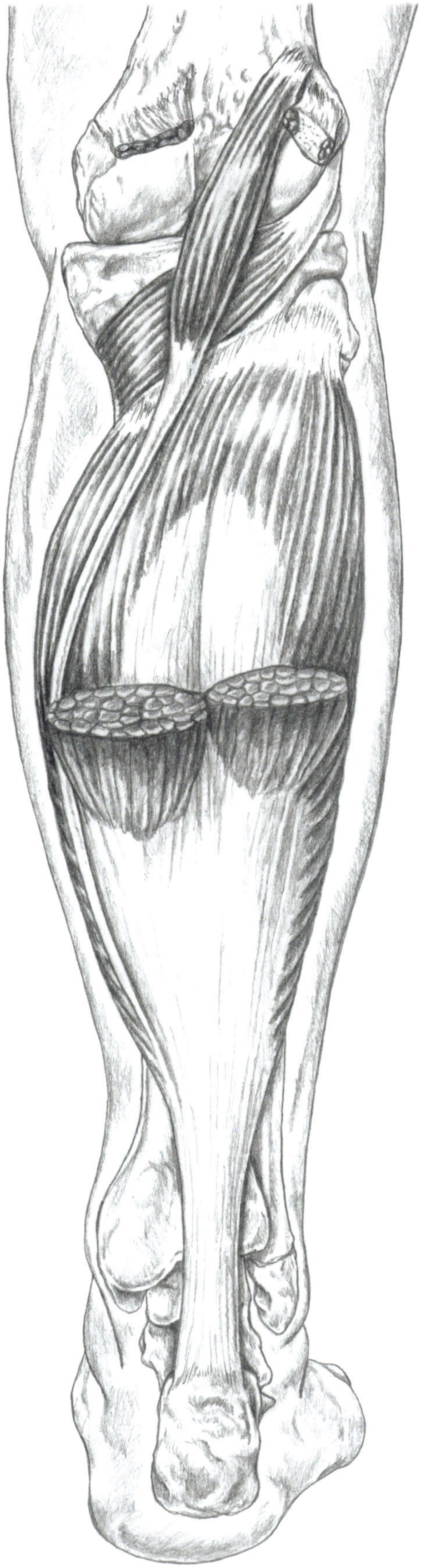

Rechtes Bein, Ansicht von dorsal, tiefe Muskelschicht

S. 367

Bein und Fuß

Muskeln ausmalen #2

Zum Ausmalen!

Benutzen Sie unterschiedliche Farben zum Ausmalen und beschriften Sie Muskeln und andere Strukturen, die weiter unten aufgelistet sind.

M. extensor digitorum longus
M. extensor hallucis longus
M. fibularis brevis
M. fibularis longus
M. gastrocnemius
M. soleus
M. tibialis anterior

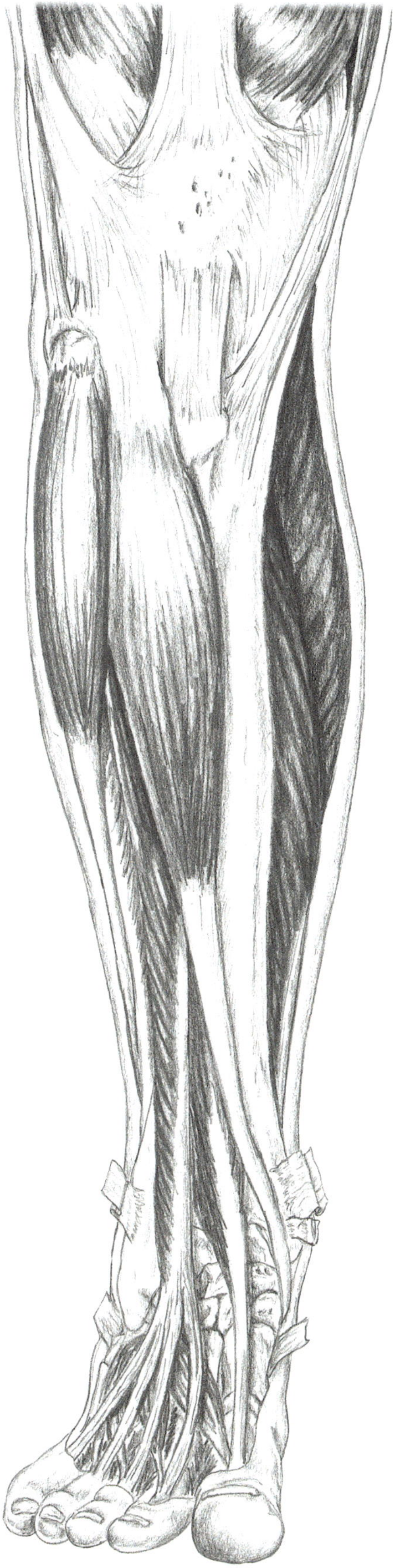

Bein und Fuß, Ansicht von ventral

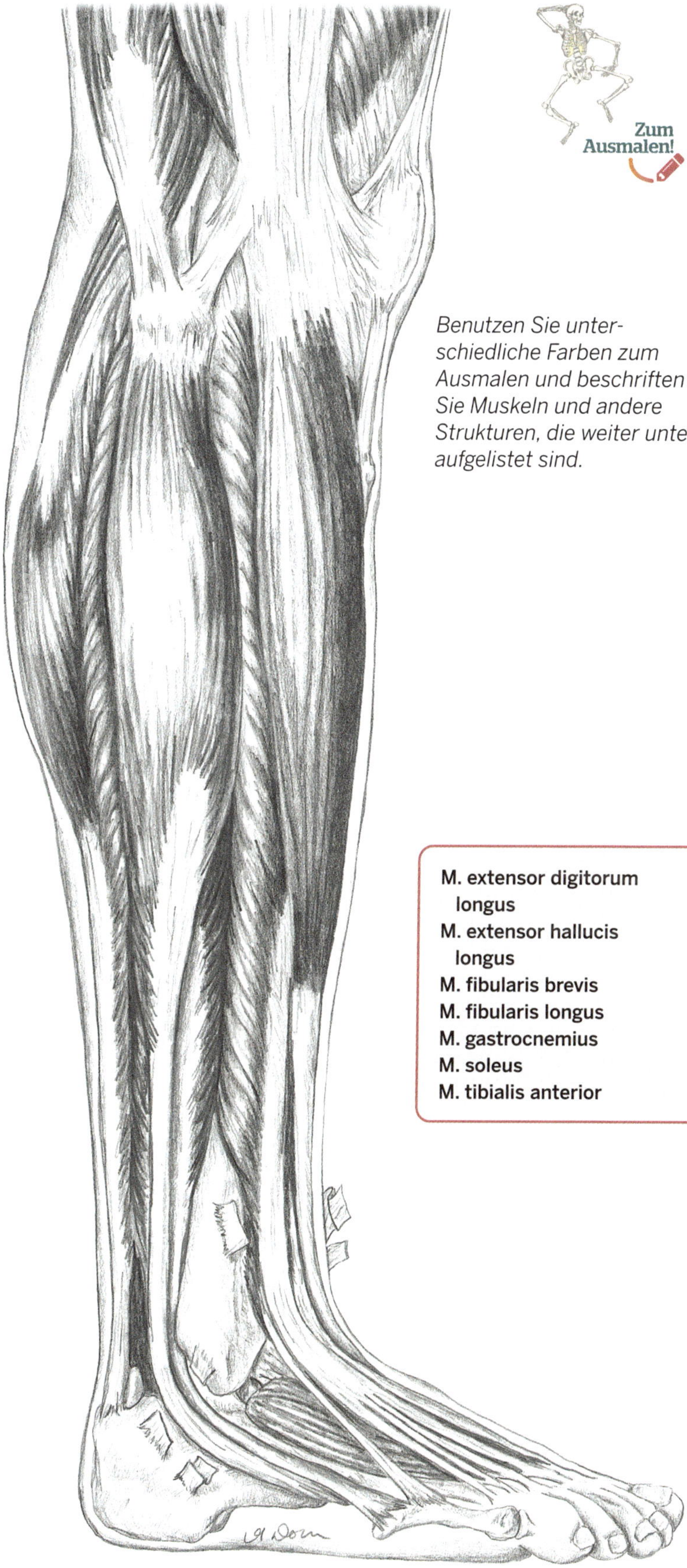

Bein und Fuß, Ansicht von lateral

Bein und Fuß

Muskeln und Bewegungen #1

S. 369–370

Bitte benennen Sie folgende Bewegungen, zwei Synergisten und einen Antagonisten. Der Anfangsbuchstabe der Muskeln ist gegeben.

1. In welchem Gelenk findet die Bewegung statt?

____

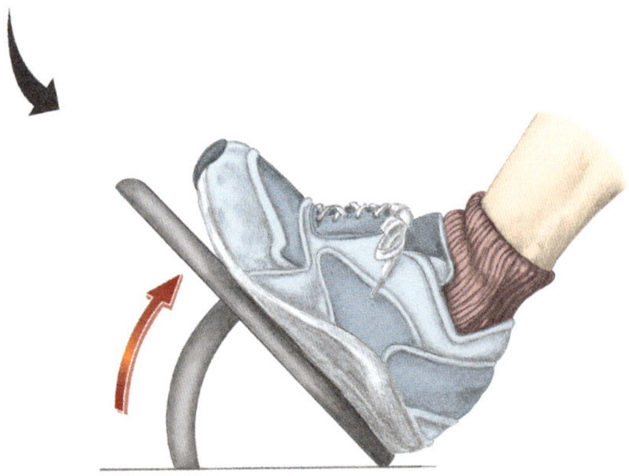

2. Bewegung

____

3. Synergisten

M. t ______________________

M. e ______________________

4. Antagonist

M. f ______________________

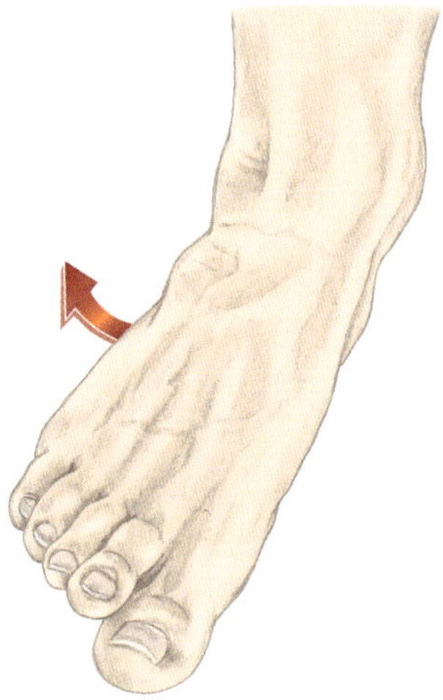

5. Bewegung

____

6. Synergisten

M. p ______________________

M. p ______________________

7. Antagonist

M. t ______________________

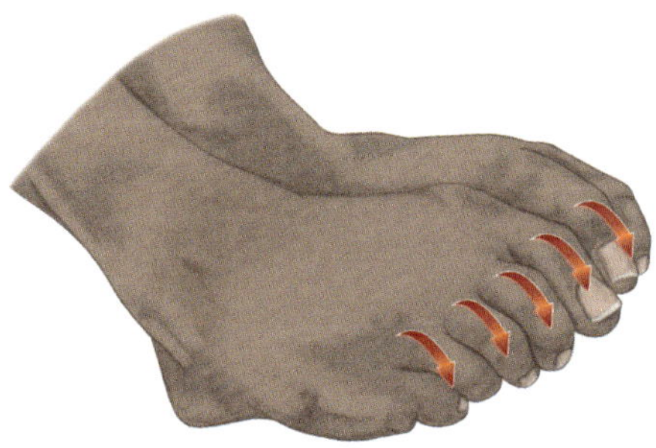

8. Bewegung

____

9. Synergisten

M. f ______________________

M. f ______________________

10. Antagonist

Mm. l ______________________

S. 369–370

Bein und Fuß

Muskeln und Bewegungen #2

Bitte benennen Sie folgende Bewegungen, zwei Synergisten und einen Antagonisten. Der Anfangsbuchstabe der Muskeln ist gegeben.

1. In welchen Gelenken findet die Bewegung statt?

____

____

____

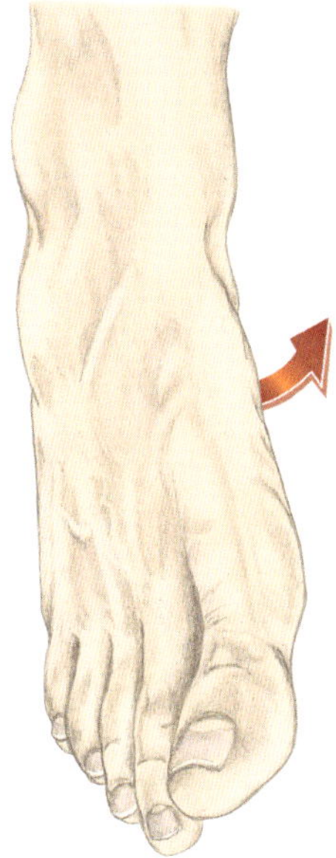

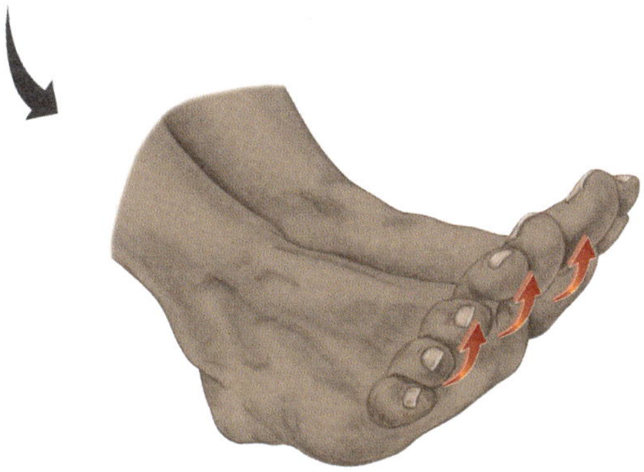

2. Bewegung

____

3. Synergisten

M. e _______________

Mm. l _______________

4. Antagonist

M. f _______________

5. Bewegung

____

6. Synergisten

M. t _______________

M. f _______________

7. Antagonist

M. e _______________

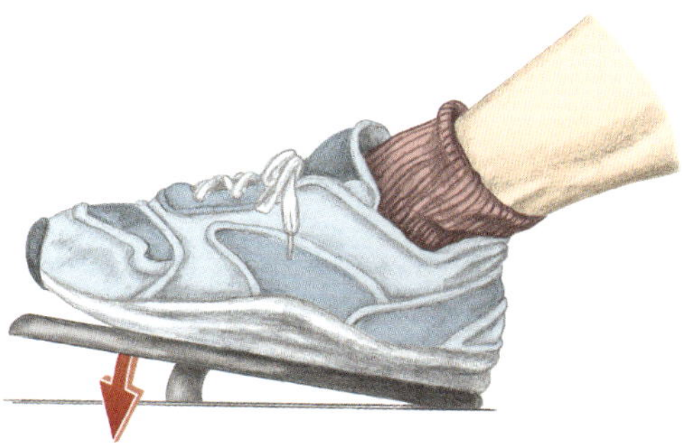

8. Bewegung

____

9. Synergisten

M. s _______________

M. t _______________

10. Antagonist

M. e _______________

Bein und Fuß

Wie heißt der Muskel? #1

Bitte benennen Sie die folgenden Muskeln.

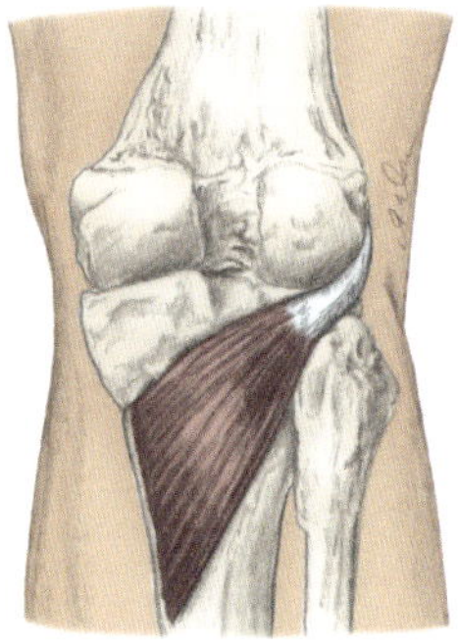

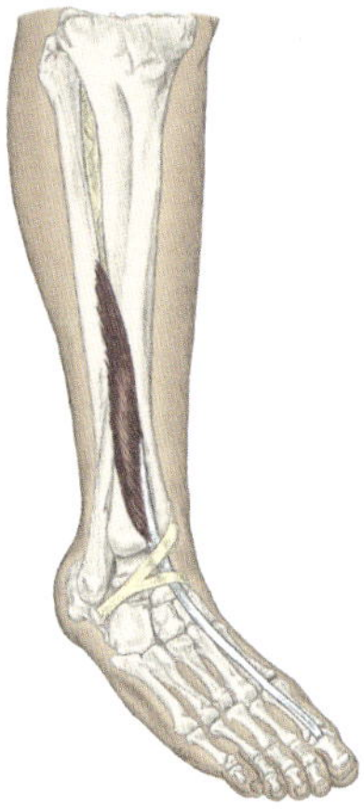

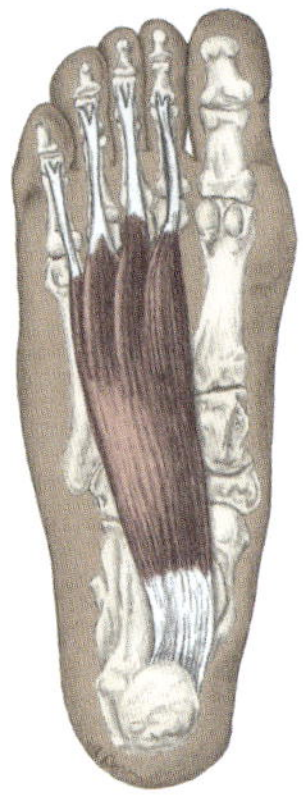

1. ______________________

2. ______________________

3. ______________________

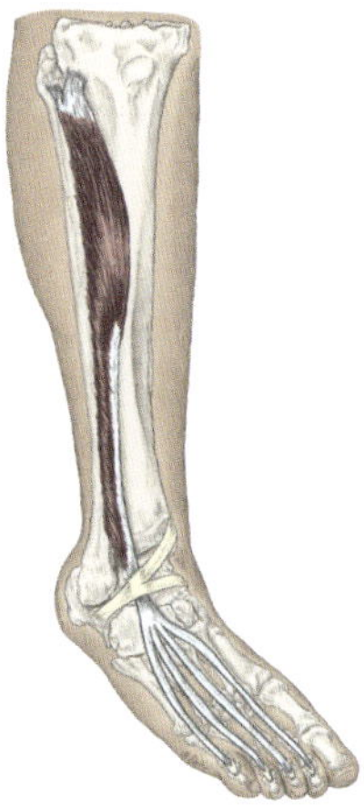

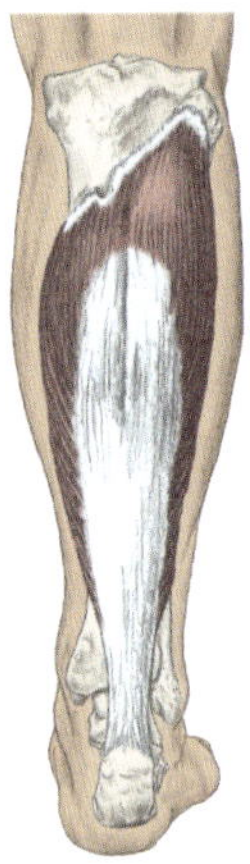

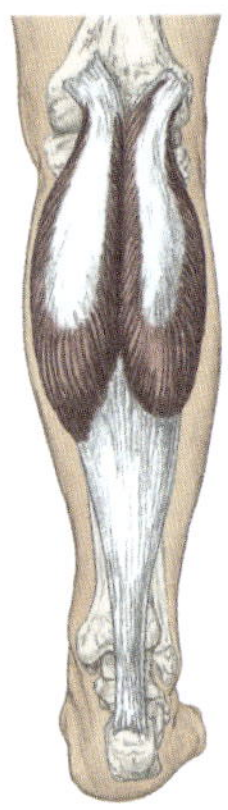

4. ______________________

5. ______________________

6. ______________________

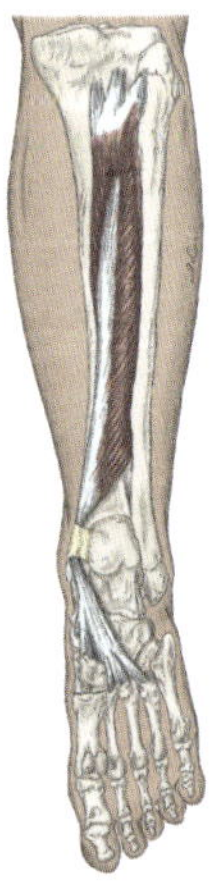

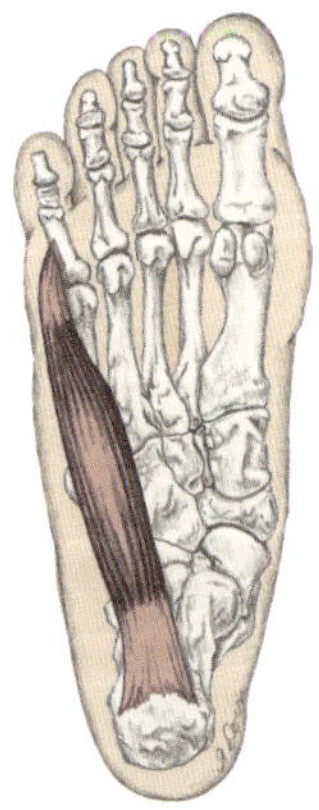

7. ______________________

8. ______________________

Bein und Fuß
Wie heißt der Muskel? #2

Bitte benennen Sie die folgenden Muskeln.

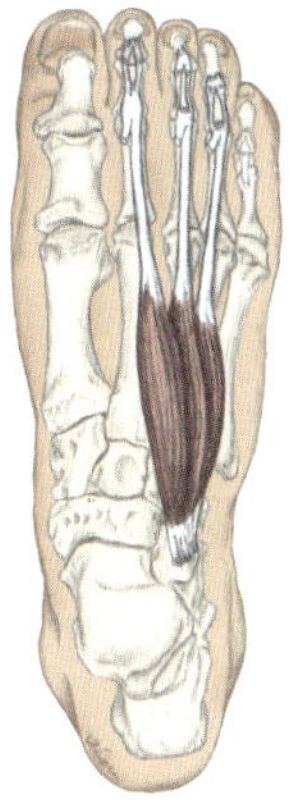

1. ______________________

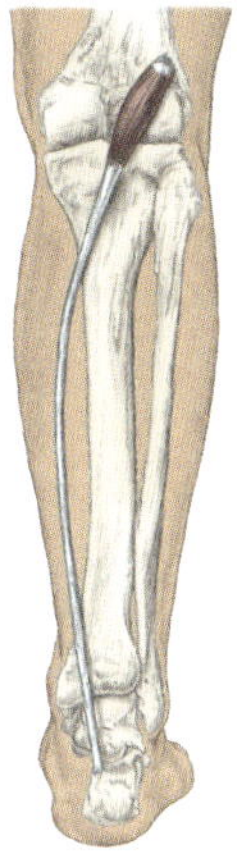

2. ______________________

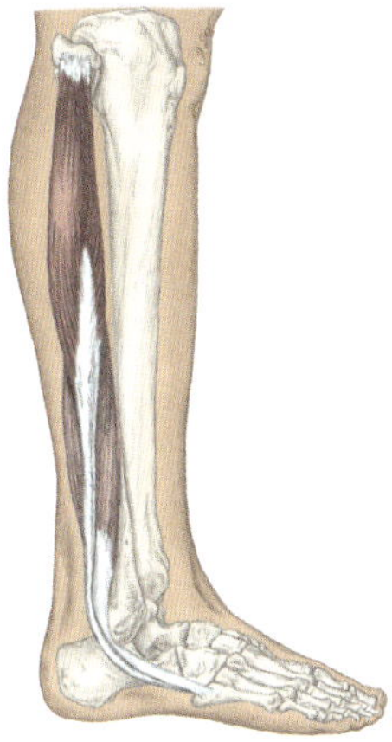

3. ______________________

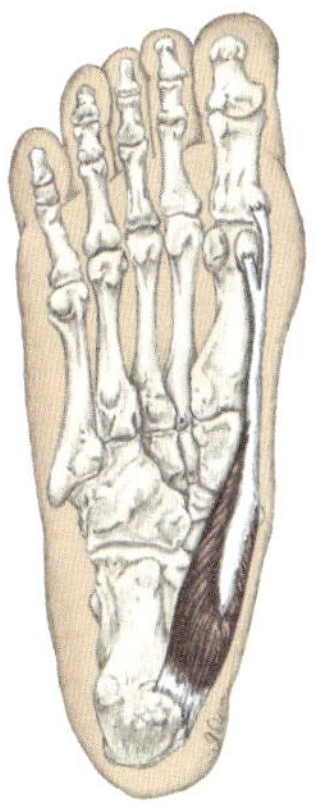

4. ______________________

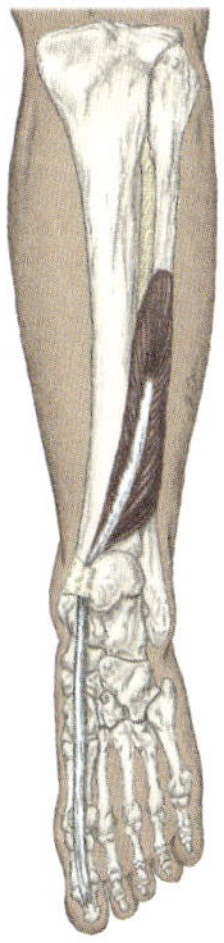

5. ______________________

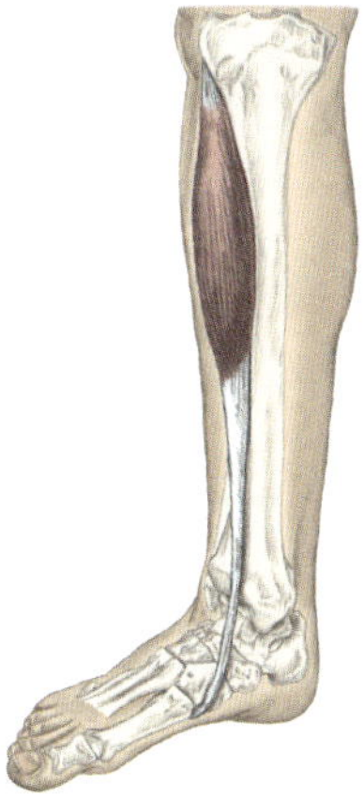

6. ______________________

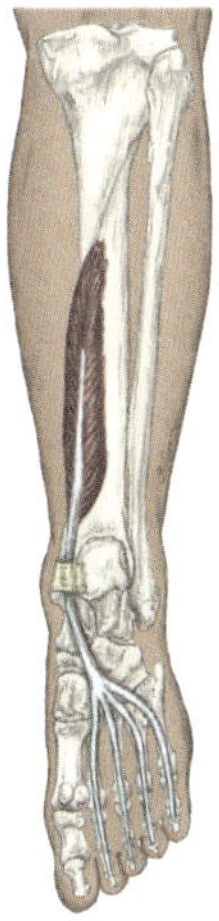

7. ______________________

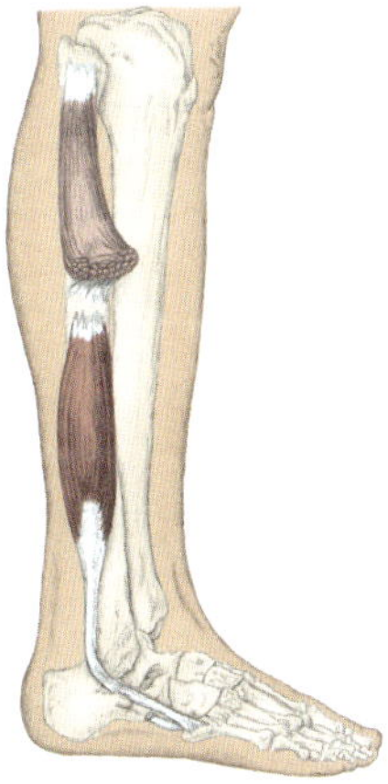

8. ______________________

Bein und Fuß, Muskelgruppe #1

M. gastrocnemius, M. soleus, M. plantaris, M. popliteus und Mm. peronei

S. 371–377

Bitte beantworten Sie folgende Fragen.

1. Welche zwei Muskeln bilden zusammen den M. triceps surae? ______________________________ ______________________________

2. Der M. gastrocnemius verläuft an der Rückseite des Unterschenkels, bis er mittig vom Unterschenkel in welche Sehne übergeht? ______________________________

3. Welche Bewegung muss Ihr Partner ausführen, damit M. soleus und M. gastrocnemius kontrahieren? ______________________________

4. Welcher Kopf des M. gastrocnemius erstreckt sich weiter nach distal? ______________________________ ______________________________

5. Obwohl der M. soleus und der M. gastrocnemius auf der Rückseite des Unterschenkels verlaufen, können beide Muskeln auf der ventralen Seite palpiert werden. Dafür gleiten Sie vom ____________________ nach ____________________ und spüren das Muskelgewebe.

6. Der Muskel, den Sie in der Kniekehle zwischen den Köpfen des M. gastrocnemius palpieren können, ist der ______________________________.

7. Der Muskelbauch des M. plantaris hat einen ____________________ cm breiten Muskelbauch, der ____________________ verläuft.

8. Wie heißt der tiefste Muskel am dorsalen Knie? ____________________

9. Welche spezielle Funktion hat der M. popliteus, wenn das Knie gestreckt ist? ______________________________ ______________________________

10. Den Rand welcher Muskeln müssen Sie zur Seite schieben, um den sehnigen Ansatz des M. popliteus palpieren zu können? ____________________ ____________________

11. Die Mm. peronei befinden sich auf der ____________________ Seite der Fibula zwischen welchen zwei Muskeln? ____________________ ____________________

12. Welche zwei knöchernen Orientierungspunkte können Ihnen helfen, die Muskelbäuche der Mm. peronei zu lokalisieren? ____________________ ____________________

13. Welche Bewegung muss Ihr Partner ausführen, damit die Mm. peronei kontrahieren? ____________________ ______________________________

Bein und Fuß, Muskelgruppe #1

S. 371–377

M. gastrocnemius, M. soleus, M. plantaris, M. popliteus und Mm. peronei

Zuordnen

Ordnen Sie den Muskeln den passenden Ursprung und Ansatz zu.

URSPRUNG

1. Distale zwei Drittel der lateralen Fibula
2. Condylus lateralis femoris
3. Linea supracondylaris lateralis femoris
4. Kondylen des Femurs, dorsale Seite
5. Caput fibulae und proximale zwei Drittel der lateralen Fibula
6. Linea musculi solei, proximale, dorsale Seite der Tibia und dorsaler Teil des Caput fibulae

ANSATZ

7. Basis des Os metatarsale I und Os cuneiforme mediale
8. Calcaneus über den Tendo calcaneus (3)
9. Proximaler, dorsaler Teil der Tibia
10. Tuberositas ossis metatarsalis V

MUSKEL	U	A
Fibularis brevis		
Fibularis longus		
Gastrocnemius		
Plantaris		
Popliteus		
Soleus		

Verkürzen oder Verlängern?

11. Die passive Dorsalextension des Sprunggelenks führt zur ________________ des M. soleus.
12. Die passive Außenrotation des Knies führt zur ________________ des M. popliteus.
13. Die passive Inversion des Fußes führt zur ________________ des M. fibularis longus.
14. Die passive Flexion des Knies führt zur ________________ des M. gastrocnemius.

Palpieren!

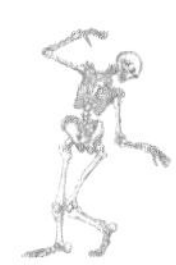

Vergessen Sie nicht, es gibt kein Richtig oder Falsch.

Palpieren Sie den **M. gastrocnemius** und den **M. soleus** an drei Personen. Beschreiben Sie das Gefühlte mit drei Worten (siehe S. 371–373 im *Trail Guide Anatomie*).

Person #1	**Person #2**	**Person #3**

Bein und Fuß, Muskelgruppe #2

Extensoren, Flexoren und Fußmuskeln

S. 378–391

Bitte beantworten Sie folgende Fragen.

1. Lateral von welchem knöchernen Orientierungspunkt kann der M. tibialis anterior gut palpiert werden?
   ____
2. Welche Bewegung muss Ihr Partner machen, damit Sie die Kontraktion den M. tibialis anterior palpieren können? ____________________
3. Der M. extensor hallucis longus und der M. extensor digitorum longus verlaufen auf dem Fußrücken unter welcher Bindegewebsstruktur entlang? ____________________
4. Die Flexoren von Sprunggelenk und Zehen sind schwer zugänglich. Nur auf der medialen Seite des Unterschenkels können sie zwischen zwei Strukturen palpiert werden. Welche Strukturen sind gemeint?
   ____________________ ____________________
5. Bitte benennen Sie die Strukturen in ihrer richtigen Reihenfolge und nutzen Sie dabei die Eselsbrücke: "Tom, Dick, AN' Harry."
   (m.)t_______________ _______________
   _______________(m.) d_______________ _______________
   _______________ A_______________
   _______________ N_______________
   _______________ h_______________ _______________
6. Welche Zehenbewegungen muss Ihr Partner ausführen, damit Sie die Kontraktion der Flexoren spüren können? ____________________
7. Welcher Muskel verläuft über den Fußrücken bis zum 2., 3. und 4. Zeh? ____________________
8. Unterhalb welcher Bindegewebsstruktur befindet sich die erste Muskelschicht der plantaren Fußseite?
   ____
9. Unterhalb welcher Sehne können Sie den Muskelbauch des M. flexor digitorum brevis palpieren?
   ____
10. Welche Strukturen helfen Ihnen dabei, den M. extensor digitorum brevis zu lokalisieren?
    ____________________ ____________________
11. Nicht jeder kann seinen ersten Zeh abduzieren. Welche Bewegung kann Ihr Partner auch ausführen, damit der M. abductor hallucis kontrahiert? ____________________
12. Welche drei Hauptkontaktpunkte am Fuß bilden das Fußgewölbe?
    ____________________ ____________________ ____________________

S. 378–391

Bein und Fuß, Muskelgruppe #2

Extensoren, Flexoren und Fußmuskeln

Zuordnen

Ordnen Sie den Muskeln den passenden Ursprung und Ansatz zu.

URSPRUNG

1. Condylus lateralis tibiae, proximaler, ventraler Fibulaschaft und Membrana interossea
2. Condylus lateralis tibiae, proximaler, lateraler Teil der Tibia und Membrana interossea
3. Mittlere, ventrale Fläche der Fibula und Membrana interossea
4. Mittlere Hälfte der dorsalen Fibula
5. Mittlere, dorsale Fläche der Tibia
6. Proximaler, dorsaler Schaft von Tibia und Fibula und Membrana interossea

ANSATZ

7. Distale Phalanx des Großzehs (2)
8. Distale Phalangen des zweiten bis fünften Zehs
9. Basis des Os metatarsale I und Os cuneiforme mediale
10. Mediale und distale Phalangen des zweiten bis fünften Zehs
11. Alle fünf Ossa tarsalia und Basen der Ossa metatarsalia II bis IV

MUSKEL	U	A
M. extensor digitorum longus	_____	_____
M. extensor hallucis longus	_____	_____
M. flexor digitorum longus	_____	_____
M. flexor hallucis longus	_____	_____
M. tibialis anterior	_____	_____
M. tibialis posterior	_____	_____

Verkürzen oder Verlängern?

12. Die passive Flexion des 5. Zehs führt zur ________________ des M. abductor digiti minimi.
13. Die passive Eversion des Fußes führt zur ________________ des M. tibialis posterior.
14. Die passive Dorsalextension des Sprunggelenks führt zur ________________ des M. extensor digitorum longus.
15. Die passive Eversion des Fußes führt zur ________________ des M. tibialis anterior.

Palpieren!

Vergessen Sie nicht, es gibt kein Richtig oder Falsch.

Palpieren Sie den **M. tibialis anterior** an drei Personen. Beschreiben Sie das Gefühlte mit drei Worten (siehe S. 378–379 im *Trail Guide Anatomie*).

Person #1	Person #2	Person #3
____________	____________	____________
____________	____________	____________
____________	____________	____________

Bein und Fuß

Fußmuskeln #1

S. 384

Bitte benennen Sie folgende Strukturen.

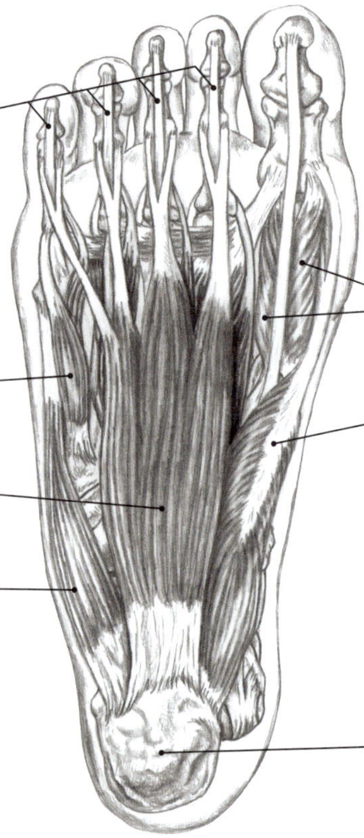

1. ______________________________
2. ______________________________
3. ______________________________
4. ______________________________
5. ______________________________
6. ______________________________
7. ______________________________

Rechter Fuß,
Ansicht von plantar,
oberflächliche Schicht

AUSWAHL

Basis des Os metatarsale V
Calcaneus
M. abductor digiti minimi
M. abductor hallucis
M. adductor hallucis
M. flexor digiti minimi brevis (2x)
M. flexor digitorum brevis
M. flexor hallucis brevis (2x)
M. quadratus plantae
Os cuboideum
Sehnen des M. flexor digitorum longus (2x)
Sehne des M. flexor hallucis longus

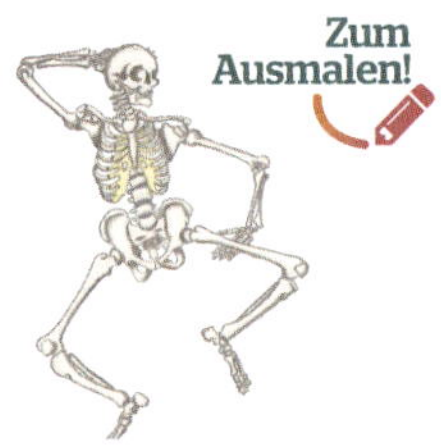

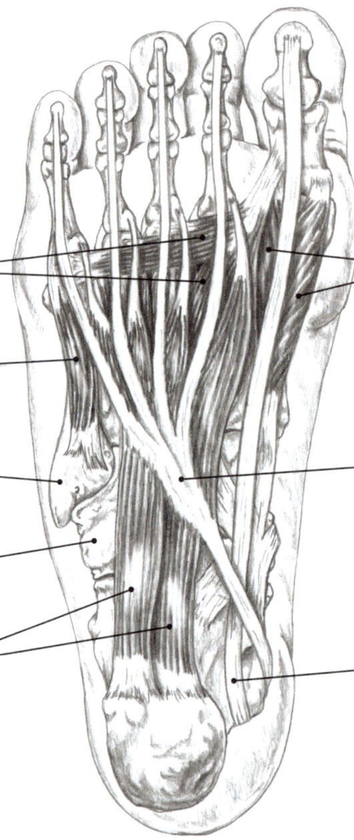

8. ______________________________
9. ______________________________
10. ______________________________
11. ______________________________
12. ______________________________
13. ______________________________
14. ______________________________
15. ______________________________

Rechter Fuß,
Ansicht von plantar,
mittlere Schicht

S. 385–386

Bein und Fuß

Fußmuskeln #2

Bitte benennen Sie folgende Strukturen.

1. ______________________
2. ______________________
3. ______________________
4. ______________________
5. ______________________

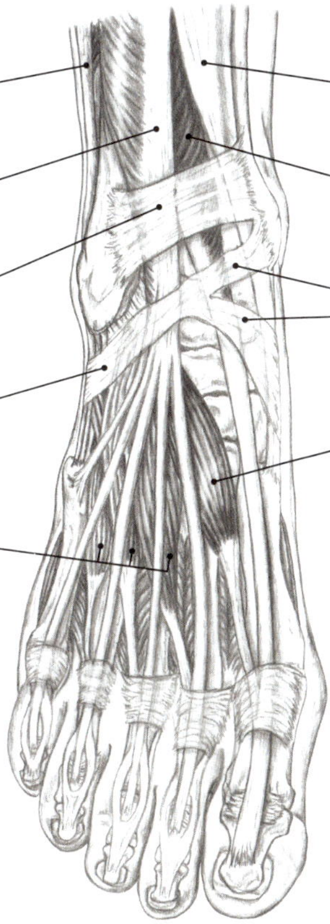

6. ______________________
7. ______________________
8. ______________________
9. ______________________

Rechter Fuß,
Ansicht von dorsal

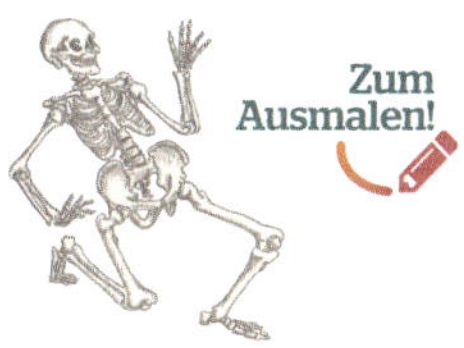

AUSWAHL
- Calcaneus
- M. abductor digiti minimi
- M. extensor digitorum brevis
- M. extensor digitorum longus
- M. extensor digitorum longus und M. fibularis tertius
- M. extensor hallucis brevis
- M. extensor hallucis longus
- M. fibularis brevis
- M. fibularis longus
- M. fibularis longus und M. fibularis brevis
- M. soleus
- M. tibialis anterior (2x)
- Retinaculum extensorum inferius (2x)
- Retinaculum extensorum superius (2x)
- Retinaculum musculorum peroneorum inferius (2x)
- Retinaculum musculorum peroneorum superius
- Tendo calcaneus

10. ______________________
11. ______________________
12. ______________________
13. ______________________
14. ______________________
15. ______________________
16. ______________________
17. ______________________

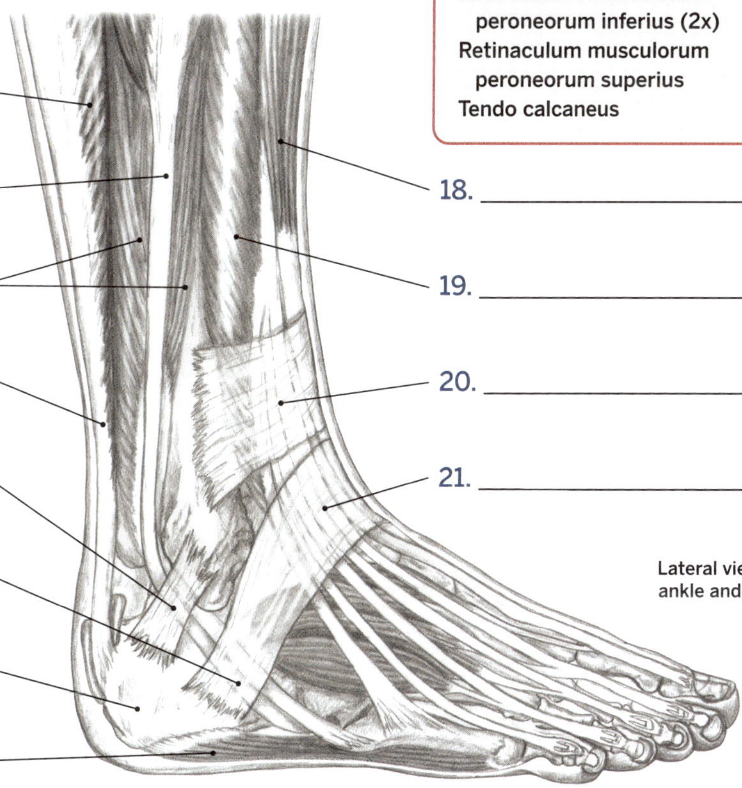

18. ______________________
19. ______________________
20. ______________________
21. ______________________

Lateral view of
ankle and foot

Bein & Fuß

Bein und Fuß

Art. femorotibialis

S. 392

Bitte benennen Sie folgende Strukturen.

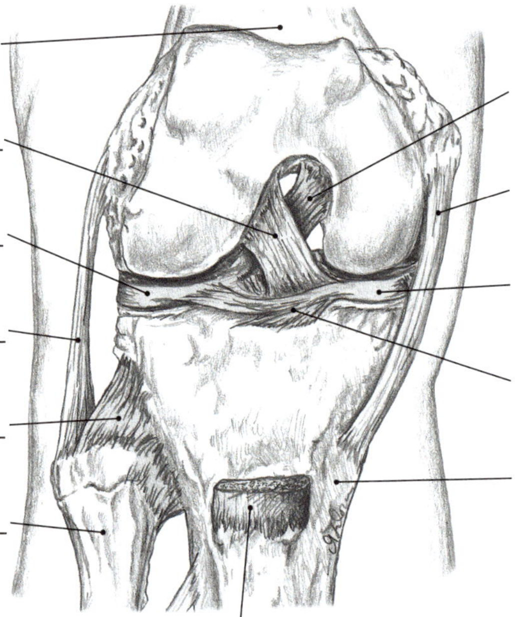

Rechtes Knie, Ansicht von ventral,
Patella wird nicht dargestellt

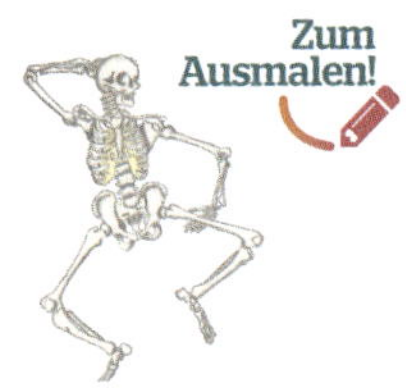

AUSWAHL

Femur
Fibula
Lig. capitis fibulae anterius
Lig. capitis fibulae posterius
Lig. collaterale fibulare (2x)
Lig. collaterale tibiale (2x)
Lig. cruciatum anterius (2x)
Lig. cruciatum posterius (2x)
Lig. meniscofemorale posterius
Lig. patellae (Schnitt)
Lig. transversum genus
Meniscus lateralis (2x)
Meniscus medialis (2x)
Sehne des M. popliteus (Schnitt)
Tibia

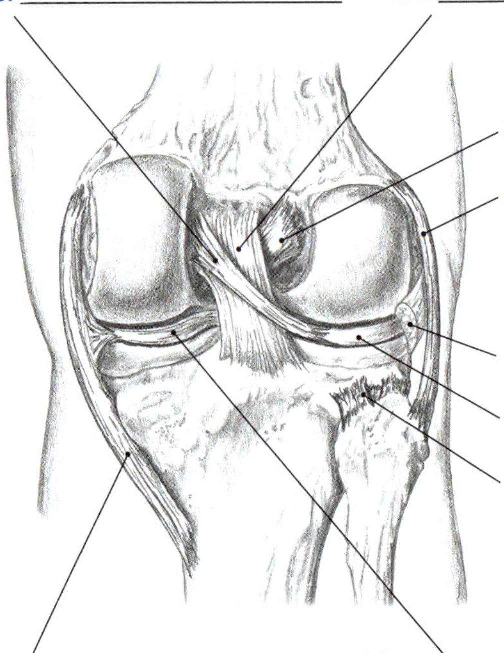

Rechtes Knie, Ansicht von dorsal

S. 393

Bein und Fuß

Art. femorotibialis und Art. tibiofibularis

Bitte benennen Sie folgende Strukturen.

AUSWAHL
Fibula
Lig. capitis fibulae anterius
Lig. collaterale fibulare (Schnitt)
Lig. collaterale tibiale (Schnitt)
Lig. cruciata (Schnitt)
Lig. cruciatum anterius (Schnitt)
Lig. cruciatum posterius (Schnitt)
Lig. meniscofemorale posterius (Schnitt)
Lig. patellae (Schnitt)
Lig. talofibulare anterius (Schnitt)
Lig. tibiofibulare anterius
Membrana interossea
Meniscus lateralis
Meniscus medialis
Sehne des M. biceps femoris (Schnitt)
Tibia
Tractus iliotibialis (Schnitt)

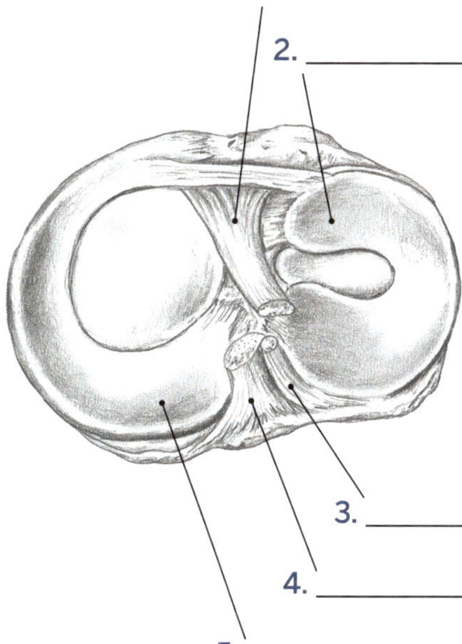

Rechte Tibia, Ansicht von kranial

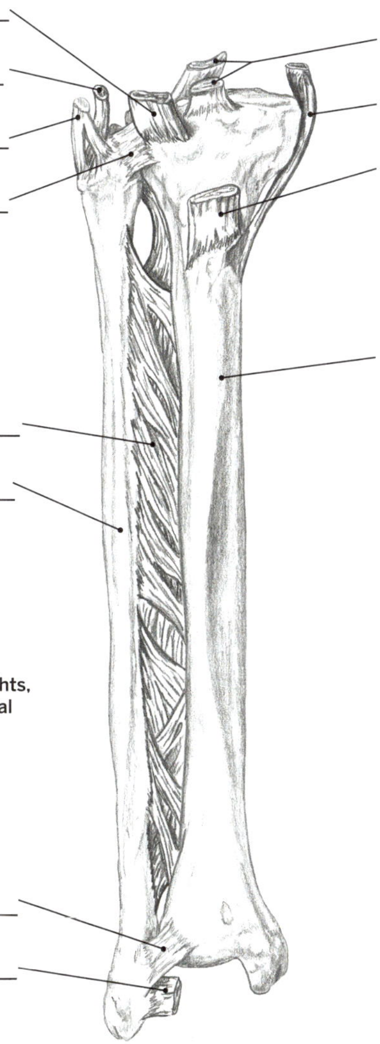

Tibia und Fibula rechts, Ansicht von ventral

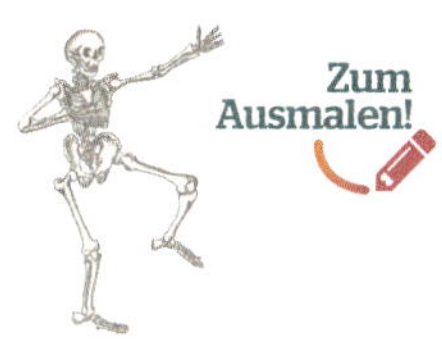

Bein und Fuß

Andere Strukturen am Knie

S. 396–397

Bitte benennen Sie folgende Strukturen.

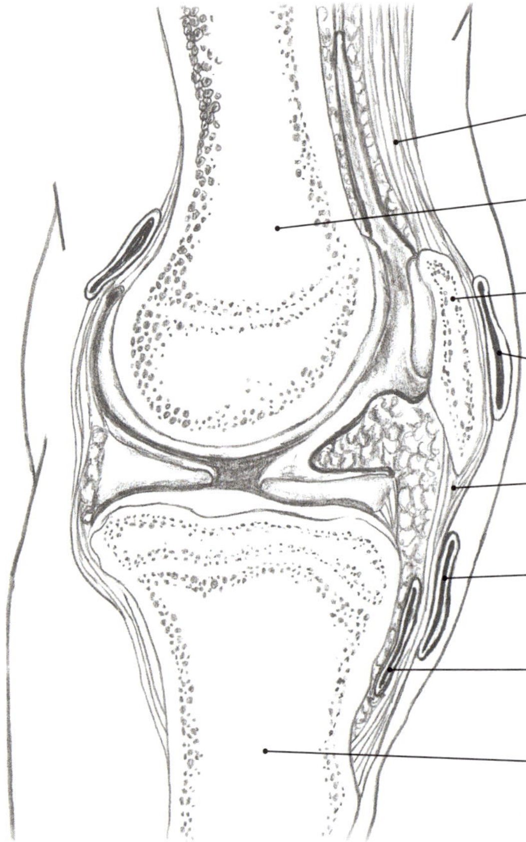

1. ______________________
2. ______________________
3. ______________________
4. ______________________
5. ______________________
6. ______________________
7. ______________________
8. ______________________

Lateraler Querschnitt des Knies

AUSWAHL

A. und V. poplitea
Bursa infrapatellaris profunda
Bursa infrapatellaris subcutanea
Bursa praepatellaris
Femur
Ischiocrurale Muskulatur
Lig. patellae
M. gastrocnemius
N. fibularis communis
N. tibialis
Patella
Sehne des M. quadriceps femoris
Tibia
V. saphena parva

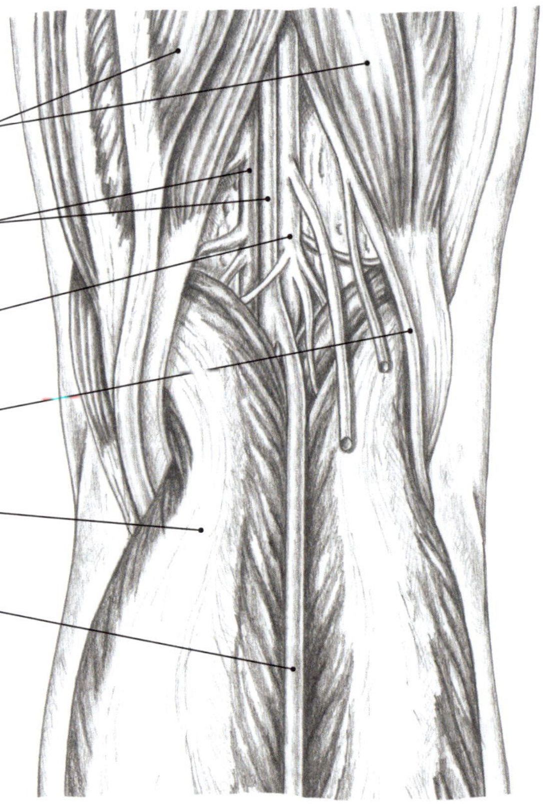

9. ______________________
10. ______________________
11. ______________________
12. ______________________
13. ______________________
14. ______________________

Rechtes Knie, Ansicht von dorsal

Zum Ausmalen!

S. 398

Bein und Fuß
Art. talocruralis

Bitte benennen Sie folgende Strukturen.

1. ______________________
2. ______________________
3. ______________________
4. ______________________

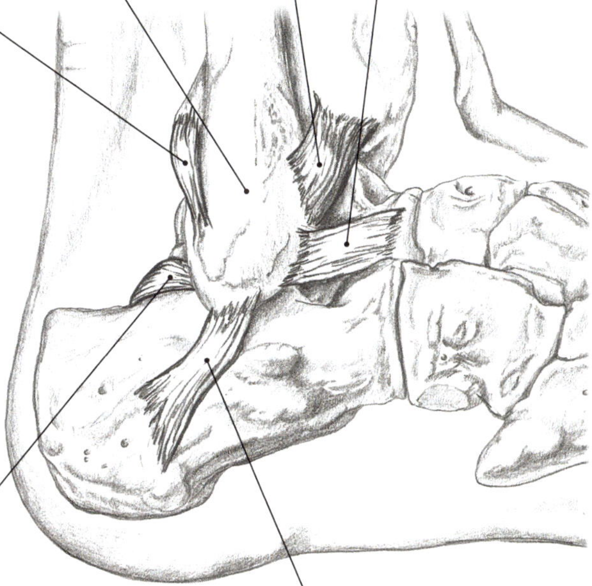

5. ______________________
6. ______________________

Rechtes Sprunggelenk,
Ansicht von lateral

AUSWAHL
- Lig. calcaneofibulare
- Lig. deltoideum
- Lig. talofibulare anterius
- Lig. talofibulare posterius
- Lig. tibiofibulare anterius
- Lig. tibiofibulare posterius
- Malleolus lateralis
- Malleolus medialis
- Os naviculare
- Pars tibiotalaris anterior
- Pars tibiotalaris posterior
- Pars tibiocalcanea
- Pars tibionavicularis
- Sustentaculum tali

Zum Ausmalen!

7. ______________________:
8. ______________________
9. ______________________
10. ______________________
11. ______________________
12. ______________________
13. ______________________
14. ______________________

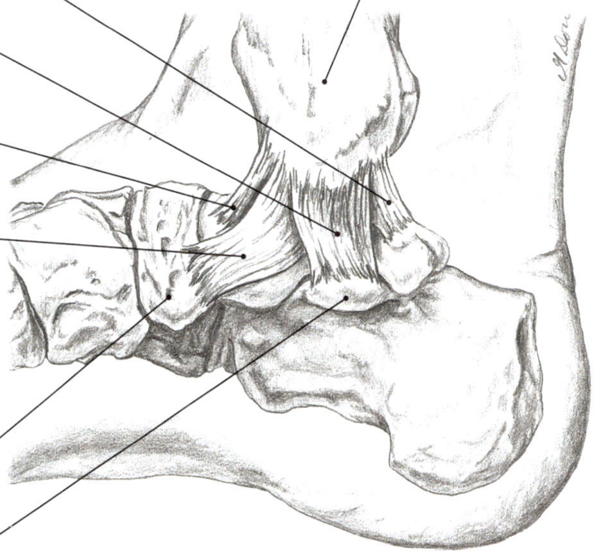

Rechtes Sprunggelenk,
Ansicht von medial

Bein & Fuß

Bein und Fuß

Art. talocruralis und Art. talotarsalis

S. 398–399

Bitte benennen Sie folgende Strukturen.

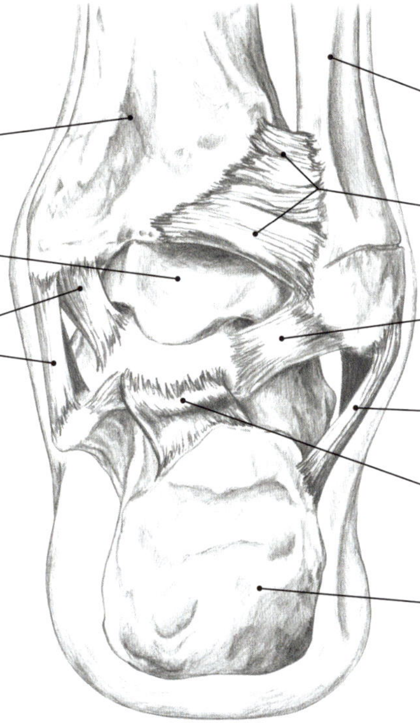

Rechtes Sprunggelenk,
Ansicht von dorsal

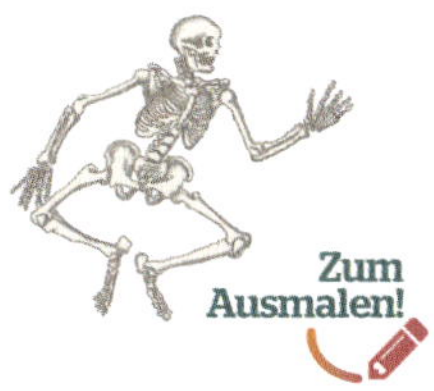

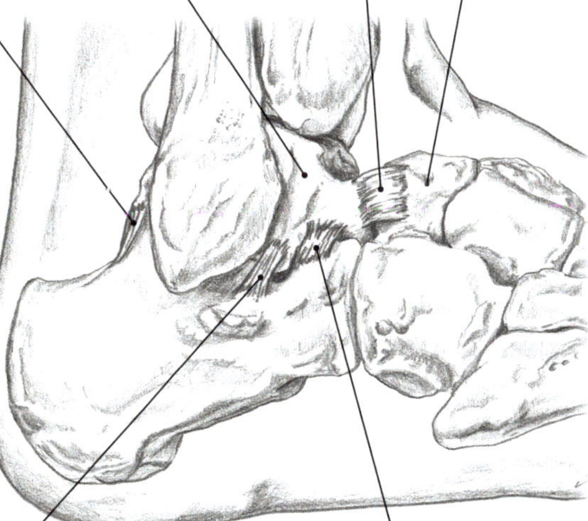

Rechtes Sprunggelenk,
Ansicht von lateral

AUSWAHL
- Calcaneus
- Fibula
- Lig. calcaneofibulare
- Lig. deltoideum
- Lig. talocalcaneum interosseum
- Lig. talocalcaneum laterale
- Lig. talocalcaneum posterius (2x)
- Lig. talofibulare posterius
- Lig. talonaviculare
- Lig. tibiofibulare posterius
- Os naviculare
- Talus (2x)
- Tibia

S. 399–400

Bein und Fuß

Bänder am Fuß

Bitte benennen Sie folgende Strukturen.

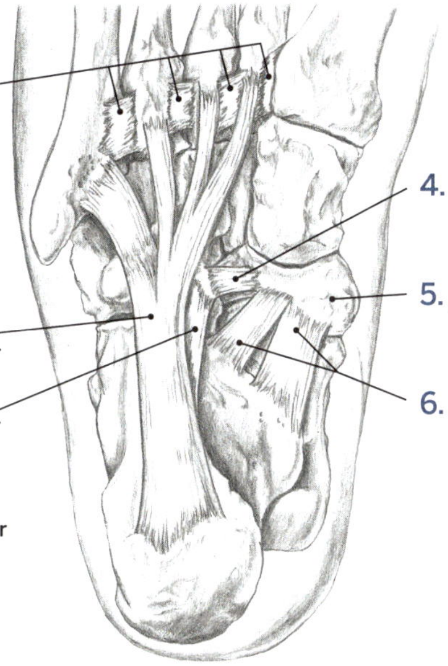

1. ______________________________

2. ______________________________

3. ______________________________

4. ______________________________

5. ______________________________

6. ______________________________

Rechter Fuß, Ansicht von plantar

AUSWAHL

Lig. bifurcatum
Lig. calcaneocuboideum dorsale
Lig. calcaneocuboideum plantare (2x)
Lig. calcaneunaviculare plantare (2x)
Lig. cuboideonaviculare dorsale
Lig. cuneocuboideum dorsale
Lig. cuboideonaviculare plantare
Lig. plantare longum (2x)
Ligg. intercuneiformia dorsalia
Ligg. metatarsalia plantaria
Ligg. navicularicuneiformia dorsalia
Os naviculare

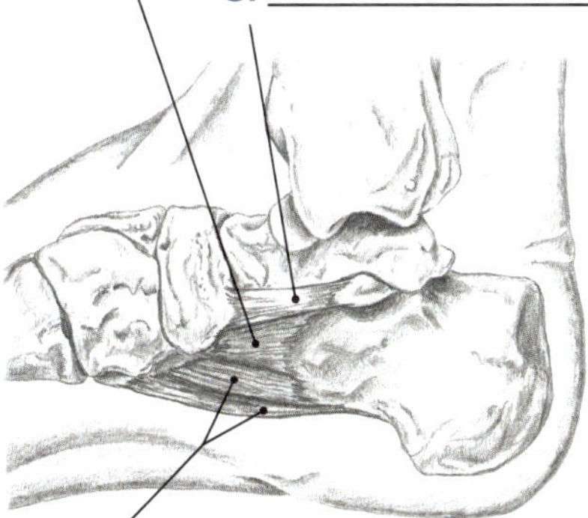

7. ______________________________

8. ______________________________

9. ______________________________

Rechtes Sprunggelenk, Ansicht von medial

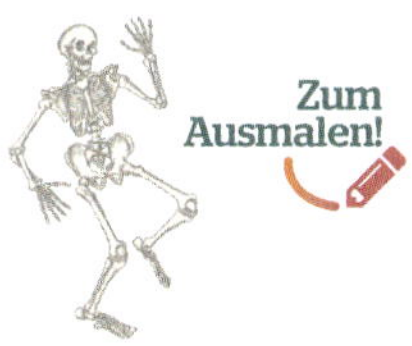

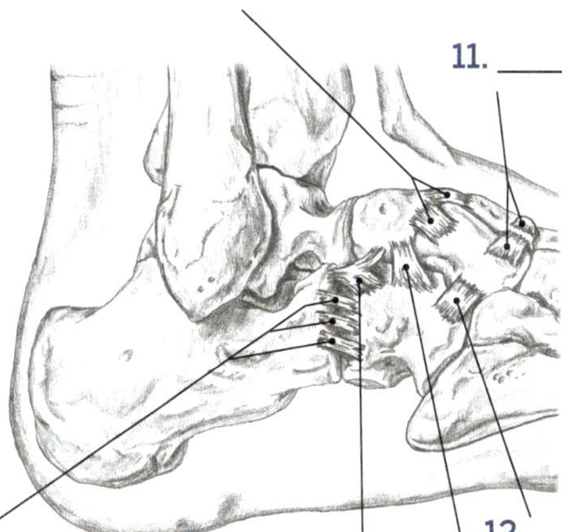

10. ______________________________

11. ______________________________

12. ______________________________

13. ______________________________

14. ______________________________

15. ______________________________

Rechtes Sprunggelenk, Ansicht von lateral

Bein und Fuß

Andere Strukturen an Knie, Bein und Fuß

S. 392–405

Bitte beantworten Sie folgende Fragen.

1. Zwischen welchen zwei knöchernen Orientierungspunkten verläuft das Lig. collaterale fibulare?
   ______________________ ______________________

2. Welche Rotation verhindert das Lig. collaterale fibulare und das Lig. collaterale tibiale? ______________

3. Die Menisken des Kniegelenks ermöglichen den runden Kondylen des Femurs die Auflage auf dem flachen Tibiaplateau. Welche zusätzlichen Funktionen haben die Menisken?
   ______________________ ______________________.

4. In welche Richtung müssen Sie das Knie vorsichtig rotieren, um den Rand des Meniscus medialis zu spüren? ______________________

5. Der kleine, mit Flüssigkeit gefüllte Beutel direkt über der Patella wird ______________ genannt.

6. Der N. fibularis communis liegt ______________ zur Sehne des M. biceps femoris und ______________ zum M. gastrocnemius. Am ______________ Teil des Caput fibulae ist er besonders gut palpierbar.

7. Welche passive Bewegung können Sie machen, um die wechselnde Spannung in der Aponeurosis plantaris zu spüren? ______________________

8. Das Lig. deltoideum entspringt am Malleolus medialis und setzt an drei unterschiedlichen knöchernen Orientierungspunkten an. Welche sind das? ______________ ______________

9. Das Lig. calcaneonaviculare plantare erstreckt sich vom ______________ bis zum ______________ und liegt gegebenenfalls tief unter der ______________.

10. Das Retinaculum unterscheidet sich von den Eigenschaften der Extensorensehnen in zwei Hinsichten. Welche Unterschiede sind gemeint? ______________ ______________

11. Das Retinaculum flexorum erstreckt sich vom ______________ zum ______________.

12. Die A. tibialis posterior kann ______________ und ______________vom Malleolus medialis palpiert werden.

13. Den Puls welcher Arterie kann man zwischen dem Os metatarsale I und II spüren?
    ____

14. Die Bursa subcutanea calcanea befinden sich zwischen der Ansatzstelle des ______________ und ______________________.

Antwortseiten

Die *kursiv* geschriebenen Seitenzahlen zeigen an, wo Sie die entsprechenden Informationen im ***Trail Guide Anatomie*** finden können.

Einleitung

Tipps für die Reise #1, S. 1

1. knöcherne Orientierungspunkte—*S. 2*
2. Obwohl die Struktur, die Form und die Proportionen einzigartig sind, ist der grundsätzliche Aufbau bei allen Menschen gleich.—*S. 2*
3. den Körper (einen Bereich oder ein Organ) durch Fühlen/Tasten erkunden und untersuchen; S.;—*S. 4*
4. das Lokalisieren, das Erkennen, das Beurteilen—*S. 4*
5. Bewegung, Tiefe—*S. 4*
6. • lesen Sie die Informationen
   • visualisieren Sie, was Sie lokalsieren wollen
   • erklären Sie Ihrem Partner, was Sie fühlen
   • identifizieren Sie die Struktur zunächst an Ihrem eigenen Körper
   • lesen Sie die Anleitungen laut vor
   • seien Sie geduldig—*S. 5*
7. quer darüber, daran entlang—*S. 6*
8. sich nicht bewegen—*S. 6*
9. aktiv, passiv—*S. 7*
10. Länge, Form, Ränder—*S. 7*
11. • führen Sie Bewegungen langsam aus
    • vermeiden Sie starken Druck
    • schärfen Sie Ihre Wahrnehmung – seien Sie wachsam—*S. 8*
12. Muskelzellen, Bindegewebsschichten—*S. 11*
13. Sehne—*S. 11*

Tipps für die Reise #2, S. 2

1. Agonist, Antagonist—*S. 11*
2. streifenartige Textur, Richtung der Muskelfasern, in kontrahiertem oder entspanntem Zustand—*S. 11, 12*
3. die Ansatzstelle, die spürbare Spannung—*S. 13*
4. Sehne, Band, Faszie, Periost, Retinaculum, Aponeurose, Fett —*S. 13–17*
5. dichtem Bindegewebe, der Haut—*S. 14*
6. die Kompression oder Einklemmung eines Nervs—*S. 17*

Zuordnen

1. N Fett—*S. 17*
2. F Aponeurose—*S. 13*
3. D Arterie—*S. 16*
4. H Knochen—*S. 10*
5. E Bursa—*S. 16*
6. B Faszie—*S. 14*
7. G Band—*S. 13*
8. I Lymphknoten—*S. 17*
9. A Muskel—*S. 11*
10. J Nerv—*S. 17*
11. K Retinaculum—*S. 15*
12. L Haut—*S. 10*
13. M Sehne—*S. 13*
14. C Vene—*S. 16*

Unterschiedliche Texturen erforschen #1, S. 3

1. Epidermis
2. Dermis
3. M. arrector pili
4. Schweißdrüse
5. Haarfollikel
6. Blutgefäße
7. Muskelfasern
8. Endomysium
9. Perimysium
10. Epimysium
11. Knochen
12. Blutgefäße
13. Neurovaskuläres Bündel
14. Sehne
15. Periost

Unterschiedliche Muskel- & Gelenkarten, S. 4

1. spindelförmiger Muskel
2. mehrfach gefiederter Muskel
3. Ringmuskel
4. zweifach gefiederter Muskel
5. Dreieckiger Muskeln
6. einfach gefiederter Muskel
7. ebenes Gelenk
8. Scharniergelenk
9. Eigelenk
10. Drehgelenk
11. Kugelgelenk
12. Sattelgelenk

Unterschiedliche Texturen erforschen #2, S. 5

1. Muskelgewebe
2. Knochen
3. Periost
4. Membrana interossea
5. tiefe Faszie
6. Fettgewebe
7. oberflächliche Faszie
8. Haut
9. tiefe Faszie

Navigation durch den menschlichen Körper

Die Körperregionen, S. 6

1. Regio pectoralis und mammaria
2. Regio axillaris
3. Regio brachialis anterior
4. Regio cubitalis posterior
5. Regio abdominalis
6. Regio inguinalis
7. Regio pubica
8. Regio femoris anterior
9. Regio facialis
10. Regio mentalis
11. Regio supraclavicularis
12. Regio cubitalis anterior
13. Regio genus anterior
14. Regio cruralis
15. Regio cranialis
16. Regio cervicalis posterior
17. Regio scapularis
18. Thorax
19. Regio lumbalis
20. Regiones pelvis
21. Regio suralis
22. Regio glutealis
23. Regio poplitealis

Ebenen, Richtungen, Positionen und Bewegungen #1, S. 7

1. Sagittalebene
2. Transversalebene
3. Frontalebene
4. superior
5. inferior
6. posterior
7. anterior

8. proximal
9. distal
10. medial
11. lateral
12. superfiziell
13. profund

Ebenen, Richtungen, Positionen und Bewegungen #2, S. 8

1. C anterior
2. J profund
3. B distal
4. E inferior
5. I lateral
6. H medial
7. A posterior
8. G proximal
9. F superfiziell
10. D superior
11. K Abduktion
12. V Adduktion
13. P Zirkumduktion
14. T Dorsalextension
15. U Extension
16. S Flexion
17. Q Lateralflexion
18. M Außenrotation
19. L Innenrotation
20. O Plantarfelxion
21. W Pronation
22. R Rotation
23. N Supination

Die Bewegungen des Körpers #1-5, S. 9-13

1. Supination des Unterarms
2. Depression der Scapula
3. Adduktion des Kiefers
4. Abduktion der Hüfte
5. Adduktion der Schulter
6. Palmarflexion
7. Flexion des Daumens
8. Inversion des Fußes
9. Rotation der Wirbelsäule
10. Außenrotation der Scapula
11. Beckenaufrichtung
12. Laterotrusion
13. Ulnarabduktion
14. Extension der Finger
15. Beckenkippung
16. Extension des Ellenbogens
17. Dorsalextension
18. Elevation der Scapula
19. Abduktion des Kiefers
20. Lateralflexion der Wirbelsäule
21. Adduktion der Hüfte
22. Extension der Hüfte
23. Abduktion der Schulter
24. Extension der Halswirbelsäule (Reklination.
25. Adduktion/Retraktion der Schulter
26. Lateralflexion der Halswirbelsäule
27. Adduktion der Finger
28. Flexion der Finger
29. Laterale Beckenkippung
30. Abduktion/Protraktion der Scapula
31. Außenrotation der Hüfte
32. Flexion der Hüfte
33. Flexion des Ellenbogens
34. Pronation des Unterarms
35. Abduktion der Finger
36. Außenrotation der Schulter
37. Extension der Wirbelsäule
38. Flexion des Knies
39. Flexion der Halswirbelsäule
40. Abduktion des Daumens
41. Dorsalextension des Sprunggelenks
42. Innenrotation der Schulter
43. Extension des Knies
44. Horizontale Adduktion der Schulter
45. Radialabduktion des Handgelenks
46. Eversion des Fußes
47. Innenrotation der Hüfte
48. Protraktion des Kiefers
49. Opposition des Daumens
50. Retraktion des Kiefers
51. Extension des Daumens
52. Plantarflexion des Fußes
53. Flexion der Wirbelsäule
54. Innenrotation der Scapula
55. Extension der Schulter
56. Adduktion des Daumens
57. Rotation der Halswirbelsäule
58. Flexion der Schulter
59. Horizontale Abduktion der Schulter
60. Hebung der Rippen (Inspiration)

Der Stützapparat #1, S. 14

1. Achsenskelett
2. Cranium
3. Neurocranium
4. Viscerocranium
5. Mandibula
6. Vertebrae cervicales
7. Clavicula
8. Sternum
9. Humerus
10. Ulna
11. Radius
12. Ossa carpalia
13. Ossa metacarpalia
14. Phalangen
15. Scapula
16. Costae
17. Vertebrae lumbales
18. Pelvis
19. Os sacrum
20. Os coccygis
21. Femur
22. Patella
23. Tibia
24. Fibula
25. Ossa tarsalia
26. Ossa metatarsalia
27. Phalangen

Der Stützapparat #2, S. 15

1. Extremitätenskelett
2. Cranium
3. Mandibula
4. Scapula
5. Vertebrae thoracicae
6. Costae
7. Vertebrae lumbalis
8. Pelvis
9. Os sacrum
10. Os coccygis
11. Vertebrae cervicales
12. Clavicula
13. Humerus
14. Ulna
15. Radius
16. Ossa carpalia
17. Ossa metacarpalia
18. Phalangen
19. Femur
20. Tibia
21. Fibula
22. Talus
23. Calcaneus

Der Bewegungsapparat #1, S. 16

1. M. oribicularis oculi
2. M. omohyoideus
3. M. pectoralis minor
4. M. coracobrachialis
5. M. deltoideus (Schnitt.
6. M. brachialis
7. M. rectus abdominis
8. M. obliquus internus abdominis
9. M. flexor digitorum profundus
10. M. adductor longus

11. M. vastus intermedius
12. M. temporalis
13. M. masseter
14. M. sternocleidomastoideus
15. M. trapezius
16. M. deltoideus
17. M. pectoralis major
18. M. serratus anterior
19. M. biceps brachii
20. M. obliquus externus abdominis
21. M. brachioradialis
22. M. pectineus
23. M. sartorius
24. M. gracilis
25. M. rectus femoris
26. M. vastus lateralis
27. M. vastus medialis
28. M. gastrocnemius
29. M. fibularis longus
30. M. tibialis anterior

Der Bewegungsapparat #2, S. 17

1. M. supraspinatus
2. Mm. rhomboideus minor und major
3. M. infraspinatus
4. M. teres major
5. M. triceps brachii
6. M. brachioradialis
7. M. obliquus internus abdominis
8. M. gluteus medius
9. M. piriformis
10. M. quadratus femoris
11. M. vastus lateralis
12. M. semimembranosus
13. M. plantaris
14. M. occipitalis
15. M. splenius capitis
16. M. trapezius
17. M. deltoideus
18. M. latissimus dorsi
19. M. flexor carpi ulnaris
20. M. extensor digitorum
21. M. gluteus maximus
22. M. gracilis
23. M. biceps femoris (Caput longum)
24. M. gastrocnemius
25. M. fibularis longus

Der Bewegungsapparat #3, S. 18

1. M. sternocleidomastoideus
2. M. trapezius
3. M. pectoralis major
4. M. deltoideus
5. M. latissimus dorsi
6. M. gluteus maximus
7. M. vastus lateralis
8. Tractus iliotibialis
9. M. biceps femoris
10. M. gastrocnemius
11. M. fibularis longus
12. M. tibialis anterior
13. M. temporalis
14. Platysma
15. Flexoren des Unterarms
16. M. biceps brachii
17. M. triceps brachii
18. M. pectoralis major
19. M. serratus anterior
20. M. rectus abdominis
21. M. obliquus externus abdominis
22. M. tensor fascie latae
23. M. sartorius
24. M. vastus medialis
25. M. gracilis

Das fasziales System #1, S. 19

1. Fascia brachii
2. M. biceps brachii
3. Humerus
4. Septum intermusculare brachii laterale
5. M. triceps brachii
6. Septum intermusculare brachii mediale
7. Flexoren
8. Radius
9. Fascia antebrachii
10. Ulna
11. Membrana interossea antebrachii
12. Extensoren

Das fasziales System #2, S. 20

1. Septum intermusculare femoris laterale
2. M. quadriceps
3. Tractus iliotibialis
4. Femur
5. Fascia lata
6. Septum intermusculare femoris mediale
7. Adduktoren
8. Dorsale Oberschenkelmuskulatur
9. Tibia
10. Membrana interossea cruris
11. Fascia cruris profundus
12. Fascia cruris
13. Fibula

Das kardiovaskuläre Symstem - Arterien, S. 21

1. A. carotis interna dextra
2. A. vertebralis dextra
3. Aorta ascendens
4. Herz
5. Aorta thoracica
6. Aorta abdominalis
7. A. femoralis
8. A. poplitea
9. A. tibialis anterior
10. A. tibialis posterior
11. A. dorsalis pedis
12. A. arcuata pedis
13. A. carotis communis dextra
14. A. subclavia
15. Truncus brachiocephalicus
16. A. axillaris
17. A. brachialis
18. A. iliaca communis
19. A. radialis
20. A. ulnaris

Das kardiovaskuläre Symstem - Venen, S. 22

1. V. brachiocephalica dextra
2. V. cava superior
3. Sinus coronarius
4. V. cava inferior
5. V. iliaca communis
6. V. femoralis
7. V. saphena magna
8. V. jugularis interna dextra
9. V. jugularis externa dextra
10. V. subclavia sinistra
11. V. axillaris
12. V. cardiaca magna
13. V. cephalica
14. V. brachialis
15. V. splenica
16. V. renalis sinistra
17. V. poplitea
18. V. saphena parva
19. V. tibialis posterior
20. V. tibialis anterior

Das Nervensystem, S. 23

1. Plexus brachialis
2. N. musculocutaneus
3. N. axillaris
4. N. medianus
5. N. radialis
6. N. ulnaris
7. Plexus lumbaris
8. N. iliohypogastricus
9. N. ilioinguinale
10. N. genitofemoralis
11. N. cutaneous femoris lateralis

12. N. femoralis
13. N. obturatorius
14. Plexus sacralis
15. N. gluteus superior
16. N. gluteus inferior
17. N. tibialis
18. N. fibularis communis
19. N. saphenus
20. Plexus cervicalis
21. N. occipitalis minor
22. Ansa cervicalis
23. N. transversus colli
24. Nn. supraclaviculares
25. N. phrenicus
26. Nn. thoracici (12 paarige Spinalnerven)
27. N. medianus
28. N. ulnaris
29. N. radialis
30. N. ischiadicus

Das lymphatische System, S. 24

1. Zervikale Lymphknoten
2. Thymusdrüse
3. Axilläre Lymphknoten
4. Lymphgefäße
5. Cisterna chyli
6. Beckenlymphknoten
7. Inguinale Lymphknoten
8. Lymphgefäße
9. Tonsillen
10. V. jugularis interna
11. V. subclavia
12. Ductus thoracicus
13. Milz
14. Ansammlung von Lymphfollikeln
15. Knochenmark

Schulter & Oberarm

Topographische Übersicht, S. 25

1. Linea nuchae superior ossis occipitalis
2. M. trapezius
3. Spina scapula
4. Angulus inferior scapulae
5. M. triceps brachii
6. M. latissimus dorsi
7. M. triceps brachii
8. M. deltoideus
9. Axilla
10. M. latissimus dorsi
11. M. serratus anterior
12. Acromion
13. M. deltoideus
14. M. pectoralis major
15. M. biceps brachii
16. M. trapezius
17. Clavicula

Knöcherne Strukturen #1, S. 26

1. Clavicula, Humerus, Scapula—*S. 48*
2. Synovialgelenk—*S. 48*
3. Sternoclaviculargelenk—*S. 48*
4. Glenohumeralgelenk—*S. 48*
5. Spina scapulae—S. 52
6. mit der Hand auf dem Rücken —*S. 53*
7. M. serratus anterior—*S. 53*
8. M. levator scapulae, M. trapezius—*S. 53*
9. M. teres major, M. teres minor—*S. 54*
10. mit der Daumenkuppe—*S. 54*

Knöcherne Strukturen #2, S. 27

1. M. infraspinatus, M. supraspinatus, M. subscapularis—*S. 55, 56*
2. Spina scapulae, Margo medialis, Margo lateralis—*S. 55*
3. Acromion, Clavicula—*S. 55*
4. die Hand bringt Arm und Scapula Ihres Partners in eine Position, die den Daumen gut in das Gewebe einsinken lässt—*S. 56*
5. in Seitlage, der Arm Ihres Partners wird mit Ihrer Hüfte gehalten—*S. 56*
6. M. trapezius, M. deltoideus—*S. 57*
7. acromiale, sternale—*S. 57*
8. Elevation, Depression—*S. 58*
9. deltopectoralen—*S. 59*
10. Form, Größe—*S. 59*
11. M. supraspinatus, M. infraspinatus, M. teres minor—*S. 60*
12. die lange Sehne des M. biceps brachii—*S. 60*

Zusatzfrage: 17

M. biceps brachii
M. coracobrachialis
M. deltoideus
M. infraspinatus
M. levator scapulae
M. omohyoideus
M. pectoralis minor
M. pectoralis major
M. rhomboideus major
M. rhomboideus minor
M. serratus anterior
M. subscapularis
M. supraspinatus
M. teres major
M. teres minor
M. trapezius
M. triceps brachii

Knöcherne Strukturen an Schulter & Oberarm #1, S. 28

1. Art. sternoclavicularis
2. Clavicula
3. Art. arcromioclavicularis
4. Art. glenohumeralis
5. Scapula
6. Humerus
7. Acromion
8. Incisura scapulae
9. Processus coracoideus
10. Angulus superior scapulae
11. Tuberculum supraglenoidale
12. Cavitas glenoidale
13. Tuberculum infraglenoidale
14. Fossa subscapularis
15. Margo lateralis scapulae
16. Margo medialis scapulae
17. Angulus inferior scapulae

Knöcherne Strukturen an Schulter & Oberarm #2, S. 29

1. Tuberculum majus humeri
2. Tuberositas deltoidea
3. Tuberculum minus humeri
4. Sulcus intertubercularis
5. Caput humeri
6. Tuberculum majus humeri
7. Tuberositas deltoidea
8. Angulus superior scapulae
9. Fossa supraspinatus
10. Acromion
11. Angulus acromialis
12. Spina scapulae
13. Fossa infraspinatus
14. Margo lateralis
15. Margo medialis
16. Angulus inferior scapulae

Schulter- & Oberarmmuskeln #1, S. 30

1. M. trapezius
2. M. deltoideus
3. M. levator scapulae
4. M. rhomboideus minor
5. M. rhomboideus major
6. M. supraspinatus
7. M. infraspinatus
8. M. teres minor
9. M. teres major

10. M. triceps brachii
11. Muskelgruppen des M. erector spinae
12. M. serratus posterior inferior
13. M. latissimus dorsi
14. Aponeurosis thoracolumbalis

Schulter- & Oberarmmuskeln #2, S. 31

1. M. levator scapulae
2. M. trapezius
3. M. deltoideus
4. M. infraspinatus
5. M. teres minor
6. M. teres major
7. M. latissimus dorsi
8. M. biceps brachii
9. M. brachialis
10. M. triceps brachii
11. M. serratus anterior
12. M. obliquus externus abdominis
13. M. trapezius
14. M. deltoideus
15. M. pectoralis major
16. M. serratus anterior
17. M. biceps brachii
18. M. levator scapulae
19. M. pectoralis minor
20. M. coracobrachialis

Muskeln ausmalen #1 & 2, S. 32 & 33

Muskeln und Bewegungen #1, S. 34

1. Art. glenohumerale
2. horizontale Adduktion der Schulter
3. M. deltoideus (Pars clavicularis)
   M. pectoralis major (Pars clavicularis)
4. M. deltoideus
5. Retraktion der Scapula
6. M. trapezius (Pars transversa)
   M. rhomboideus major
   M. rhomboideus minor
7. M. pectoralis minor
8. Außenrotation der Schulter
9. M. deltoideus (Pars spinalis)
   M. teres minor
10. M. subscapularis

Muskeln und Bewegungen #2, S. 35

1. Art. glenohumerale
2. Adduktion der Schulter
3. M. infraspinatus
   M. teres major
   M. teres minor
   M. triceps brachii (Caput longum)
4. M. supraspinatus
5. Innenrotation der Scapula
6. M. rhomboideus major
   M. rhomboideus minor
   M. levator scapulae
7. M. trapezius (Pars ascendens & descendens)
8. Protraktion der Schulter
9. M. serratus anterior
   (mit fixiertem Ursprung)
   M. pectoralis minor
10. M. rhomboideus major
    M. rhomboideus minor
11. Horizontale Abduktion der Schulter
12. M. deltoideus
13. M. pectoralis major
    (Pars clavicularis)
    M. deltoideus (Pars clavicularis)

Muskeln und Bewegungen #3, S. 36

1. Art. scapulothoracalis
2. Depression der Schulter
3. M. serratus anterior
   (mit fixiertem Ursprung)
   M. pectoralis minor
4. M. rhomboideus major
   M. rhomboideus minor
5. Retroversion der Schulter
6. M. deltoideus (Pars spinalis)
   M. latissimus dorsi
7. M. biceps brachii
8. Abduktion der Schulter
9. M. deltoideus (alle Anteile)
   M. supraspinatus
10. M. pectoralis major (alle Anteile)

Muskeln und Bewegungen #4, S. 37

1. Art. glenohumerale
2. Innenrotation der Schulter
3. M. subscapularis
   M. pectoralis major (alle Anteile)
4. M. infraspinatus
5. Elevation der Scapula
6. M. rhomboideus major
   M. rhomboideus minor
   M. levator scapulae
7. M. serratus anterior
   (mit fixiertem Ursprung)
8. Anteversion der Schulter
9. M. biceps brachii
   M. coracobrachialis
10. M. latissimus dorsi
11. Außenrotation der Scapula
12. M. trapezius
    (Pars ascendens & descendens)
    M. serratus anterior (mit fixiertem Ursprung)
13. M. rhomboideus major
    M. rhomboideus minor

Wie heißt der Muskel? S. 38

1. M. pectoralis major
2. M. teres major
3. M. rhomboideus minor
4. M. coracobrachialis
5. M. infraspinatus
6. M. serratus anterior
7. M. levator scapulae
8. M. trapezius
9. M. triceps brachii
10. M. supraspinatus
11. M. rhomboideus major
12. M. teres minor
13. M. subscapularis
14. M. deltoideus
15. M. pectoralis minor
16. M. latissimus dorsi

Muskelgruppe #1, S. 39

1. M. trapezius—*S. 67*
2. Abduktion der Schulter—*S. 67*
3. Antagonist—*S. 67–68*
4. Depression—*S. 68*
5. Extension—*S. 69*
6. Adduktion (Retraktion) der Scapula oder "hebe die Schulter von der Liege ab"—S. 70
7. mittlerer Anteil—S. 71
8. Erfassen Sie das Gewebe und lassen es langsam durch die Finger zurückgleiten. Spüren Sie die faserige Struktur des Muskels—*S. 72*
9. Margo lateralis—*S. 73*
10. Verlängerung
11. Verkürzung, Verlängerung
12. Verlängerung
13. Verkürzung
14. Verkürzung
15. Verlängerung
16. Verkürzung
17. Verkürzung

Muskelgruppe #1, S. 40

Muskel	U	A
M. deltoideus	2	6
M. latissimus dorsi	4	8
M. teres major	3	5
M. trapezius	1	7

Muskelgruppe #2, S. 41

1. Art. glenohumerale—*S. 74*
2. M. trapezius (Pars descendens) —*S. 74*

3. M. supraspinatus—*S. 74*
4. dicke, oberfächliche Faszie—*S. 74*
5. Fossa subscapularis, M. serratus anterior—*S. 74*
6. Abduktion der Schulter—*S. 76*
7. Spina scapulae, Margo medialis, Margo lateralis—*S. 77*
8. M. deltoideus—*S. 77*
9. M. teres minor ist kleiner, der M. teres major ist ein Innenrotator der Schulter, der M. teres minor ein Außenrotator—*S. 71, 74*
10. M. latissimus dorsi, M. teres major—*S. 78*
11. Innenrotation der Schulter—*S. 78*
12. M. deltoideus—*S. 79*
13. 90° Anteversion, horizontale Adduktion und 10° Außenrotation der Schulter—*S. 81*
14. M. biceps brachii—*S. 81*
15. inferior, lateral—*S. 81*

Muskelgruppe #2, S. 42

Muskel	U	A
M. infraspinatus	1	5
M. subscapularis	2	6
M. supraspinatus	4	5
M. teres minor	3	5

7. Verlängerung
8. Verkürzung
9. Verlängerung
10. Verlängerung

Muskelgruppe #3, S. 43

1. M. trapezius, Muskelgruppen des M. erector spinae—*S. 82*
2. Synergisten: Adduktion und Elevation der Schulter, Antagonisten: Außenrotation der Scapula (M. trapezius), Innenrotation der Scapula (Mm. rhomboidei)—*S. 82, 68–69*
3. M. splenius capitis, M. scalenus medius—*S. 84, 85*
4. Elevation der Schulter—*S. 85*
5. der Processus transversi wird weiter nach vorne gebracht, der M. levator scapulae erhält eine besser palpierbare Spannung, der darüberliegende M. trapezius entspannt und verkürzt sich—*S. 85*
6. Mm. rhomboidei—*S. 86*
7. M. latissimus dorsi, M pectoralis major—*S. 86*
8. M. trapezius, Mm. rhomboidei —*S. 88*
9. Pars calvicularis, Pars sternocostalis, Pars abdominalis—*S. 89*
10. *Beispiele: Jemanden umarmen, Liegestütze machen, einen Stapel Anatomiebücher tragen*
11. die Kommunikation mit Ihrem Partner—*S. 90*
12. M. deltoideus—*S. 90*
13. das Brustgewebe verschiebt sich nach medial und der Axillarbereich des M. pectoralis major wird frei zugänglich—*S. 91*
14. Plexus brachialis, A. axillaris, V. axillaris—*S. 92*

Muskelgruppe #3, S. 44

Muskel	U	A
M. levator scapulae	7	12
M. pectoralis major	2	10
M. pectoralis minor	6	9
M. rhomboideus major	4	13
M. rhomboideus minor	3	14
M. serratus anterior	5	8
M. subclavius	1	11

Muskelgruppe #4, S. 45

1. Caput longum—*S. 95*
2. *Beispiele: Öffnen eines Türknaufs, Verschließen eines Tankdeckels, im Sand graben*
3. M. deltoideus—*S. 95*
4. Aponeurosis musculi bicipitis—*S. 96*
5. M. teres major, M. teres minor—*S. 97*
6. Olecranon der Ulna—*S. 98*
7. Extension im Ellenbogengelenk (gegen Widerstand)—*S. 98*
8. M. pectoralis major, Pars clavicularis des M. deltoideus—*S. 99*
9. Außenrotation und 45° Abduktion der Schulter—*S. 99*
10. M. pectoralis major—*S. 99*

11. Verlängerung
12. Verlängerung
13. Verlängerung
14. Verlängerung

Muskelgruppe #4, S. 46

Muskel	U	A
M. biceps brachii	2	6
M. coracobrachialis	1	4
M. triceps brachii	3	5

Andere Strukturen, S. 47

1. Lig. acromioclaviculare
2. Acromion
3. Lig. coracoacromiale
4. Lig. coracohumerale
5. Sehne des M.biceps brachii (Schnitt)
6. Lig. coracoclaviculare
7. Lig. trapezoideum
8. Lig. conoideum
9. Processus coracoideus
10. Gelenkkapsel des Art. glenohumeralis

Ausfüllen

11. die Palpation sofort abbrechen und die Position nach dorsal anpassen—*S. 101*
12. Clavicula, Processus coracoideus —*S. 104*
13. Lig. coracoacromiale—*S. 104*
14. Retroversion—*S. 104*
15. Retroversion der Schulter—*S. 105*
16. M. biceps brachii, M. triceps brachii—*S. 106*

Art. glenohumeralis #1, S. 48

1. Art. acromioclavicularis und Lig. acromioclaviculare
2. Sehne des M. supraspinatus
3. Acromion
4. Bursa subacromialis
5. M. deltoideus
6. Kapselband
7. Membrana synovialis
8. Labrum glenoidale
9. Cartilago der Cavitas glenoidalis
10. Capsula articularis

Art. glenohumeralis #2, S. 49

1. Acromion
2. Sehne des M. supraspinatus
3. Bursa subacromialis
4. Sehne des M. infraspinatus
5. Cavitas glenoidalis
6. Sehne des M. teres minor
7. Membrana synovialis
8. Processus coracoideus
9. Lig. glenohumerale superius
10. Sehne des M. biceps brachii
11. Sehne des M. subscapularis
12. Lig. glenohumerale mediale
13. Lig. glenohumerale inferius

Art. sternoclavicularis, S. 50

1. Clavicula
2. Lig. sternoclaviculare anterius
3. Erste Rippe
4. Cartilago costalis
5. Zweite Rippe
6. Lig. capitis costae radiatum
7. Lig. interclaviculare
8. Discus articularis
9. Gelenkspalt
10. Lig. costoclaviculare
11. Synchondrosis sternocostalis
12. Manubrium sterni
13. Artt. sternocostales

Unterarm & Hand

Topographische Übersicht, S. 52

1. M. brachioradialis
2. Stauchungsfurche
3. Artt. metacarpophalangeales
4. Epicondylus lateralis humeri
5. Olecranon der Ulna
6. Finger- und Handgelenksextensoren
7. Corpus ulnae
8. Caput ulnae
9. Sehnen des M. extensor digitorum
10. Sehne des M. biceps brachii
11. M. brachioradialis
12. Thenar
13. Epicondylus medialis humeri
14. Finger- und Handflexoren
15. Sehne des M. flexor carpi radialis
16. Sehne des M. palmaris longus
17. Sehne des M. flexor carpi ulnaris
18. Handgelenksfurche
19. Hypothenar

Knöcherne Strukturen, S. 53

1. Ulna—*S. 110*
2. Pronation, Supination—*S. 110*
3. Art. humeroulnaris, Art. humeroradialis —*S. 110*
4. „Handgelenksfurche"—*S. 110*
5. M. triceps brachii—*S. 114*
6. Epicondylus lateralis humeri —*S. 114*
7. Caput ulnae—*S. 116*
8. Lig. anulare—*S. 117*
9. Processus styloideus—*S. 118*
10. Caput ulnae—*S. 118*
11. Handwurzelknochen—*S. 118*

Humerus, S. 54

1. Tuberculum majus humeri
2. Tuberositas deltoidea
3. Crista supracondylaris humeri lateralis
4. Epicondylus lateralis humeri
5. Caput humeri
6. Tuberculum minus humeri
7. Sulcus intertubercularis humeri
8. Crista supracondylaris humeri medialis
9. Epicondylus medialis humeri
10. Caput humeri
11. Crista supracondylaris humeri medialis
12. Epicondylus medialis humeri
13. Tuberculum majus humeri
14. Tuberositas deltoidea
15. Crista supracondylaris humeri lateralis
16. Fossa olecrani
17. Epicondylus lateralis humeri

Ulna & Radius, S. 55

1. Ossa carpalia
2. Ossa metacarpalia
3. Ulna
4. Radius
5. Phalangen
6. Caput radii
7. Tuberositas radii
8. Processus styloideus radii
9. Incisura trochlearis
10. Processus coracoideus ulnae
11. Corpus ulnae
12. Processus styloideus ulnae
13. Olecranon
14. Caput radii
15. Corpus radii
16. Tuberculum Listeri
17. Processus styloideus radii

Ossa carpalia, S. 56

1. Os scaphoideum
2. Os lunatum
3. Os triquentrum
4. Os pisiforme
5. Tuberculum ossis scaphoidei
6. Tuberculum ossis trapezii
7. Os trapezium
8. Os trapezoideum
9. Os capitatum
10. Hamulus ossis hamati
11. Os hamatum
12. Os lunatum
13. Os scaphoideum
14. Os pisiforme
15. Os triquentrum
16. Os hamatum
17. Os capitatum
18. Os trapezoideum
19. Os trapezium

Knöcherne Strukturen des Handgelenks und der Hand #1, S. 57

1. palmar, dorsal, radial, ulnar —*S. 120*
2. Handgelenksfurche—*S. 120*
3. Os pisiforme—*S. 121*
4. M. flexor carpi ulnaris—*S. 121*
5. Os triquentrum—*S. 121*
6. Os hamatum—*S. 122*
7. Retinaculum flexorum—*S. 122*
8. N. ulnaris, A. ulnaris—*S. 122*
9. Os pisiforme, Os hamatum, Os scaphoideum, Os trapezium—*S. 122, 124*
10. Os scaphoideum—*S. 123*
11. Os trapezium—*S. 123*
12. Os scaphoideum—*S. 123*
13. Os lunatum, Os capitatum—*S. 125*
14. Art. metacarpophalangeae—*S. 126*

Zusatzfrage—*S. 127*

Os scaphoideum (Kahnbein)
Os lunatum (Mondbein)
Os triquentrum (Dreieck)
Os pisiforme (Erbsenbein)
Os trapezium (großes Vieleck)
Os trapezoideum (kleines Vieleck)
Os capitatum (Kopf)
Os hamatum (Haken)

(Eselsbrücke, beginnend mit der proximalen Handwurzelreihe: Das Kahnbein fährt im Mondesschein im Dreieck um das Erbsenbein. Vieleckig groß, vieleckig klein, der Kopf will stets beim Haken sein.)

Knöcherne Strukturen des Handgelenks und der Hand #2, S. 58

1. Ossa metacarpalia
2. Basis
3. Schaft
4. Köpfchen
5. Basis
6. Schaft
7. Köpfchen
8. Phalangen
9. Phalanx proximalis

10. Phalanx media
11. Phalanx distalis

Unterarm- & Handmuskeln #1, S. 59

1. M. brachiradialis
2. M. flexor pollicis longus
3. M. biceps brachii
4. M. brachialis
5. M. pronator teres
6. Aponeurosis musculi bicipitis
7. M. flexor carpi radialis
8. M. palmaris longus
9. M. flexor carpi ulnaris
10. M. flexor digitorum superficialis
11. Fascia antebrachii
12. Aponeurosis palmaris

Unterarm- & Handmuskeln #2, S. 60

1. M. anconeus
2) M. flexor carpi ulnaris
3. M. extensor carpi ulnaris
4. M. extensor digiti minimi
5. M. extensor digitorum
6. M. brachioradialis
7. M. extensor carpi radialis longus
8. M. extensor carpi radialis brevis
9. M. abductor pollicis longus
10. M. extensor pollicis brevis
11. M. extensor pollicis longus

Unterarm- & Handmuskeln #3, S. 61

1. M. extensor carpi ulnaris
2. M. extensor digiti minimi
3. M. extensor digitorum
4. M. biceps brachii
5. M. brachialis
6. M. brachioradialis
7. M. extensor carpi radialis longus
8. M. extensor carpi radialis brevis
9. M. abductor pollicis longus
10. M. extensor pollicis brevis
11. M. extensor pollicis longus
12. M. brachioradialis
13. M. supinator
14. M. extensor carpi radialis brevis (Schnitt)
15. M. extensor carpi radialis longus (Schnitt)
16. M. abductor pollicis longus
17. M. extensor pollicis brevis
18. M. extensor pollicis longus
19. M. extensor indicis

Muskeln ausmalen #1-3, S. 62–64
Muskeln und Bewegungen #1, S. 65

1. Art. radioulnaris proximalis und Art. radioulnaris distalis
2. Supination des Unterarms
3. M. biceps brachii
   M. brachioradialis (Hilfsmuskel)
   M. supinator
4. M. pronator teres
   M. pronator quadratus
5. Adduktion der Finger
6. Mm. interossei palmares
7. Abduktion des Daumens
8. M. abductor pollicis longus
   M. abductor pollicis brevis
9. M. adductor pollicis
10. Flexion des Ellenbogens
11. M. flexor carpi radialis
    M. flexor carpi ulnaris (Hilfsmuskel)
    M. palmaris longus (Hilfsmuskel)
    M. pronator teres (Hilfsmuskel)
12. M. triceps brachii (alle Anteile)

Muskeln und Bewegungen #2, S. 66

1. Art. radiocarpalis
2. Radialabduktion des Handgelenks
3. M. extensor carpi radialis longus
   M. extensor carpi radialis brevis
   M. extensor pollicis longus
   M. extensor pollicis brevis
   M. flexor carpi radialis
4. M. extensor carpi ulnaris
5. Extension des Daumens
6. M. extensor pollicis longus
   M. extensor pollicis brevis
   M. abductor pollicis longus
7. M. flexor pollicis longus
   M. flexor pollicis brevis
8. Pronation des Unterarms
9. M. pronator teres
   M. pronator quadratus
   M. brachioradialis (Hilfsmuskel)
10. M. biceps brachii
    M. brachioradialis (Hilfsmuskel)
11. Abduktion der Finger (2.–4. Finger)
12. Mm. interossei dorsales (2.–4. Finger)

Muskeln und Bewegungen #3, S. 67

1. Art. carpometacarpalis pollicis
2. Adduktion des Daumens
3. M. adductor pollicis
   M. interosseus palmaris (1. Finger)
4. M. abductor pollicis longus
   M. abductor pollicis brevis
5. Opposition des Daumens
6. M. opponens pollicis
   M. flexor pollicis brevis (Hilfsmuskel)
7. Flexion des Handgelenks
8. M. flexor carpi radialis
   M. flexor carpi ulnaris
   M. flexor digitorum superficialis
   M. flexor digitorum profundus (Hilfsmuskel)
   M. flexor pollicis longus (Hilfsmuskel)
9. M. extensor carpi radialis longus
   M. extensor carpi radialis brevis
   M. extensor carpi ulnaris
   M. extensor digitorum (Hilfsmuskel)
   M. extensor indicis (Hilfsmuskel)
10. Ulnarabduktion des Handgelenks
11. M. extensor carpi ulnaris
    M. flexor carpi ulnaris
12. M. flexor carpi radialis

Muskeln und Bewegungen #4, S. 68

1. Art. humeroulnaris, Art. humeroradialis
2. Extension des Ellenbogens
3. M. triceps brachii (alle Anteile)
   M. anconeus
4. M. biceps brachii
   M. brachialis
   M. brachioradialis
5. Flexion des Daumens
6. M. flexor pollicis longus
   M. flexor pollicis brevis
   M. adductor pollicis (Hilfsmuskel)
7. M. abductor pollicis longus
8. Extension des Handgelenks
9. M. extensor carpi radialis longus
   M. extensor carpi radialis brevis
   M. extensor carpi ulnaris
   M. extensor digitorum (Hilfsmuskel)
   M. extensor indicis (Hilfsmuskel)
10. M. palmaris longus

Wie heißt der Muskel? #1, S. 69

1. M. flexor carpi radialis
2. M. extensor carpi ulnaris
3. M. extensor carpi radialis longus
4. M. brachioradialis
5. M. supinator
6. M. palmaris longus
7. M. flexor digitorum profundus
8. M. opponens pollicis

Wie heißt der Muskel? #2, S. 70

1. M. flexor digitorum superficialis
2. M. adductor pollicis
3. M. extensor carpi radialis brevis
4. M. pronator teres
5. M. flexor carpi ulnaris
6. M. brachialis
7. M. extensor digitorum

Muskelgruppe #1, S. 71

1. M. brachialis—*S. 132*
2. Flexoren, Extensoren—*S. 133*
3. M. brachioradialis—*S. 133*
4. Flexor, lateraler—*S. 147*
5. M. pronator teres—*S. 146*
6. M. biceps brachii—*S. 146*
7. Extensoren—*S. 147*

8. Verlängerung
9. Verkürzung
10. Verlängerung
11. Verkürzung

Ausfüllen

12. M. pronator teres
13. M. brachialis
14. M. pronator quadratus
15. M. brachioradialis
16. M. supinator

Muskelgruppe #1, S. 72

Muskel	U	A
M. brachialis	1	10
M. brachioradialis	2	9
M. pronator quadratus	3	6
M. pronator teres	4	8
M. supinator	5	7

Muskelgruppe #2, S. 73

1. Extensoren, Flexoren—*S. 134*
2. Corpus ulnae—*S. 134*
3. • es handelt sich um einen Flexor
   • es gibt vermutlich auch einen M. extensor carpi radialis
   • er führt die Ossa carpalia in Flexion
   • es gibt vermutlich einen Muskel, der die Finger streckt
   • er verläuft auf der radialen Seite des Unterarms
   • es gibt vermutlich auch einen M. flexor carpi ulnaris —*S. 129*
4. M. extensor carpi ulnaris—*S. 135*
5. 2. bis 5. Finger—*S. 136*
6. Extensoren, Flexoren—*S. 135*
7. M. brachioradialis, M. extensor carpi radialis longus und brevis—*S. 138*
8. Radialabduktion—S. 137
9. M. flexor carpi radialis, M. palmaris longus und M. flexor carpi ulnaris —*S. 140*
10. Vier, Karpaltunnel—*S. 140*
11. M. palmaris longus—*S. 143*
12. M. flexor carpi ulnaris—*S. 144*
13. Corpus ulnae—*S. 145*

Muskelgruppe #2, S. 74

Muskel	U	A
M. extensor carpi radialis brevis	2	10
M. extensor carpi radialis longus	5	9
M. extensor carpi ulnaris	2	7
M. extensor digitorum	2	14
M. flexor carpi radialis	3	8
M. flexor carpi ulnaris	6	15
M. flexor digitorum profundus	1	11
M. flexor digitorum superficialis	4	12
M. palmaris longus	3	13

16. Verkürzung
17. Verlängerung
18. Verkürzung
19. Verlängerung
20. Verlängerung

Daumen- & Handmuskeln #1, S. 75

1. M. flexor digitorum superficialis
2. M. pronator quadratus
3. Retinaculum flexorum
4. M. abductor digiti minimi
5. M. flexor digiti minimi brevis
6. Mm. lumbricales manus
7. M. flexor digitorum profundus
8. M. flexor digitorum profundus
9. M. flexor pollicis longus
10. M. opponens pollicis
11. M. opponens digiti minimi
12. M. adductor pollicis

Daumen- & Handmuskeln #2, S. 76

1. Radius
2. M. opponens pollicis
3. M. adductor pollicis
4. Ulna
5. Retinaculum flexorum (Schnitt)
6. M. opponens digiti minimi
7. Mm. interossei palmares
8. M. extensor digitorum
9. M. extensor digiti minimi
10. M. extensor carpi ulnaris
11. M. abductor digiti minimi
12. Mm. interossei dorsales II bis IV
13. M. abductor pollicis longus
14. M. extensor pollicis brevis
15. M. extensor pollicis longus
16. M. adductor pollicis
17. M. interosseus dorsalis I

Unterarm und Hand, Muskelgruppe #3, S. 77

1. Thenar, Hypothenar—*S. 156, 159*
2. neun, vier—*S. 149*
3. M. opponens pollicis—*S. 154*
4. M. adductor pollicis, M. extensor pollicis longus & brevis—*S. 151, 153*
5. Mm. lumbricales, Ossa metacarpalia—*S. 157*
6. M. flexor digitorum profundus —*S. 157*
7. M. abductor digiti minimi—*S. 159*

Ausfüllen

8. M. adductor pollicis
9. Mm. interossei palmares
10. Mm. lumbricales manus
11. Mm. interosei dorsales

Muskelgruppe #3, S. 78

Muskel	U	A
M. abductor pollicis longus	4	6
M. adductor pollicis	2	7
M. extensor pollicis longus	5	8
M. flexor pollicis longus	1	8
M. opponens pollicis	3	9

Andere Strukturen, S. 79

1. Lig. collaterale carpi radiale, Lig. collaterale ulnare—*S. 160, 161*
2. Lig. anulare—*S. 161*
3. Epicondylus medialis und Olecranon—*S. 162*
4. Bursa olecrani—*S. 162*
5. Flexorsehnen, N. medianus—*S. 163*
6. Retinaculum flexorum—*S. 163*
7. Aponeurosis palmaris—*S. 163*
8. A. ulnaris—*S. 164*

Ausfüllen

9. Retinaculum flexorum
10. Fascia antebrachii
11. N. medianus
12. Handwurzelknochen
13. Karpaltunnel

Art. humeroulnaris & Art. radioulnaris proximalis, S. 80

1. Humerus
2. Caput radii
3. Lig. anulare radii
4. Radius
5. Ulna
6. Lig. collaterale mediale
7. Capsula articularis
8. Radius
9. Lig. anulare radii
10. Capsula articularis
11. Humerus
12. Epicondylus medialis humeri
13. Lig. collaterale ulnare
14. Olecranon
15. Ulna

Art. radiocarpalis, S. 81

1. Lig. radiocarpale palmare
2. Lig. radioscapholunatum
3. Lig. radiotriquetrum
4. Lig. radiocapitatum
5. Lig. radioulnare palmare
6. Lig. ulnocarpale palmare
7. Lig. ulnolunatum
8. Lig. ulnotriquetrum
9. Lig. collaterale ulnare
10. Lig. radioulnare dorsale
11. Lig. radiocarpale carpi radiale
12. Lig. collaterale carpi radiale

Artt. intercarpales und andere, S. 82

1. Ligg. intercarpalia palmaria
2. Lig. carpi radiatum
3. Lig. pisohamatum
4. Ligg. intercarpalia dorsalia
5. Ligg. intercarpalia interossea
6. Ligg. carpometacarpalia palmaria
7. Ligg. metacarpalia palmaria
8. Lig. pisometacarpale
9. Lig. carpometacarpale dorsale
10. Lig. metacarpale dorsale

Wirbelsäule & Thorax

Topographische Übersicht, S. 84

1. Fossa jugularis sterni
2. Sternum
3. Costae
4. Rand des Brustkorbs
5. M. rectus abdominis
6. M. obliquus externus abdominis
7. Umbilicus
8. Crista iliaca
9. Margo medialis scapulae
10. Muskelgruppen des M. erector spinae
11. 12. Rippe
12) Crista iliaca
13. Processus spinosus C7
14. Processus spinosi der Brust- und Lendenwirbel
15. Spina iliaca posterior superior
16. Os sacrum

Knöcherne Strukturen #1, S. 85

1. Vertebrae cervicales—*S. 170*
2. Sternum und Cavum thoracis (Brustkorb)—*S. 170*
3. Processus spinosi—*S. 176*
4. d Th12
   c Th2
   a L4
   b C7
   e Th7 —S. 174
5. Flexion, Extension—*S. 176*
6. Körpertyp, Muskelkontraktion —*S. 178*
7. C2, C7—*S. 178, 179*
8. Lig. nuchae—*S. 176*
9. M. sternocleidomastoideus—*S.180*
10. Processus mastoideus, Schaftmitte der Clavicula—*S. 180*
11. Processus spinosi, Processus transversi—*S. 181*

Knöcherne Strukturen #2, S. 86

1. M. erector spinae, Verbindungen zu den Rippen—*S. 182*
2. fünf Zentimeter—*S. 182*
3. zweite Rippe—*S. 184*
4. Cartilago costalis—*S. 185*
5. Interkostalmuskulatur—*S. 185*
6. die Rippen an der Seite des Rumpfes—*S. 185*
7. Clavicula—*S. 186*
8. Mm. scaleni—*S. 186*
9. langsam und tief in die Brust atmen—*S. 186*
10. ventrodorsal, lateral, kranial —*S. 187*
11. 45° Winkel—*S. 187*
12. M. erector spinae—*S. 187*

Knöcherne Strukturen an Wirbelsäule und Thorax, S. 87

1. Vertebrae cervicales
2. Rippen
3. Vertebrae thoracicae
4. Vertebrae lumbales
5. Os sacrum
6. Os coccygis
7. Manubrium sterni
8. Corpus sterni
9. Cartilago costalis
10. Vertebrae lumbales
11. Vertebrae cervicales, sieben, Lordose
12. Vertebrae thoracicae, zwölf, Kyphose
13. Vertebrae lumbales, fünf, Lordose

Erster & zweiter Halswirbel, S. 88

1. Tuberculum posterius
2. Processus transversus
3. Lamina arcus vertebrae
4. Facies articularis superior
5. Fovea dentis
6. Processus transversus
7. Lamina arcus vertebrae
8. Foramen vertebrale
9. Sulcus arteriae vertebralis
10. Foramen transversarium
11. Atlas
12. Processus spinosus
13. Foramen vertebrale
14. Dens axis
15. Processus transversus
16. Foramen transversarium
17. Lamina arcus vertebrae
18. Axis
19. Facies articularis superior
20. Dens axis
21. Lamina arcus vertebrae
22. Processus spinosus
23. Foramen vertebrale
24. Processus transversus

Vertebrae cervicales, S. 89

1. Tuberculum posterius
2. Tuberculum anterius
3. Sulcus nervi spinalis
4. Processus transversus
5. Processus spinosus
6. Foramen transversarium
7. Wirbelkörper
8. Tuberculum anterius
9. Sulcus nervi spinalis
10. Tuberculum posterius
11. Luminäre Mulde
12. Processus spinosus
13. Lamina arcus vertebrae
14. Facies articularis superior
15. Processus transversus

Vertebrae thoracicae und lumbales, S. 90

1. Processus transversus
2. Facies articularis superior
3. Wirbelkörper
4. Fovea costales
5. Processus spinosus
6. Foramen vertebrale
7. Processus transversus
8. Lamina arcus vertebrae
9. Processus spinosus
10. Wirbelkörper
11. Facies articularis superior
12. Luminäre Mulde
13. Processus spinosus
14. Processus transversus
15. Wirbelkörper
16. Processus transversus
17. Foramen vertebrale
18. Processus spinosus
19. Wirbelkörper
20. Facies articularis superior
21. Laminäre Mulde

Brustkorb & Sternum, S. 91

1. 1. Rippe
2. 2. Rippe
3. Art. sternocostalis
4. Art. costochondralis
5. Corpus sterni
6. Cartilago costalis
7. Costae verae 1–7.
8. Costae spuriae 8–12.
9. Costae fluctuantes 11–12.
10. Fossa jugularis sterni
11. Manubrium sterni
12. Angulus sterni
13. Corpus sterni
14. gelenkige Verbindung zu den Rippen
15. Processus xiphoideus

Wirbelsäulen- und , Thoraxmuskeln #1, S. 92

1. M. splenius capitis
2. M. sternocleidomastoideus
3. M. trapezius
4. M. deltoideus
5. M. triceps brachii
6. M. latissimus dorsi
7. M. obliquus externus abdominis
8. Aponeurosis thoracolumbalis
9. M. semispinalis capitis
10. M. splenius capitis
11. M. splenius cervicis
12. M. levator scapulae
13. M. supraspinatus
14. M. rhomboideus major und M. rhomboideus minor
15. M. infraspinatus
16. M. teres minor
17. M. teres major
18. Muskelgruppe des M. erector spinae
19. M. serratus posterior inferior
20. M. obliquus externus abdominis
21. M. obliquus internus abdominis

Wirbelsäulen- und Thoraxmuskeln #2, S. 93

1. M. semispinalis capitis
2. M. splenius capitis
3. M. serratus posterior superior
4. M. iliocostalis
5. M. longissimus thoracis
6. M. spinalis thoracis
7. M. serratus posterior inferior
8. M. obliquus internus abdominis
9. M. rectus capitis posterior minor
10. M. obliquus capitis superior
11. M. rectus capitis posterior major
12. M. obliquus capitis inferior
13. M. longissimus capitis
14. M. spinalis cervicis
15. M. iliocostalis
16. M. longissimus thoracis
17. M. spinalis thoracis
18. M. transversus abdominis
19. Aponeurosis thoracolumbalis

Wirbelsäulen- und Thoraxmuskeln #3, S. 94

1. M. semispinalis capitis
2. M. splenius capitis
3. M. levator scapulae
4. Lig. nuchae
5. M. splenius cervicis
6. M. longissimus capitis
7. M. semispinalis capitis
8. M. splenius cervicis
9. M. semispinalis capitis
10. Mm. multifidi
11. Mm. rotatores

Querschnitt vom Hals, S. 95

1. M. sternocleidomastoideus
2. M. scalenus anterior
3. M. scalenus medius
4. M. scalenus posterior
5. M. levator scapulae
6. M. trapezius
7. Mm. multifidi und M. spinalis cervicis
8. M. semispinalis cervicis
9. M. longissimus cervicis
10. M. longissimus capitis
11. M. splenius cervicis
12. M. semispinalis capitis
13. M. splenius capitis

Querschnitt des Thorax #1, S. 96

1. Mm. intercostales
2. Lunge
3. M. iliocostalis
4. M. longissimus
5. Mm. multifidi und Mm. rotatores
6. M. trapezius
7. Aorta abdominalis
8. Herz

Querschnitt des Thorax #2, S. 97

1. M. rectus abdominis
2. M. obliquus externus abdominis
3. M. obliquus internus abdominis
4. M. transversus abdominis
5. Wirbelkörper L3
6. Darm
7. M. psoas minor
8. M. psoas major
9. M. quadratus lumborum
10. Muskelgruppe des M. erector spinae

Muskeln ausmalen #1-4, S. 98-101

Muskeln und Bewegungen #1, S. 102

1. Rotation der Wirbelsäule
2. M. obliquus externus abdominis, links
   M. obliquus internus abdominis, rechts
3. Mm. multifidi, rechts
4. Extension der Wirbelsäule
5. M. semispinalis capitis
   M. spinalis (beidseitig)
   M. iliocostalis (beidseitig)
   M. interspinalis
   Mm. intertransversarii (beidseitig)
6. M. rectus abdominis
7. Depression der Rippen (bei der Ausatmung)
8. Mm. intercostales interni (Hilfsmuskeln)
   M. serratus posterior inferior
9. Mm. intercostales externi (Hilfsmuskeln)

Muskeln und Bewegungen #2, S. 103

1. Flexion der Wirbelsäule
2. M. obliquus externus (beidseitig)
   M. obliquus internus (beidseitig)
   M. iliacus (mit fixiertem Ursprung)
3. M. quadratus lumborum
4. Elevation der Rippen
   (bei der Einatmung)
5. M. scalenus anterior (beidseitig)
   M. scalenus medius (beidseitig)
   M. scalenus posterior (beidseitig)
   M. sternocleidomastoideus
   (Hilfsmuskel)
   M. serratus posterior superior
   M. serratus anterior
   (bei fixierter Scapula)
   M. subclavius (1. Rippe)
6. Mm. intercostales interni
   (Hilfsmuskeln)
7. Lateralflexion der Wirbelsäule
8. M. quadratus lumborum, rechts
   M. obliquus externus abdominis,
   rechts
9. M. spinalis, links

Wie heißt der Muskel? #1, S. 104

1. M. rectus abdominis
2. M. rectus capitis posterior major
3. M. splenius capitis
4. M. obliquus capitis inferior
5. M. quadratus lumborum
6. M. longissimus
7. Mm. multifidi
8. M. splenius capitis

Wie heißt der Muskel? #2, S. 105

1. M. obliquus capitis superior
2. M. iliocostalis
3. M. obliquus externus abdominis
4. M. semispinalis capitis
5. M. rectus capitis posterior minor
6. Diaphragma
7. M. spinalis
8. Mm. rotatores

Muskelgruppe #1, p. 106

1. M. spinalis, M. iliocostalis—*S. 196, Illustration 4.60*
2. Aponeurosis thoracolumbalis —*S. 196*
3. abwechselnd den Fuß anheben und wieder senken—*S. 199*
4. M. trapezius, M. rhomboideus major, M. rhomboideus minor, M. serratus posterior superior—*S. 199*
5. kurzen, diagonalen—*S. 200*
6. laminäre Mulde—*S. 200*

Ausfüllen

7. M. longissimus capitis
8. M. longissimus cervicis
9. M. longissimus thoracis
10. M. iliocostalis cervicis
11. M. iliocostalis thoracis
12. M. iliocostalis lumborum
13. M. spinalis cervicis
14. M. spinalis thoracis

Muskelgruppe #1, S. 107

Muskel	U	A
M. iliocostalis	1	12
M. longissimus	2	7
Mm. multifidi	3	9
Mm. rotatores	5	8
M. semispinalis capitis	6	11
M. spinalis	4	10

13. Verlängerung
14. Verkürzung
15. Verkürzung
16. Verlängerung

Muskelgruppe #2, S. 108

1. der linke—*S. 203*
2. M. trapezius, M. sternocleidomastoideus—*S. 203*
3. leichte Rotation zu der Seite, auf der Sie palpieren—*S. 204*
4. der laterale Muskelrand ist genauso breit wie die Mm. suboccipitales —*S. 205*
5. Zwischenraum zwischen der Linea nuchae superior ossis occipitalis und C2, Processus spinosus C2, Processus transversus C1—*S. 205*

Zeichne den Muskel

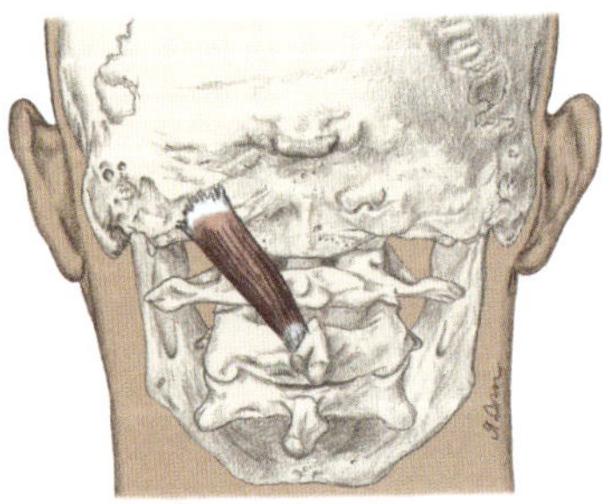

1. M. rectus capitis posterior major, *S. 205*

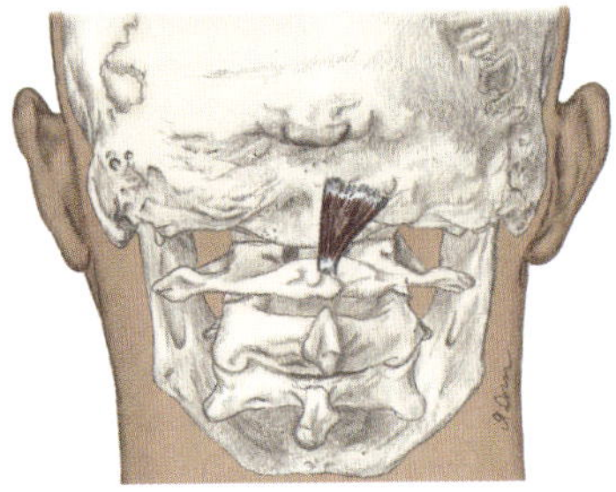

2. M. rectus capitis posterior minor, *S. 205*

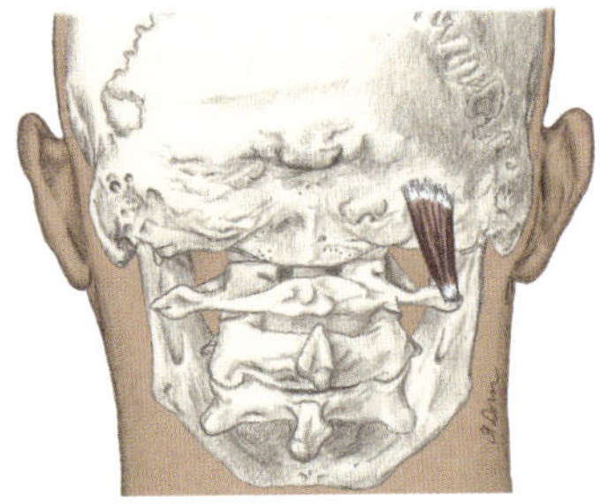

3. M. obliquus capitis superior, *S. 205*

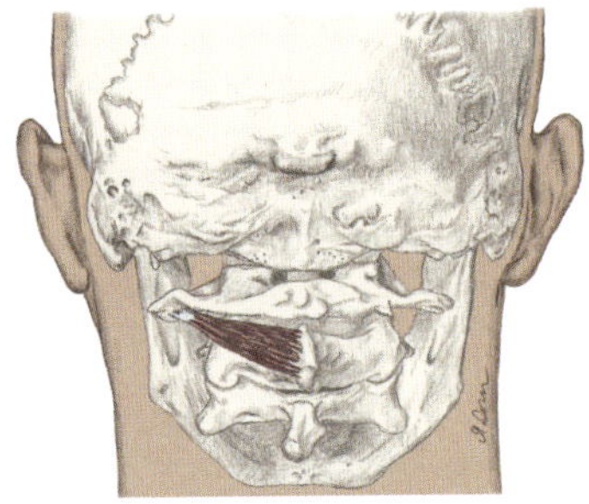

4. M. obliquus capitis inferior, *S. 205*

Muskelgruppe #2, S. 109

Muskel	U	A
M. obliquus capitis inferior	2	9
M. obliquus capitis superior	4	6
M. rectus capitis posterior major	2	7
M. rectus capitis posterior minor	5	7
M. splenius capitis	1	8
M. splenius cervicis	3	10

11. Verkürzung
12. Verkürzung
13. Verkürzung
14. Verlängerung
15. Verlängerung

Muskelgruppe #3, p. 110

1. der laterale Rand—*S. 207*
2. 12. Rippe, Processus transversi der Lendenwirbelsäule, posteriorer Teil der Crista iliaca—*S. 208*
3. die Hüfte in Richtung Schulter auf

der gleichen Seite ziehen—*S. 208*
4. M. rectus abdominis—*S. 209, 210*
5. rechter—*S. 211*
6. M. obliquus externus abdominis —*S. 212*
7. Diaphragma—*S. 213*
8. Centrum tendineum—*S. 213*
9. nur bei der Ausatmung Ihres Partners—*S. 214*
10. M. latissimus dorsi, M. pectoralis major oder M. obliquus externus abdominis—*S. 215*

Ausfüllen
11. M. serratus anterior
12. M. obliquus externus abdominis
13. Aponeurosis abdominalis
14. Lig. inguinale
15. M. rectus abdominis
16. Linea alba
17. Crista pubica
18. Symphysis pubis

Muskelgruppe #3, S. 111

Muskel	U	A
Diaphragma	1	10
M. obliquus externus abdominis	4	8
M. obliquus internus abdominis	2	11
M. quadratus lumborum	5	12
M. rectus abdominis	6	9
M. transversus abdominis	3	7

13. Verkürzung
14. Verlängerung
15. Verkürzung
16. Verkürzung
17. Verlängerung

Andere Strukturen, S. 112
1. Protuberantia occipitalis externa, Processus spinosus von C7—*S. 218*
2. Flexion und Extension—*S. 218*
3. Lig. supraspinale—*S. 219*
4. mediale Seite—*S. 219*
5. M. latissimus dorsi, Muskelgruppen des M. erector spinae—*S. 220*

Kraniovertebrale Gelenke #1, S. 113
1. Pars basilaris des Os occipitale
2. Gelenkkapsel des Art. atlantooccipitalis
3. Atlas (C1)
4. Gelenkkapsel des lateralen Art. atlantoaxialis
5. Axis (C2)
6. Kapsel des lateralen Art. zygapophysialis
7. Lig. longitudinale anterius
8. Ligg. alaria
9. Lig. cruciatum atlantis
10. Crus superius
11. Lig. transversum atlantis
12. Crus inferius
13. Atlas (C1)
14. Axis (C2)

Kraniovertebrale Gelenke #2, S. 114
1. Lig. nuchae
2. Membrana atlantooccipitalis posterior
3. Crus superius des Lig. cruciatum atlantis
4. Os occipitale
5. Tuberculum posterius des Atlas (C1)
6. Membrana atlantoaxialis posterior
7. Lig. longitudinale posterius
8. Lig. apices dentis
9. Dens axis (C2)
10. Tuberculum anterius des Atlas (C1)
11. Lig. transversum atlantis (C1)
12. Lig. longitudinale anterius
13. Dens axis (C2)
14. Synovialhöhle
15. Lig. alare
16. Atlas (C1)
17. Lig. transversum atlantis (C1)

Artt. intervertebrales, S. 115
1. Wirbelkörper
2. Pediculus arcus vertebrae (Schnitt)
3. Lig. longitudinale posterius
4. Dorsale Seite des Wirbelkörpers
5. Discus intervertebralis
6. Pediculus arcus vertebrae (Schnitt)
7. Processus transversus
8. Lig. flavum
9. Processus articularis superior vertebrae
10. Lamina arcus vertebrae
11. Facies articularis interior

Artt. costovertebrales und Artt. intervertebrales, S. 116
1. Discus intervertebralis
2. Wirbelkörper
3. Synovialhöhle
4. Lig. interarticulare
5. Lig. capitis costae radiatum
6. Lig. costotransversarium superius (Schnitt)
7. Lig. costotransversarium
8. Lig. costotransversarium laterale
9. Lig. longitudinale anterius
10. Processus transversus
11. Lig. supraspinale
12. Processus spinosus
13. Lig. interspinale
14. Foramen intervertebrale
15. Lig. flavum
16. Discus intervertebralis
17. Wirbelkörper
18. Lig. longitudinale posterius

Artt. costovertebrales und Artt. sternocostales, S. 117
1. Processus transversus
2. Lig. flavum
3. Lig. capitis costae radiatum
4. Lig. costotransversarium laterale
5. Lig. costotransversarium superius
6. Rippe (Schnitt)
7. Lig. interclaviculare
8. Discus articularis
9. Clavicula
10. Art. manubriosternalis
11. Costae
12. Lig. capitis costae radiatum
13. Lig. costoxiphoidea
14. Lig. costoclaviculare
15. Artt. sternocostales (Cavum articulare)
16. Cartilago costalis
17. Processus xiphoideus

Kopf, Hals & Gesicht

Topographische Übersicht, S. 119
1. M. temporalis
2. Arcus zygomaticus
3. Processus condylaris mandibulae
4. M. masseter
5. M. sternocleidomastoideus
6. M. trapezius
7. Clavicula
8. Basis mandibulae
9. Os hyoideum
10. Cartilago thyroidea
11. Fossa jugularis sterni

Knöcherne Strukturen, S. 120
1. M. sternocleidomastoideus, Basis mandibulae, Trachea—*S. 226*
2. dorsales Dreieck—*S. 226*
3. 22—*S. 228*
4. Bindegewebs—*S. 228*

5. Os occipitale—*S. 231*
6. Protuberantia occipitalis externa —*S. 231*
7. Linea nuchae superior—*S. 231*
8. Ossa parietalia—*S. 232*
9. Processus mastoideus—*S. 233*
10. M. temporalis—*S. 233*
11. Os frontale—*S. 234*
12. Fovea submandibularis—*S. 235*
13. Fovea submandibularis—*S. 235*

Der Schädel #1, S. 121

1. Os frontale
2. Os parietale
3. Os sphenoidale
4. Os temporale
5. Os nasale
6. Os ethmoidale
7. Os lacrimale
8. Os zygomaticum
9. Vomer
10. Maxilla
11. Mandibula
12. Sutura sagittalis
13. Os parietale
14. Sutura lambdoidea
15. Os occipitale
16. Linea nuchae superior
17. Protuberantia occipitalis externa
18. Processus mastoideus
19. Maxilla
20. Mandibula

Der Schädel #2, S. 122

11. Os occipitale
2. Os parietale
3. Os temporale
4. Os frontale
5. Os sphenoidale
6. Os ethmoidale
7. Os lacrimale
8. Os nasale
9. Os zygomaticum
10. Maxilla
11. Mandibula
12. Protuberantia occipitalis externa
13. Linea temporalis des Os parietale
14. Meatus acusticus externus
15. Processus mastoideus
16. Processus condylaris mandibulae
17. Processus styloideus ossis temporalis
18. Art. temporomandibularis
19. Arcus zygomaticus
20. Processus coronoideus mandibulae
21. Os occipitale
22. Os temporale
23. Os sphenoidale
24. Os zygomaticum
25. Maxilla
26. Os palatinum
27. Vomer
28. Processus mastoideus
29. Foramen magnum
30. Linea nuchae inferior
31. Linea nuchae superior
32. Protuberantia occipitalis externa

Mandibula & Os hyoideum, S. 123

1. Processus coronoideus mandibulae
2. Caput mandibulae
3. Fossa pterygoidea
4. Collum mandibulae
5. Processus condylaris mandibulae
6. Ramus mandibulae
7. Angulus mandibulae
8. Corpus mandibulae
9. Foramen mentale
10. Basis mandibulae
11. Cornua majora ossis hyoidei
12. Cornua minora ossis hyoidei
13. Corpus ossis hyoidei

Art. temporomandibularis, S. 124

1. Gelenkkapsel
2. Lig. sphenomandibulare
3. Lig. laterale temporomandibulare
4. Arcus zygomaticus
5. Meatus acusticus externus
6. Processus mastoideus
7. Processus styloideus
8. Lig. stylomandibulare
9. Mandibula
10. Discus articularis der Art. temporomandibularis
11. M. pterygoideus lateralis
12. Gelenkkapsel
13. Processus condylaris mandibulae (Schnitt)
14. Mandibula
15. Lig. sphenomandibulare

Kopf-, Hals- & Gesichtsmuskulatur #1, S. 125

1. Galea aponeurotica
2. M. temporalis
3. M. occipitalis
4. M. digastricus (Venter posterior)
5. M. stylohyoideus
6. M. splenius capitis
7. M. levator scapulae
8. M. trapezius
9. M. scalenus posterior
10. M. scalenus medius
11. M. scalenus anterior
12. M. omohyoideus (Venter inferior)
13. M. occipitofrontalis, Venter frontalis
14. M. masseter
15. M. digastricus (Venter anterior)
16. M. thyrohyoideus
17. M. omohyoideus (Venter superior)
18. M. sternohyoideus
19. M. sternothyroideus
20. M. sternocleidomastoideus

Kopf-, Hals- & Gesichtsmuskulatur #2, S. 126

1. M. stylohyoideus
2. M. digastricus (Venter anterior und posterior)
3. V. jugularis interna
4. A. carotis communis
5. Cartilago thyroidea
6. M. omohyoideus (Schnitt)
7. M. sternothyroideus (Schnitt)
8. M. sternohyoideus (Schnitt)
9. M. mylohyoideus
10. Glandula submandibularis
11. M. thyrohyoideus
12. M. omohyoideus (Venter superior)
13. M. sternohyoideus
14. Mm. scaleni
15. M. trapezius
16. M. omohyoideus (Venter inferior)
17. M. sternocleidomastoideus

Mimische Muskulatur, S. 127

1. M. frontalis
2. M. procerus
3. M. corrugator supercilii
4. M. orbicularis oculi
5. M. nasalis, Pars transversa
6. M. levator anguli oris
7. M. zygomaticus major
8. M. orbicularis oris
9. M. depressor anguli oris
10. M. mentalis
11. Platysma

Muskeln ausmalen #1-3, S. 128-130

Muskeln und Bewegungen #1, S. 131

1. Protraktion der Mandibula
2. M. pterygoideus lateralis (beidseitig)
M. pterygoideus medialis (beidseitig)

M. masseter
3. M. temporalis
M. digastricus
4. Extension der Halswirbelsäule
5. M. splenius capitis (beidseitig)
M. splenius cervicis (beidseitig)
M. semispinalis capitis
6. M. sternocleidomastoideus (beidseitig)
M. scalenus anterius (beidseitig)
7. Flexion der Halswirbelsäule
8. M. longus capitis (beidseitig)
M. longus colli (beidseitig)
9. M. levator scapulae (beidseitig)
M. longissimus capitis (Hilfsmuskel)
M. longissimus cervicis (Hilfsmuskel)

Muskeln und Bewegungen #2, S. 132

1. Abduktion der Mandibula
2. M. geniohyoideus
M. digastricus
(bei fixiertem Os hyoideum)
3. M. temporalis
4. Rotation der Halswirbelsäule
5. Mm. multifidi (links)
M. trapezius, Pars descendens (links)
6. M. levator scapulae (links)
M. longus colli (links)
M. longus capitis (links)
M. longissimus capitis (links) (Hilfsmuskel)
M. longissimus cervicis (links) (Hilfsmuskel)
7. Retraktion der Mandibula
8. M. temporalis
M. digastricus
9. M. pterygoideus lateralis (beidsetig)

Muskeln und Bewegungen #3, S. 133

1. Art. temporomandibularis
2. Adduktion der Mandibula
3. M. temporalis
M. masseter
4. M. geniohyoid
5. Lateralflexion der Halswirbelsäule
6. M. sternocleidomastoideus
M. scalenus anterior, medius und posterior (bei fixierten Rippen)
M. splenius capitis
M. splenius cervicis

Wie heißt der Muskel? #1, S. 134

1. M. temporalis
2. M. sternothyroideus
3. M. sternocleidomastoideus
4. M. scalenus anterior
5. M. stylohyoideus
6. M. longus colli
7. M. pterygoideus medialis
8. M. scalenus posterior
9. M. occipitofrontalis

Wie heißt der Muskel? #2, S. 135

1. M. longus capitis
2. M. scalenus medius
3. Platysma
4. M. masseter
5. M. omohyoideus
6. M. pterygoideus lateralis
7. M. mylohyoideus
8. M. sternohyoideus
9. M. digastricus

Muskelgruppe #1, S. 136

1. Manubrium sterni, medialen Drittel der Clavicula—*S. 244*
2. Leichte Rotation der Halswirbelsäule zur gegenüberliegenden Seite—*S. 245*
3. M. scalenus posterior—*S. 246*
4. Mm. scaleni—*S. 246*
5. M. scalenus anterior, M. scalenus medius—*S. 246*
6. Mm. scaleni—*S. 248*
7. M. sternocleidomastoideus—*S. 248*
8. Elevation der Scapula—*S. 249*
9. M. masseter—*S. 250*
10. M. temporalis—*S. 251*
11. Den Mund weit öffnen und den Processus coronoideus lokalisieren —*S. 252*

12. Verlängerung
13. Verkürzung
14. Verkürzung
15. Verkürzung
16. Verlängerung
17. Verkürzung

Muskelgruppe #1, S. 137

Muskel	U	A
M. scalenus anterior	5	9
M. masseter	6	7
M. scalenus medius	4	9
M. scalenus posterior	3	11
M. sternocleidomastoideus	2	10
M. temporalis	1	8

Muskelgruppe #2, S. 138

11. M. digastricus, M. geniohyoideus, M. mylohyoideus, M. stylohyoideus —*S. 253*
2. M. digastricus—*S. 253*
3. die Zungenspitze fest gegen den Gaumen drücken—*S. 254*
4. M. omohyoideus—*S. 255*
5. Platysma—*S. 257*
6. M. occipitalis, M. frontalis—*S. 258*
7. Augenbrauen hochziehen—*S. 258*
8. M. longus capitis, M. longus cervicis —*S. 260*

Muskelgruppe #2, S. 139

Muskel	U	A
M. digastricus	2	8
M. geniohyoid	5	7
M. mylohyoideus	5	7
M. omohyoideus	4	7
M. sternohyoideus	1	7
M. sternothyroideus	1	9
M. stylohyoideus	3	7
M. thyrohyoideus	6	7

10. Verkürzung
11. Verkürzung
12. Verlängerung
13. Verkürzung
14. Verlängerung

Mimische Muskulatur #1, S. 140

1. M. corrugator supercilii
2. M. depressor anguli oris
3. M. mentalis
4. M. levator labii superioris
5. M. levator anguli oris
6. M. buccinator
7. M. occipitofrontalis, laterale Fasern
8. M. risorius
9. M. zygomaticus major

Mimische Muskulatur #2, S. 141

1. Verachtung
2. Überraschung
3. Ärger
4. Traurigkeit
5. Ekel
6. Glück
7. Angst

Andere Strukturen, S. 142

1. A. temporalis superficialis
2. N. facialis
3. Meatus acusticus externus
4. Glandula parotis
5. A. carotis communis
6. Ductus parotideus
7. A. facialis

8. Glandula submandibularis
9. Cartilago thyroidea
10. Cartilago cricoidea
11. Glandula thyroidea
12. Trachea

Ausfüllen

13. A. carotis communis—*S. 271*
14. vor dem Ohr auf dem Arcus zygomaticus—*S. 271*
15. A. facialis—*S. 271*
16. Fossa jugularis sterni, Cartilago cricoidea—*S. 273*

Becken & Oberschenkel

Topographische Übersicht, S. 143

1. M. rectus abdominis
2. Crista iliaca
3. Spina iliaca anterior superior
4. Lig. inguinale
5. Crista pubica
6. Adduktoren
7. M. sartorius
8. M. rectus femoris
9. M. vastus medialis
10. Patella
11. M. gluteus medius
12. Trochanter major
13. M. vastus lateralis
14. Tractus iliotibialis
15. Spina iliaca posterior superior
16. Os sacrum
17. Os coccygis
18. M. gluteus maximus
19. Rima ani
20. Sulcus glutealis
21. ischiocrurale Muskulatur
22. Sehne der ischiocruralen Muskulatur
23. Fossa poplitea

Knöcherne Strukturen des Beckens #1, S. 144

1. Os ilium, Os ischii, Os pubis—*S. 278*
2. Os sacrum, Os coccygis—*S. 278*
3. weibliches Becken:
   - breiter (für die Schwangerschaft)
   - breitere Crista iliaca
   - größere „Beckenschüssel"
   - größerer Abstand zwischen den beiden Tuber ischiadica—*S. 278*
4. Crista iliaca—*S. 285*
5. Spina iliaca posterior superior—*S. 286*
6. Tuber ischiadicum—*S. 287*
7. Trochanter major femoris—*S. 287*
8. Fossa iliaca—*S. 289*

Knöcherne Strukturen des Beckens #2, S. 145

1. Hüfte
2. Os ilium
3. Os pubis
4. Os ischiadicum
5. Vertebrae lumbales
6. Art. iliosacralis
7. Os sacrum
8. Art. sacrococcygea
9. Os coccygis
10. Art. coxea
11. Femur
12. 5. Lendenwirbel
13. Spina iliaca posterior superior (SIPS)
14. Crista sacralis medialis
15. Trochanter major
16. Trochanter minor
17. Tuberositas glutaea femoris
18. Tuber ischiadicum
19. Foramen obturatorium

Hüfte, S. 146

1. Crista iliaca
2. Fossa iliaca
3. Spina iliaca anterior superior (SIAS)
4. Spina iliaca anterior inferior (SIAI)
5. Linea pectinea
6. Ramus superior ossis pubis
7. Tuberculum pubicum ossis pubis
8. Symphysis pubica
9. Ramus inferior ossis pubis
10. Spina iliaca posterior superior (SIPS)
11. Spina iliaca posterior inferior (SIPI)
12. Incisura ischiadica major
13. Spina ischiadica
14. Incisura ischiadica minor
15. Foramen obturatorium
16. Tuber ischiadicum
17. Ramus ossis ischii
18. Linea glutaea anterior
19. Linea glutaea posterior
20. Spina iliaca posterior superior (SIPS)
21. Linea glutaea inferior
22. Spina iliaca posterior inferior (SIPI)
23. Incisura ischiadica major
24. Spina ischiadica
25. Incisura ischiadica minor
26. Foramen obturatorium
27. Tuber ischiadicum
28. Crista iliaca
29. Tuberculum iliacum
30. Spina iliaca anterior superior (SIAS)
31. Spina iliaca anterior inferior (SIAI)
32. Acetabulum
33. Ramus superior ossis pubis
34. Tuberculum pubicum ossis pubis
35. Ramus inferior ossis pubis

Becken & Os sacrum, S. 147

1. Spina iliaca posterior superior (SIPS)
2. Spina iliaca posterior inferior (SIPI)
3. Spina ischiadica
4. Tuber ischiadicum
5. Foramen obturatorium
6. Ramus ossis ischii
7. Ramus inferior ossis pubis
8. Symphysis pubica
9. Os sacrum
10. Ala ossis ilii
11. Os coccygis
12. Acetabulum

Femur, S. 148

1. Trochanter major
2. Facies patellaris femoris
3. Epicondylus lateralis femoris
4. Condylus lateralis femoris
5. Caput femoris
6. Fovea capitis femoris
7. Collum femoris
8. Trochanter minor
9. Linea intertrochanterica
10. Corpus
11. Tuberculum adductorium
12. Epicondylus medialis femoris
13. Condylus medialis femoris
14. Caput femoris
15. Collum femoris
16. Crista intertrochanterica
17. Trochanter minor
18. Linea pectinea
19. Labium mediale der Linea aspera
20. Labium laterale der Linea aspera
21. Tuberculum adductorium
22. Epicondylus medialis femoris
23. Condylus medialis femoris
24. Trochanter major
25. Fossa trochanterica
26. Tuberositas glutaea femoris
27. Fossa intercondylaris
28. Epicondylus lateralis femoris
29. Condylus lateralis femoris

Knöcherne Strukturen des Beckens #3, S. 149

1. Os sacrum, Os coccygis—*S. 290, 291*
2. Crista sacralis medialis—*S. 290*
3. Rima ani—*S. 291*
4. Art. iliosacralis—*S. 291*
5. 90° Flexion im Knie, passive Innen- und Außenrotation in der Hüfte —*S. 291*
6. Tuberositas glutea femoris—*S. 292*
7. • erklären Sie, was Sie tun
   • bitten Sie um Erlaubnis
   • palpieren Sie mit der Hand Ihres Partners, auf die Sie Ihre Hand als Führungshand legen—*S. 293*
8. Tuberculum pubicum—*S. 293*
9. M. pectineus—*S. 294*
10. Crista pubica, Tuber ischiadicum —*S. 294*
11. Rückenlage, das eigene gebeugte Knie liegt unter dem Knie Ihres Partners—*S. 294*
12. Sulcus glutealis—*S. 295*

Becken- & Oberschenkelmuskeln #1, S. 150

1. M. psoas major
2. M. psoas minor
3. M. iliacus
4. Lig. inguinale
5. M. tensor fasciae latae
6. M. sartorius
7. Tractus iliotibialis
8. M. rectus femoris
9. M. vastus lateralis
10. M. vastus medialis
11. M. pectineus
12. M. adductor longus
13. M. gracilis

Becken- & Oberschenkelmuskeln #2, S. 151

1. M. gracilis
2. M. adductor magnus
3. M. semitendinosus
4. M. semimembranosus
5. M. gluteus medius
6. M. tensor fasciae latae
7. M. gluteus maximus
8. Tractus iliotibialis
9. M. biceps femoris (Caput longum)
10. M. biceps femoris (Caput breve)

Becken- & Oberschenkelmuskeln #3, S. 152

1. M. gluteus maximus
2. M. gluteus medius
3. Fascia glutealis
4. M. tensor fasciae latae
5. M. sartorius
6. M. rectus femoris
7. Tractus iliotibialis
8. M. vastus lateralis
9. M. biceps femoris (Caput longum)
10. M. biceps femoris (Caput breve)

Becken- & Oberschenkelmuskeln #4, S. 153

1. SIAS
2. M. iliacus
3. M. psoas minor
4. Symphysis pubica
5. M. vastus medialis
6. M. sartorius
7. M. gracilis
8. Pes anserinus
9. Os sacrum
10. M. piriformis
11. M. obturator internus
12. M. coccygeus
13. M. gluteus maximus
14. M. levator ani
15. M. adductor magnus
16. M. semimembranosus
17. M. semitendinosus

Becken- & Oberschenkelmuskeln #5, S. 154

1. M. psoas major
2. M. gluteus medius
3. M. piriformis
4. N. ischiadicus (Schnitt)
5. M. quadratus femoris
6. M. gluteus maximus (Schnitt, gespiegelt)
7. Lig. sacrotuberale
8. M. adductor magnus
9. Crista iliaca
10. M. gluteus minimus
11. M. gemellus superior
12. M. obturator internus
13. M. gemellus inferior
14. Os sacrum
15. M. piriformis
16. M. gemellus superior
17. M. obturator internus
18. M. gemellus inferior
19. M. psoas major
20. Crista iliaca
21. SIAS
22. M. psoas major

Peritoneum und Beckenboden, S. 155

1. M. ischiocavernosus
2. M. transversus perinei profundus
3. M. levator ani
4. Lig. anococcygeum
5. Os coccygis
6. M. transversus perinei superficialis
7. Tuber ischiadicum
8. Lig. sacrotuberale
9. Canalis obturatorius
10. Symphysis pubica
11. Arcus tendineus m. levatoris ani
12. M. levatoris ani
13. M. puborectalis
14. M. pubococcygeus
15. M. iliococcygeus
16. M. coccygeus
17. M. piriformis
18. Os sacrum
19. Os coccygis

Muskeln ausmalen #1-4, S. 156-159

Muskeln und Bewegungen #1, S. 160

1. Art. coxae
2. Extension der Hüfte
3. M. biceps femoris (Caput longum)
   M. adductor magnus (dorsale Fasern)
4. M. rectus femoris
5. Adduktion der Hüfte
6. M. gracilis
   M. gluteus maximus (untere Fasern)
   M. pectineus
7. M. tensor fasciae latae
8. Innenrotation bei flektiertem Knie
9. M. semitendinosus
   M. semimembranosus
   M. sartorius
   M. popliteus
10. M. biceps femoris

Muskeln und Bewegungen #2, S. 161

1. Art. genus
2. Extension des Knies
3. M. vastus lateralis
   M. vastus medialis
   M. vastus intermedius
4. M. gracilis
   M. gastrocnemius
5. Abduktion der Hüfte

6. M. gluteus maximus (alle Anteile)
   M. gluteus medius (alle Anteile)
   M. gluteus minimus
7. M. pectineus
8. Innenrotation der Hüfte
9. M. gluteus medius (ventrale Fasern)
   M. gluteus minimus
   M. gracilis
   M. pectineus
10. M. biceps femoris (Caput longum, Hilfsmuskel)

Muskeln und Bewegungen #3, S. 162

1. Art. genus
2. Flexion des Knies
3. M. biceps femoris
   M. gracilis
   M. gastrocnemius
4. M. rectus femoris
5. Außenrotation bei flektiertem Knie
6. M. biceps femoris
7. M. semitendinosus
   M. semimembranosus
   M. sartorius
8. Außenrotation der Hüfte
9. M. piriformis
   M. psoas major
   M. iliacus
10. M. adductor magnus
    M. adductor longus
    M. adductor brevis
11. Flexion der Hüfte
12. M. tensor fasciae latae
    M. sartorius
13. M. gluteus maximus (alle Anteile)
    M. gluteus medius (dorsale Fasern)

Wie heißt der Muskel? #1, S. 163

1. M. gluteus maximus
2. M. adductor brevis
3. M. vastus intermedius
4. M. obturator externus
5. M. semitendinosus
6. M. iliacus
7. M. sartorius
8. M. gemellus superior
9. M. pectineus

Wie heißt der Muskel? #2, S. 164

1. M. piriformis
2. M. vastus intermedius
3. M. adductor magnus
4. M. adductor longus
5. M. psoas minor
6. M. tensor fasciae latae
7. M. quadratus femoris
8. M. gluteus medius
9. M. semimembranosus

Wie heißt der Muskel? #3, S. 165

1. M. obturator internus
2. M. vastus medialis
3. M. gracilis
4. M. biceps femoris (Caput longum)
5. M. gluteus minimus
6. M. rectus femoris
7. M. psoas major
8. M. gemellus inferior

Muskelgruppe #1, S. 166

1. Art. coxae (Hüfte), Art. genus (Knie)—*S. 296*
2. M. rectus femoris—*S. 306*
3. M. vastus lateralis—*S. 306*
4. Spina iliaca anterior inferior, Patella—*S. 309*
5. M. vastus medialis—*S. 310*
6. Tuber ischiadicum—*S. 311*
7. M. vastus lateralis, M. adductor magnus—*S. 311*
8. nach außen—*S. 312*
9. M. semitendinosus—*S. 311, Abb. 6.68*

Muskelgruppe #1, S. 167

Muskel	U	A
M. biceps femoris	4	7
M. rectus femoris	2	10
M. semimembranosus	3	8
M. semitendinosus	3	9
M. vastus intermedius	1	10
M. vastus lateralis	5	10
M. vastus medialis	6	10

11. Verlängerung
12. Verlängerung
13. Verkürzung
14. Verkürzung
15. Verkürzung
16. Verlängerung, Verkürzung

Muskelgruppe #2, S. 168

1. M. gluteus maximus—*S. 315*
2. M. gluteus medius—*S. 315*
3. M. gluteus maximus—*S. 317*
4. M. gluteus medius—*S. 318*
5. Hüfte leicht abduzieren—*S. 318*
6. Ramus superior ossis pubis, Tuber ischiadicum—*S. 319*
7. M. adductor magnus—*S. 319*
8. Knie—*S. 319*
9. Adduktion in der Hüfte, Innenrotation der Hüfte—*S. 319*
10. Tuberculum pubicum—*S. 322*
11. M. pectineus—*S. 323*
12. M. adductor magnus—*S. 323*

Muskelgruppe #2, S. 169

Muskel	U	A
M. adductor brevis	4	13
M. adductor longus	6	11
M. adductor magnus	5	12
M. gluteus maximus	1	9
M. gluteus medius	3	10
M. gluteus minimus	2	8
M. gracilis	4	15
M. pectineus	7	14

16. Verlängerung
17. Verkürzung
18. Verkürzung
19. Verlängerung
20. Verlängerung
21. Verlängerung
22. Verkürzung
23. Verlängerung

Muskelgruppe #3, S. 170

1. M. tensor fasciae latae—*S. 324*
2. Tractus iliotibialis—*S. 324*
3. Hüfte nach innen rotieren—*S. 325*
4. M. sartorius—*S. 326*
5. A. femoralis—*S. 326*
6. M. semitendinosus, M. gracilis, M. sartorius—*S. 327*
7. M. piriformis—*S. 328*
8. Os coccygis, SIPI, Trochanter major—*S. 330*
9. M. quadratus femoris—*S. 331*
10. M. psoas major—*S. 332*
11. Spina iliaca anterior superior, Nabel—*S. 334*
12. • erklären Sie, was Sie machen
    • sprechen Sie sich mit Ihrem Partner ab
    • nehmen Sie Ihre Hände langsam zurück, wenn Ihr Partner sich unwohl fühlt
    • lassen Sie Ihren Partner tief einatmen und drücken Sie langsam mit der Ausatmung ins Gewebe
    • machen Sie kreisförmige Bewegungen, während Sie in die Tiefe drücken
    • positionieren Sie Ihre Finger weiter lateral, wenn Sie den Puls der Aorta spüren sollten—*S. 334*
13. Hüftgelenk leicht in Flexion führen—*S. 334*

Muskelgruppe #3, S. 171

Muskel	U	A
M. gemellus inferior	8	15
M. gemellus superior	7	15
M. iliacus	6	14
M. obturator externus	11	19
M. obturator internus	10	15
M. piriformis	2	12
M. psoas major	4	14
M. psoas minor	3	18
M. quadratus femoris	9	16
M. sartorius	1	17
M. tensor fasciae latae	5	13

Muskelgruppe #3, S. 172

1. Verkürzung
2. Verlängerung
3. Verlängerung
4. Verkürzung
5. Verlängerung
6. Verkürzung
7. Verkürzung
8. Verkürzung
9. Verlängerung
10. Verkürzung

Andere Strukturen #1, S. 173

1. Lig. inguinale
2. M. sartorius
3. M. adductor longus
4. N. femoralis
5. A. femoralis
6. V. femoralis
7. Lig. inguinale
8. M. adductor longus
9. inguinale Lymphknoten
10. V. saphena magna
11. M. sartorius

Gelenke & Bänder #1, S. 174

1. Lig. longitudinale anterius
2. Lig. iliolumbale
3. Lig. sacroiliacum anterius
4. Lig. sacrotuberale
5. Lig. inguinale
6. Lig. sacrospinale
7. Symphysis pubica
8. Lig. supraspinale
9. Lig. iliolumbale
10. Lig. sacroiliacum posterius
11. Lig. sacrotuberale
12. Sehne der ischiocruralen Muskulatur
13. Ligg. sacrococcygea posteriora
14. Lig. sacrospinale

Gelenke & Bänder #2, S. 175

1. Lig. sacroiliacum posterius
2. Lig. sacrotuberale
3. Lig. sacrospinale
4. Capsula articularis der Art. coxae
5. Sehne des M. rectus femoris (Schnitt)
6. Acetabulum
7. Facies lunata acetabuli
8. Lig. capitis femoris (Schnitt)
9. Membrana obturatoria
10. Lig. sacroiliacum anterius
11. Lig. sacrospinale
12. Lig. sacrotuberale
13. Membrana obturatoria
14. Symphysis pubica

Hüftgelenk, S. 176

1. Lig. iliofemorale
2. Lig. pubofemorale
3. Femur
4. Lig. iliofemorale
5. Lig. ischiofemorale
6. Zona orbicularis
7. Cartilago articularis
8. Facies lunata acetabuli
9. Labrum acetabuli
10. Lig. transversum acetabuli
11. Lig. capitis femoris (Schnitt)

Andere Strukturen #2, S. 177

1. Spina iliaca anterior superior, Tuberculum pubicum—*S. 339*
2. A. femoralis, N. femoralis, V. femoralis—*S. 339*
3. zwischen SIAS und Tuberculum pubicum, distal vom Lig. inguinale —*S. 339*
4. Lig. sacrotuberale—*S. 340*
5. Ligg. sacroiliaca—*S. 340*
6. Lig. iliolumbale—*S. 341*
7. N. ischiadicus—*S. 341*
8. Bursa trochanterica—*S. 342*

Bein & Fuß

Topographische Übersicht, S. 179

1. Fossa poplitea
2. Patella
3. Tuberositas tibiae
4. Pes anserinus
5. M. gastrocnemius
6. M. tibialis anterior
7. Corpus tibiae
8. Tendo calcaneus
9. Malleolus lateralis
10. Malleolus medialis
11. Sehne des M. tibialis anterior
12. Sehne des M. tibialis anterior
13. Sehne des M. extensor hallucis longus
14. Sehnen des M. extensor digitorum longus

Knöcherne Strukturen an Knie & Bein, S. 180

1. Art. genus—*S. 346*
2. flektiertem—*S. 346*
3. Tibia, Fibula—*S. 346*
4. zwischen proximale Tibia und die Kondylen des Femurs—*S. 350*
5. Tuberositas tibiae—*S. 350*
6. Lig. patellae—*S. 307, 350*
7. M. biceps femoris, M. soleus, Lig. collaterale fibulare—*S. 351*
8. die Ränder—*S. 351*
9. M. sartorius, M. gracilis, M. semitendinosus—*S. 352*
10. femorale Kondylen—*S. 352*
11. Tractus iliotibialis—*S. 353*
12. Tuberculum adductorium, M. adductor magnus—*S. 353*

Knochen an Knie, Bein & Fuß, S. 181

1. Femur
2. Patella
3. Tibia
4. Fibula
5. Talus
6. Os tarsalia
7. Os metatarsalia
8. Phalangen
9. Tuberculum intercondylare mediale et laterale
10. Condylus lateralis
11. Caput fibulae
12. Malleolus lateralis
13. Condylus medialis
14. Tuberositas tibiae
15. Linea musculi solei
16. Malleolus medialis
17. Malleolus medialis
18. Fossa malleoli lateralis
19. Condylus lateralis
20. Malleolus lateralis

Knöcherne Strukturen an Knie & Bein, S. 182

1. Tuberositas tibiae
2. Tuberculum adductorium

3. Epicondylus medialis
4. Condylus medialis
5. Tibiaplateau
6. Ansatzstelle des Pes anserinus
7. Epicondylus lateralis
8. Condylus lateralis
9. Tibiaplateau
10. Tuberositas tibiae
11. Caput fibulae
12. Tuberositas tibiae
13. Tibia

Knochen am Fuß, S. 183

1. Calcaneus
2. Talus
3. Os cuboideum
4. Os naviculare
5. Ossa cuneiformia
6. Ossa metatarsalia
7. Phalangen
8. Phalangen
9. Ossa sesamoidea pedis
10. Ossa metatarsalia
11. Ossa cuneiformia
12. Os naviculare
13. Os cuboideum
14. Talus
15. Calcaneus

Knöcherne Strukturen am Fuß #1, S. 184

1. Os cuneiforme laterale und Os cuneiforme intermedium
2. Ossa metatarsalia
3. Basis
4. Corpus
5. Caput
6. Tuberositas ossis metatarsalis V
7. Os cuboideum
8. Trochlea fibularis
9. Calcaneus
10. Talus
11. Os naviculare
12. Basis des Os metatarsale I
13. Trochlea tali
14. Talus
15. Tuberculum mediale tali
16. Sustentaculum tali
17. Calcaneus
18. Tuber calcanei
19. Caput tali
20. Tuberculum ossis navicularis
21. Os cuneiforme mediale
22. Caput
23. Corpus
24. Basis
25. Phalangen

Calcaneus & Talus, S. 185

1. Körper
2. Trochlea fibularis
3. Sulcus tendinis musculi peronei longi
4. Facies articularis talaris
5. Tuber calcanei
6. Sustentaculum tali
7. Sulcus tendinis musculi flexoris hallucis longus
8. Trochlea
9. Collum
10. Caput
11. Tuberculum laterale tali
12. Processus lateralis tarsi
13. Sinus tarsi
14. Trochlea
15. Collum
16. Caput
17. Tuberculum mediale tali

Knöcherne Strukturen am Fuß #2, S. 186

1. Calcaneus, Talus—*S. 354*
2. dorsalen—*S. 354*
3. Malleolus lateralis—*S. 357*
4. Inversion des Fußes—*S. 357*
5. distal, 2 cm—*S. 359*
6. Malleolus medialis, Tuberculum ossis navicularis—*S. 360*
7. Inversion und Plantarflexion—*S. 361*
8. Os cuneiforme mediale—*S. 362*
9. dorsal, medial—*S. 362*
10. Art. interphalangealis proximalis, Art. interphalangealis distalis—*S. 362*
11. M. fibularis brevis—*S. 363*
12. M. tibialis anterior—*S. 364*
13. Tuberositas ossis metatarsalis V —*S. 365*
14. Tuberositas ossis metatarsalis V, Malleolus lateralis—*S. 365*

Bein- & Fußmuskeln #1, S. 187

1. M. plantaris
2. M. gastrocnemius
3. M. soleus
4. Tendo calcaneus
5. Sehne der Sprunggelenks- und Zehenflexoren
6. Sehnen der Mm. peronei
7. Retinaculum musculorum peroneorum superius
8. Retinaculum flexorum
9. M. gastrocnemius (Schnitt)
10. M. plantaris
11. M. popliteus
12. M. soleus
13. M. gastrocnemius (Schnitt)
14. Tendo calcaneus

Bein- & Fußmuskeln #2, S. 188

1. M. fibularis longus
2. M. tibialis anterior
3. M. gastrocnemius
4. M. soleus
5. M. extensor digitorum longus
6. M. fibularis brevis
7. M. fibularis longus
8. M. tibialis anterior
9. M. gastrocnemius
10. M. soleus
11. M. fibularis brevis
12. M. extensor digitorum longus
13. M. extensor hallucis longus

Bein- & Fußmuskeln #3, S. 189

1. M. tibialis anterior
2. M. extensor hallucis longus
3. M. extensor digitorum longus
4. M. fibularis longus
5. M. fibularis brevis
6. M. flexor hallucis longus
7. M. tibialis posterior
8. M. flexor digitorum longus
9. M. soleus
10. Tendo calcaneus

Muskeln ausmalen #1-2, S. 190 & 191

Muskeln und Bewegungen #1, S. 192

1. Art. talocruralis (Sprunggelenk)
2. Dorsalextension des Sprunggelenks
3. M. tibialis anterior
   M. extensor digitorum longus
   M. extensor hallucis longus
4. M. flexor digitorum longus (schwach)
   M. flexor hallucis longus (schwach)
5. Eversion des Fußes
6. M. fibularis longus
   M. fibularis brevis
7. M. tibialis anterior
   M. tibialis posterior
8. Flexion der Zehen
9. M. flexor digitorum longus
   M. flexor digitorum brevis
   M. flexor digiti minimi brevis (5. Zeh)
10. Mm. lumbricales pedis

Muskeln und Bewegungen #2, S. 193

1. Artt. metatarsophalangeales, Art. interphalangealis proximalis, Art. interphalangealis distalis
2. Extension der Zehen
3. M. extensor digitorum longus M. extensor digitorum brevis (2.–4. Zeh) Mm. lumbricales pedis
4. M. flexor digitorum longus
   M. flexor digitorum brevis
   M. flexor digiti minimi (5. Zeh)
5. Inversion des Fußes
6. M. tibialis anterior
   M. tibialis posterior
   M. flexor digitorum longus
   M. flexor hallucis longus
7. M. extensor digitorum longus
8. Plantarflexion des Sprunggelenks
9. M. soleus
   M. tibialis posterior
10. M. extensor digitorum longus
    M. extensor hallucis longus

Wie heißt der Muskel? #1, S. 194

1. M. popliteus
2. M. extensor hallucis longus
3. M. flexor digitorum brevis
4. M. extensor digitorum longus
5. M. soleus
6. M. gastrocnemius
7. M. tibialis posterior
8. M. abductor digiti minimi

Wie heißt der Muskel? #2, S. 195

1. M. extensor digitorum brevis
2. M. plantaris
3. M. fibularis longus
4. M. abductor hallucis
5. M. flexor hallucis longus
6. M. tibialis anterior
7. M. flexor digitorum longus
8. M. fibularis brevis

Muskelgruppe #1, S. 196

1. M. gastrocnemius, M. soleus —*S. 371*
2. Tendo calcaneus—*S. 371*
3. auf die Zehenspitzen stellen —*S. 372*
4. der mediale—S. 372
5. Tibiaschaft, nach medial—*S. 373*
6. M. plantaris—*S. 374*
7. schräg von lateral nach medial —*S. 374*
8. M. popliteus—*S. 375*
9. er „entriegelt" das Gelenk—*S. 375*
10. M. soleus, M. gastrocnemius —*S. 375*
11. lateralen, M. extensor digitorum longus, M. soleus—*S. 376*
12. Caput fibulae, Malleolus lateralis —*S. 377*
13. Eversion des Fußes—*S. 377*

Muskelgruppe #1, S. 197

Muskel	U	A
M. gastrocnemius	4	8
M. fibularis brevis	1	10
M. fibularis longus	5	7
M. plantaris	3	8
M. popliteus	2	9
M. soleus	6	8

11. Verlängerung
12. Verlängerung
13. Verlängerung
14. Verkürzung

Muskelgruppe #2, S. 198

1. Tibiaschaft—*S. 378*
2. Dorsalextension oder Inversion des Fußes—*S. 379*
3. Retinaculum extensorum—*S. 378, 380*
4. Tibiaschaft, Rand des M. soleus/ Rand der Tendo calcaneus—*S. 381*
5. M. tibialis posterior
   M. flexor digitorum longus
   A. tibialis
   N. tibialis
   M. flexor hallucis longus—*S. 383*
6. mit den Zehen wackeln—*S. 383*
7. M. extensor digitorum brevis —*S. 387*
8. Aponeurosis plantaris—*S. 387*
9. Sehne des M. extensor digitorum longus—*S. 387*
10. Plantare Fläche der Ferse, 2.–5. Zeh—*S. 389*
11. Flexion des ersten Zehs—*S. 389*
12. Calcaneus, Caput der Ossa metatarsalia I und V—*S. 385*

Muskelgruppe #2, S. 199

Muskel	U	A
M. extensor digitorum longus	1	10
M. extensor hallucis longus	3	7
M. flexor digitorum longus	5	8
M. flexor hallucis longus	4	7
M. tibialis anterior	2	9
M. tibialis posterior	6	11

12. Verkürzung
13. Verlängerung
14. Verkürzung
15. Verlängerung

Fußmuskeln #1, S. 200

1. Sehnen des M. flexor digitorum longus
2. M. flexor digiti minimi brevis
3. M. flexor digitorum brevis
4. M. abductor digiti minimi
5. M. flexor hallucis brevis
6. M. abductor hallucis
7. Calcaneus
8. M. adductor hallucis
9. M. flexor digiti minimi brevis
10. Basis des Os metatarsale V
11. Os cuboideum
12. M. quadratus plantae
13. M. flexor halluces brevis
14. Sehnen des M. flexor digitorum longus
15. Sehne des M. flexor halluces longus

Fußmuskeln #2, S. 201

1. M. fibularis longus und M. fibularis brevis
2. M. extensor digitorum longus und M. fibularis tertius
3. Retinaculum extensorum superius
4. Retinaculum musculorum peroneorum inferius
5. M. extensor digitorum brevis
6. M. tibialis anterior
7. M. extensor hallucis longus
8. Retinaculum extensorum inferius
9. M. extensor hallucis brevis
10. M. soleus
11. M. fibularis longus
12. M. fibularis brevis
13. Tendo calcaneus
14. Retinaculum musculorum peroneorum superius
15. Retinaculum musculorum peroneorum inferius
16. Calcaneus
17. M. abductor digiti minimi
18. M. tibialis anterior
19. M. extensor digitorum longus
20. Retinaculum extensorum superius
21. Retinaculum extensorum inferius

Art. femorotibialis, S. 202

1. Femur
2. Lig. cruciatum anterius
3. Meniscus lateralis

4. Lig. collaterale fibulare
5. Lig. capitis fibulae anterius
6. Fibula
7. Lig. cruciatum posterius
8. Lig. collaterale tibiale
9. Meniscus medialis
10. Lig. transversum genus
11. Tibia
12. Lig. patellae (Schnitt)
13. Lig. meniscofemorale posterius
14. Lig. cruciatum posterius
15. Lig. cruciatum anterius
16. Lig. collaterale fibulare
17. Sehne des M. popliteus (Schnitt)
18. Meniscus lateralis
19.. Lig. capitis fibulae posterius
20.. Meniscus medialis
21.. Lig. collaterale tibiale

Art. femorotibialis & Art. tibiofibularis, S. 203

1. Lig. cruciatum anterius (Schnitt)
2. Meniscus lateralis
3. Lig. meniscofemorale posterius (Schnitt)
4. Lig. cruciatum posterius (Schnitt)
5. Meniscus medialis
6. Tractus iliotibialis (Schnitt)
7. Lig. collaterale fibulare (Schnitt)
8. Sehne des M. biceps femoris (Schnitt)
9. Lig. capitis fibulae anterius
10. Membrana interossea
11. Fibula
12. Lig. tibiofibulare anterius
13. Lig. talofibulare anterius (Schnitt)
14. Lig. cruciata (Schnitt)
15. Lig. collaterale tibiale (Schnitt)
16. Lig. patellae (Schnitt)
17. Tibia

Andere Strukturen am Knie, S. 204

1. Sehne des M. quadriceps femoris
2. Femur
3. Patella
4. Bursa praepatellaris
5. Lig. patellae
6. Bursa infrapatellaris subcutanea
7. Bursa infrapatellaris profunda
8. Tibia
9. Ischiocrurale Muskulatur
10. A. und V. poplitea
11. N. tibialis
12. N. fibularis communis
13. M. gastrocnemius
14. V. saphena parva

Art. talocruralis, S. 205

1. Lig. tibiofibulare posterius
2. Malleolus lateralis
3. Lig. tibiofibulare anterius
4. Lig. talofibulare anterius
5. Lig. talofibulare posterius
6. Lig. calcaneofibulare
7. Lig. deltoideum
8. Pars tibiotalaris posterior
9. Pars tibiocalcanea
10. Pars tibiotalaris anterior
11. Pars tibionavicularis
12. Os naviculare
13. Sustentaculum tali
14. Malleolus medialis

Art. talocruralis & Art. talotarsalis, S. 206

1. Tibia
2. Talus
3. Lig. deltoideum
4. Fibula
5. Lig. tibiofibulare posterius
6. Lig. talofibulare posterius
7. Lig. calcaneofibulare
8. Lig. talocalcaneum posterius
9. Calcaneus
10. Lig. talocalcaneum posterius
11. Lig. talonaviculare
12. Talus
13. Os naviculare
14. Lig. talocalcaneum laterale
15. Lig. talocalcaneum interosseumt

Bänder am Fuß, S. 207

1. Ligg. metatarsalia plantaria
2. Lig. plantare longum
3. Lig. calcaneocuboideum plantare
4. Lig. cuboideonaviculare plantare
5. Os naviculare
6. Lig. calcaneonaviculare plantare
7. Lig. calcaneocuboideum plantare
8. Lig. calcaneonaviculare plantare
9. Lig. plantare longum
10. Ligg. navicularicuneiformia dorsalia
11. Ligg. intercuneiformia dorsalia
12. Lig. cuneocuboideum dorsale
13. Lig. cuboideonaviculare dorsale
14. Lig. bifurcatum
15. Lig. calcaneocuboideum dorsale

Andere Strukturen an Knie, Bein & Fuß, S. 208

1. Epicondylus lateralis femoris, Caput fibulae—*S. 394*
2. Innenrotation—*S. 394*
3. Gewichtsverteilung, Reibungsminderung—*S. 395*
4. Innenrotation—*S. 395*
5. Bursa praepatellaris—*S. 396*
6. medial, lateral, dorsalen—*S. 397*
7. Flexion und Extension der Zehen —*S. 404*
8. Talus, Sustentaculum tali, Os naviculare—*S. 401*
9. Sustentaculum tali, Tuberculum ossis navicularis, Sehne des M. tibialis posterior—*S. 401*
10. die Fasern verlaufen oberflächlich und senkrecht—*S. 403*
11. medialen Calcaneus, Malleolus medialis—*S. 403*
12. kaudal, dorsal—*S. 404*
13. A. dorsalis pedis—*S. 405*
14. Tendo calcaneus, der darüberliegenden Haut—*S. 405*